SURGERY OF PELVIC TUMORS

骨盆肿瘤外科学

（第 2 版）

主　编　郭　卫

编　者（以姓名笔画排序）

曲华毅　汤小东　孙　馨　杜志业
李　晓　李大森　杨　毅　杨荣利
唐　顺　郭　卫　黄　怡　曹培春
姬　涛　尉　然　董　森　韩　丽
谢　璐　臧　杰　燕太强

北京大学医学出版社

GUPEN ZHONGLIU WAIKEXUE

图书在版编目（CIP）数据

骨盆肿瘤外科学/郭卫主编．—2版．—北京：北京大学医学出版社，2015. 2

ISBN 978-7-5659-0999-3

Ⅰ. ①骨… Ⅱ. ①郭… Ⅲ. ①骨盆－肿瘤学－外科学 Ⅳ. ①R738. 1

中国版本图书馆CIP数据核字（2014）第280471号

骨盆肿瘤外科学（第2版）

主　　编：郭　卫

出版发行：北京大学医学出版社

地　　址：（100191）北京市海淀区学院路38号　北京大学医学部院内

电　　话：发行部 010-82802230；图书邮购 010-82802495

网　　址：http://www.pumpress.com.cn

E-mail：booksale@bjmu.edu.cn

印　　刷：北京画中画印刷有限公司

经　　销：新华书店

责任编辑：靳新强　**责任校对**：金彤文　**责任印制**：李　啸

开　　本：889mm × 1194mm　1/16　**印张**：22　**字数**：588千字

版　　次：2015年2月第2版　2015年2月第1次印刷

书　　号：ISBN 978-7-5659-0999-3

定　　价：169.00元

本书由
北京大学医学科学出版基金
资助出版

再版前言

《骨盆肿瘤外科学》第 1 版于 2008 年 12 月出版，是国内外第一部关于骨盆环肿瘤切除及功能重建的专著，成为骨科医生规范化治疗骨盆环肿瘤的非常有价值的参考书。5 年来，北京大学人民医院骨与软组织肿瘤治疗中心积累了更多治疗骨盆环肿瘤的经验，开展了许多骨盆及骶骨肿瘤切除及功能重建的新术式，结合国外最新进展，编写了《骨盆肿瘤外科学》第 2 版。

应国内广大医师的要求，我们在第 1 版的基础上突出了对骨盆环肿瘤认识的系统性、理论性及规范化治疗的重要性。尤其是新型骨盆假体的设计解决了累及骶骨的骨盆肿瘤切除后现有骨盆假体重建髋关节功能面临的难题；一期后路全骶骨切除开创了国际先例，避免了前后路联合对患者造成的巨大创伤，手术时间缩短，患者的围手术期安全性提高；半侧骶骨连同一侧骶髂关节切除的方法及手术入路也为国际上首创。

《骨盆肿瘤外科学》第 2 版分为 17 章，第 1 ～ 4 章阐述了骨盆环的解剖，常见肿瘤的诊断、病理表现和治疗原则以及发病机制和治疗的最新进展。第 5 ～ 10 章对围手术期处理、骨肿瘤切除重建、骶骨肿瘤切除的重建进行了详细的阐述。作为该书的亮点，突出了新创的高难度手术的手术技巧和重建策略，第 11 ～ 14 章综述了骨盆和骶骨原发肿瘤和转移瘤的治疗效果评价。其他章节详述了骨盆环肿瘤的综合治疗、护理，典型病例独立成章，图文并茂地详述了手术切除和重建方式的选择，术后治疗和随访过程。

《骨盆肿瘤外科学》的再版具有更大的临床实用价值。我衷心希望该书可以更有效地指导、规范骨肿瘤科、脊柱外科医生治疗骨盆骶骨肿瘤，同时对提高其他普通骨科医生及非专业医生的医疗知识水平也会有较大帮助。本书出版时间较仓促，难免存在问题，请广大读者予以批评指正。

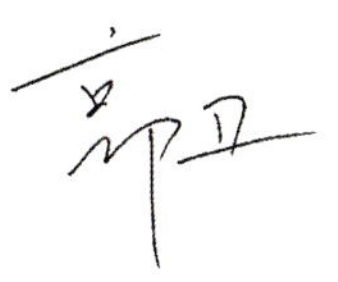

2014 年 6 月 28

目 录

1 总 论

概 述

骨盆环由两个髋骨和骶骨组成，前方有耻骨联合，后方有二个骶髂关节与骶骨相连。骨盆环的骨小梁按压应力和张应力分布。两个髋臼把骨盆环分成前后两个弓，后弓由上部骶骨、骶髂关节和部分髂骨构成，是直立位和坐位的负重部分，比较坚固。前弓由髂坐骨至耻骨的部分组成，有连接两侧后弓的作用。骨盆弓分承重弓和联结弓两种，承重弓即股骶弓和坐骶弓，前者起自髋臼，上行经髂骨至骶骨，站立时承受体重；后者起于坐骨结节，经坐骨支和髂骨后部至骶骨，坐位时承受体重。联合弓在骨盆前面，借耻骨体及其水平分支与股骶弓相连，或借耻、坐骨的下支与坐骶弓相连。联结弓加强和稳定了承重弓。

当骨盆环遭到肿瘤性破坏时，其承受应力能力将明显改变。若后弓破坏，站立时承受髋臼和骨盆侧壁的相互挤压力量将大大减弱。若前弓破坏，耻骨支撑承重弓的作用也明显变小。当患者坐、站、走及运动时将产生不适和疼痛或轻微活动引起病理性骨折。因肿瘤的良恶性、生物学行为、破坏的部位与范围不同而出现各种症状。

骨盆肿瘤的临床特点

骨盆肿瘤比较常见，占原发骨肿瘤的3% ~ 4%。软骨系统肿瘤最多、其次为骨巨细胞瘤、成骨肉瘤等，儿童的尤文肉瘤好发于骨盆。骨盆良性肿瘤症状轻微，如骨囊肿，病理骨折或偶尔摸到硬性肿块时才发现。恶性肿瘤常潜在发展，从第一次出现症状到诊断明确有时需要很长时间。髂部肿物可引起下腹不适或疼痛；病变位于髋臼可有关节痛和活动受限等退行性关节炎的表现；位于闭孔环的病变可有大腿内侧不适与疼痛。位于髂骨后侧可有臀部和腰部的疼痛。高度恶性肿瘤刺激坐骨神经或股神经，可引起剧烈疼痛，病人常难以忍受或处于强迫体位，彻夜不眠，必须使用强镇痛剂。

骨盆是骨盆肌肉及一些下肢肌肉的起止点，几乎全部肌肉与骨盆均呈非腱性连接，彼此有丰富的血管相通而缺乏屏障。因此骨内恶性肿瘤容易突破骨壁进入软组织，软组织肿瘤也无阻挡地能很快侵蚀骨骼。肿瘤性包块的发现对诊断非常重要，早期不易触及，可疑的部位应与健侧对比进行仔细检查。当临床上发现包块时，通常肿瘤已经生长了很长时间。晚期肿瘤生长形成巨大包块，可以充满盆腔并向内向上扩展超过脐和腹中线，把膀胱和直肠推向健侧，向后生长的包块侵犯臀肌，使臀部皮肤发红发亮。闭孔环的肿物，侵犯闭孔肌肉和内收肌，肿块可以深入到大腿内侧和后侧，肛门指诊可以触及包块并有压痛。盆腔内的恶性肿瘤可以沿坐骨神经束向盆腔外臀肌深层发展，或经腹股沟韧带深方向大腿前内侧蔓延。同样盆腔外的肿物也可以向盆腔内发展。

骶骨肿瘤比较少见，原发肿瘤中以脊索瘤最多见，其次为骨巨细胞瘤。继发肿瘤中以转移癌最多，其次为多发性骨髓瘤。骶骨瘤因解剖部位复杂，手术比较困难。手术以边缘性切除或切刮术为主，术后辅以放化疗。该部位手术后的局部复发率较高，约占手术病人的1/3 ~ 1/2。在确诊前，患者症状已存在的时间为数月至几年不等。90% 的患者存在骶尾区的疼痛，有时放射至臀部。

部分患者可发现骶骨尾部或臀部肿物。约半数患者出现便秘或尿失禁。约半数患者出现坐骨神经痛，可误诊为腰椎间盘突出症。位置较低的骶骨瘤病例可以容易地通过直肠指诊触及肿瘤—肿物自骶骨突出，位于直肠外，不活动。初诊病人多数根据临床症状、解剖学部位及年龄可做出初步诊断，部分病人术前需做穿刺活检。骶骨肿瘤的切除比较困难，要充分考虑肿瘤累及的范围，骶骨切除及神经根保留的程度，不同类型的肿瘤手术中可能的失血量，根据肿瘤的大小及种类的不同，设计手术方案。

骨盆肿瘤的影像学表现要点

X 线平片尽管看起来有些过时，但仍是最重要的放射学检查手段。CT 和 MRI 在鉴别诊断及确诊上更为精确，但无法显示平片的内容。

在 X 线平片上，恶性肿瘤表现为侵润性生长，穿透骨皮质。病变边界不清，周围缺少硬化缘。快速膨胀的病变伴新生骨形成时，可掀起骨膜，出现骨膜反应。相反，病变周围的骨皮质完整说明肿瘤生长缓慢。病变可以呈完全溶解，或者出现骨化、钙化。软骨性肿瘤表现为“爆米花”样钙化，与成骨性肿瘤的“絮状”骨化有所区别。骨盆原发肿瘤的 X 线片表现多种多样。最好发的骨软骨瘤表现为突出骨外的无疼痛性肿块和形成钙化的软骨帽，在 X 线片上常与骨盆重叠，难与其他软骨肿瘤区别，需经临床反复检查才能认出或通过 CT 确诊。骨盆软骨系统肿瘤，除骨软骨瘤外主要是软骨瘤和软骨肉瘤，后者有低度和高度恶性的区别。骨盆内生软骨瘤容易复发与恶变，也应按分化好的软骨肉瘤处理，因此把高度恶性软骨肉瘤区分出来具有重要意义。骨盆软骨肿瘤的 X 线平片显示为边缘不规则的透亮区，其中有点状，环形和成片钙化与骨化斑点，有时大量棉絮状钙化及骨化斑点遮盖骨质破坏区，形成致密阴影，可随肿瘤生长扩大，穿破皮质进入软组织。高度恶性软骨肉瘤发展很快，为纯溶骨性破坏，不规则透亮区中没有钙化和骨化，骨皮质可以膨胀变薄或穿破皮质进入软组织，也无钙化和骨化。因此钙化和骨化可以判断其生长速度和恶性程度。

骨髓瘤的 X 线片特点与骨转移癌有相似之处。多发的溶骨区呈虫蛀样、颗粒样、穿凿样或片状破坏。模糊的边缘无反应骨，可有软组织阴影。

恶性淋巴瘤的 X 线破坏影呈溶骨、成骨或二者混合样改变，可有软组织阴影。偶尔可见残留骨质位于溶骨区内呈融冰样。

尤文肉瘤的大片状溶骨，其破坏阴影也是虫蛀样、斑点状，软组织阴影较为明显。

骨盆的良性囊性破坏，如骨囊肿、动脉瘤样骨囊肿及骨巨细胞瘤，均为膨胀性缓慢生长，透亮区边界清楚，均匀一致，呈单房、多房或皂泡样。

单发或多发的纤维异样增殖症的溶骨性破坏呈毛玻璃样。

X 线断层片可准确提示破坏区及其周围微小反应带；可见到病变在骨内的蔓延及骨盆周围病变的范围；可先于平片发现软骨钙化区。

CT 检查非常重要，可以从横断面了解肿瘤的扩展情况（骨肿瘤侵犯软组织或软组织肿瘤侵袭骨质），显示大血管与肿瘤的关系（相邻的情况和被侵的程度），以指导手术。CT 优于 MRI 的地方在于能更好地显示骨内横断面的情况。良性病变在髓内扩张生长，皮质变薄，但很少穿透皮质。在 CT 上可以发现 X 线平片显示不出的小的骨皮质破坏。

MRI 可以标记病变边界，肿瘤在骨内及软组织内蔓延情况，发现散布于邻近软组织内的局灶性病变，为外科切除选择合理边界。MRI 的优点显而易见，它可以区分包括结缔组织在内的多种组织成分。在核磁检查中骨、钙化及致密结缔组织呈暗区，正常关节软骨也为暗区；软骨肿瘤在 T2 相呈水样亮区，脂肪在 T1 相是亮区，在 STIR 或脂肪窗中为暗区；出血依时间不同表现不同。毛细血管扩张型骨肉瘤内充满血液，在扫描时间足够长时可出现液－液平面。

T2 加权像上，肿瘤显示为典型的亮区，与周围的水肿难以区别。T1 相更易显示肿瘤范围。T1

相还显示环绕神经和血管的脂肪平面，当神经血管受累时，这一平面消失。"钆"可以使血管化区域加强，显示静脉内的癌栓。动态 MRI 可以显示指定区域的代谢活动及存活状况。

肺是肿瘤最易转移的器官，除肿瘤区域的放射学检查外，还应行胸部 X 线及 CT 检查以除外转移。

骶骨肿瘤具有局部侵袭性。它可以向头端方向延伸到腰椎管中，也可以破坏骶骨后循解剖学间隙延伸到邻近的软组织中，甚至可以通过骶髂关节的膜性部分侵及髂骨。向前方，肿瘤一般会因骶前筋膜的屏障作用而极少侵及直肠壁。骶尾部肿瘤的 X 线平片表现形态不一：骶骨脊索瘤先发生于骶尾部，逐渐向上发展，可破坏多个节段骶骨，甚至骶 1、腰 5 骨质。几乎均为中央破坏，伴有前方的软组织肿块，偶尔可见小的钙化灶。骶骨巨细胞瘤常表现为膨胀性破坏，偏离中央，病变周围常有一薄层骨壳，常位于高位骶骨。骶骨神经鞘瘤或神经纤维瘤表现为膨胀性破坏，边缘清楚，神经孔扩大。骶骨转移瘤表现为不规则的骨质破坏，边缘不清，一般位于上位骶骨，常累及骶髂关节，且往往还有全身其他部位的骨破坏。在标准 X 线片上骶骨常显露不清，X 射线断层照片可能有所帮助，而 CT 扫描在评估肿瘤在骨内的范围时极有帮助。我们认为要显示和评估骨质破坏范围、软组织肿块的位置时，可以选择核磁共振检查。在 T2 加权像上，脊索瘤与周围软组织对比鲜明。核磁共振检查在术后随访、复发的评估中亦很有帮助。脊索瘤、神经纤维瘤及骨母细胞瘤特点性较强，术前通过影像学检查多能明确诊断。部分侵袭性较强的骶骨巨细胞瘤需与转移癌鉴别。骶骨的骨髓瘤也需与转移癌鉴别。有时年轻患者的骨巨细胞瘤还需与动脉瘤样骨囊肿鉴别。在我们的病例中，有 15 例术前诊断与术后病理诊断不一致，其中有 8 例为骨髓瘤。由此可见，骶骨的骨髓瘤并不少见，应引起注意。骶骨的骨髓瘤不易与骶骨的转移癌区分，影像学上难以鉴别，多数病人是以骶骨转移癌收住院。入院后化验检查才发现，血浆球蛋白升高，白 / 球比例降低，甚至倒置。蛋白电泳可发现异常蛋白峰。单发骶骨的骨髓瘤可以没有化验检查的异常。

骨盆环肿瘤切除区域的划分与重建

骨盆

根据肿瘤发生的部位，按解剖区域进行手术切除及重建。

1. 髂骨肿瘤的切除

从髂骨到骶髂关节，甚至包括骶骨翼的一部分。可应用异体骨或自体髂骨（取自残存的部分髂骨）植于髂骨与骶骨翼之间，用加压螺丝钉固定，也可用钉棒系统连接，以恢复骨盆环的连续性。也可应用斯氏针插入骶骨及坐耻骨，用骨水泥包裹，重建髂骨缺损。

2. 耻骨肿瘤的切除

耻骨联合到耻骨支与耻骨体交界处和耻骨下支。可不做重建。

3. 坐骨肿瘤的切除

坐骨体与坐骨上支交界处截除，包括坐骨结节与坐骨下支。可不做重建。

4. 闭孔环肿瘤的切除

同上述第 2 和 3 条的切除范围，闭孔环切除后常不做重建。

5. 髋臼区域肿瘤的切除

包括耻、坐骨肿瘤同时侵犯髋臼，或髂骨肿瘤侵犯髋臼，整个髋骨都受累者少见。肿瘤做广泛切除后可行股骨与残余骨盆的融合、异体半骨盆或人工半骨盆移植进行修复，或把瘤段骨壳灭活再植进行重建。

Campanacci 将骨盆肿瘤的切除方法分为三种类型，其中每一种类型按照切除的范围再分为四种亚型。A 型：髂骨切除，适用于侵及髂骨和邻近的软组织肿瘤。A0 亚型：髂骨楔形切除，骨盆环未中断；A1 亚型：骨盆环在髋臼上缘髂骨部至骶髂关节的髂骨被切除；A2 亚型：骨盆环在骶髂关节段被整块切除；A3 亚型：骨盆环在骶骨处骶骨被切除 1/2。B 型：髋臼周围切除，适用于侵及髋臼及其周围的恶性骨肿瘤。B0 亚型：髋臼部分切除；B1 亚型：骨盆环的髋臼段完全切除（可分为近关节切除及包括股骨头的关节外切除）；B2 亚型：髋臼和前弓一同切除；B3 亚型：股骨近端与髋臼经关节外整块切除。C 型：前弓（坐骨、耻骨）切除，依据肿瘤侵及部位可部分或全部切除耻骨、坐骨和部分髋臼，保留髋臼顶部及内侧壁。C0 亚型：前弓的单支切除；C1 亚型：单侧前弓切除；C2 亚型：单侧前弓和髋臼的下内侧部分切除；C3 亚型：双侧前弓切除。恶性肿瘤的切除范围主要根据 MR 检查所示，在瘤外 2 ~ 3cm 的正常骨截断骨盆环。为使肿瘤广泛切除，以上切除方法常需联合应用。

Enneking 把骨盆肿瘤按部位分成四型，不同类型有不同的重建方法（图 1-1）。

Ⅰ型：髂骨肿瘤切除，以耻骨联合为轴上移髂骨与骶骨融合重建。

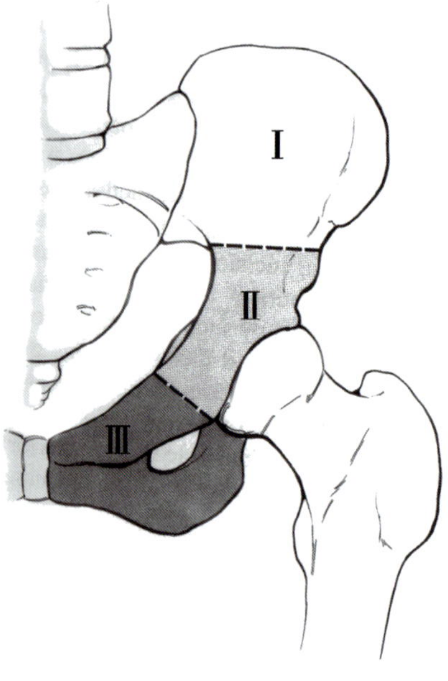

图 1-1　Enneking 骨盆肿瘤分区示意图

ⅠA 型：髂骨肿瘤连同臀肌一并切除，重建方法同上。

Ⅱ型：髋臼肿瘤连同股骨头颈和关节囊一并切除，股骨上端与髂骨融合。

ⅡA 型：切除范围同前，股骨与坐骨融合。

Ⅲ型：闭孔环的肿瘤切除。

Ⅳ型：髂骨肿瘤切除连同累及的骶骨一并切除。

如果肿瘤累及的范围跨越不同的区域，则切除类型可分为：Ⅰ-Ⅱ、Ⅰ-Ⅳ、Ⅱ-Ⅲ、Ⅰ-Ⅱ-Ⅲ、Ⅰ-Ⅱ-Ⅲ-Ⅳ型。

Ⅱ型肿瘤切除后，髋关节移位融合有时很困难，约半数不愈合，有不同程度的疼痛，肢体不等长，行走很困难。

近 20 年来，随着诊断技术、新辅助化疗的发展及肿瘤外科切除原则的建立，骨盆肿瘤的治疗有了很大的进步。半骨盆截肢可以达到根治性切除的目的，但病人丧失了患侧肢体，患者难以接受。Steel（1978）最先报告内半骨盆切除术，保留患侧肢体。切除髋臼部肿瘤后，将股骨头旷置，利用周围的瘢痕组织限制股骨头。术后病人可以行走，但跛行明显，下肢有不同程度的短缩。20 世纪 90 年代初开始应用马鞍式假体重建髋臼部肿瘤切除后骨缺损。Harrington 等对髋臼部肿瘤切除后，将残留骨壳灭活后回植或用异体半骨盆移植重建骨缺损。异体半骨盆移植重建骨缺损，术后并发症较多，不愈合率高。Kusuzaki 等报告将髋臼部肿瘤切除后，用骨盆－股骨外固定架，控制股骨头位置。术后固定 6 周，使股骨头与残余骨盆之间形成瘢痕性的假关节囊，稳定股骨头。近年来，对于髋臼肿瘤切除后的重建，更多的报告是应用人工半骨盆假体替代肿瘤切除后的骨缺损。相对于其他重建方法来讲，人工半骨盆置换后，较好地保留了髋关节功能。我们已对 300 余例患者成功进行了组合式人工半骨盆置换。

骶骨

骶骨肿瘤往往体积较大，并位于重要解剖结

构附近，使得手术具有相当大的难度。以前骶骨肿瘤切除后的局部复发率可以高达75%。这是由于诊断延误、肿瘤较大、切除边界不足、手术难度高或解剖复杂所造成。当切除骶骨肿瘤时，外科目标与其他部位肿瘤切除是一样的：在安全边界下切除肿瘤并最大限度地保留术后功能。

目前对于骶骨肿瘤，国内外尚无明确的分区或分型方法。一般根据肿瘤侵犯和骶骨切除范围大致分为全骶骨切除和部分骶骨切除 [横断或（和）矢状切除]。但这种粗略的分类无法指导手术的进行。我们以骶2～3椎间盘为界，将骶骨分为上位骶椎（Ⅰ）及下位骶椎（Ⅱ）二区；骶骨肿瘤累及腰椎定义为Ⅲ区；上位骶椎以椎管中心为界分为前（a）、侧（b）、后（c）三区（图1-2）；根据肿瘤累及骶骨的范围，可将骶骨肿瘤的切除分为Ia，Iab，Ic，Iabc，Iabbc，IaⅡ，IabⅡ，IabcⅡ，IabbcⅡ，IaⅢ，IabⅢ，IabcⅢ，IabbcⅢ，IabcⅡⅢ，IabbcⅡⅢ区及单纯Ⅱ区，共16型。根据分区确定肿瘤切除的方式及范围。其中神经纤维瘤较为特殊，肿瘤一般经骶孔向前生长，肿瘤巨大，通常只有神经孔的扩大，骨质破坏范围小，可单独列为一种类型。根据肿瘤累及骶骨的分区，确定手术入路。Ⅱ区肿瘤采用单纯后方入路可满意地完整切除肿瘤，对于大部分Ⅰ区肿瘤也可采用单纯后方入路。

当骶骨肿瘤较大，侵犯多个分区时，常需要进行全骶骨切除，则多需要前后联合入路。外科手术需要包括泌尿科、血管外科、普外科成形外科、骨肿瘤等多种专业医生的协作。术前需要进行肠道准备。除非直肠与肿瘤粘连紧密，无法分离进行广泛切除时，否则不需要常规进行结肠改道。如果需要的话，术前可以进行输尿管插管，以帮助术中辨认。为了术中大量输液，还需要进行中心静脉插管。术前应给予针对肠道和皮肤感染抗菌谱的广谱抗生素。手术分两个阶段进行。第一阶段手术主要切除肿瘤，通常先从前路进入，游离骶前肿瘤附近的脏器结构，然后从后路切除骶骨肿瘤。第二阶段手术进行骶骨重建。前方手术可以采用经腹膜内或经腹膜外入路。做全骶骨切除的病例采用经腹入路，而做内半盆及部分骶骨切除的病例采用腹膜外入路。全骶骨切除病例，需向前方游离降结肠和直肠，并牵向右侧；内半盆部分骶骨切除病例，需游离直肠并牵向健侧。游离髂血管和输尿管并予以保护。结扎切断髂内血管向后侧的分支、骶正中血管、骶骨侧方血管。游离骶骨及腰椎前方的血管，直至肿瘤累及椎体的上一个节段。全骶骨切除时，通常需要分离至腰5～骶1或腰4～5椎间盘。不要分离肿瘤前方覆盖的软组织，这样在后路切除肿瘤时，可以保证肿瘤的完整。而后在适当的水平切除椎间盘，

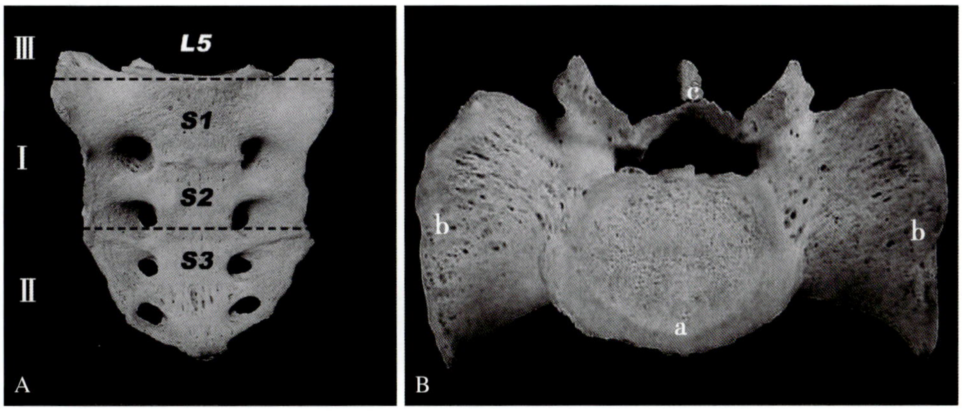

图1-2 骶骨肿瘤分区示意图 A：冠状位；B：轴位

切断肿瘤侧方周围附着的髂腰肌等软组织。游离股神经、闭孔神经以及腰骶干，并予以保护。沿着骶神经分离至腹侧的骶孔，全骶骨切除时，所有的骶神经都将被切除（如有可能应尽量保留）。腰5神经根越过骶骨翼前方，如未被肿瘤侵犯，应予分离保护。后侧入路通过切除骶结节韧带和尾骨，进入骶前间隙，向上分离直肠达骶1水平，侧方于骶髂关节外肿瘤外缘处截断髂骨，后方凿除椎板显露骶管，如能保留则应小心分离骶1～2神经，于骶2神经下方结扎切断硬膜囊。尽量保留一侧骶3神经。Ⅲ区肿瘤的切除方式与Ⅰ区相似，只是在腰椎部向两侧方分离，切除横突，将硬膜囊牵向一侧，切除前方的椎体。

随着外科技术、辅助化疗、术前影像技术和麻醉技术的发展，骶骨肿瘤已经可能被安全地完整切除了，但切除后骨缺损的重建技术仍在发展之中。有关骨盆后方稳定性的重建报道较少，是一项具有挑战性的工作。随着内固定器械的发展，重建技术也逐渐完善。重建的目的是稳定脊柱以达到坚强的髂腰部固定。大多数部分骶骨切除后不需要进行重建。Gunterberg等应用尸体模型研究轴向给予腰骶结合部压力，并横断切除近侧骶骨后的生物力学情况。他们发现，横断切除骶骨近端，特别是涉及骶骨翼时，脊柱骨盆节段对垂直应力的承受能力明显降低。当肿瘤位于骶骨一侧时，可以行矢状位的半侧骶骨切除。当肿瘤位于髂骨翼中部，经常会侵犯骶髂关节或骶骨，在进行I-S行内半盆切除时，也需要切除半侧骶骨。半侧骶骨切除必须切除一侧的骶髂关节，导致脊柱骨盆节段的不稳定。虽然这种脊柱骨盆的不连续可以通过制动和软组织修复来进行治疗，但对这些病人仍应当进行单侧的结构重建内固定。

当恶性或良性侵袭性肿瘤侵犯骶骨近端时，就需要做全骶骨切除。如果获得满意的外科边界，全骶骨切除可以达到良好的效果。全骶骨切除后，通常需要进行某种形式的重建，当然这一点上仍存在争议。失去骶骨后，下肢力量向中轴骨的传导被打断。中轴骨失去了支撑，可以向任何方向活动，仅受到软组织的限制。当活动范围较大时，例如从直立位变成仰卧位时，可以导致疼痛或血管、内脏等机械性扭曲牵拉。仅依靠瘢痕连接中轴骨时，行走功能也会受到影响。因此全骶骨切除后应进行外科重建固定。

20世纪80年代主要应用Harrington棒系统进行固定，但效果较差，不能进行牢固固定。90年代主要应用Luque棒和钢丝进行髂腰融合。这项技术虽然提高了骨盆部分的固定效果，但脊柱近侧的固定仍然较为脆弱。现代的脊柱骨盆固定采用了椎弓根钉棒系统。这种系统允许先将椎弓根钉独立地牢固固定，然后再以适当的角度安装连接棒，因此更安全、更牢固。用内固定器械进行脊柱骨盆稳定性重建可以达到初期固定的效果，但并不提供永久性的支撑。因此有部分报道在骶骨内固定的同时，采用自体腓骨移植或钛网植骨，以达到永久性的脊柱髂骨固定。Dickey和Sim等2000—2004年对9例骶骨原发肿瘤病例采用椎弓根钉棒系统联合自体腓骨移植进行骶骨重建，并取得了较好的初期效果。

诊　断

目前已经公认，骨肿瘤的诊断甚至需要由病理医生与放射医生和骨肿瘤医生密切合作以得到准确的结果。尽管在一些病例中，不需要活检就能够得到比较准确的诊断，但是在另一些病例中，即使是具有丰富经验的病理专家也难以做出判断。外科医生需要清楚，病理医生会觉得有一些骨肿瘤病例很难或者不能够做出诊断。有一些侵袭性或恶性肿瘤，即使是对于有经验的病理医生，在诊断、组织学来源及分类方面仍然有不能解决的问题。

虽然出现了新的影像学检查，包括CT、MRI以及骨扫描等；出现了新的细胞学技术，包括免疫组化、流式细胞仪进行细胞DNA检测和细胞遗传学染色体的检测，但是上面谈到的问题仍然存在。

影像学对于骨肿瘤的诊断非常重要。病理医生一定要参考影像学资料。如果没有影像学资料，病理医生不可能做出准确的诊断。同样重要的是，应该向病理医生提供详细的临床资料（如症状出现的时间和类型，是否有外伤或者接受过放疗，是否有病理骨折等）。骨肿瘤的诊断应遵循一定的顺序进行（图 1-3）。

骨对于肿瘤性、代谢性、炎症性或者其他病理过程的反应可以有两种不同的形式：新骨形成或者是骨吸收。这两种过程常是同时存在的，以一种形式占主要地位。对于骨骼病变的影像学资料需要注意以下几点：

1）病变是单骨受累还是多骨受累。

2）受累骨的类型（管状骨或者扁平骨）。

3）病变的位置，包括是位于骨端、生长板、干骺端或者是骨干，还包括是累及髓腔、皮质或者是皮质旁组织。

4）评估骨受累的长度和周径。

5）是否有临近软组织的改变，尤其是注意筋膜界限及肿瘤组织等。

6）骨破坏的性质（虫蚀状、侵蚀状或者地图样）。

7）病变的骨性边缘的特点（清楚或者不清楚，厚或薄，密度增高或者减低）。

8）皮质改变的性质，如是否累及髓腔或者骨膜表面，皮质侵犯，压力萎缩等。

9）肿瘤组织的密度，特别注意是否有钙化及其影像学特点（实性的、点状或者是云雾状）。

10）骨膜反应的特点（层状或“葱皮样”、实性、日光放射状或者 Codman 三角）。

根据骨破坏或者骨增生的性质以及是否存在软组织改变选择不同的影像学检查方法。

临床

有些骨肿瘤病例具有典型的放射学特点，良性病变，如骨囊肿，仅根据影像检查即可确诊，甚至无需活检，但多数情况下需要结合影像学和组织学特点来进行诊断。

骨肿瘤的临床特征是非特异性的，因此诊断肿瘤往往需要一段很长的时间。疼痛，肿胀和一般的不适是指导诊断的主要症状。然而，活动受限或是自发骨折也可能是重要的特征。

1. 疼痛

在几乎所有的恶性骨肿瘤中，疼痛是首发的和最为常见的症状。如果不发生自发骨折，症状往往发展很缓慢。开始病人感到能够忍受的神经样的疼痛，可能被解释为“风湿痛”。最初症状可能间断发生或是只在休息时发作，但后来疼痛可能发展得较为剧烈，干扰夜间睡眠，波及邻近

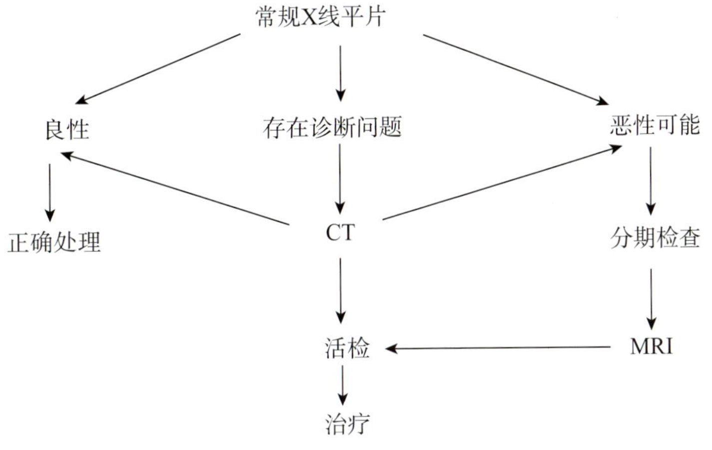

图 1-3　诊断过程的流程图

关节，通常被误认为是关节炎或是创伤后的现象。进一步发展后，疼痛就变为持续的刺骨疼痛。随着疾病的发展，疼痛变得极为剧烈，无法忍受，往往需要止痛治疗。在肿瘤压迫到神经干或是神经丛时，病人可能感受到放射样疼痛。当病变位于脊柱压迫神经根或脊髓时，就可感受到一种特殊的疼痛。

2. 肿胀

骨肿瘤其次重要的症状是肿胀，在没有其他主诉的情况下，通常持续很长的一段时间，尤其是在良性肿瘤中。当肿瘤侵及骨外或是使骨质膨胀，肿胀才会被观察到。在恶性骨肿瘤中，肿胀发展得非常迅速。对于肿胀，需要一致的描述，如坚硬的、粗糙的、坚韧的或是柔软的。应该明确肿胀的程度（以厘米测量），超声检查有助于客观判断软组织肿瘤的大小。在发展阶段，肿胀可能引起皮肤改变，包括皮肤紧张发亮，静脉怒张，青紫色，皮温高和形成皮纹，最后甚至溃烂。肿瘤与周围的皮肤、皮下组织和肌肉的活动性也应该进行评估。活动性越小，就越有可能为恶性肿瘤。

3. 活动受限

在骨母细胞瘤、软骨母细胞瘤、骨巨细胞瘤及各种类型的肉瘤中，病变常邻近关节，病人关节活动可能会受到限制。偶尔这些症状并非由于肿瘤引起，而是反应性的滑膜炎所造成，尤其是在因为活动受限而确诊的软骨母细胞瘤病例中。

4. 病理骨折

骨折可以早期明确诊断，因为它可立即引起病人注意。骨折的发生可能根本就没有先兆症状，经常见于幼年性骨囊肿和一些非骨化性纤维瘤。在恶性骨肿瘤的病例中，骨折是相当少见的原发症状，通常只见于溶骨性恶性骨肿瘤的进展期，病人一般都先感到疼痛和肿胀。

5. 一般症状

一般症状主要是发热、乏力和体重下降。在恶性肿瘤中它们通常发生得较晚，在几乎所有的良性肿瘤中少见这些症状。

影像学检查

最适当的诊断是结合影像学和组织学特点，基于临床和影像学表现，最初诊断为良性病变的就无需进行随后的活检诊断。年龄是非常有用的信息：5 岁以前，恶性骨肿瘤大多是神经母细胞瘤的转移瘤；在 5 ~ 15 岁间，骨肉瘤和尤文肉瘤最为常见；40 岁以后，多为转移癌或是骨髓瘤。

诊断肿瘤的侵蚀性，第一步是通过常规影像学表现。重要的参考包括肿瘤的部位、大小、基质类型和骨膜反应。骨肉瘤常见于特定的骨上。造釉细胞瘤常见于成年病人的胫骨和腓骨上。最常见的儿童骨骺端肿瘤为软骨母细胞瘤。肿瘤的大小对于诊断非常有用和方便。直径小于 6cm 的肿瘤很有可能为良性肿瘤，而大于 6cm 的肿瘤就有恶性的可能。肿瘤的轴也有助于进行诊断。除了单纯性骨囊肿，肿瘤很少是中心对称的。肿瘤大多数为偏心的。骨皮质的病变有助于诊断非骨化纤维瘤。肿瘤还可位于骨表面。

骨破坏的形态体现了病变的侵蚀性。第一类是地图型。IA 以正常与溶骨区域的硬化边缘为特点。IB 体现了良好的局限病灶，与正常骨分界十分清楚，但没有硬化区。IC 为稍模糊的分界。第二类是虫蚀型。病灶由还未被破坏的骨分割成许多孔洞，体现了一个更为侵蚀性的生长过程。第三类为浸润型。模糊的边界体现了病变快速进展的过程。大多数病变在 X 线平片上呈现可透射线区，但一些可有硬化。但典型的弓状钙化提示为软骨肿瘤。

肿瘤穿过皮质骨的反应而致新骨形成，这时的骨膜形态取决于肿瘤发展的速度。当肿瘤发展得较慢时，骨膜有足够时间形成厚的骨层。当有多层骨膜形成时，就表明肿瘤可能表现为快的修复过程和慢的发展过程。垂直的骨膜形成是一个非常有用的放射线标志，强烈提示恶性肿瘤。Codman 三角提示由肿瘤生长破坏而导致的骨膜反应，可见于良性和恶性肿瘤。皮质骨破坏和软组织肿块均提示侵袭性过程。尽管皮质骨被破坏，但肿瘤周围形成一薄层新骨意味着一个慢性的发展过程和良性过程。相反的是，在还未被破坏的皮质骨的两面都存在肿瘤，提示了一个侵袭性强的发展过程。

多发病灶常见于软骨瘤、骨软骨瘤、朗格汉斯细胞组织细胞增多症、转移瘤和少见的多中心骨肉瘤和转移性尤文肉瘤。

大体上来说，诊断由传统的X线平片开始。而CT为诊断致密反应骨中的骨样骨瘤瘤巢提供了依据。还都发现皮质骨上小的透明区，局限的软组织包块，薄的骨膜反应。CT也能测量软骨瘤的非钙化带厚度：在良性肿瘤中较薄，在软骨肉瘤中较厚（大于3cm）。

核磁共振成像最近已经成为评估骨肿瘤的一种影像学检查方法。这种技术在某些方面补足、甚至是代替了以前的一些常用的检查方法，如X线平片、传统的断层扫描、骨扫描、CT以及血管造影。由于这种方法非常敏感，因此就需要掌握这种方法的相对强度、明暗、敏感程度和特异性。精确和迅速地对肿瘤做出诊断和分期必须是客观的，需要对骨肿瘤和瘤样病变进行全方面协调的逻辑分析才能得到。除了影像学检查外，肌肉骨骼系统肿瘤的分期以及根据肿瘤的部位和组织学诊断提出的治疗方法也是非常重要的。

1. X线平片、CT以及MRI之间的关系

X线平片对于评估骨肿瘤或者瘤样病变的组织学来源不仅是最便宜而且是最为可靠一种检查。仔细地阅读X线平片并且尽可能多地得到一些信息，同病人的年龄、性别及临床症状相结合非常重要。根据我们的经验，必须基于X线平片来决定进一步的影像学检查和检查方法。如果根据X线平片不能做出必要的诊断和鉴别诊断，那么再进行进一步的影像学检查可能也不会有太大的帮助。详细地讨论每一个肿瘤的影像学特点不是本章的重点内容，但是大体上来说X线平片的结果可以作出如下的决定：

a．不需要进一步的随诊（如非骨化性纤维瘤、无症状的纤维异样增殖症）。

b．一段时间后复查X线平片（如不需治疗的单纯性骨囊肿、嗜酸性肉芽肿、内生软骨瘤）。

c．需要立即活检并且治疗（如软骨母细胞瘤、巨大的有症状的骨囊肿、间室内的动脉瘤样骨囊肿）。

d．当病变不确定或者需要活检时则要进一步的影像学检查和分期（如嗜酸性肉芽肿和尤文肉瘤、内生软骨瘤和低度恶性软骨肉瘤、胫骨的纤维异样增殖症和造釉细胞瘤）或者是肿瘤的性质需要进一步的分期（全部的骨的原发恶性肿瘤、需要分期的非恶性肿瘤如骨巨细胞瘤、大的动脉瘤样骨囊肿以及侵袭型良性椎体肿瘤）。

因此，不是全部的肿瘤都需要进一步的影像学检查，但是对于一些病变来说则需要这些进一步的检查来完成分期。

如果X线平片提示原发性骨肿瘤、需要进一步活检的不能确定的病变或者是转移性病变，则需要做胸部的X线平片、胸部CT和全身骨扫描以判断平片发现的病变是单发的还是多发的，如果是单发的则需鉴别是骨的原发病变还是转移性病变。如果骨扫描发现多发病变，则需要做相应部位的平片检查，并且对相应的部位取活检以得到组织学诊断。如果确定为单发的恶性肿瘤，则需要进行局部的分期以确定是间室内的病变或者是间室外的病变，以及肿瘤与重要的神经血管束之间的关系。可以根据不同的特点选择CT和MRI检查。

当没有出现MRI之前，CT是骨肿瘤分期的唯一的检查方法。CT对于显示钙化、骨膜反应以及骨皮质的变化方面有优势；由于MRI有非常好的对比信号，因此在判断髓内骨肿瘤的软组织侵犯范围及其髓腔内的侵犯长度方面非常的理想。MRI同时能够提供水平位、冠状位以及矢状位的影像学资料，而CT则只能提供水平位的图像。

由于对于这些检查方法的信号强度不确定或者是不熟悉，常导致过多的检查。我们的经验是应该由影像学医生来决定如何进一步的检查。如果平片能够确定病变的特点，并且能够做出可靠的鉴别诊断同时又需要进一步的分期，那么可以选择MRI。如果平片不能提供足够的病变的特点以及提出鉴别诊断，则应该选择CT检查而不是MRI，因为CT在对于病变特点的鉴别上更加有优势。位于长骨的肿瘤的影像学特点通过平片就能够确定，如形状、基质及边界等，但是对于一些位于扁骨的病变如骨盆、胸骨、肩胛骨和肋骨，这些特点就不能完全通过平片来显示，此时CT检查优于MRI。但是如果扁骨的病变的平片的特点非常地特异并且需要进一步的分期，则应选择MRI，因为可以更好地反映肿瘤的软组织侵犯，并且可以提供更多方位的图像。

尽管CT和MRI有不同的影像学特点和强度，这两种方法常是二选一的而不是互补的。尽管偶尔一种检查可以为另一种检查提供互补，但是这不是常规的检查方法。

应在活检之前进行MRI检查，因为活检后进行MRI检查常会过大地评估病变的范围。活检后的MRI检查不能区别出血性肿瘤或者是活检导致的出血或者水肿。

(1) 表面肿瘤

平片可以很清楚地显示表面肿瘤，并且可以大致判断肿瘤的类型。骨膜来源的表面肿瘤常是恶性的或者是潜在恶性的，可以应用MRI来分期。平片可以清楚地显示肿瘤在皮质上的范围，而MRI则可以更清晰地显示肿瘤是否有髓内侵犯，并且更加明确肿瘤的软组织侵犯范围，以确定其与周围神经血管束的关系。基于这些检查来进行保肢术的准备。

(2) 良性肿瘤

不是所有的良性肿瘤均需要平片以外的检查来进行分期。非骨化性纤维瘤和无症状的纤维异样增殖症是两种常见的可以明确诊断的骨肿瘤。这类病变常是可以观察的，并不需要进一步的分期。骨囊肿和其他一些囊性疾病如骨内腱鞘囊肿是可以通过临床检查和平片来发现的，这种情况下不需要进一步的分期。

如果是放射科医生和骨科医生可以确定的良性的间室内病变，如动脉瘤样骨囊肿、成软骨细胞瘤及可疑的Brodie脓肿，可以不用分期而进行活检和刮除。如果需要进一步的分期，不管是CT或者是MRI，目的不是进一步的确诊，而是判断是否是间室外病变。在这种情况下，MRI是最好的选择。避免进行不必要的检查与进行适当的分期同样地重要。如果进行进一步的分期并不会改变治疗方案，则没有必要进一步的分期。

如果根据平片怀疑为骨样骨瘤，CT比MRI可以更加清晰地显示病变范围。骨样骨瘤可以发生在皮质、骨膜下或者松质骨内。当肿瘤位于囊内，病人常可以有疼痛的症状。当肿瘤位于皮质内时，可能与疲劳骨折或者其他恶性肿瘤混淆。如果明确地发现瘤巢则可以明确骨样骨瘤的诊断。骨科医生常需要进一步的检查来精确地判断瘤巢的位置，以便切除肿瘤。CT可以比MRI更清晰地发现硬化骨内的瘤巢，因为CT可以更好地显示钙化，并且CT对于硬化骨内的透明的瘤巢可以有更好的显示。

(3) 扁骨肿瘤

与肢体骨不同，发生在扁骨上如骨盆、肩胛骨、肋骨和椎体上的肿瘤，通过平片并不能像长骨的病变一样全部地显示出来。这可能是由于很难看到病变的全部，病变的基质也不容易分清楚，并且不容易判断病变的范围。如果放射科医生不能从平片中得到比较特异性的信息，就很难作出一个合理的鉴别诊断。在这种情况下，CT就非常有帮助，因为CT不仅可以显示病变的轴位图像，并且可以显示病变的基质，可以显示病变时膨胀性改变或者是穿透性改变，以及基质中是否有钙化。如果明确了这些变化，就可以基本上作出一些鉴别诊断，继而可以进行下一步的活检了。在骨盆肿瘤中，CT和MRI可以提供不同的信息。但是当肿瘤位于椎体、肋骨或者胸骨时，MRI检查较CT更为合适，因为其可以显示骨外病变与周围血管或者是脊髓的关系。

2. 平片正常或者部分异常，MRI异常

一个有症状的病人，平片正常，骨扫描异常，MRI异常，这种情况下可能会造成困惑。到底相信哪一种检查来排除肿瘤的诊断就很困难。这种情况下可以根据病人的年龄，如果发现髓腔内有信号的异常，并且有软组织包块，则可以立即诊断为肿瘤。当上述的症状（平片正常、有症状、骨扫描和 MRI 异常）出现在青少年时，最可能的诊断是疲劳骨折。当然有这些表现的肿瘤可能是尤文肉瘤或者是其他的小圆细胞肿瘤。在这些肿瘤中，髓腔内的 T1 加权像上呈均质性低信号，正常的骨髓脂肪与异常的低信号之间界限非常地清楚。在疲劳骨折中，骨髓脂肪中的低信号可能是由于出血或者水肿造成的，因此是不均质性的，并且常呈线性改变。如果此时不能明确诊断，不应进行活检，可以等到 1 周或者 10 天以后复查平片，则可以显示特异性的骨折愈合的征象。当上述这些表现发生在老年人中时，则应小心一些小圆细胞肿瘤，如淋巴瘤、骨髓瘤或者转移癌。这时应对病人进行骨扫描检查，以了解其他部位是否有异常。

3. MRI检查

理想的 MRI 检查在我们制订活检方案和手术方案时可以提供非常好的帮助，因此是一种快捷的和物有所值的检查方法。检查时间较长并不是一个主要问题，因为大多数的长骨的肿瘤通过 MRI 检查的冠状位或者矢状位的 T1 加权像以及轴位的 T2 加权像就可以得到准确的分期。T1 加权像对于判断骨内肿瘤的侵犯范围非常有帮助，而 T2 加权像可以鉴别骨外的肿瘤包块和周围的未受侵犯的正常软组织。在一些疑难病例，轴位的 T1 加权像可以进一步帮助鉴别。当评估长骨的骨肉瘤时，因对整个长骨进行矢状位和冠状位的扫描以发现“跳跃病灶”，这种病灶在 T1 加权像上可以很清楚地显示出来。可以应用非增强的 T1 及 T2 螺旋回声序列对肿瘤的侵犯范围进行更精确的判断。

根据 MRI 的信号强度来判断组织的特性目前是不可信的。与肿瘤的组织学诊断类似，不同组织来源的肿瘤产生的信号非常广泛。其结果可能是不同组织来源的肿瘤产生的信号可能类似，而相同组织来源的肿瘤产生的信号可能会有所差别。MRI 检查对于判断肿瘤的侵犯范围非常敏感，但是相对的没有特异性。

MRI 检查在准确判断骨肿瘤的侵及范围方面，比其他的检查都要精确和可信。尤其是在当平片提示长骨内广泛的髓内病变以及平片不能判断是否有软组织包块时，MRI 就显得尤为有意义 。应在化疗和放疗之前对肿瘤进行 MRI 检查。尽管 MRI 检查对于判断化疗和放疗后肿瘤是否坏死方面存在不足，但是对于显示肿瘤体积变化、软组织中肿瘤的形态学改变以及肿瘤与神经血管束的关系方面仍然有重要的意义。在骨肿瘤的检查中应用 MRI 更重要的是对肿瘤进行分期而不是根据信号强度特点诊断肿瘤。平片是反映骨肿瘤组织学特性的最好的影像学检查方法。

与中枢神经系统或者脊柱肿瘤不同，在骨肿瘤的诊断中常规应用钆剂增强，对于诊断和分期并没有明显的帮助。但是在应用 MRI 判断骨肉瘤或者尤文肉瘤化疗或者放疗后的坏死率时则是例外。有报道应用钆剂增强 MRI 判断肿瘤的坏死率取得了满意的结果。如果这一结果能够被验证是有效的，那么钆剂增强 MRI 就可能是术前最精确的判断肿瘤坏死率的检查方法，可能取代活检。

在不到 10 年的时间里，MRI 对于骨肿瘤的分期可以达到非常精确的程度，因此实质上已经成为骨肿瘤医生不可或缺的检查方法。这种方法仍然在进步。随着显像精度的提高、经验的增长以及更多序列的出现，可能对于肿瘤是否侵犯骨骺和软骨能提供更多的帮助。对比增强 MRI 可以帮助判断新辅助化疗后的肿瘤的坏死率，以及区别反应性的瘢痕和复发的肿瘤组织。在一些保肢手术需要显示血管的解剖关系时，MRI 血管成像可以取代血管造影。

4. 多层断层X线成像或线形断层X线成像和骨扫描

多层断层 X 线成像或线形断层 X 线成像现在很少用于骨肿瘤的诊断。只有当平片或者 CT 不能发现骨样骨瘤的瘤巢时才可能会用到。

对于骨肿瘤的病人需要进行活检时，骨扫描和 MRI 或者 CT 在分期方面非常重要。骨扫描的主要意义并不是在局部分期方面，而是判断其他骨是否有病变。尽管骨扫描也可以显示骨内病变的侵犯范围，但在进行局部分期时并不可信，因为骨肉瘤中核素的摄取仍有争议（Hudson 等，1983），在判断髓内病变与正常骨髓方面与 MRI 检查结果不一致，并且不能确切地判断间室外的肿瘤范围。尽管有这些不足，骨扫描仍然是评估单发骨肿瘤的一项重要的检查方法。

1970 年以前，应用锶 85 进行骨扫描，因为放射剂量很高，因此只有明确肿瘤的病人才能应用。1970 年后取得了很大的进步，半衰期短的锶 87m 和氟 18 开始用于临床，此后 Subramanian 等人开始应用锝 99m 标记的磷酸盐和锝 89m 标记的双磷酸盐进行骨扫描。

放射性核素摄取的增加具有高度的非特异。任何骨的病理过程导致新骨形成（反应性或肿瘤性），血供增加，骨代谢异常以及正常的生长，均可能会有放射性核素摄取的增加。因此，骨扫描在判断肿瘤的类型以及区别良恶性肿瘤方面并不特异。

镓 67 柠檬酸盐，一种“肿瘤亲和物质”，在功能活跃的细胞和白细胞中沉着。因此在鉴别炎症方面不足，但是常用于淋巴瘤的分期。

因为骨扫描是评估整个骨骼的最敏感的检查方法，因此常用来检查骨骼病变是单发的还是多发。恶性骨肿瘤的转移很常见，但是常表现为单发病变。转移性肿瘤和白血病可以与单发病变类似，如尤文肉瘤、嗜酸性肉芽肿以及急性骨髓炎。因为常存在着同时的或者迟发的骨转移，因此对于尤文肉瘤患者建议在初治及以后的随访中进行骨扫描检查。

5. 血管造影

早些时候血管造影用于软组织肿瘤切除的术前检查，以及确定骨外侵犯的界限。

目前血管造影以前很少作为诊断和分期的方法。一项前瞻性的研究表明 MRI 比 CT 和血管造影可以更好地显示肿瘤与大的血管之间的关系。在一些常规应用动脉化疗的中心仍然进行治疗前的血管造影。一些中心发现新辅助化疗前后的血管造影的对比可以显示化疗的效果。

病理学

1. 活检

为了明确诊断，制订治疗方案，术前病理活检非常重要。针吸或用套管针取材活检方法简便易行，大部分病人能明确诊断。穿刺活检失败时可改用切开活检，术中应注意：①切口应和以后正式手术的切口一致；②切开活检容易污染伤口，种植，继发血肿可把肿瘤带入手术达不到的组织，因此应尽力减少血肿；③勿把反应区和肿瘤中坏死区的组织当成肿瘤取出。

一般认为，穿刺活检可以降低肿瘤污染和出血等并发症，穿刺不但可以用于软组织肿瘤活检，还可以用于骨肿瘤的活检，骨肿瘤穿刺活检的准确率可以达到 90% 以上。 如果在细胞形态学诊断与影像学诊断之间存在差异，必须进行切开活检。由于解剖部位的影响，髋臼部位肿瘤的穿刺往往十分困难。如果术前考虑肿瘤为恶性，在各种穿刺入路中，避开臀肌经髂骨的穿刺是比较好的选择。

在 20 世纪 70 年代，半盆截肢是治疗恶性骨盆肿瘤的唯一选择，切开活检的操作相对简单，而且对以后的手术一般没有不良影响。然而目前大多数骨盆病例都接受保肢治疗，因此活检需要在安全的基础上保证保肢手术的顺利完成。

因为解剖因素的影响，骨盆肿瘤的活检相对困难，肿瘤往往部位深在而且邻近重要的血管和器官。如果肿瘤为恶性，往往会造成坐骨神经和主要血管的污染。例如经后路坐骨入路切开活检软骨肉瘤等液性肿瘤往往会造成坐骨神经的污染。保留神经的手术往往会造成术后复发率的升高，而大多数病例并不需要牺牲坐骨神经。因为切开活检后大量的出血，往往无法获得广泛的手术切除边界。

选择活检切口必须十分慎重，如果活检切口选择不当，通过理想的手术切口切除肿瘤往往无法实现。在很多病例的治疗过程中，用于覆盖创面的皮肤往往不足，部分病例因为大块肌群切除导致皮瓣坏死。如果活检切口位于臀部，臀肌皮瓣将无法应用。皮肤切口一般选择髂腹股沟和髂后入路。

我们一般选择穿刺活检以避免切开活检的不利因素。对骨肿瘤进行穿刺活检，能够获得很高的准确率，当然，病理学家的经验对诊断的准确性十分重要。只要穿刺部位准确，骨盆骨与软组织肿瘤诊断的准确性一般非常可靠。

(1) 针吸活检细胞学

针吸穿刺活检细胞学安全、简单、省时，损伤相对较小，污染机会小。针吸穿刺活检的缺点是标本过少，容易导致病理诊断的困难，对于较致密的质硬肿瘤常无法取到标本。穿刺点应选择在手术切口上，术中只要可能应尽量切除，而如果针道无法完全切除，肿瘤细胞可能也不会造成污染。因此针道可以保留，但穿刺入路最好远离重要的神经血管。

转移癌是细胞学活检最好的适应证，尤其适用于肾透明细胞癌、甲状腺癌和肝癌等出血性转移，这些病例大都在我们中心得到安全准确的组织学诊断。

(2) 套管针取材活检（核心活检）

低度恶性肿瘤例如低度恶性骨肉瘤，骨内软骨肉瘤或完全硬化的病变例如 Paget 病患者不适合单纯针吸穿刺活检，对于囊性病变例如单纯性骨囊肿、动脉瘤样骨囊肿的诊断也存在一定困难。上述病变可以应用比较粗的套管针取材活检。骶骨脊索瘤可以在 CT 引导下完成取材。 恶性肿瘤囊性变后可能无法提供足够的细胞，这种情况下也可应用套管针取材活检。穿刺针活检成功率较高，准确率达 80% ~ 98%。较之开放活检，穿刺简单快捷，但也有其弊端。若病变骨质有钙化、骨化或骨皮质病变，标本有时就很难取到。活检的准确性在很大程度上依靠病理专家的经验。一项研究发现术前诊断准确性的 87% ~ 98% 依靠病理专家。Tru-cut 或核心活检比针吸活检更为简单准确，因为前者取材更多，易于鉴别。

(3) 切开活检

活检的金标准是传统的开放式活检。切开活检的切口应该位于广泛切除手术的切口上。对髋臼骨内病变和坐骨病变进行切开活检往往十分困难。操作时应十分仔细，肉瘤可以在结缔组织，包括脂肪、肌肉、肌腱及骨组织中种植转移。所以技术失误会影响今后的保肢手术和治疗。活检最好在手术室全麻下操作，保证在无菌条件下取出足够的标本。冰冻切片应保证有足够数量和质量的病理组织。如仍无法诊断，需再次活检。X 线透视可协助活检定位。强调无菌操作以避免肿瘤感染。在肢端操作时要避免骨折。活检出血应采取引流而不是用弹性绷带包扎。

活检选用纵切口。横切口会污染多个腔隙及筋膜面。切口必须在今后切除的范围之内。所以建议活检最好由做手术的医师亲自进行。皮瓣不要有隆起。如果一定要在骨皮质上钻洞，洞应圆滑无棱角，以减少术后骨折的机会。活检只能通过一个肌间隙。尽量避免暴露肌间隙的筋膜和神经血管结构，以免被肿瘤污染。肿瘤附近不要使用深部拉钩，以免肿瘤细胞扩散。

血肿、伤口裂开、感染可造成肿瘤细胞扩散，影响肿瘤切除，所以活检止血应彻底。骨质缺损用明胶海绵、骨蜡、骨水泥等填塞，以减少出血。加压有助于缝合前的血凝块形成。缝线会穿过皮肤，所以活检切口及缝线眼在手术中应全部切除。是否引流还有争论，引流虽可减少大血肿形成，但也可被血凝块堵塞而不利于引流。一旦使用引流，引流管就要从切口经过，下次手术时就须将引流道一并切除。术后肢体须固定或使用拐杖以避免病理性骨折。

与骨软组织肿瘤病理学家的合作对组织学的诊断十分重要。外科医生应该提供典型的肿瘤组织标本，标本应该有一定的数量，不应该用钳夹，保持清洁，迅速固定。如果病灶内有软骨成分，标本一定要含有皮质骨成分，在低度恶性软骨肉瘤病例中，诊断恶性肿瘤的唯一依据就是肿瘤组织沿小管渗透并侵犯皮质，这一特点不能根据少量肿瘤组织而发现。

术中出血应该用电刀完全控制，皮质骨渗血应该用骨水泥填塞。肿瘤表面的肌肉和支持带必须仔细缝合。

髋臼肿瘤的活检手术可以应用以下 3 条途径：① Smith-Peterson 切口，这个途径容易造成股神经和股血管的污染；②直接切开臀肌入路，应用这个入路时，往往会发现病变十分深在；③从髂骨上切开臀肌后进行广泛剥离显露，这种入路损伤最大，但即使肿瘤为恶性，术后髋关节外展的功能也多能够得到保留。这个入路还有一个好处是切开活检切口和广泛切除手术切口比较一致。因此如果肿瘤为恶性，第三种入路往往为最佳选择。

坐骨肿瘤的切开活检可以应用以下 2 条途径：①经坐骨入路；②经坐骨结节入路。前者坐骨神经暴露于手术野，肿瘤细胞的污染在所难免，后者感染的风险较大，术后保持伤口卫生十分重要。相比较而言，第二种方法更为适宜。

2. 免疫组织化学染色

根据 2002 年 WHO 骨肿瘤分类，可将其分为软骨性、成骨性、纤维性、纤维组织细胞性、Ewing 肉瘤 /PNET、巨细胞肿瘤以及各种软组织、淋巴造血细胞等来源的肿瘤。骨肿瘤的诊断主要依据临床表现、放射学改变以及病理形态学特征。免疫组织化学染色对一些病理形态学改变比较相似，判断组织来源有一定困难的病例具有一定帮助。下面重点介绍免疫组织化学技术在这方面的应用。

（1）成骨性肿瘤

主要包括良性的骨肿瘤及恶性的骨肉瘤。病理诊断的关键是看是否出现骨及骨样组织，良性骨肿瘤通常有较为成熟及多量的骨及骨样组织，常规 H&E 染色就能观察到，而在骨肉瘤，特别是纤维母细胞型及小细胞型骨肉瘤，所形成的骨样组织及骨基质量较少而且不典型，因而有必要通过免疫组织化学染色确定其性质。研究显示针对骨连接素（osteonectin）以及骨钙素（osteocalcin）的单克隆抗体对骨肉瘤及骨母细胞瘤中的肿瘤成分呈明显的阳性染色，对巨细胞瘤和软骨母细胞瘤中单核细胞成分呈弱阳性，而在软骨肉瘤、尤文肉瘤、纤维肉瘤、恶性纤维组织细胞瘤以及由甲状旁腺功能亢进所导致的棕色瘤中均为阴性染色，并且对致密胶原组织也呈阴性反应。因此，上述两种抗体对于诊断成骨性肿瘤有一定帮助，特别是在区分细胞外基质成分是骨样组织还是胶原组织时有意义。

（2）脊索瘤

是发生在中轴骨的低度恶性肿瘤，肿瘤细胞具有某些上皮样特征。鉴别诊断主要包括与转移性腺癌、软骨肉瘤、黏液乳头状的室管膜瘤以及上皮样血管内皮瘤。免疫组织化学染色显示脊索瘤具有上皮标记物的表达：细胞角蛋白（cytokeratin，CK）及上皮细胞膜抗原（EMA）均为阳性，因此仅根据上皮标记抗体难以与转移性腺癌鉴别，应联合 S-100 蛋白染色有助于区别两者：脊索瘤 S-100 蛋白阳性，而转移性腺癌一般为阴性。此外联合应用这两组抗体对于鉴别软骨肉瘤有帮助：软骨肉瘤一般缺乏上皮标记，仅有 S-100 蛋白的表达。与黏液性室管膜瘤的鉴别主要是依据胶质纤维酸性蛋白（GFAP）的染色，脊索瘤不表达 GFAP，而室管膜瘤对 GFAP 呈明显阳性表达。上皮样血管内皮瘤也可对 CK 表达，同时还表达血管的标记物如第八因子（F-Ⅷ），但不表达 S-100 蛋白，可与脊索瘤鉴别。

（3）软骨母细胞瘤

是一种好发于未成熟骨骺端的良性软骨性肿瘤。肿瘤由软骨母细胞、软骨样基质以及散在的破骨样巨细胞组成。特别是多核巨细胞的出现使其容易与动脉瘤样骨囊肿、骨巨细胞瘤以及巨细胞修复性肉芽肿相混淆。除根据临床发病年龄、肿瘤好发部位以及放射学改变可与之鉴别外，免疫组织化学染色也可为诊断提供帮助。软骨母细胞瘤通常对波形蛋白（Vimentin）、神经特异性烯纯化酶（NSE）以及 S-100 蛋白呈明显的阳性反应，而对于吞噬细胞相关的抗体如 CD68 等不染色。动脉瘤样骨囊肿、骨巨细胞瘤以及巨细胞修复性肉芽肿中的单核细胞及多核细胞恰好与之相反：它们一般对 S-100 呈阴性反应，而对 CD68 呈阳性反应。

（4）软骨肉瘤

普通型的软骨肉瘤主要是与软骨母细胞性的骨肉瘤以及脊索瘤鉴别。软骨肉瘤对 S-100 蛋白及 Vimentin 呈阳性反应，而对 CK 及 EMA 等上皮标记呈阴性反应，因而可与脊索瘤鉴别。软骨肉瘤一般对骨连接素及骨钙素不染色，可与软骨母细胞型的骨肉瘤鉴别，但应该注意的是在软骨肉瘤中出现软骨化骨时，上述两种抗体也可以出现阳性染色，此时要结合形态学特征、临床及放射学改变综合考虑。

透明细胞软骨肉瘤具有特殊的组织学特征，肿瘤生长缓慢具有较好的预后，因而应与普通型软骨肉瘤区别开。肿瘤细胞边界清楚，胞浆丰富透明，成分叶状排列。免疫组织化学染色透明细胞软骨肉瘤中的肿瘤细胞对 S-100 蛋白、Vimentin，α- 抗糜蛋白酶及溶菌酶阳性，而对上皮标记物如 CK 及 EMA 等呈阴性反应，因而可与转移性透明细胞癌鉴别。一些病例中的透明细胞、软骨样及骨样组织区域对骨连接素呈阳性反应，这点与普通软骨肉瘤及间叶性软骨肉瘤不同，提示透明细胞软骨肉瘤具有软骨及成骨性分化。

间叶性软骨肉瘤是好发于青壮年的一种特殊的软骨性肿瘤。肿瘤由透明软骨岛及原始的小圆细胞或小梭形细胞组成。有时形成血管外皮瘤样的结构。与其他软骨肉瘤不同，免疫组织化学染色显示：除软骨岛外，那些小圆形及小梭形肿瘤细胞对 S-100 蛋白呈阴性反应。所有的肿瘤成分对 Leu7 抗原染色。多数病例小细胞对 NSE 染色有反应，肿瘤可以对 F-VIII 有强阳性反应，但一般不与 Desmin、Actin、CK 及 EMA 反应。有研究显示超过 50% 的肿瘤细胞对 CD99 呈阳性反应，因而，不能依据此结果来与 Ewing 肉瘤 /PNET 鉴别。

(5) 骨巨细胞瘤

是局部侵袭性的肿瘤，主要累及长骨的骨端。肿瘤主要由卵圆形的单核细胞和均匀分布的破骨细胞样巨细胞组成。免疫组织化学染色：多核巨细胞对 CD68 呈强阳性反应，单核细胞对 CD68 也呈阳性反应，但强度要弱一些。这些细胞也可有平滑肌肌动蛋白（smooth muscle actin，SMA）标记，但一般缺乏 CD45、S-100 蛋白、结蛋白（desmin）及溶菌酶标记。依据这些标记物可与软骨母细胞瘤等鉴别。

(6) 尤文肉瘤（Ewing's sarcoma，ES）/原始神经外胚叶肿瘤（primitive neuroec-todermal tumour，PNET）

这是一组具有不同程度神经外胚叶分化的小圆细胞肉瘤。细胞遗传学检查大约 85% 的肿瘤有 t（11;22）（q24;q12）染色体的移位。这组肿瘤还常对 MIC2/CD99 有高的表达，这是一种糖蛋白，免疫组化染色几乎在所有肿瘤细胞膜上有阳性染色。但值得注意的是，CD99 并不是 ES/PNET 特异性的标记物，现已发现一些其他肿瘤也有 CD99 的表达，如滑膜肉瘤、间叶性软骨肉瘤以及淋巴母细胞性的淋巴瘤等。在神经外胚叶肿瘤瘤谱中 ES 是最不分化的一端，这一肿瘤常缺乏明显的神经外胚叶分化特征，而 PNET 常能确定一种或多种神经外胚叶分化的形态学特征，除在光镜及电镜下可以确定神经外胚叶分化的形态学特征外，免疫组化染色也有一定帮助，绝大多数 PNET 对 NSE、嗜铬素 A（chromograninA，CgA）、突触素（synaptophysin，Syn）及神经微丝（neurofilament，NF）等神经标记物中的至少两项有明确的阳性表达，而 ES 中仅有一半的病例有 NSE 阳性表达，很少表达其他神经标记物，加之形态学特征有可能将二者区分开。

3. 分子病理学检查

(1) 骨肉瘤

人们对骨肉瘤进行了大量的细胞遗传学及分子遗传学方面的研究，取得了各种各样的研究成果。然而，这些研究结果经常是相互矛盾的。由于骨肉瘤发病率低，标本需要脱钙，而且在术前化疗后难以得到足够的理想的标本，使得对骨肉瘤的分子生物学研究受到了很大限制。尽管未能发现骨肉瘤特异性（具有诊断意义）的细胞遗传学或分子遗传学标记物，但是近十几年来的研究发现了与这种疾病相关的基因。骨肉瘤发生的确切的分子病理学尚不清楚，已经清楚的是在骨肉瘤发生过程中起作用的基因改变及基因途径，如 RB1 和 TP53 等。在一些骨肉瘤中，与 RB1 或 TP53 途径无关的癌基因包括 FOS、MYC、MET、SAS、GLI、ERBB2 等，也会出现过表达或被激活。

目前尚无法确定上述分子生物学改变在骨肉瘤发展中起的具体作用。

60% ~ 75% 的原发性骨肉瘤存在 RB1 基因的改变。抑癌基因 RB1 位于 13q14，跨越了基因谱 DNA 的 200kb 的长度，由 27 个外显子构成。RB1 基因是一个重要的细胞周期调控基因，编码 105kD 的核磷酸蛋白。核磷酸蛋白的磷酸化状态由细胞周期素依赖蛋白激酶（cyclin-dependent protein kinase，Cdk）复合物的酶活性所控制。不完全磷酸化的 RB 蛋白具有生物活性，它与转录调节因子结合，阻止细胞通过 G1 期，从而导致细胞周期阻滞。RB 蛋白磷酸化后，会使细胞进入 G1 晚期进而通过整个细胞周期。RB1 或其调节途径的改变，会直接导致细胞异常增殖和肿瘤的发生。体外试验已经证实，一个内源性 RB1 基因失活的肿瘤细胞系被导入一个功能性的 RB1 基因后，其致瘤性将被抑制。因此，RB1 已经成为一个公认的抑癌基因，它能够抑制肿瘤形成，是细胞增殖的负性调节因子。丢失一个 RB1 等位基因的骨肉瘤比带有正常 RB 基因的骨肉瘤更具恶性。一对 RB1 等位基因缺失和功能丧失见于家族性和散发性视网膜母细胞瘤（retinoblastoma，RB）以及 RB 相关的散发性骨肉瘤中。RB 多发生在三岁以前的幼儿，患有这种疾病的幼儿容易出现放射治疗相关或不相关的骨肉瘤。这些患者中，大部分突变是无义突变，导致了密码子的提前终止，RB1 蛋白失活。除 RB 和骨肉瘤外，其他癌和肉瘤中也存在 RB1 传导通路的改变。然而，软组织肉瘤出现 RB1 基因失活性突变的几率较低。

约有 45% 的骨肉瘤存在肿瘤蛋白 P53 基因（tumor protein53，TP53）的突变。TP53 基因是第二个被发现的抑癌基因。TP53 基因位于染色体 17p13.1。正常细胞的 TP53 蛋白具有 393 个氨基酸，是一种转录激活因子，能够激活相应的抑制细胞生长的基因。TP53 在细胞周期调控中具有极其重要的作用，被誉为“基因组的保护者”。

DNA 损伤和其他的细胞应激事件能够诱导 TP53 的表达。TP53 蛋白与 CDKN1A（p21）调控元件相结合，促使后者表达。CDKN1A 蛋白抑制 Cdk 的活性，使得 Cdk 的作用底物 -RB 蛋白避免被磷酸化，从而阻滞了细胞周期。处于 G1 期阻滞的细胞在复制之前进行 DNA 修复。修复失败的细胞会凋亡。TP53 途径被阻断后，会促使细胞失调控生长，DNA 损伤不能修复的细胞无法进入凋亡。在人类肿瘤中已经发现了几百种 TP53 失活性突变。TP53 失活性突变大部分为错义突变，导致产生的变异 TP53 蛋白无功能。TP53 转基因小鼠模型能够证明 TP53 在肿瘤发生中的作用。携带有大量变异性 TP53 拷贝和一个正常野生型等位基因的小鼠会出现多种肿瘤，包括骨肉瘤、肺腺癌以及淋巴瘤。TP53 缺乏的纯合子转基因小鼠肿瘤发生及死亡的时间均早于 TP53 缺乏的杂和子小鼠。罕见的遗传性 Li-Fraumeni 综合征（Li-Fraumeni syndrome，LFS）患者的恶性肿瘤发病率明显升高。LFS 家族的儿童或年轻成人可患有包括软组织与骨肉瘤、脑瘤、肾腺上皮质瘤，急性非白血性白血病以及绝经前乳腺癌在内的多种肿瘤。不完全符合经典 LFS 流行病学诊断标准的患者被诊断为 Li-Fraumeni 样综合征（Li-Fraumeni-like syndrome LFL）。分子生物学研究发现在大多数 LFS 家族及部分 LFL 家族存在种系 TP53 突变。另外，50%LFS 家族发生的肿瘤存在 TP53 部位的杂合性消失（loss of heterozygosity，LOH）。

部分骨肉瘤中还存在其他分子生物学改变，包括 $p16^{INK4a}$（由抑癌基因 CDKN2A，即 INK4A 编码）缺失、CDK4 基因扩增、Cyclin D1 扩增、MDM2 扩增、$p14^{ARF}$（亦由抑癌基因 INK4A 编码）缺失，以及 FOS、c-MYC、ERBB2（也叫 HER2/neu，或 c-erbB-2）基因扩增及高表达，MET（编码肝细胞生长因子 HGF 受体）自分泌环路的激活等等。其中，p- 多糖（多耐药基因 MDR1 的产物）增多、ERBB2 的表达被认为与骨肉瘤转移与化疗效果差等有关。

上述分子遗传学变化具有鉴别诊断意义。在临床上，骨母细胞瘤与骨肉瘤难以区分，甚至由此出现了侵袭性骨母细胞瘤和恶性骨母细胞瘤的概念。在分子生物学水平，骨母细胞瘤罕见 RB1 或 TP53 基因突变、FOS 和 JUN 表达以及 MDM2

基因扩增。

(2) 尤文肉瘤

尤文肉瘤特异性染色体易位t (11;22)(q24;q12) 是最早从细胞遗传学及分子遗传学方面确认的染色体易位。后来，在骨原始神经外胚瘤 (primitive neural ectodermal tumor of bone, PNET) 及 Askin 瘤中发现了同样的染色体易位，提示这些肿瘤仅是不同的表现型而已，均属于尤文肉瘤家族。

t (11;22) 易位导致了 EWS 及 FLI1 基因的重排及融合。形成的融合基因 EWS/FLI1 编码的蛋白由 EWS 蛋白的氨基端 (N- 端) 部分与 FLI1 蛋白的羧基端 (C- 端) 部分组成。由于基因组断裂点不同，目前已经确认了几种类型的 EWS-FLI1 融合基因转录产物。I 型 EWS-FLI1 转录产物是指 EWS 外显子 7 与 FLI1 外显子 6 相融合，这种类型的融合预后较佳。

以后又发现了其他罕见的尤文肉瘤特异性染色体易位，并克隆了几个新的融合基因。这些融合基因包括了 EWS 基因以及同 FLI1 一样属于 ETS 转录因子基因家族的 ERG、ETV1、ETV4、FEV 和 ZSG。尤文肉瘤中出现频率排第二位的融合基因是 EWS-ERG。含有 EWS-FLI1 (不计融合基因的亚型的话) 与含有 EWS-ERG 融合基因的转录产物的肿瘤在临床行为方面无差别。

80% 以上的尤文肉瘤存在 EWS-FLI1 或 EWS-ERG 融合基因，这是分子方法能够敏感而又特异地诊断尤文肉瘤的前提。偶尔有报道，在其他儿童肉瘤 (多表型、肌源性及神经分化的肉瘤) 中发现 EWS-FLI1 融合基因的转录产物。这些肿瘤是代表一类肿瘤还是属于尤文肉瘤家族值得进一步研究。这就使得部分人认为，应同时根据分子遗传学和形态学表现对肿瘤进行诊断与分型。有人报道在嗅神经母细胞瘤和骨巨细胞瘤中检测到了 EWS-FLI1 融合基因的转录产物，但这些实验结果存在争议，其他研究者无法证实这些研究成果。

(3) 滑膜肉瘤

滑膜肉瘤特异性t (X;18) (p11;q11) 作为一个细胞遗传发现，最早报道于 1986 年。t (X;18) 及其罕见的变异类型仅见于滑膜肉瘤，目前尚未见其他恶性肿瘤具有此染色体易位的报道。此染色体易位涉及 18 号染色体的 SYT 基因及 X 染色体的一个 SSX 基因，形成具有功能的 SYT-SSX 融合基因。

目前共发现了 5 种不同的 SSX 基因，最常与 SYT 融合的是 SSX1 与 SSX2。然而，最近有人报道了两例罕见的 SYT-SSX4 融合基因。SSX1 与 SSX2 的核苷酸序列及编码的蛋白均具有高度的同源性。SYT-SSX1 与 SYT-SSX2 的融合位点几乎是相同的。虽然有人报道过异常融合位点的存在以及外源性遗传物质的插入，但总地说来，融合位点的变异是罕见的。

正常表达的 SYT、SSX 蛋白和 SYT-SSX 融合蛋白均局限于细胞核内。在细胞核内，SYT 和 BRM 蛋白相互作用，SSX 与 polycomb 族蛋白相互作用。正常表达的 SYT 和 SSX 蛋白好像具有转录调节功能，SYT 具有激活作用，而 SSX 具有转录抑制作用。SYT-SSX 融合蛋白的功能及其与正常 SYT 和 SSX 靶点之间的相互作用目前尚未研究清楚。目前的研究可能很快能建立一个能反映正常 SYT、SSX 与 SYT-SSX 融合蛋白之间相互作用的分子遗传学模型。

应用 RT-PCR 的方法检测 SYT-SSX 的融合产物诊断滑膜肉瘤具有高度的敏感性和特异性。临床病理研究已经证实，SYT-SSX 融合基因的类型与肿瘤的临床行为相关。存在 SYT-SSX1 时，肿瘤增殖较快，肿瘤远处转移率较高。存在 SYT-SSX2 时，患者预后较好，总体生存率较高。SYT-SSX2 几乎仅存在于那些肿瘤细胞为单相性的梭形细胞的病例。在双相性的肿瘤中，梭形细胞及上皮样细胞均存在 SYT-SSX 融合基因。

临床分子病理实践中，RT-PCR 检测 SYT-SSX 的融合产物已经被广泛地用来诊断滑膜肉瘤。

(4) 黏液样脂肪肉瘤与单纯圆细胞脂肪肉瘤

黏液样脂肪肉瘤 (myxoid liposarcoma) 的细胞遗传学标记是 t (12;16) (q13;p11)，大于 90% 的病例存在此突变。这种染色体易位导致位于 16p11 的 FUS/TLS 基因与位于 12q13 的 CHOP 基因重排与融合。FUS（fusion，融合），也叫作TLS（translocation in liposarcoma，脂肪肉瘤染色体易位），编码核RNA结合蛋白，与EWS具有广泛的同源性。CHOP（C/EBP homologous protein）也称作GADD153或DDIT3，是亮氨酸拉链转录因子家族的成员，在脂肪细胞分化及生长阻滞方面起作用。FUS-CHOP融合蛋白包括了FUS的N末端与CHOP的DNA结合与亮氨酸拉链二聚体化功能域。FUS-CHOP融合癌蛋白能够抑制脂肪细胞的分化。t(12;22)（q13;q12）染色体易位是t(12;16)的变异型，涉及EWS基因及CHOP基因。在这个染色体易位中，EWS的N末端相当于FUS的功能单位，与CHOP基因融合。在鼠细胞中表达FUS-CHOP或EWS-CHOP均可导致恶性变。在两个融合蛋白中，均只有FUS或EWS组分表现出致瘤效应，而且这种致瘤效应不能被其他CHOP激活物所替代。在裸鼠中，TLS/FUS-CHOP诱导形成的肿瘤与人类黏液样脂肪肉瘤相似。

黏液样脂肪肉瘤的圆细胞组分和单纯圆细胞脂肪肉瘤（pure round cell liposarcoma）中均存在t(12;16)及FUS-CHOP融合基因转录产物的事实说明，黏液样脂肪肉瘤与圆细胞脂肪肉瘤是一种遗传相关疾病的两种表型。FUS-CHOP融合基因存在变异型，最常见的两种是Ⅰ型和Ⅱ型，后者更为常见。然而，鉴别融合基因的亚型没有诊断价值。

在一项研究中，研究者检测了3例高分化脂肪肉瘤及14例多形性脂肪肉瘤，发现1例高分化脂肪肉瘤及4例多形性脂肪肉瘤存在以前报道的FUS-CHOP融合蛋白的三种类型及两种新类型。但是这些发现没有被随后的RT-PCR研究所证实。另外，未见其他有关高分化脂肪肉瘤和多形性脂肪肉瘤存在t（12;16）或CHOP及FUS基因重排的报道。因此，应该认为，这种染色体易位和基因重排对黏液性脂肪肉瘤来讲具有诊断意义。

（5）腺泡型横纹肌肉瘤（alveolar rhabdomyosarcoma，ARMS）

腺泡型横纹肌肉瘤（alveolar rhabdo-myosarcoma，ARMS）具有特征性的两个染色体易位：t（2;13）（q35;q14）和t（1;13）（p36;q14）。这两种染色体易位导致分别位于2q35和1p36的PAX3和PAX7基因与位于13q14的FKRH基因融合。

PAX3与PAX7均属于PAX（paired box）转录因子基因家族，在结构和序列上的高度相似。PAX基因在胚胎发生过程中表达，在神经系统及肌肉系统发育的过程中，可检测到鼠PAX3与PAX7同系物的表达。PAX3功能缺失性突变与鼠（splotch mouse）和人（Waardenburg type Ⅰ-Ⅲ and craniofacial-deafness-hand）发育异常综合征的先天性神经与肌肉异常有关。FKHR（forkhead-related）也被称为FOXO1A，属于FOX基因亚家族。这个亚家族的成员编码一个具有高度保守的DNA结合基序的转录因子。这个DNA结合基序与果蝇区域特异性同源异形基因“forkhead”有关。FKHR与其他的亚家族成员AFX与FKHRL1在胰岛素信号传导系统中起作用，调控细胞的凋亡。

PAX3-FKRH与PAX7-FKRH融合基因含有高度同源性的由PAX3-或PAX7-编码的N末端DNA结合域，后者与FKHR编码的C末端区域相连。有关ARMS基因表达的研究表明，与野生型PAX基因表达相比，存在融合蛋白的过表达。PAX7-FKHR基因的过表达是继发遗传事件-PAX7-FKHR融合基因放大的结果。与野生型PAX3相比较，PAX3-FKHR的过表达是由于病理性融合基因具有高转录率的结果。

致瘤性PAX3-FKRH融合蛋白是强大的转录刺激因子，转入细胞系后具有转化能力。在转有PAX3-FKRH表达基因的鼠细胞中可观察到与生肌有关的基因被激活。

大约80%的病例存在t（2;13）或t（1;13）及其融合基因的产物，所以后者对诊断ARMS来讲是具有高度特异性和敏感性的遗传学标记物。目前已经明确了融合基因类型与临床特点之间的关系。与PAX3-FKHR阳性的病例相比，PAX7-FKHR阳性的病例的病灶常在四肢，肿瘤转移率较低，无瘤生存期较长，临床预后较好。在一个ARMS细胞系中，缺乏外源性生长因子的情况下，PAX3-FKHR融合蛋白在体外能够促进细胞增殖、促进细胞生长以及促使细胞周期失调方面均强于PAX7-FKHR融合蛋白。这可能是PAX3-FKHR+病例预后较差的原因。

常见骨与软组织肿瘤染色体的易位或重排总结在表1-1中。

表1-1 常见的骨与软组织肿瘤染色体易位或重排

肿瘤	英文名称	染色体畸变	涉及的基因
软组织腺泡状肉瘤	alveolar soft part sarcoma	t（X;17）（p11;q25）	*ASPL-TFE3*
骨外黏液样软骨肉瘤	extraskeletal myxoid chondrosarcoma	t（9;22）（q22;q12）	*EWS-CHN*
		t（9;17）（q22;q11）	*TAF15-CHN*
		t（9;15）（q22;q21）	*TCF12-CHN*
透明细胞肉瘤	clear cell sarcoma	t（12;22）（q13;q12）	*EWS-ATF1*
结缔组织增生性小圆细胞肿瘤	desmoplastic small round cell tumor	t（11;22）（p13;q12）	*EWS-WT1*
隆凸性皮肤纤维肉瘤	protuberans dermatofibrosarcoma	t（17;22）（q21;q13）	*COL1A1-PDGFB*
尤文肉瘤/PNET	Ewing′s sarcoma/	t（11;22）（q24;q12）	*EWS-FLI1*
	primitive neuroectodermal tumor	t（21;22）（q22;q12）	*EWS-ERG*
		t（7;22）（p22;q12）	*EWS-ETV1*
		t（17;22）（q12;q12）	*EWS-ETV4*
		t（2;22）（q33;q12）	*EWS-FEV*
		22q12 重排	*EWS-ZSG*
		t（1;16）（q21;q13）†	?
上皮样血管内皮瘤	epithelioid hemangioendothelioma	t（1;3）（p36.3;q25）	?
血管外皮细胞瘤	hemangiopericytoma	t（12;19）（q13;q13）	?
脂肪肉瘤	lipoblastoma	8q12 重排	*PLAG1*
			HAS2-PLAG1
			COL1A2-PLAG1
脂肪瘤	lipoma	t（3;12）（q27;q14-q15）	*HMGIC-LPP*
		t（12;13）（q13-q15;q12-q14）	*HMGIC-LHPF*
		6p23-21 重排	*HMGIY*
		12q14-15 重排	*HMGIC*
黏液性脂肪肉瘤/圆细胞脂肪肉瘤	myxoid/round cell liposarcoma	t（12;16）（q13;p11）t（12;22）	*FUS-CHOP*
		（q13;q12）	*EWS-CHOP*
腺泡型横纹肌肉瘤	alveolar rhabdomyosarcoma	t（2;13）（q35;q14）	*PAX3-FKHR*
		t（1;13）（p36;q14）	*PAX7-FKHR*
滑膜肉瘤	synovial sarcoma	t（X;18）（p11;q11）	*SYT-SSX1*
			SYT-SSX2
			SYT-SSX4

外科分期

1. 肌肉骨骼肿瘤外科分期系统（Enneking 分期）

Enneking 外科分期系统同样适用于骨盆部位的肿瘤。近年由于化疗、放疗、放射线定位以及重建外科的发展，改变了对治疗恶性骨肌肉肿瘤以截肢为主的方法，促成了挽救肢体的可能和发展。由于单独用化疗和放疗，都不能获得长期对大体积实体瘤的控制，因此外科手术一直是重要的治疗步骤。目前手术种类较多，如何在相同的医学参数下选择手术，同时比较它们的结果，需要一个外科分期系统以提高危险程度的评估，促进交换信息和协作。这一系统是 Enneking 等 1980 年正式发表，基于分级（grade，G）、肿瘤（tumor，T）转移（metastasis，M）。淋巴结转移较少见，可视为远隔转移。分级可分为低级（G1）和高级（G2）。肿瘤分为间隙内（T1）和间隙外（T2）。间隙内肿瘤位于骨组织内。并在广泛应用中加以充实完善，美国骨骼肌肉肿瘤学会接受采用（表 1-2）。

表1-2　肌肉骨骼肿瘤的Enneking分期

良性	1．静止性	
	2．活动性	
	3．侵袭性	
恶性	Ⅰ．低度恶性无转移	
	A．间室内	B．间室外
	Ⅱ．高度恶性无转移	
	A．间室内	B．间室外
	Ⅲ．低度或高度恶性有转移	
	A．间室内	B．间室外

它能达到下列几个目的：

a．表达病人受到什么程度危险性的重要诊断因素。临床资料包括症状、生长速度、大小、血运情况等。影像诊断中，X 线平片是基础，显示骨骼病灶，分析它是原发还是转移灶，边界及破坏类型，反应骨形成及数据。骨扫描用于发现跳跃灶及随诊，但它缺乏特异性，镓扫描能观察炎症反应和假包膜；CT 观察皮质侵犯，骨质详情，基质钙化骨化和肺转移。MRI 观察髓内范围，肿瘤软组织部分及肿瘤与主要血管神经系统的关系。动脉造影显示新生血管的量和分布，目前主要用于判断盆腔脏器与瘤体关系，了解必须切除的血管神经及修复的设计和动脉灌注化疗或栓塞治疗的位点。有助于活体组织检查及病理学诊断。

b．明确肿瘤进行的时期（阶段），按局部复发及远隔转移的危险性分出层次级别，提供外科处理的重要依据。

c．将肿瘤分期与手术指征、辅助治疗联系起来。

d．提供一种比较相同医学参数的肿瘤的手术或非手术疗法效果的手段。

分期系统包括：外科等级（G），局部范围（T）和有无局部的或远隔的转移（M）。

外科等级反映生物学行为及侵袭性程度。它表明增长着的囊外扩伸的危险性，卫星灶形成，区域性转移和远隔转移。这些危险性反映在手术后的局部复发和转移。外科等级决定于组织学的形态。放射线的表现和临床的病程以及生化的检验和定量的镜检。按这些数据，病变可分成 G0 良性、G1 低度恶性、G2 高度恶性。从组织学和放射学来看，良性病变是分化好的，没有细胞异型性，没有分裂相、位于囊内、周围没有反应，增长中有钝性的压力，很少破坏自然屏障。虽然一些侵袭性稍大的病变，可穿透包囊并侵入囊外的组织，但是没有卫星灶和区域性跳跃转移或远隔血源或淋巴转移。病程自然退化愈合，或增长导致局部的破坏。

低度恶性病变相当于 Broder′s Ⅰ、Ⅱ级．它们是分化相当好的，细胞 / 基质比例低，有几个分裂相和中度的细胞异型性。不完全地被假性囊包裹，并有中度的反应组织带，后者由中胚叶细胞构成，有很小量的血管神经和炎性成分。

在反应带中有游离的卫星灶，它们穿透了假囊缓慢生长，不受接触抑制的限制，最终把屏障破坏。它们不产生跳跃转移，但是经过长时间后，可有远隔转移，瘤体生长缓慢，局部的扩张能导致死亡，但5年内远隔转移发生率是低的（表1-3，表1-4）。

高恶度病变相当于Broders Ⅲ、Ⅳ级，镜下分化不良，细胞/基质比例高，分裂相多，常有坏死和微血管的侵入。它们突破了假囊壁，周围有厚的反应带，新生血管和炎症浸润明显，该带里有卫星灶而在原间室内有远隔有跳跃灶，容易穿过自然屏障延伸，转移的危险性大。

骨骼肌肉的恶性肿瘤与临床放射和组织学的分级标准是密切联系的。但是必须注意，外科分级不是单纯的组织学分级，它从年龄。部位、增长速度、症状及（或）放射线表现得到的信息，比从组织学的依据多，虽然有外科分级，但是每一个肿瘤都要依据其自身的临床和病理特性来分析。例如不是所有骨旁肉瘤都是低恶度的，经典的骨肉瘤也不全是高恶度的，骨骼软组织肉瘤分为Ⅰ＝G1（低度恶性），Ⅱ＝G2（高度恶性），（表1-5）。

表1-3　肌肉骨骼良性肿瘤分级

	1	2	3
分级	G0	G0	G0
部位	T0	T0	T0-1
转移	M0	M0	M0-1
临床经过	静止自愈	进行性生长，限于骨与筋膜内	进行性生长，破坏骨与筋膜
X线分级	ⅠA	ⅠB	ⅠC
核素扫描	均匀吸收	病区吸收量增加	吸收量增加超过病区
血管造影	无新生血管反应	少量新生血管	中量新生血管
CT	清楚完整的边缘，密度均匀	边缘清楚囊壁薄，扩张密度均匀	边缘不清、扩至囊外、间室外密度不均匀

表1-4　肌肉骨骼恶性肿瘤的分期

	ⅠA	ⅠB	ⅡA	ⅡB	ⅢA	ⅢB
分级	G1	G1	G2	G2	G1～2	G1～2
部位	T1	T2	T1	T2	T1	T2
转移	M0	M0	M0	M0	M1	M1
临床经过	有症状生长慢	有症状生长慢	有症状生长快	有症状生长快病理骨折	全身症状扪到结节肺转移	
核素扫描	吸收量增加	吸收量增加	吸收量增加，超过X线范围	吸收量增加，超过X线范围	吸收量增加	
X线分级	Ⅱ	Ⅱ	Ⅲ	Ⅲ	Ⅲ	
血管造影	轻度新生血管反应	轻度新生血管反应	新生血管显著增多，侵及神经血管束	血管增生增多，累及神经血管束	血管增生淋巴结肿大	
CT	边缘不规则包膜破裂仍在间室内	扩向间室外	假包膜破裂间室内	假包膜破裂间室外		

表1-5　外科等级

低度（G1）	高度（G2）
骨旁骨肉瘤	典型骨肉瘤
骨内骨肉瘤	放射后肉瘤畸形性骨炎继发性肉瘤
继发性软骨肉瘤	原发性软骨肉瘤
纤维肉瘤 Kaposi 肉瘤	恶性纤维组织细胞未分化原发性肉瘤
骨巨细胞瘤	骨巨细胞肉瘤
血管内皮瘤	血管肉瘤
血管外皮瘤	血管外皮肉瘤
黏液样脂肪肉瘤	多形性脂肪肉瘤神经纤维肉瘤
腱鞘透明细胞肉瘤	横纹肌肉瘤
上皮样肉瘤	滑膜肉瘤
脊索瘤	
造釉细胞瘤	
腺泡样软组织肉瘤	腺泡样软组织肉瘤
其他和未分化的肿瘤	其他和未分化的肿瘤

正如外科分级是衡量病变生物学行为和不同的外科手术边界的标准，解剖部位和范围，划定外科手术边界是如何区分的，以及不同的手术边界有什么样的危险性。解剖定位是指病变是否在囊内或者扩展出包囊而进入反应带，但是限制在一个解剖的间室内。即是在限制肿瘤扩展的自然屏障内；或跃出囊外进入反应带，但同时穿透自然屏障进入开阔的屏障外间隙。外科手术部位分为 T0—囊内，T1—囊外间室内，T2—囊外间室外。

恶性肿瘤位于在解剖间室内还是间室外，是重要的预后因素，有如组织学的分级或组织发生学的分型一样，自然的结缔组织屏障，包括皮质骨、关节软骨、关节囊、腱鞘囊。主要筋膜间室、韧带的起点与附着点。

对比之下，间室外的筋膜空隙和平面，都是蜂窝组织。不能限制肿瘤扩展。由于所有的主要血管神经位于间室外空隙内，侵犯它们的病变，容易快速且不受限地扩展。病变的大小不是决定预后的关键因素，间室却与预后密切有关。然而，大肿瘤可在间室内，小肿瘤可在间室外。移位的主要血管神经，常提示间室外的扩展，但是如果上述移位结构被自然屏障隔开，移位的本身不影响预后。一个低恶度的病变可离主要血管神经几毫米，若是被筋膜隔开，术中就可以将它们分离，而不切除它们。相反，高恶度病变时反应带可侵袭这些仅距病变假包囊几毫米的重要结构，而必须牺牲它们。病变是否包容在间室内，比病变的大小和大血管神经的距离对手术的危险性更有意义。

表 1-6 表示手术的定位即分期中的 T。间室内的定位是“骨内、关节内、皮下、骨旁和筋膜内”，骨旁的‘间隙’的界限一边是骨膜，另一边是包纳肌肉的筋膜，不侵犯骨质或肌肉的骨旁病变属于间室内，起源于间室外组织或从间室内病变扩展到间室外的属于间室外病变，例如：起

表1-6　外科部位（T）

间室内（T1）	间室外（T2）
骨内	向软组织侵犯
关节内	向软组织侵犯
深筋膜之间	向深筋膜侵犯
骨旁	骨髓内或筋膜外平面
筋膜内间室	筋膜间室
手指足趾	足中部和后部
小腿后侧	腘窝
小腿前外侧	腹股沟—股三角
大腿前侧	
大腿内侧	骨盆内
大腿后侧	手中部
臀部	肘窝
前臂背部	腋窝
前臂被侧	锁骨周围
上臂前侧	脊柱旁
上臂后侧	头颈部
肩胛骨周围	

源于髂窝的滑膜肉瘤，侵入四头肌的股骨骨肉瘤，或者是侵犯胫骨的小腿纤维肉瘤，都属于间室外病变，切除不完全导致复发。间室内的病变会由于手术创伤，破坏屏障变成为间室外的病变，详细的结合切除的标本及分期的研究如：断层X线片、同位素扫描、血管造影、CT，可以决定病变是间室内或间室外的。

第三个主要因素是有无转移，它与预后和手术的计划有关。肉瘤的转移主要是肺部，局部淋巴转移少见，它们都提示病变失控，延长存活的机会很少。

根据外科的特别解剖定位和有无转移，将骨骼肌肉肿瘤分出层次（参见表1-6）。

良性肿瘤分期用阿拉伯数字1，2，3表示，1期（静止）病变，临床上无症状，放射学及组织学所见良性（G0），位于完好的囊内（T0）可以在间室内或间室外，没有转移（M0）；2期（活动）病变，组织学上也是良性（G0），位于囊内（T0）没有转移（M0）；3期（侵袭）病变，组织学良性（G0），超出包囊外（T0），有时扩展到间室外（T1），一般无转移（M0），偶尔可发生转移（M1）。

恶性肿瘤分期用罗马数字Ⅰ、Ⅱ、Ⅲ表示。每一期又分为A（间室内）和B（间室外）两组，以区分位于自然屏障之内或外。

ⅠA期病变是低度恶性（G1），间室内（T1），无转移（M0）。IB期病变仍是低度恶性（G1），间室外（T2），无转移（M0）；Ⅱ期是高度恶性（G2），ⅡA病变位于间室内（T1），ⅡB指病灶位于间室外（T2），均无转移（M0）；Ⅲ期是指发生了局部或远隔的转移（M1），绝大多数是高度恶性肿瘤（G2）也有低度恶性肿瘤（G1）发生转移。字母A与B的意义是区分间室内及外（T1或T2）。恶性病变约30%属Ⅰ期，60%属Ⅱ期，10%属Ⅲ期。Ⅰ期病变间室内的占60%，间室外的约33%，Ⅱ期的室外占90%，室内的10%。

外科分期是为了更好地选择手术方式，过去只把手术分为局部切除与截肢两类，显然是不够的，局部切除可能做到根治，截肢也可能是不彻底的手术，治疗的关键在于选择适当的手术边界。肿瘤的手术边界按切除平面及组织学所见分为4种（表1-7），每种手术又可分为保留肢体切除和截肢，即切除和截肢都可能采用上述4种手术边界，故肿瘤手术方式分为8种（表1-8）。

表1-7 手术边界

种类	切除平面	组织学所见
囊内切除	肿瘤内手术	边界有肿瘤组织
边缘切除	在反应区内囊外	反应组织可有显微卫星肿瘤
广泛切除	超越反应区正常组织	正常组织可有跳跃
根治切除	正常组织间室外	正常组织

表1-8 肌肉骨骼肿瘤手术

种类	保留肢体	截肢
囊内切除	囊内碎块性切除	囊内截肢
边缘切除	边缘整块切除	边缘截肢
广泛切除	广泛整体切除	广泛性截肢
根治性切除	根治性局部切除	根治性关节离断

（1）囊内切除

能在伤口的边缘遗留下肉眼和镜下的肿瘤组织，沾染了暴露的组织平面，囊内手术最常用于诊断性切开活检、肿瘤刮除、减瘤手术等。但常因肿瘤微小残留，导致不良结果。

（2）边缘切除

经过反应区做囊外整块切除，可残留卫星结节或跳跃的病灶，主要发生在G1及G2病变中，作为局部手术常被称为切除活检或“剥壳”（shell-out）手术，边缘截肢为姑息性手术，常因解剖部位难达到广泛切除而被迫进行边缘切除（图1-3）。

（3）广泛切除

经反应区之外（2cm以上），将病变、假囊、反应区和包括正常组织袖套整块切除，剥离完全在间室内的正常组织中，不切除有关肌肉的全长（即起点到止点）或者从一个关节到另一个关节的全部骨骼。这种切除不留任何卫星灶，但有潜在的可能留下G2病变的跳跃灶。在间室的正常组织内，广泛的间室内截肢，是包括在病变以上的正常组织带而整块切除，但是不切除整根骨头或肌肉，例如股骨远端的病变，在大腿中部截肢（图1-4）。

（4）根治手术

是在自然屏障之外把病变所在整个间室切除，包括病变、假囊、反应区、整个肌肉和骨与关节。纵向看，剥离的平面超过受累骨骼的上下各一个关节，或者是超过一条肌肉的起止点；横向看，剥离超过包含病变的筋膜间室或者是包含骨内病变的骨骼的骨膜，根治的间室外手术，去除原发灶，反应区的卫星灶和受累间室中正常组织的跳跃灶，理论上说，不留任何微细的病变。为一个单一肌肉的病变而作该肌的全部切除，可以是广泛的间室内切除，或是根治性的间室外切除。而这决定于什么肌肉受累。如果这个肌肉被一个筋膜间室所包容，例如三角肌，所作的肌切除是一个根治性间室外的，但如受累肌肉是和几条肌肉共同包容在一个大的筋膜间室内，而肌肉之间仅蜂窝组织所分隔，例如股直肌，则所做的肌切除手术，从纵向来看是根治性的，而从横向看则是

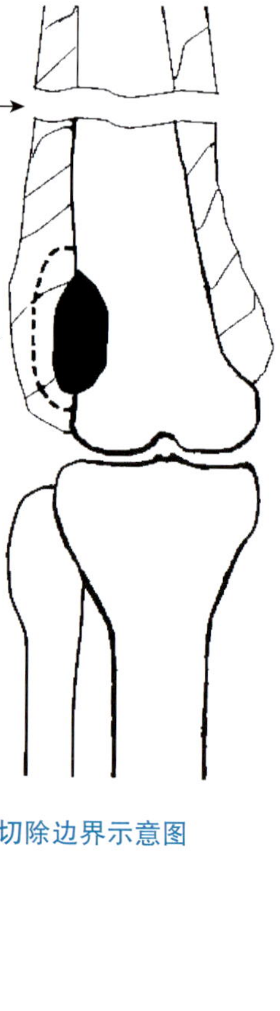

图1-4　切除边界示意图

广泛的间室内切除。根治性的截肢是在受累骨骼以上的超关节切除，或者是超过受累肌肉的起止点。例如胫骨上端的病变，做了大腿的中部截肢或者是为股骨远端的病变而作髋关节离断。所谓根治手术，从肿瘤学的角度来看欧洲和北美的观点是不一样的，仍要注意到这些差别。北美医生所谓的根治从纵向和横向看都是超间室的。但在欧洲。“根治”表示整块切除的病变。其周围各方面都包含有正常的非肿瘤组织，即“根治”包括间室内广泛切除和间室外根治两种涵义，而非根治手术是包括囊内和边缘性的边界的。

外科的分期对手术的设计有很大帮助，现在分别加以介绍：

良性1期病变病程是静止的，核素扫描低活度。分布均匀。血管造影无或极少新生血管反应，包膜完整，常能自愈，囊内切除无复发。

良性2～3期病变病程活动，病区核素吸收度增加，周围有新生血管反应带，CT观察边缘不清，扩至囊外或间室外，密度不均匀，囊内手术或边缘囊外手术后有一定复发风险，需要辅助治疗。广泛切除能大幅度降低复发率（表1-9）。

表1-9　良性肿瘤分期与手术种类

分期	分级	部位	转移	能控制的手术
1	G0	T0	M0	囊内切除
2	G0	T0	M0	边缘切除或囊内切除加有效辅助治疗
3	C1	T1-2	M0-1	广泛切除或边缘切除加有效辅助治疗

ⅠA期低恶度间室内肉瘤有症状，生长慢，核素吸收量增加，并超过假囊，新生血管反应区明显，常穿透假囊，而直接扩展或有卫星灶形成，CT观察边缘不规则，包膜破裂，广泛间室内切除有高复发率。

ⅠB期低恶度间室外病变，核素吸收量和新生血管同ⅠA期病变，有进行性生长，延伸到间室外，广泛切除复发率低，但较1A病变易发生间室外的微小扩展，常需要广泛性的截肢来获得较宽

表1-10 恶性肿瘤分期与手术种类

分期	分级	部位	转移	能控制的手术
ⅠA	C1	T1	M0	广泛性切除
ⅠB	G1	T2	M0	广泛切除或截肢（累及关节或神经血管时）
ⅡA	G2	T1	M0	根治性切除或广泛切除加有效辅助治疗
ⅡB	G2	T2	M0	根治性切除
ⅢA	C1-2	T1	M1	根治性切除原发手术处理转移灶或姑息
ⅢB	C1-2	T2	M1	根治性切除原发手术处理转移灶或姑息

的边界。

ⅡA 高恶度间室内病变，核素吸收量增加，超过 X 线范围，反应区大，除了有新生血管和间质增生外，还有一定的炎症成分。卫星灶和跳跃转移常见，能侵犯血管神经束，CT 假包膜破裂间室内，需要根治性间室外切除才能获得低复发率。

ⅡB 期高恶度间室外病变生长快，可有病理骨折，其他方面同ⅡA，广泛切除手术有一定复发，而应采用根治室外手术，潜隐性微小扩展较ⅡA 多，因此常需要关节离断手术。

Ⅲ期肿瘤则不论间室内外，可行根治或姑息性手术。

分期的目的主要是指在某一病变的情况下，不同手术的相对的危险性，而不只是对某一病人的某一肿瘤类型提出明确方案。病人的年龄、性别、期望和生活方式，结合手术的目的，医生的技巧、经验和能获得何种的辅助治疗，都应考虑进去。复发率决定于手术的边界而不决定于局部切除或截肢。有些解剖部位较易获得需要的边界，例如大腿后部比大腿前部的复发率高两倍，前臂的掌侧比背侧的复发率高两倍。有危险性的手术的复发率可以用辅助疗法有效地降低，如液氮冷冻、骨胶填塞可以把手术边界增宽，甚至于可能把囊内的手术变成一个边缘的手术。放疗和化疗也可降低手术的复发率，现在的问题是不论如何在上述治疗的保护下保留功能，但在肿瘤学上仍属于是有危险性的局限手术。

把病变分成各种层次也便于比较不同的手术方法，在这种的比较研究中，病变的分期和辅助治疗都必须是相同的。比较非外科手术的辅助方法，分期和手术也应都是相同的。

2. AJCC分期

与原发性骨肿瘤的 G、T、N、M 分期系统极为相似。淋巴结转移属于Ⅳ期远隔转移。前述四期中，1 期和 2 期（相对分化好及中等分化）分为一组。3 期和 4 期（相对分化较差及未分化）分为一组（见表 1-11，表 1-12）。

表1-11 美国关节学会软组织肉瘤分期标准（AJCC）

分期	分级（G）	原发肿瘤（T）	淋巴结侵犯（N）	转移（M）
ⅠA	1	1	0	0
ⅠB	1	2	0	0
ⅡA	2	1	0	0
ⅡB	2	2	0	0
ⅢA	3 ~ 4	1	0	0
ⅢB	3 ~ 4	2	0	0
ⅣA	1 ~ 4	1 ~ 2	1	0
ⅣB	1 ~ 4	1 ~ 2	0 ~ 1	1

表1-12 AJCC分期特征

组织学分级（G）
G1 分化良好
G2 中等分化
G3 ~ 4 分化差；未分化
原发肿瘤（T）
T1 肿瘤最大直径≤ 5cm
T2 肿瘤最大直径＞ 5cm
淋巴结侵犯（N）
N0 无淋巴结侵犯
N1 有淋巴结侵犯
远处转移（M）
M0 无远处转移
M1 有远处转移

骨盆肿瘤的治疗原则

首先应明确手术目的。有切除肿瘤及重建缺损两种，前者比后者更为重要。手术边界不能以便于重建为准。从肿瘤学来讲，手术应着眼于明确诊断、缓解病情、辅助治疗及治愈。

手术分为根治、广泛、边缘及病灶内切除。根治切除去除肿瘤牵涉的全部解剖间隙。广泛切除是在肿瘤所在的间隙内切除，同时保留肿瘤周围的正常组织。边缘切除是在假包囊的反应区内切除，但不破坏肿瘤。病灶内切除是进入肿瘤内部刮除病变。通常的“resection”是指“根治术”。“excision”则指其他术式。“en bloc resection”指广泛切除，这一定义在以前有些模糊。“广泛切除，边缘污染”是指常规广泛切除术发现边缘有肿瘤的特殊情况。如在术中发现，应尽可能切除肿瘤污染的边缘。

根治术和广泛切除是治愈的最好选择。辅助治疗的效果越差，术中切除的边缘正常组织越多。根治术和广泛切除并非适于所有患者。姑息或辅助治疗可联用边缘切除或病灶内切除及放疗、化疗或热疗。

骨盆部位的截肢也可以是边缘或病灶内切除。半盆截肢的首要指征是无法保留足够的边缘正常组织及肢体功能。手术适应证包括：前次手术造成的软组织广泛污染、骨折或感染。相对适应证是肿瘤巨大侵犯血管及（或）神经，无法保留肢体。如下肢坐骨神经受损时，建议行截肢手术。截肢的缺点众所周知，包括失去肢体后的生理缺陷，以及术后需要更换昂贵的假肢。术后早期的幻肢痛和幻肢感觉十分常见，这一症状会随时间改善。约 10% 患者有长期、无法忍受的幻肢痛。

保肢手术的理论基础在于广泛切除肿瘤后，保肢术与截肢术在局部复发率上没有显著性差别。局部复发率的增加会使生存率降低，可以说任何局部复发率的提高，高于半盆截肢的复发率，都是不可接受的。但与保肢手术有关的局部复发率的微小提高似乎不影响总的存活率。因为保肢术的功能结果优于截肢术，所以对大多数高度恶性骨盆肿瘤患者进行保肢治疗是合理的。目前，对 80% 以上的骨盆恶性肿瘤患者，都在进行保肢治疗。尽管对骨和软组织肉瘤的保肢治疗的热情很高，但也有一些禁忌证：有明显神经血管累及的巨大肿瘤，有病理性骨折伴有多组织间室污染的肿瘤应行截肢治疗。

广泛性切除肿瘤

骨盆无论是髂骨翼还是闭孔环，其内外都有丰富的肌肉包围。骨盆恶性肿瘤可以连同周围的肌肉一起切除，能满足 Enneking 外科分期的要求。在安全边缘进行肿瘤切除，即使是高度恶性肿瘤，尤其是对化疗敏感的肿瘤都能得到根治性切除效果。如果肿瘤巨大，达不到广泛切除的可能，应选择半骨盆截肢术。否则，局部复发率很高。骨盆肿瘤切除重建过程中的原则为首先要完整切除肿瘤；其次才考虑功能的重建。外科切除是骨盆恶性肿瘤的主要治疗方法。早期诊断、早期手术可争取保肢和良好的预后；肿瘤巨大、诊断较晚的病人，半骨盆截肢术是解除痛苦、延长生命的重要治疗手段。

切除原则：由于化疗可以缩小肿瘤的外科边界，因而可在此基础上实施广泛切除，即最佳边界切除，这样既保留了一个有功能的肢体，又可达到局部根治的目的。保肢手术最基础的要求是肿瘤大块切除，原则上是在肿瘤所有方向上都保留一层正常组织。这种切除一般属于广泛切除，有时也可行边缘切除，特别是在肿瘤与神经、血管之间。为避免肿瘤组织遗留和术中扩散，原则上切除的组织应包括肿瘤和周围正常软组织，以及活检切口周围的软组织。即在正常组织内手术，避免手术器械直接接触肿瘤。骨的截除水平应距肿瘤两端 3 ~ 5cm 以上，此水平可根据 X 线平片、CT、MRI 扫描片确定。肿瘤周围应保留约 1cm 厚的肌肉等正常组织，才能保证局部根治性切除。肿瘤并未侵入关节可采用经关节内切除，如术前已明确肿瘤侵入关节，应采用经关节外切除。

术前化疗的应用

近20年来，恶性骨肿瘤的治疗取得了很大进步。在很大程度上是由于化疗的开展及逐渐完善，特别是新辅助化疗（neo-adjuvant chemotherapy）概念的形成及其原理的应用。以骨肉瘤、尤文肉瘤为代表的恶性骨肿瘤，在开展化疗之前其主要治疗是截肢或局部广泛切除加足量放疗。这些治疗常导致病人的终身残疾，且局部复发率很高，五年生存率不足20%。新辅助化疗为恶性骨肿瘤病人保留肢体及功能带来了希望。对于骨肉瘤、尤文肉瘤、非霍奇金淋巴瘤、骨髓瘤等可行术前化疗。新辅助化疗的开展为保肢治疗创造了条件，术前化疗是保肢手术的前题。术前化疗能使肿瘤分界明显、血管减少、坏死增加，临床上可见肿瘤缩小、发热减轻、邻近关节活动增加，影像学检查可见钙化增多，肿瘤体积缩小及周围水肿消退等。

骨盆恶性肿瘤保肢手术的适应证

（1）保全生命是治疗恶性骨肿瘤的主要目的，保留肢体是在保全生命的基础上的手术选择方式。

（2）Enneking分期ⅡA期，对化疗反应好的ⅡB期恶性骨肿瘤。

（3）全身情况及局部软组织条件允许，可以达到广泛切除的目的。

（4）主要神经血管未受累。

（5）手术医生具备丰富的经验，熟悉骨肿瘤外科分期及切除原则。

（6）无转移病灶或转移灶可以治愈。

对肿瘤进行手术的第一个目的是避免局部复发，因为局部复发总导致死亡；第二个目的是尽可能多地保留功能。格言为："肿瘤第一，功能第二"。对于一些皮肤、血管广泛累及的患者，半盆截肢也许是唯一安全的选择。

术前评估

为了确定患者是否适合保留肢体，精确的术前评估和肿瘤分期是必要的。这包括高质量的放射照片，X线平片可以提供有关肿瘤组织学特征的最多信息，并允许对之进行合理的鉴别诊断。如果肿瘤表现为恶性，从MRI上可以准确地看出肿瘤骨或骨外累及的范围。根据这些影像学表现，外科医师可以决定什么组织应该切除、什么组织应该保留，这样来判断患者进行保肢治疗的合理性。关于从MRI上见到的肿瘤周围水肿的意义目前仍存在争论。根据外科医师的观点，这些水肿代表了肿瘤周围的反应区，如果要进行广泛切除，这些水肿区都要被切除。对任何具有恶性表现的肿瘤，寻找全身转移灶是必要的，这包括胸部平片和CT及骨扫描等检查，以了解全身转移情况。

通过活检完成肿瘤分级过程，活检是术前评估的重要方法，活检的根本目的是获得存活组织样本，以利于作出病理诊断。如果通过开放手术做活检，应该是切开活检而不是切除活检，因为这样可以污染较少组织，因为活检路径将受到肿瘤细胞污染，活检路径应该放置到在手术时容易和大体标本一起切除的位置。如果活检路径要通过多个解剖间室，污染了重要的神经、血管、肌腱、关节腔或导致感染、血肿等，将明显危及对患者的处理。在一些患者，不恰当的活检将失去保肢机会。

（杨荣利　燕太强）

延伸阅读

1．Enneking WF，Spanier SS，Goodman MA，et al. A system for surgical staging of musculoskeletal sarcoma. Clin Orthop，1980，153：106-120.

2．Enneking WF. Surgical staging. //Ed Chao EYS，Ivins JC. Tumor Protheses for Bone and Joint Reconstruction. New York：Thieme Stration Inc. 1983：15.

3．Enneking WF，Dunham WK. Resection and reconstruction

for primary neoplasms involving the innominate bone. J Bone Joint Surg Am，1978，60（6）：731-746.

4．Campanacci M，Capanna R. Pelvic resections：the Rizzoli Institute experience. Orthop Clin North Am，1991，22（1）：65-86.

5．Satcher Jr RL，O′ Donnell RJ，Johnston JO. Reconstruction of the pelvis after resection of tumors about the acetabulum. Clin Orthop，2003，409：209-217.

6．Hugate Jr R，Sim FH. Pelvic reconstruction techniques. Orthop Clin N Am，2006，37：85-97.

7．Girish G，Finlay K，Morag Y，et al. Imaging review of skeletal tumors of the pelvis-part I：benign tumors of the pelvis. Scientific World J，2012.

8．Girish G，Finlay K，Fessell D，et al. Imaging review of skeletal tumors of the pelvis malignant tumors and tumor mimics. Scientific World J，2012.

2 骨盆的应用解剖

盆部位于躯干的下部，其骨性基础为骨盆。骨盆的内腔为盆腔，向上续接腹腔，下方由会阴的软组织封闭。盆部和会阴含消化、泌尿和生殖系的末端以及外生殖器。由于男、女生殖系的差异，这两部分各器官的形态、位置、毗邻均大不相同。

骨盆的骨性标志和标志线较多，髂嵴全长可在皮下扪及，两侧髂嵴最高点的连线经过第 3、4 腰椎间隙，或平对第四腰椎棘突。髂前上棘和髂后上棘为髂嵴前后端的骨性突起。髂后上棘在体表位于臀部后上方的浅窝内，两侧髂后上棘连线经过第二骶椎的棘突，同时也相当于硬膜囊的末端，并且经过两侧骶髂关节的中央部。耻骨联合位于腹前壁下方中点处，其外侧的骨突为耻骨结节，耻骨结节与耻骨联合之间的骨嵴为耻骨棘。坐骨结节位于臀部肛门两侧的骨性隆起，平坐骨结节的水平线，经过股骨小转子，两者之间的连线相当于股方肌和大收肌之间的间隙。

骨盆的骨性部分和连结

骨盆由骶骨、尾骨和左右髋骨及其韧带连结而成。骨盆被斜行的界线（后方起于骶骨岬，经髂骨弓状线，髂耻隆起、耻骨梳、耻骨结节，耻骨嵴到耻骨联合上缘连线）分为两部：界线以上叫大骨盆，又称假骨盆，其骨腔是腹腔的髂窝部；界线以下叫小骨盆，又称真骨盆，其内腔即盆腔，前界为耻骨和耻骨联合，后界为骶、尾骨的前面，两侧为髋骨的内面、闭孔膜及韧带，侧壁上有坐骨大、小孔。

骶髂关节及其周围韧带

骶髂关节由骶骨与髂骨的耳状面相对构成，属微动关节。关节面凸凹不平，互相嵌合十分紧密，关节囊坚韧，并有坚强的韧带加固。骶髂关节周围的韧带，包括前面的骶髂前韧带和后面的骶髂骨间韧带、骶髂后韧带等。骶髂前韧带为宽薄的纤维束，内侧起自骶骨骨盆面外侧，向外止于髂骨耳状面前缘和耳前沟，仅见于关节上部。骶髂骨间韧带为众多的短而坚强的纤维束，位于关节软骨后，介于骶骨粗隆和髂骨粗隆之间。骶髂后韧带又分为骶髂后短韧带和骶髂后长韧带两部分，从骶骨外侧嵴向外斜至髂骨，骶髂后短韧带近乎水平，后长韧带斜行，在后短韧带的浅面向下与骶结节韧带相融合（图 2-1）。

耻骨联合

由两侧的耻骨联合面藉纤维软骨连接而成。上、下面及前面都有韧带加强，上方的叫耻骨上韧带，下方的叫耻骨弓状韧带。

髋骨与脊柱间的韧带连结

髂腰韧带为强韧的三角形韧带，连于第 4、5 腰椎横突与髂嵴之间。骶结节韧带为一坚强的纤维束，起点较宽，一部分与骶髂后长韧带融合，由髂后上棘和髂嵴的后部向下止于坐骨结节。骶棘韧带为扇形，韧带的基底由骶尾骨的侧面止于

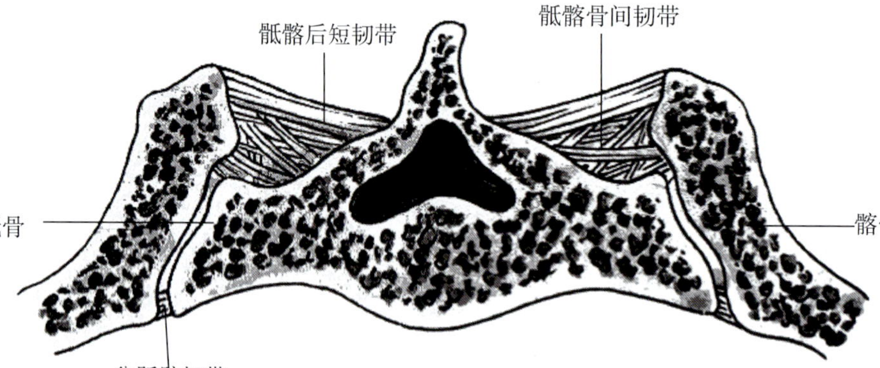

图 2-1　骶髂关节及韧带

坐骨棘，其后部为阴部神经和血管所越过，该韧带介于坐骨大、小孔之间，从臀部观察，则位于骶结节韧带的深面。骶结节韧带和骶棘韧带使骶骨稳定于坐骨结节和坐骨棘上，防止骶骨在髂骨上向后转动。上述两条韧带与坐骨大、小切迹共同围成坐骨大孔和坐骨小孔，是臀部与盆腔和会阴部之间的通道，为肌肉、肌腱、神经、血管等通过（图 2-2，图 2-3）。

骶尾关节

由骶骨尖和尾骨底构成。属微动关节。骶尾前韧带是前纵韧带向下的延长部分，分为两束，在上附于骶骨的盆面，向下合二为一。附于尾骨的盆面。骶尾后韧带分为深浅两部，深部是后纵韧带的延长部，浅部可视为棘上韧带、棘间韧带和竖棘肌筋膜起始部的延长部分，两者的下部相

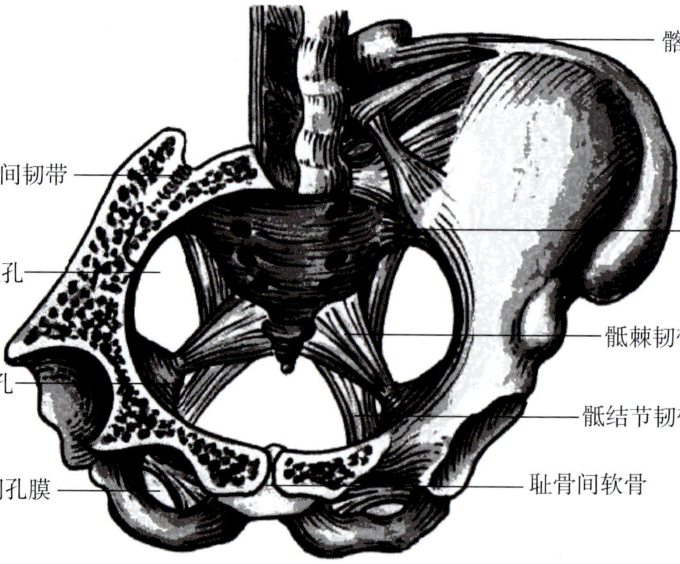

图 2-2　骨盆的韧带（前面观）

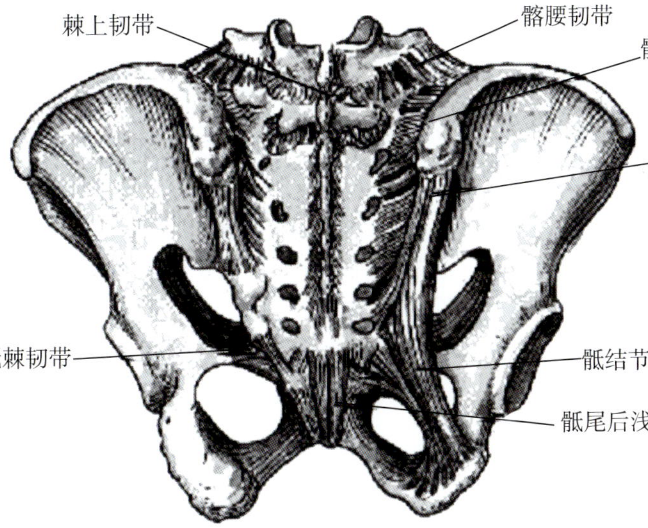

图 2-3　骶骨的韧带（后面观）

融合附着于尾骨的背面。

骨盆周围的肌肉、筋膜和间隙

骨盆作为下肢带连接，不但是躯干骨的向下延续伸展，也是机体上半部分重力向下肢传递的中间枢纽，同时也包纳着重要的腹腔和盆腔脏器。因此，骨盆周围的肌肉大致地可以分为三部分，第一部分向上附着于躯干部分的骨骼；第二部分向下延续至下肢骨（主要是股骨）；最后一部分存在于骨盆内，封闭盆腹腔或者是存在于某些器官周围作为这些器官的功能肌（如肛门括约肌）。另外，腰大肌越过骨盆向下止于下肢骨，因为其位于腹后壁，因此，将在腹后壁肌内一同介绍。

骨盆与躯干骨之间的肌肉联系

骨盆和骨盆与躯干骨之间的肌肉联系根据肌肉的位置可以分为两部分，一部分位于腹前壁，形成腹腔的前壁，一部分位于腹后壁以及骨盆的后壁，同周围的其他软组织一起，封闭腹腔的后壁。

1. 腹前壁肌

腹外斜肌位于腹前外侧部的浅层，起于下第8肋的外面，肌纤维斜向前下，其后部止于髂嵴前半的外缘，余部在约第九肋突出点于髂前上棘连线处移行为腱膜，经腹直肌前面至正中线，与对侧的同名腱膜结合。腹外斜肌腱膜的下缘向后卷曲加厚成为腹股沟韧带，附着于髂前上棘和耻骨结节之间。腱膜的纤维在耻骨结节外上方形成一个三角形裂隙，即腹股沟浅环，裂隙的内侧部纤维附着于耻骨联合，称为内侧脚；外侧部的纤维附着于耻骨结节，称为外侧脚。男性浅环有精索、女性有子宫圆韧带通过。腹内斜肌：位于腹外斜肌的深面，起于腹股沟韧带的外侧 1/2 或 1/3，髂嵴、胸腰筋膜，纤维呈扇形斜向前上方，后部的纤维止于下第 3 肋，余部向前延为腱膜并分为两层，包夹腹直肌，止于白线。肌肉的下部呈弓状游离缘，跨越精索的上方。腹横肌：在腹内斜肌的深面，起自下第 6 肋、胸腰筋膜、髂嵴和腹股沟韧带的外侧 1/3，肌纤维横行向前延为腱膜，经腹直肌后方至白线。腹直肌：位于中线两旁，起自胸骨的剑突和第 5 ～ 7 肋软骨的前面，向下止于耻骨联合和耻骨嵴。

2. 腹后壁肌

包括腰大肌、腰小肌和髂肌。腰大肌位于腰椎体和腰椎横突之间，起自胸 12 和腰 1 ～ 4 椎体的侧缘、椎间盘和横突根部，肌纤维向外下形成坚强的肌腱，并有髂肌的部分纤维加入，纤维行向外下方，经腹股沟韧带的深方，髋关节的前面止于股骨下转子。有时腰大肌浅面有一小肌腹，往往起于第 12 胸椎和第一腰椎之间，以细长的腱，止于耻骨梳和髂耻隆起及附近的筋膜，称为腰小肌。腰大肌由腰丛发出的分支支配。髂肌起自髂窝、骶髂前韧带的盆面和骶骨翼的盆缘，肌纤维向下形成一厚束，贴骨盆上口的外缘，越过耻骨升支，最后加入腰大肌腱的外缘。腰方肌在腰大肌的外侧，起于髂后上棘后方约 5cm 的髂嵴内侧唇，向上止于第 12 肋，并有细小的肌束止于第 1 ～ 4 腰椎横突，肌肉表面的筋膜在第 12 肋止点处增厚，形成弓状韧带，作为膈肌的起点，肌肉的起点处筋膜增厚，并向内侧延伸至第五腰椎横突，形成髂腰韧带。

骨盆和下肢骨之间的肌肉联系

骨盆和下肢骨之间的肌肉联系大致可以分为四类：起于髂前上棘的部分股前肌群（缝匠肌和股直肌）；起于耻骨下支、坐骨支、坐骨结节的内群肌和腘绳肌；髋肌（包括臀部肌群和阔筋膜张肌）；髂肌。髂肌已叙述于上文，现择臀部肌群和阔肌膜张肌叙述如下。

臀大肌位于臀部肌肉的浅层，起自髂骨翼外面和骶骨后面，肌束斜向外下，跨过坐骨结节和大转子止于髂胫束和股骨的臀肌粗隆。臀部的深层肌肉中，位于中间位置的两块肌肉均起自骨盆的内表面，一是梨状肌，一是闭孔内肌。梨状肌在臀部的解剖中具有重要的作用，其上下均有重要的血管神经束通过。梨状肌起于骶骨内面的外侧，出坐骨大孔止于股骨大转子的后上缘。髂后上棘与尾骨连线的中点到大转子的连线是梨状肌下缘的体表标志线。闭孔内肌起自闭孔膜内面及其周围骨面，出坐骨小孔止于转子窝，两肌肉之间接近骶结节韧带的部位可以触摸到骶棘韧带和坐骨棘。梨状肌和闭孔内肌参与构成盆腔的侧壁。梨状肌的外上方是臀中肌和臀小肌，两者均起自髂骨翼的外面，呈扇形，止于大转子。闭孔内肌的下方为起自闭孔膜外面及周围骨面的闭孔外肌、上下孖肌，其止点为转子间窝。股方肌位于上述诸肌的下方，起自坐骨结节止于转子间嵴。

盆膈部的肌肉和筋膜

1. 盆膈

盆膈由前方的肛提肌和后方的尾骨肌以及覆盖在两肌上、下面的盆膈上、下筋膜组成，又称盆底。

2. 肛提肌

为阔肌，两侧连合成漏斗状。起于耻骨联合的盆面、盆筋膜腱弓（肛提肌腱弓）和坐骨棘的盆面。肌纤维向后内方，在中线处与对侧肌纤维会合止于会阴中心腱、肛尾韧带和尾骨尖。在会阴中心腱前方，两侧前份的肌纤维围成盆膈裂孔，在男性有尿道、在女性有尿道和阴道通过。根据肌纤维的起止和排列，肛提肌自前向后又可分为耻骨阴道肌（女性）或前列腺提肌（男性）、耻骨直肠肌、耻尾肌、髂尾肌等四部。

3. 尾骨肌

属退化结构，位于肛提肌后上方，骶棘韧带的前方。它起于坐骨棘和骶棘韧带，止于尾骨的外侧缘。

4. 盆筋膜

根据分布不同，盆筋膜可分为盆壁筋膜和盆脏筋膜。盆壁筋膜是覆盖在盆腔前、后和两侧壁内面以及梨状肌、闭孔内肌表面的筋膜，向下至盆底与盆膈上筋膜相续。覆盖闭孔内肌的称为闭孔筋膜。此外还有梨状筋膜和骶前筋膜。闭孔筋膜上部附着于骨盆入口缘，在此与髂筋膜相延续；中部在耻骨联合与坐骨棘之间增厚形成盆筋膜腱弓（肛提肌腱弓），为肛提肌的起点之一；下部为坐骨直肠窝的外侧壁。骶前筋膜位于骶骨前面，向上附于第 3、4 骶椎，向下与直肠筋膜相续。盆脏筋膜是包绕在盆腔脏器和血管、神经周围的结缔组织的总称，盆脏筋膜在有些局部增厚，附着于邻近的骨面，形成韧带，它们起着支持和固定脏器位置的作用，重要的有男性的耻骨前列腺韧带，女性的耻骨膀胱韧带、子宫骶韧带等。有些韧带内含有少许平滑肌纤维；有些韧带中有进出脏器的血管、神经穿行（又称血管神经鞘），重要的有膀胱侧韧带、直肠侧韧带、子宫主韧带等。

5. 盆筋膜间隙

盆壁筋膜与盆脏筋膜之间形成许多筋膜间隙。间隙内有大量疏松结缔组织和脂肪，有利于盆腔脏器的容积变化。在临床上较为重要的有：

（1）耻骨后隙位于耻骨联合与膀胱之间，又称膀胱前隙。间隙向上前腹壁的腹膜外组织相延续。若膀胱前壁或男性尿道前列腺损伤，外渗的尿液可经此间隙向腹壁的腹膜外组织蔓延。

（2）直肠旁间隙位于盆底腹膜与盆膈之间，直肠筋膜的周围。此间隙被直肠侧韧带（此韧带由直肠下动、静脉及周围结缔组织构成）分为前、后两部：前部称直肠前隙或骨盆直肠间隙，它的前方为直肠膀胱隔（男）或直肠阴道隔（女），后方为直肠和直肠侧韧带；后部为直肠后隙，位于直肠侧韧带与骶骨之间。

6. 盆腹膜腔

盆腹膜腔是腹膜腔向盆内延伸的部分。腹膜自腹前壁向下在骨盆入口处转向后，在男性覆盖膀胱上壁、侧壁和膀胱底的上部以及输精管壶腹和精囊腺后上部，继而反折向后上至直肠，其间形成直肠膀胱陷凹。在女性腹膜覆盖膀胱上壁、侧壁和底的上部，然后反折到子宫体前面，并覆盖子宫底、体面的后面，直达阴道后壁上部，继而反折到直肠，在子宫的前、后分别形成膀胱子宫陷凹和直肠子宫陷凹。覆盖子宫前、后壁的腹膜在子宫两侧会合形成双层腹膜结构，附着于骨盆侧壁，叫做子宫阔韧带。直肠中段仅前面有腹膜覆盖，而直肠上段的前面与侧面均有腹膜覆盖。

盆部的血管、淋巴回流和神经

盆部的动脉

腹主动脉于腰四水平分为左右髂总动脉。在体表定位上，比脐平面低不到一个椎体（脐平面约平第三腰椎或第三、四腰椎间隙），两侧的髂总动脉都走行于静脉的前侧，并于腰五下缘水平分为髂内动脉和髂外动脉。髂总动脉和髂外动脉在体表的定位是髂总动脉的起点和腹股沟中点的连线，其上 1/3 为髂总动脉，下 2/3 为髂外动脉，交界处为髂内动脉的起点处，其前侧有输尿管越过。骶正中动脉是腹主动脉的直接延续，于腹主动脉分叉处发出，向下直行于正中线。盆部的动脉供应除主要来自髂内动脉外，还有直肠上动脉、骶中动脉和卵巢动脉（女），（图 2-4）。

1. 髂外动脉

沿腰大肌内侧缘向下走行至腰大肌的前缘，下降至腹股沟韧带中点。腹壁下动脉和旋髂动脉深支于腹股沟韧带上缘或者下缘起于髂外动脉或股动脉。腹壁下动脉经腹股沟管深环内侧上行，进入腹直肌鞘，分布到腹直肌并与腹壁上动脉吻合。旋髂深动脉沿腹股沟韧带外侧半的后方斜向外上，分支营养髂嵴及邻近肌，是临床上用作游离髂骨移植的重要血管（图 2-5）。

2. 髂内动脉

自髂总动脉分出，在骶髂关节前方下行约一个椎体的长度，于坐骨大孔上缘分为前、后两个短干，后干为壁支，而前干的分支多数至内脏，末端以臀下动脉出骨盆（图 2-6）。

（1）前干的壁支

闭孔动脉沿骨盆侧壁向前下，穿闭膜管入股部，营养大腿内收肌群、髋关节等。有时闭孔动脉本干发育不良或缺如，则由腹壁下动脉或髂外动脉发出粗大的耻骨支替代，形成所谓“异常闭孔动脉”，行经股环的内侧或外侧。臀下动脉是前干的最大终支，大多数经第 2 和第 3 骶神经前支

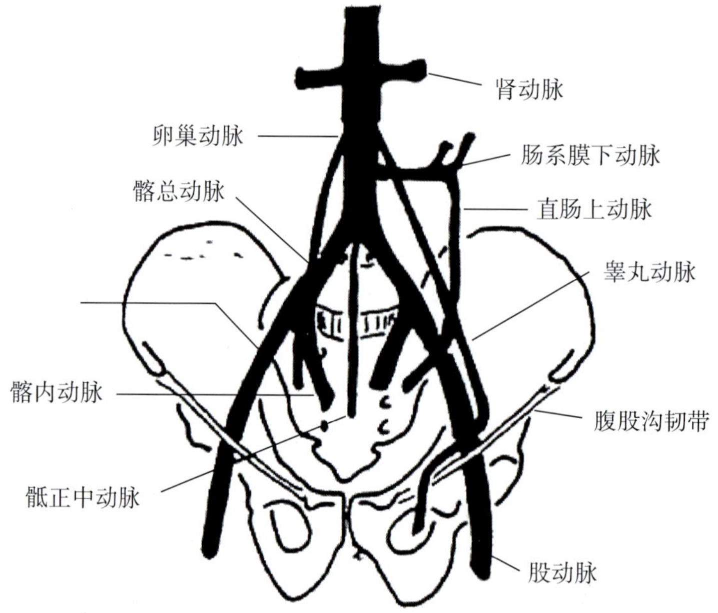

图 2-4　骨盆周围主要血管

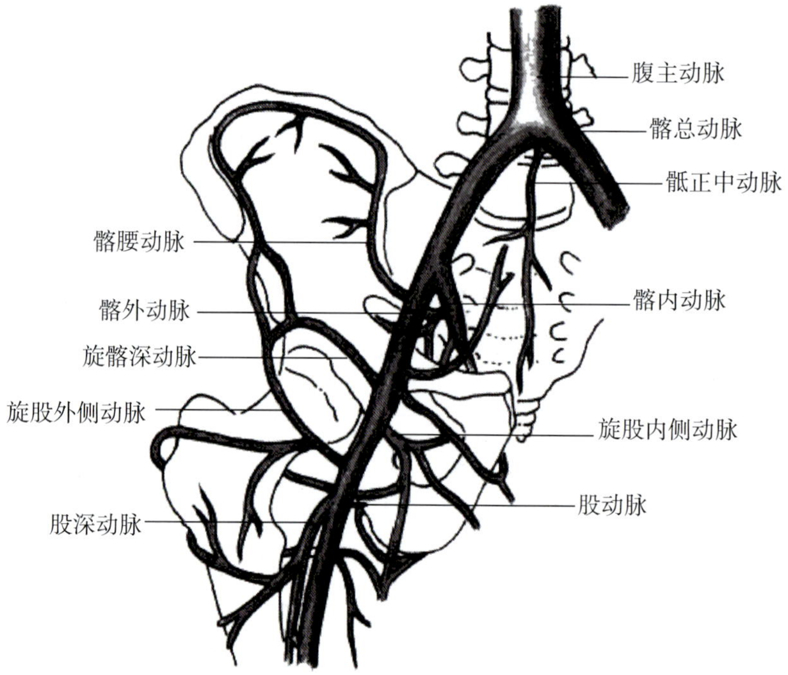

图 2-5　髂外动脉的分支

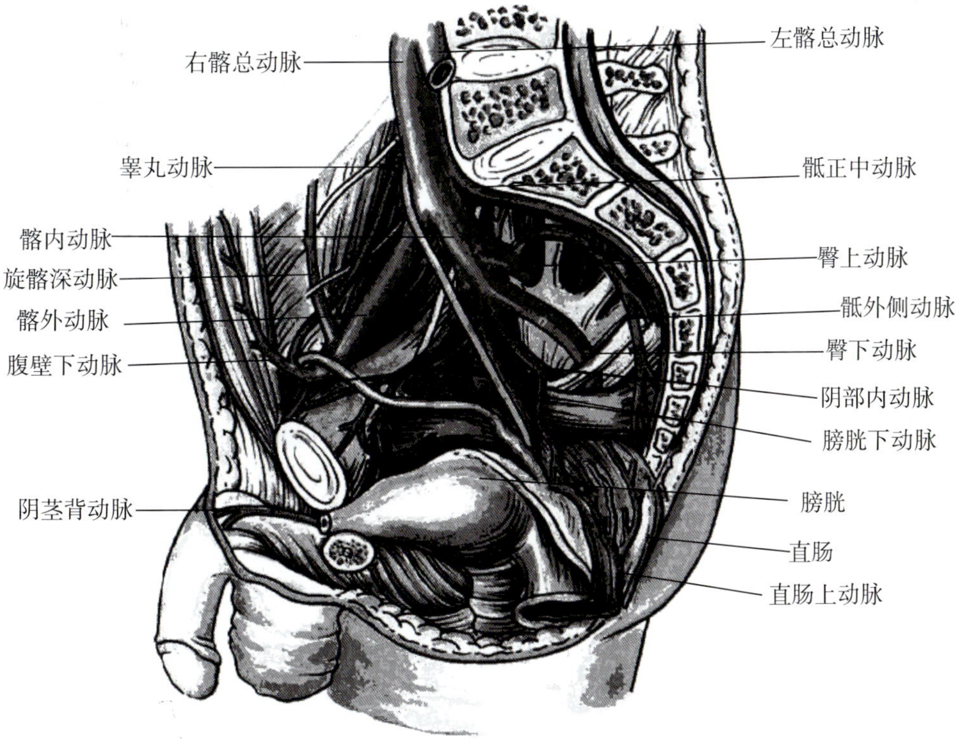

图 2-6　髂内动脉的分支

间穿梨状肌下孔出盆，营养臀部肌肉和髋关节等，还发出坐骨神经的伴行动脉沿坐骨神经表面或者内侧下行。

(2) 前干的脏支

膀胱上动脉起自脐动脉根部，营养膀胱上部。脐动脉为髂内动脉前干的延续，向内上方沿腹前壁内面至脐。出生后其远侧部闭锁形成脐内侧韧带。 膀胱下动脉有时与阴部内动脉共干，沿盆腔侧壁向后下行，营养膀胱下部、精囊腺、前列腺等。直肠下动脉常起自阴部内动脉或臀下动脉，营养直肠下段。阴部内动脉可与臀下动脉共干，在臀下动脉（图 2-6）前方下行，经梨状肌下孔出盆腔，再经坐骨小孔入坐骨直肠窝，发出肛动脉、会阴动脉、阴茎（蒂）动脉等支，分布于肛门、会阴部和外生殖器。子宫动脉沿盆腔侧壁行向下内营养子宫、阴道等。

(3) 髂内动脉后干的分支

髂腰动脉起自髂内动脉后干的起始部，于腰大肌的深面向外上方斜行，分支营养髂腰肌、腰方肌等。骶外侧动脉起点在髂腰动脉的下方，沿骶前孔前内侧下行，营养梨状肌、尾骨肌、肛提肌等。臀上动脉（图 2-7）为髂内动脉后干的终支，经腰骶干和第 1 骶神经前支间或者第 1 与第 2 骶神经前支间穿梨状肌上孔出盆腔，营养臀部肌肉。

3. 直肠上动脉

为肠系膜下动脉的直接延续，在乙状结肠系膜内下行，至第 3 骶椎处分为二支，沿直肠两侧分布于直肠上部，在直肠表面和壁内与直肠下动脉的分支吻合。

4. 骶正中动脉

起自腹主动脉分叉处，在骶骨盆面正中下行，营养邻近结构。

5. 卵巢动脉

发自腹主动脉，先越过输尿管，然后越过髂外血管的起始部入盆，经卵巢悬韧带和卵巢系膜

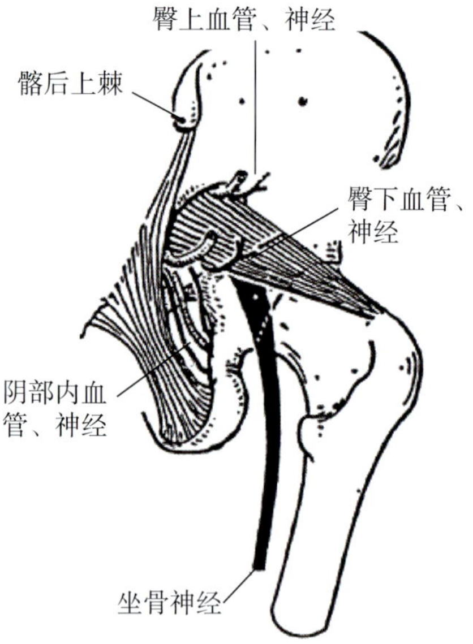

图 2-7　臀部的血管和神经

进入卵巢，有侧支与子宫动脉的分支吻合。在男性，睾丸动脉在肾动脉起始处稍下方由腹主动脉前壁发出，沿腰大肌前面斜向外下方行走于腹膜外，至腹股沟管内口处穿入腹股沟管，参与精索组成，分布至睾丸和附睾，故又称精索内动脉。

盆部的静脉

盆部的静脉均与同名动脉伴行，多数注入髂内静脉，但骶中静脉和直肠上静脉分别注入髂总静脉和肠系膜下静脉，卵巢静脉右侧者注入下腔静脉，左侧者注入左肾静脉。

髂内静脉始于坐骨大孔上部，在髂内动脉后内方上行，收集同名动脉供应区的静脉血，在骶髂关节前方上部与髂外静脉形成髂总静脉。

盆腔脏器的静脉回流静脉首先在脏器下部两侧广泛吻合，形成静脉丛，如膀胱静脉丛、前列腺静脉丛或阴道静脉丛、子宫静脉丛、直肠静脉丛等，然后由静脉丛汇合成相应的静脉，再注入髂内静脉。此外骶外侧静脉和骶中静脉的属支间也有广泛吻合，形成骶静脉丛，位于骶前筋膜与骶骨之间。这些静脉丛之间吻合丰富，瓣膜甚少或缺如，并可经骶静脉丛向上与椎静脉丛吻合，所以盆内恶性肿瘤如前列腺癌可经静脉径路向椎骨转移，在直肠、肛管手术时也应注意勿损伤骶前筋膜，否则造成骶静脉丛的损伤则产生难以处理的出血。

盆部的淋巴回流

收集盆部淋巴的淋巴结群可分为壁淋巴结和脏淋巴结

1. 壁淋巴结有髂外淋巴结、髂内淋巴结和髂总淋巴结

髂外淋巴结沿髂外动脉排列，收集腹股沟深、浅淋巴结的输出管，盆壁和部分盆腔脏器如膀胱、前列腺或子宫颈和阴道上段的淋巴管。

髂内淋巴结沿髂内动脉排列，收集所有盆腔脏器、会阴和臀部等回流的淋巴。

髂总淋巴结沿髂总动脉排列，除收纳髂内、外淋巴结的输出管外，还收纳沿骶中动脉排列的骶淋巴结的输出管，后者收集直肠、前列腺、骨盆后壁的部分淋巴。

2. 脏淋巴结

位于器官周围，沿髂内动脉的脏支排列，如直肠旁淋巴结、膀胱旁淋巴结、子宫旁淋巴结等。它们的输出管注入壁淋巴结，但直肠旁淋巴结的输出管则注入肠系膜下淋巴结。

盆部的神经

盆内的躯体神经来自腰丛和骶丛，自主神经主要来自骶交感干、腹下丛和盆内脏神经。

1. 躯体神经

(1) 腰丛

由胸 12、腰 1 ～ 4 神经前支组成，腰 4 的一部分和腰 5 在骶骨翼前缘会合，形成腰骶干，向下加入骶丛。腰丛的分支主要有髂腹下神经、髂腹股沟神经、股外侧皮神经、股神经和闭孔神经。闭孔神经（L2 ～ 4）自腰丛发出后，自腰大肌内侧越过骶髂关节进入小骨盆，由髂血管及输尿管的外侧经过，沿骨盆侧壁行走，然后穿闭膜管至股部。股神经（L2 ～ 4）是腰丛中最大的分支，其发出后由腰大肌的外侧缘下行，至髂肌和腰大肌的间隙内下行至股血管的外侧，同时发出分支支配髂肌，然后经腹股沟韧带下方出骨盆。股外侧皮神经由第 2 或第 3 腰神经发出，向下越过髂肌，在髂前上棘与股神经之间经腹股沟韧带深方入股。髂腹股沟神经、髂腹下神经一般发自第 1 腰神经，行自腰方肌的前方，髂腹股沟神经绕髂嵴在腹股沟韧带上方约一横指处行向前内。髂腹下神经走行方向和髂腹股沟神经相同，但位置略高。

（2）骶丛

骶丛位于梨状肌前方，由腰骶干和 1 ～ 4 骶神经前支组成。骶丛呈三角形，其尖端朝向坐骨大孔梨状肌下缘处，前方有髂内动脉的主干及其分支。骶丛分支主要有臀上神经（L4 ～ 5，S1）、臀下神经（L5，S1 ～ 2）、股后皮神经（S1 ～ 3）、阴部神经（S2 ～ 4）、坐骨神经（L4 ～ 5，S1 ～ 3）等。臀上神经、臀下神经和阴部神经均和相应的血管伴行，阴部神经经梨状肌下孔出骨盆后，绕过坐骨棘，经坐骨小孔、闭孔内肌上缘进入坐骨直肠窝，然后在由闭孔内肌筋膜形成的筋膜鞘（称为阴部管或 Alcock 管）内下行，并发出直肠下神经、会阴神经、阴茎背神经三个终支。坐骨神经经梨状肌下孔至臀部，经过髋关节后面深层的旋肌表面、坐骨结节和大转子的中点，进入股后部。股后皮神经在坐骨神经的内侧，出梨状肌下孔至臀部，再向下分布于股后侧和腘窝部皮肤（图 2-8）。

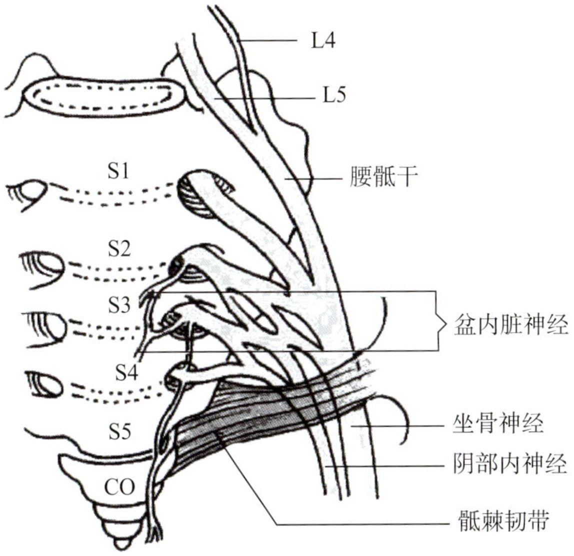

图 2-8　坐骨神经和阴部内神经

2. 髂内动脉的分支和神经的关系

髂内动脉的四个分支穿过骶丛，如髂腰动脉经过腰 4、5 之间，臀上动脉经腰 5 骶 1 之间，臀下动脉经骶 2、3 之间，阴部内动脉在坐骨神经和阴部神经之间下降至坐骨棘附近。但是因为髂内动脉和骶丛的变异较多，因此，动脉穿过骶丛的位置并不如此固定。

3. 自主神经

骶交感干为腰交感干的延续，沿骶骨前面骶前孔的内侧缘下行，至尾骨处与对侧骶交感干汇合，每条骶交感干上有 3 ～ 4 个神经，其节后纤维部分参与组成盆丛，部分形成灰交通支，连于骶神经和尾神经。

腹下丛可分为上腹下丛和下腹下丛。上腹下丛位于主动脉分叉处，下部腰椎和骶岬之间，其纤维主要来自腰 1、2 神经节和腹主动脉周围的神经支，并发出腹下神经与盆内脏神经和骶交感干的节后纤维共同组成下腹下丛即盆丛。下腹下丛位于直肠两侧，在女性位于直肠和阴道的两侧，其发出的神经形成直肠丛、膀胱丛、前列腺丛或子宫阴道丛，随相应的血管入脏器。

盆内脏神经属副交感神经，发自第 2 ～ 4 骶神经前支，向内侧参与盆丛组成，大部分纤维随盆丛支配内脏器，部分纤维经腹下神经再穿过上腹下丛上行，随肠系膜下动脉分布于结肠左曲、降结肠和乙状结肠（图 2-9）。

盆腔脏器

盆腔脏器分属泌尿系统、生殖系统和消化系统。它们在盆内大致的排列关系是：泌尿系统器官在前，消化系器官在后，而生殖系器官基本上位于两者之间（图 2-10）。

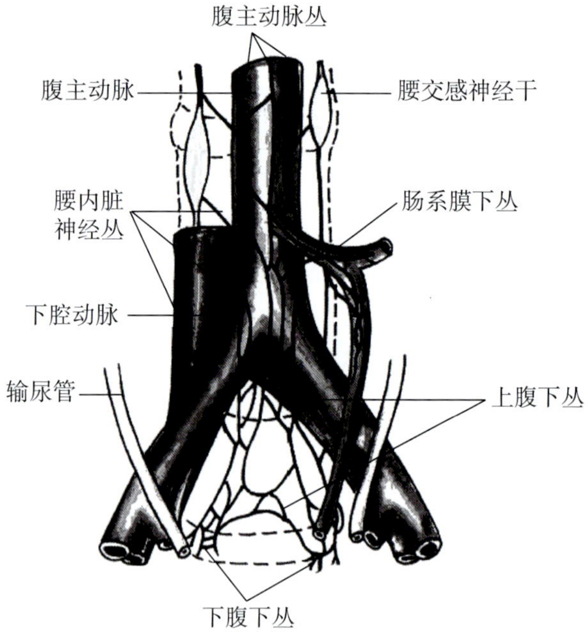

图 2-9　盆部神经丛

盆腔泌尿系统器官

1. 膀胱

属腹膜间位器官，其前壁、侧壁和底的下部均无腹膜覆盖。成人的膀胱位于小骨盆腔的前部，前方有耻骨联合，两侧上半部分和闭孔内肌表面的筋膜相毗邻，下半部和肛提肌相邻。后方在男性有精囊腺、输精管壶腹和直肠，女性为子宫和阴道。

2. 输尿管盆部

输尿管腹部左侧越过髂总动脉的末端，右侧越过髂外动脉的始段入盆腔。进入骨盆后，先贴髂内动脉行向下内，并在髂内动脉各分支的前内侧下行，至坐骨棘平面再转向前内位于肛提肌表面，男性经输精管后下方到达膀胱底，女性则行于阔韧带底部，在子宫颈外侧约 2cm 处经子宫动脉后下方到膀胱底，最后斜穿膀胱壁，开口于膀胱三角的外上角。

盆腔内男性生殖器官

1. 前列腺

分底、体和尖三部。其底向上接膀胱颈、精囊腺和输精管壶腹；尖朝下，与尿生殖膈相接。前列腺前面较隆凸，后面平坦，并借膀胱直肠隔与直肠前壁相邻。临床上可经肛门指检。在肛门上方约 4cm 处隔直肠前壁可触及前列腺。

2. 精囊

位于膀胱底后下部输精管壶腹的外侧，呈长椭圆形，下端变细成为排泄管，与输精管末端汇

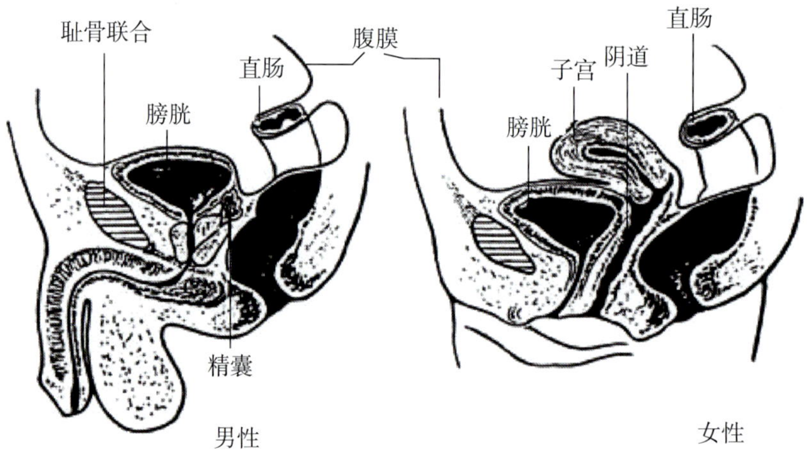

图 2-10　盆部的脏器

合成射精管。

3. 输精管

是附睾管的直接延续，长约 50cm，管壁肌层厚，在活体用手捻摸时，有硬索样感觉，易于触知。输精管盆部最长，从腹环起，转向内下方入盆腔，行经输尿管的前方，并于膀胱后部膨大，形成输精管壶腹。

4. 射精管

由输精管壶腹的终末端与精囊腺的排泄管汇合而成，穿入前列腺向内下方行，开口于尿道前列腺部。

女性内生殖器

女性内生殖器包括卵巢、输卵管、子宫和阴道。临床上常将卵巢和输卵管称为子宫附件。

1. 卵巢

位于小骨盆侧壁，髂内、外动脉之间的夹角内，上端为输卵管端，内有至卵巢的血管、淋巴管和神经等走行，临床上常称此部为骨盆漏斗韧带。卵巢的血供来于发自腹主动脉的卵巢动脉。下端为子宫端，有卵巢固有韧带与子宫相连。后缘游离。前缘有卵巢系膜着于子宫阔韧带的后层，又称为系膜缘。卵巢中部为血管、神经进出之处，称为卵巢门。

2. 输卵管

位于阔韧带上缘内，全长约 10 ~ 12cm，连于子宫底的两侧。

3. 子宫

属腹膜间位器官。子宫位于小骨盆腔中部，前邻膀胱，后隔直肠子宫陷凹与直肠相邻。子宫前、后面有腹膜自子宫侧缘向两侧延伸，形成阔韧带。阔韧带上缘游离，内有输卵管，外侧端移行于卵巢悬韧带。子宫圆韧带起自子宫角前下部，行经子宫阔韧带和腹股沟管，止于大阴唇皮下。骶子宫韧带起于子宫颈，向后绕直肠外侧附着于骶骨。子宫主韧带位于子宫阔韧带底部，由子宫颈阴道上部两侧向外后方连于骨盆侧壁，内含少量平滑肌纤维，输尿管和子宫的血管也行于其中。该韧带对子宫颈位置的固定有重要作用，使子宫不向下脱垂。

4. 阴道

为位于膀胱、尿道和直肠之间的肌性管道，全长 8 ~ 10cm。其向上接子宫颈，下端以阴道口开于会阴部的阴道前庭。

盆腔内消化器官

直肠在第三骶椎水平续于乙状结肠，在穿盆膈处移行为肛管，肛管的下端开口于肛门。直肠全长约 11cm，肛管长约 4cm。男性直肠前壁下部和中部与前列腺、输尿精管壶腹和精囊腺相邻，上部隔直肠膀胱陷凹与膀胱底相邻；女性直肠前壁下部与阴道相邻，上部隔直肠子宫陷凹与阴道上段和子宫颈相邻。直肠后方有骶前筋膜、骶静脉丛、骶骨和尾骨。直肠上部的动脉来自肠系膜下动脉的直肠上动脉。该动脉经乙状结肠系膜根入盆腔，到第 3 骶椎高度分为左、右二支，分别行于直肠两侧壁并分支供给直肠壁各层。直肠下部接受来自髂内动脉的直肠下动脉的分支。肛管由阴部内动脉发出的肛动脉供应。

会　阴

广义的会阴是指盆膈以下的所有软组织而言。其境界与骨盆下口一致，呈菱形，前为耻骨联合，后为尾骨尖，两侧为坐骨结节，前外侧以股沟和股部分界，后外侧以臀大肌下缘和臀部分界。经两侧坐骨结节作一连线，可将其分为前后两个三角区：前部为尿生殖区，内有生殖器的部分器官；后部为肛区，内有肛管。狭义的会阴，即临床所指的会阴，在男性系指阴囊根部至肛门之间、在女性系指阴道口与肛门之间的软组织结构。

肛区

1. 皮肤和筋膜

肛门周围的皮肤形成放射状皱襞。浅筋膜内脂肪较多，尤其是在坐骨直肠窝内填充有大量脂肪。深筋膜贴在肛提肌和尾骨肌的下面，称为盆膈下筋膜，参与盆膈的组成。

2. 肛门外括约肌

为环绕肛管的横纹肌，具有括约肛门的作用。可分为皮下部、浅部和深部。皮下部前方附着于会阴中心腱，后方附于肛尾韧带。肛尾韧带为位于尾骨尖和肛门之间的结缔组织束。浅部位于下部的深面，深部的外方，起于尾骨及肛尾韧带，向前止于会阴中心腱。深部位于浅部的深面，为环绕肛门括约肌的环形肌束。肛门外括约肌由肛神经支配。

3. 坐骨直肠窝

位于肛管两侧成对的腔隙，呈底朝下的楔形。其内侧壁为肛门外括约肌、肛提肌、尾骨肌及盆膈下筋膜；外侧壁为坐骨结节的内面、闭孔内肌及其筋膜；顶向上，为内、外侧壁相交处；底朝下；为皮肤；向前伸入尿生殖膈的上方，形成前隐窝；向后可延入尾骨肌、骶结节韧带与臀大肌之间，形成后隐窝。在外侧壁坐骨结节下缘上方 2 ~ 4cm 处，有由闭孔内肌筋膜形成的筋膜鞘，称为阴部管或 Alcock 管，该管包绕阴部内血管和阴部神经。在坐骨直肠窝内，除血管、神经和淋巴管外，有大量脂肪和纤维隔，称为坐骨直肠窝脂体。

尿生殖区

1. 男性尿生殖区

(1) 皮肤和浅筋膜

皮肤生有阴毛，富含汗腺及皮下脂腺。浅筋膜可分为浅、深两层：浅层为脂肪组织，与腹前外侧壁的浅筋膜浅层即 Camper 筋膜相续；深层为膜性结缔组织，称为会阴浅筋膜或 Colles 筋膜，它向前移行为阴囊肉膜、阴茎浅筋膜，并与腹前壁下部的浅筋膜深层即 Scarpa 筋膜相续，向两侧附于耻骨下支及坐骨支，后界与该区后缘的深筋膜愈合。

(2) 深筋膜

分为两层，衬于尿生殖膈（由会阴深横肌及尿道括约肌构成）的上、下面，分别称为尿生殖膈上筋膜和尿生殖膈下筋膜（会阴深筋膜）。此两层筋膜向两侧均附于耻骨下支及坐骨支，在尿生殖膈后缘互相愈合并与会阴浅筋膜愈合。在尿生殖膈前缘，尿生殖膈上、下筋膜愈合成会阴横韧带。该韧带前缘与耻骨弓状韧带之间有一空隙，有阴茎背深静脉通过。在尿生殖区的两层深筋膜和浅会阴筋膜三层筋膜间，形成两个筋膜间隙：①会阴浅隙：位于会阴浅筋膜与尿生殖膈下筋膜之间，内有会阴浅横肌、坐骨海绵体肌、球海绵体肌、阴茎脚、尿道球、尿道球部以及会阴血管、神经等。因浅会阴筋膜与阴茎浅筋膜、阴囊肉膜及腹壁浅筋膜深层是连续的，而前者又在尿生殖膈后缘与深筋膜相愈着，所以如果尿道在浅隙处破裂如骑跨伤损伤尿道球部时，尿液溢出于浅隙内则可向前、向下扩延至阴茎、阴囊以及腹前壁皮下，但不会向后到坐骨直肠窝。②会阴深隙位于尿生殖膈上、下筋膜间。内有会阴深横肌、尿道括约肌、尿道球腺、尿道膜部及阴部内动脉、阴茎背神经等。如果尿道在此处破裂，尿液则局限于此间隙中。尿生殖膈上、下筋膜与其间的会阴深横肌、尿道括约肌共同构成尿生殖膈，具有加强盆底、承托盆腔脏器的作用。

(3) 会阴肌

分浅、深两层，浅层肌位于会阴浅隙内，共三对，即会阴浅横肌、球海绵体肌和坐骨海绵体肌；深层肌位于会阴深隙内，包括会阴深横肌及尿道括约肌。上述肌肉均由会阴神经支配。

(4) 会阴中心腱

位于肛门与外生殖器之间，是会阴缝深部的腱性结构。肛门外括约肌、肛提肌、会阴浅横肌、球海绵体肌及会阴深横肌等均有附着于此，具有承托和加固盆底的作用。

2. 女性尿生殖区

女性尿生殖区的结构与男性相似，不同的是在女性会阴浅隙内，坐骨海绵体肌覆盖的是阴蒂脚，此肌收缩时，可使阴蒂勃起，而球海绵体肌环绕阴道口及尿道外口，并覆盖前庭球及前庭大腺，收缩时可压迫前庭球及前庭大腺，并使阴道缩小。另外，在会阴深隙内环绕尿道和阴道的肌肉称为尿道阴道括约肌，可紧缩尿道及阴道。

会阴的血管和神经

阴部内动脉是髂内动脉的分支，穿梨状肌下孔至臀部，再绕坐骨棘的外面，经坐骨小孔进入坐骨直肠窝，行于外侧壁的阴部管内，在管内发出肛动脉及会阴动脉后，本干向前入会阴深隙，分为阴茎（或阴蒂）背动脉和阴茎（或阴蒂）深动脉二终支。阴部内静脉收纳会阴、肛管及外生殖器的大部分静脉血，与阴部内动脉伴行，最后注入髂内静脉。

阴部神经起自骶丛（S2 ~ 4），自梨状肌下孔穿出，伴阴部内动、静脉经坐骨小孔至坐骨直肠窝。在阴部管内分出肛神经后，本干分为会阴神经及阴茎背神经入尿生殖区。两支均与同名动脉伴行（图 2-11）。

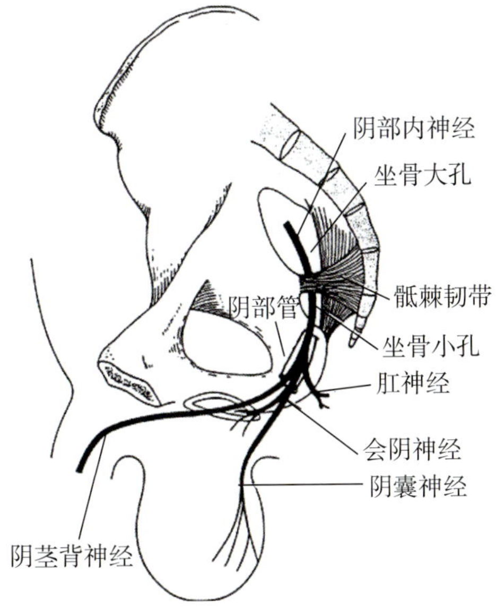

图 2-11 阴部内神经

（曲华毅 李 晓）

延伸阅读

1. Cheng JS，Song JK. Anatomy of the sacrum. Neurosurg Focus，2003，15（2）：E3.
2. Pit MJ，De Ruiter MC，Lycklama A，et al. Anatomy of the arcus tendineus fasciae pelvis in females. Clin Anat，2003，16（2）：131-137.
3. Fröhlich B，Hötzinger H，Fritsch H. Tomographical anatomy of the pelvis，pelvic floor，and related structures. Clin Anat，1997，10（4）：223-330.
4. 郭世绂，著 . 临床骨科解剖学 . 天津科学技术出版社，1997.
5. Fritsch H，Hötzinger H. Tomographical anatomy of the pelvis，visceral pelvic connective tissue，and its compartments. Clin Anat，1995，8（1）：17-24.
6. Stallard DJ，Gould MJ，Pozniak MA，et al. Minor vascular anatomy of the abdomen and pelvis：a CT atlas. Radiographics，1994，14（3）：493-513.
7. Ger R. Surgical anatomy of the pelvis. Surg Clin North Am，1988，68（6）：1201-1216.

3 骨盆环常见原发恶性肿瘤的化疗

概　述

近20年来，恶性骨肿瘤的治疗取得了很大进步。在很大程度上，是由于化疗的开展及逐渐完善，特别是新辅助化疗（neo-adjuvant chemotherapy）概念的形成及应用。以骨肉瘤、尤文肉瘤为代表的恶性骨肿瘤，在开展化疗之前主要治疗是截肢或局部广泛切除和足量的放疗，这些治疗常导致病人的终身残疾，生存率不足20%，且局部复发率很高。直到增加了辅助化疗，其预后才有了实质性的提高，原发恶性肿瘤非致残性的广泛切除才成为可能，为病人保留肢体及功能带来了希望。肿瘤化疗的原则和方法来自于大量的临床实践，它们经历了如下阶段：最初的单药辅助化疗；多种药物的联合化疗及最大耐受剂量（剂量 - 强度）的化疗应用；临床出现转移性病变时的化疗（辅助化疗）应用；先于其他治疗的化疗（新辅助化疗）应用。

恶性骨肿瘤的联合化疗方案与疗效取决于肿瘤的组织学和病变范围。联合化疗药物的选择包括：应用被证明单药对肿瘤具有活性的药物，应获得相加或协同作用，不增加细胞毒性，克服抗药性的产生。辅助化疗一般是指在手术控制局部肿瘤后应用抗肿瘤药物来治疗可能转移至肺、骨骼、淋巴结和其他部位的微小病灶。在大量的临床实践中已证明骨肉瘤、尤文肉瘤对辅助化疗非常有效，5年存活率有了显著的提高。20世纪70年代另一重大化疗进展是术前化疗的出现，随后称之为新辅助化疗，这是因为以前的化疗是作为术后辅助治疗用的。Rosen（1973）和Jaffe（1975）作了很多贡献，从此化疗不再是单纯为了提高患者的生存率、减少局部复发和转移率，同时也是为了提高保肢率。Rosen指出，新辅助化疗并非“术前化疗 + 手术 + 术后化疗”的简单模式，它包含经术前化疗后对病人及肿瘤的全面评估：要注意疼痛的减轻、肿块的缩小程度，以及影像学上病灶边界是否变得清晰、骨硬化是否增多、肿瘤的新生血管是否减少。Rosen的另一贡献是提出术前化疗后对手术切除标本作病理分级。化疗后肿瘤细胞坏死率大于90%的患者，5年生存率可达80% ~ 90%，而坏死率小于90%者则低于60%。因此，如出现后一种情况应调整术后化疗方案。新辅助化疗已经应用多年了，自90年代初以来已成为骨肉瘤的标准治疗方案。虽然它与术后的辅助联合化疗相比较，对能否增加五年存活率有待进一步观察。但新辅助化疗能早期对微小转移灶进行治疗，对原发肿瘤也有作用，有利于随后的保肢治疗，还可能通过评估肿瘤对化疗的反应，提供体内化疗敏感性试验的信息。

原发恶性骨盆肿瘤采用放射治疗的并不多见，较多的情况是用于尤文肉瘤及恶性软组织肉瘤侵犯骨盆的病例。以前，许多医生认为骨盆手术创伤巨大、具有破坏性，而放疗无创且保肢，因而反对手术，建议进行放疗。且有部分研究报道，放疗和手术对于治疗骨盆肿瘤在生存率上无区别。Scaully等和Rizzoli研究所进行了类似的实验显示，手术与放疗相比不能提高存活率。与这些发现相反，其他研究报道了手术治疗骨盆肿瘤的喜人结果。从Memorial Sloan-Kettering的研究来看，12名骨盆肿瘤中9名接受手术治疗的患者没有局部复发率。在UCLA，Yang等报道接受手术切除的患者5年存活率为51%，而未接受手术的为

18%。现在，骨盆手术技术和重建器械已有了显著发展，保肢手术后肢体功能已明显好于过去，手术已不再被认为是高代价的，并且可去除肿瘤内存在的耐放疗及化疗的细胞群。而放疗对正常组织有较大的损害，可以产生潜在的一系列功能障碍。放疗并发症包括皮肤萎缩和脱落、肌肉纤维化、关节挛缩、脉管炎、神经病变、生长平台停滞、肢体不等长、骨坏死和病理性骨折等。放疗的患者还可能发生继发肿瘤，特别是骨肉瘤。累积的继发肿瘤危险性随时间增加，估计 20 年后为 8.6%，平均潜伏期为 7.6 年。接受 60Gy 或更大剂量放疗的患者危险性更大。

也有学者认为手术加放疗的联合治疗可提高局部控制率。由于病例选择有偏倚性，所以这方面的资料是有限的。选择进行放疗的病例，常为复发危险性高的患者和肿瘤体积巨大的患者。这可能就是一些研究者没有发现手术与放疗合用的优点的原因。在 Memorial Sloan-Kettering 的 Wunder 等发现了更令人鼓舞的结果，接受完全的整块切除的患者中未接受放疗的局部复发的危险为接受放疗的 3.9 倍。UCLA 的研究结果也表明对所选的患者行放疗和手术联合治疗有潜在益处，能够使局部控制和存活率增加，两种方法合用的益处在价值上超过了可预计出现的并发症危险性的增加。理论上手术可增加局部控制的机会，但应认真选择患者，并且病变必须有可切除的明确的边界。对于局部复发危险高的患者应手术加放疗合用，但这样也增加伤口并发症，对无法手术切除的患者，放疗可能是唯一选择，但经过放疗和诱导化疗后，病变可能变小而变得可以切除。

恶性骨肿瘤的化疗药物及剂量强度

不同的肿瘤应选择不同的化疗。主要依据肿瘤的生物学特性及对抗肿瘤药物的敏感性来选择。骨盆环常见的原发恶性肿瘤最多见的为软骨肉瘤，而软骨肉瘤（分级Ⅰ～Ⅲ级）的常规化疗并未显示对其有显著疗效，但间叶性软骨肉瘤表现为小细胞恶性肿瘤，在 NCCN 指南中（循证医学证据为 2B 类证据）建议给予类似于尤文肉瘤的化疗方案，而对于去分化软骨肉瘤，则建议给予骨肉瘤的化疗方案（2B 证据）。另两种常见证实化疗有效的恶性肿瘤，如骨肉瘤是以大剂量甲氨蝶呤、顺铂、阿霉素、异环磷酰胺为主的化疗。而尤文肉瘤则是以长春新碱、阿霉素、放线菌素 D、环磷酰胺和 Vp-16（etoposide 依托泊苷）为主的联合化疗。

化疗药物

对骨盆环肿瘤的化疗，首先我们要明确化疗的一些基本概念。在化疗方案中，我们常提出一线化疗方案与二线化疗方案两个概念。所谓一线化疗方案，是指当确诊某项肿瘤疾病后的首选化疗方案（通常是临床实验中证实有效率最高的化疗药物），如果这个方案效果不佳或者治疗一段时间后病情出现复发或转移，那么这个方案就不能继续使用，需要使用备选方案，也就是所谓的二线方案（二线方案多是一线方案更换后证实对该肿瘤有效的药物，很多还处于临床实验阶段，有效率相比于传统的一线方案往往更低，针对的不是普遍人群，而是一线使用无效的人群）。化疗对恶性骨肿瘤的治疗效应源于实验研究，肿瘤的微小转移灶能明确地被化疗药物所消灭。例如，骨肉瘤是一种相对耐药的肿瘤，单药化疗的效果一直不很理想，只有少数几种药物能够产生超过 15% 的有效率，并且多数只是部分有效。目前用于骨肉瘤化疗的主要药物有阿霉素（doxorubicin，ADM），顺铂（cisplatin，CDP），大剂量甲氨蝶呤（HD-MTX），长春新碱（VCR），博来霉素（bleomicyn），环磷酰胺（cyclophosphamide，CTX），放线菌素 D（dactinomycin），异环磷酰胺（ifosfamide，IFO）等。表 3-1 列举了单药化疗对骨肉瘤的疗效。大剂量甲氨蝶呤是骨肉瘤化疗的

表3-1　各种化疗药治疗骨肉瘤的效果

药物	有效数 / 病例数	有效率（PR+CR）
非大剂量甲氨蝶呤（MTX）	0/14	0%
大剂量甲氨蝶呤（MTX）	11/26	42%
阿霉素（ADR）	28/109	26%
顺铂（CDP）	8/24	33%
异环磷酰胺（IFO）	6/18	33%
环磷酰胺（CTX）	4/28	15%
马法兰（MEL）	5/32	15%
丝裂霉素 C（MC）	3/23	13%
长春新碱（VCR）	0/21	0%
氮芥（HN2）	0/10	0%
甲基苄肼（PCB）	2/14	14%
放线菌素 D（ACD）	4/26	15%

注：PR- 部分缓解；CR- 完全缓解

主要药物之一，其有效率报道也不一致，范围在 0 ~ 80% 之间。该药的疗效依赖于剂量的大小，提高剂量可增加有效率，术后应用单一大剂量 MTX 的病人 5 年无瘤生存率约为 40%，MTX 早期治疗研究中使用方法为每 3 周一次，更新的研究介绍是每周一次，可获得 80% 的反应，其治疗效果取决于肿瘤对 MTX 的敏感性。阿霉素的效果同样存在剂量依赖性问题，与氮烯咪胺（DTIC）合用对肺转移病人可产生 30% ~ 40% 的反应。阿霉素可致心脏毒性，总量不得超过 $550mg/m^2$。术后辅助应用阿霉素治疗的病人 5 年无瘤生存率达 40%。顺铂也是目前被认为对骨肉瘤有效的药物。顺铂可以动静脉双途径给药，通过动脉给药可以增加局部药物浓度，改变局部细胞的通透性，增加局部肿瘤细胞坏死，其疗效明显高于静脉给药，但不能减少肿瘤转移的发生率，不能提高治愈率。异环磷酰胺是环磷酰胺的同类药，其反应明显高于 CTX，采用 HD-MTX、IFO、DTIC 联合用药其有效率可高达 85%，是至今骨肉瘤化疗取的最好结果，但 IFO 可产生一种代谢产物—丙烯醛，这种产物可引起出血性膀胱炎，为防止这种并发症，此药应与美司那合用，后者可通过释放游离硫醇与丙烯醛结合防止出血性膀胱炎的发生，还可以通过充分水化尿液，频繁排空膀胱进一步来预防。美司钠仅在尿中有活性，且不干扰异环磷酰胺的抗肿瘤作用。

而对于尤文肉瘤，常用的一线化疗药物有长春新碱、阿霉素、环磷酰胺、异环磷酰胺以及依托泊苷（VP-16）。近年来，对于这些恶性肿瘤的二线化疗方案以及一些新药的研究称为化疗研究的热点。值得一提的是，在法国的儿童社会肿瘤协作组的研究中，依托泊苷联合环磷酰胺或异环磷酰胺作为骨肉瘤的二线治疗方案可在复发或难治的骨肉瘤病人中达到反应率 48%，而另一项二期临床实验显示该方案可使病人的反应率达 19%（CR+PR），而使 35% 的病人疾病稳定，4 个月疾病无进展生存期达 42%。而吉西他滨单药或联合用药方案，环磷酰胺联合拓扑替康（topotecan，半合成喜树碱衍生物，拓扑异构酶 I 抑制剂）以及卡铂联合依托泊苷均在临床实验中显示对复发或难治骨肉瘤有显著疗效，成为骨肉瘤二线治疗的常用药物。钐 153 乙二胺四亚甲基磷酸酯（^{153}Sm-EDTMP）是一种对骨放射性摄取的二线用药，多用于复发或转移性骨肉瘤或转移癌。Anderson 等人报道 ^{153}Sm-EDTMP 联合外周血祖细胞支持治疗可对转移性骨肉瘤的骨性变化有很好的疗效且血液学毒性反应较低。在尤文氏家族恶性肿瘤的二线治疗方案中，多西他赛联合吉西他滨显示在儿童及成人难治性尤文肉瘤 /PNET 治疗中可达到客观反应率 29%，中位生存期 4.8 个月。拓扑异构酶 I 抑制剂（拓扑替康和伊利替康，irinotecan）联合环磷酰胺和替莫唑胺（temozolomide，咪唑并四嗪类烷化剂）也显示在复发或难治的尤文肉瘤中有很好的疗效。近年来，随着胰岛素样生长因子受体在尤文家族肿瘤细胞的研究中的深入，分子靶向药物 mTOR 抑制剂（雷帕霉素以及其类似物，rapamycin）作为二线治疗也称为热点，这些药物的治疗对提高肿瘤病人的生存质量和延长生存期提供了帮助。

剂量强度

Hryniuk 等在 80 年代提出了剂量强度的概念，他们所指的“剂量强度（dose intensity，DI）”是不论给药途径、用药方案如何，疗程中对单位时间内所给药物的剂量以每周 / 毫克 /（平方米 · 周）来表示。“相对剂量强度”（relative dose intensity，RDI）则指实际给药剂量强度与人为的标准剂量强度之比。如为联合化疗，则可计算出几种药物的剂量强度及平均相对剂量强度。剂量强度是整个疗程中平均每周所接受的剂量，因此在临床化疗中，不论减低每次给药剂量，还是延长给药间隔时间，剂量强度均有所降低。动物实验治疗中可见，减低治疗药物的剂量强度，常明显降低完全缓解率及治愈率。Atsumasa 等在 1996 年对骨肉瘤应用 HD-MTX、CDP、ADM 化疗方案（OOS-B）中，剂量强度达到或超过 80% 的，其 5 年生存率达到 72%；而剂量强度＜ 80% 的，其 5 年无瘤生存率仅为 40%。两组病人在性别、年龄、肿瘤部位、组织学分型上无明显差异。在小鼠 Ridgway 骨肉瘤用 L-PAM 及 6-MP 联合实验治疗中，剂量强度减低时，CR 率及治愈率均明显降低，尤以 L-PAM 的剂量强度对疗效的影响最为明显，L-PAM 的 RDI 低于 0.55 时，即不能治愈，即使提高 6-MP 的 RDI 作为补偿也不能改善疗效。

在人类肿瘤的临床化疗中，也已有很多资料证明化疗剂量强度与治疗效果明显相关。在临床治疗中，对有治愈可能的患者，应尽可能使用可耐受的最大剂量强度的化疗以保证疗效。近年来，在粒细胞集落刺激因子（G-CSF）、自身骨髓移植（ABMT）及（或）末梢血液造血干细胞移植（PBSCT）的支持下，使用高剂量强度化疗以提高化疗疗效，已日益引起重视。

Jaffe 于 1972 年发现高浓度的氨甲蝶呤（HD-MTX）和甲酰四氢叶酸解救对肺转移有疗效。说明 HD-MTX 能提高Ⅱ期肿瘤切除术后患者的生存率。在现有的成骨肉瘤化疗记录中，HD-MTX 是最常用的，在目前的联合化疗中也是主要药物。HD-MTX 化疗方案的成功之处在于有效浓度的 MTX。“高浓度”在过去使用得非常随便，很多试验因药量不够，没有获得阳性结果。目前认为高浓度的剂量范围是 8 ～ 12g/m^2，儿童用量是高限值，即 12g/m^2。Rosen 发现有些肿瘤对起始剂量 200 毫克 / 千克体重（8g/m^2）没有效果，而当剂量加至 12g/m^2 甚至更多时会出现完全疗效。

MTX 的血浆浓度水平在不同病人有所不同，即使是同一病人，在不同疗程也不一样。这可能是由于如年龄、肾对 MTX 的排泄能力等因素所引起，但也受与治疗有关的因素影响，如 MTX 的给药时间、水化程度。这样就可以理解为什么很难确定 MTX 的总体剂量水平了。但是通过对 MTX 血浆浓度水平的研究，好几组数据表明 MTX 的血浆浓度同肿瘤反应率及生存率呈显著的正性关系，但随着 MTX 血药浓度的升高，其不同个体的代谢水平以及毒副作用也有所不同，因此 MTX 最适宜血药浓度峰值的测定以及代谢过程中血药浓度的测定变得尤为重要。Rosen 等人在 1982 年曾对骨肉瘤的术前化疗剂量强度提出，对于 T10 实验人群的前四组 MTX 治疗方案中，成年的青年人的 MTX 剂量应达到 8mg/m^2，而对青春前期的儿童应达到 12mg/m^2。在血药浓度的监测过程中 24h 的 MTX 血药浓度应小于 20μmol/L，48h 的血药浓度应小于 2μmol/L，72h 应小于 0.2μmol/L，否则则应增加四氢叶酸的解救。王迪凡等人在中国人的临床实践中提出 MTX 峰值血药浓度（一般在 1000μmol/L 左右）对病人的无瘤生存时间无明显的影响，而 MTX 血药浓度随时间变化的曲线下面积（AUC）与病人的无瘤生存时间有明显的相关性，在 HDMTX 化疗中，AUC 可以作为一个预计远期和近期疗效的药代动力学指标，AUC ＞ 4 000μmol/（L · h）可以作为一个指导标准。白细胞的下降与较高的药时曲线下面积和最大药物浓度有关。

回顾性研究证明，剂量强度对于其他药物也很重要。ADM 的剂量强度与肿瘤反应和无复发生存有显著联系。烷化剂的化疗反应也呈陡峭的剂量-反应曲线。现在进行的联合 GPO-CCG（German Society for Pediatric Oncology-Children cancer group）实验（POG-9354/CCG7942），对尤文肉瘤的药物剂量及其疗效进行观察。实验中一组病人随机接受 48 周标准的 VACA（VCR，ADM，CTX，DACT）化疗，另一组病人则加用依托泊苷和异环磷酰胺及 G-CSF，用药时间为 31 周。两组病人的用药总剂量相同，但后一方案的剂量强度是标准治疗强度的 1.5 倍。预测这种适度的剂量强度，可以增加 50% 的治愈率，其确切疗效尚在观察中。

值得一提的是，目前各类骨与软组织肿瘤的剂量强度的标准指标都是按照西方人种标准临床试验的指标进行指导，其用量与时间间隔没有明确的东方人的剂量调整，而各类化疗药物的药品说明书中有很多药物是超适应证用药（off-lable use），因而没有东方人或者中国人该化疗方案剂量调整的说明。而事实上，在临床实践中，我们发现东方人或中国人因种种毒副作用很难耐受骨与软组织肿瘤各类化疗方案化疗药物的剂量强度，因而往往进行剂量强度的下调，如何规范病人的用药以及如何规范调整剂量强度，是一个亟待研究解决的问题。

术前动脉内化疗

为减少全身毒性，提高肿瘤的化疗有效率，增加保肢手术的成功率，局部动脉化疗是一种可行的方法。动脉内用药可得到较高的平台期药物浓度，升高跨过细胞的药物浓度梯度，使肿瘤对药物的吸收增加。肿瘤内的药物浓度与组织学坏死程度有直接关系，当肿瘤内 CDP 浓度＞16mg/g 时，肿瘤组织学坏死程度为 60%～90%，而 CDP 浓度＜12mg/g 时，肿瘤组织学坏死程度低于 40%。Picci 等对 79 分别行动脉或静脉化疗的病例进行研究，患者同时静脉全身应用 HD-MTX 和 ADM。两个方案所用的三种药物剂量相同，结果显示动脉内给予 CDP 肿瘤坏死率＞90% 者为 78%，明显高于静脉内给药者的 46%。因此现在恶性骨肿瘤的术前化疗中 CDP 提倡动脉给药。局部隔离灌注化疗作为一种动脉内化疗方法，近年来在国外知名的骨肿瘤治疗中心已废弃，因化疗的主要目标是远处的微小转移，而不是局部原发灶，局部隔离灌注化疗不能达到有效的全身血药浓度，化疗次数多为一次，而且有可能因局部药物所致的软组织肿胀坏死而影响保肢治疗。

动脉内化疗尽管能达到肿瘤附近的药物高浓度，也能使肿瘤坏死，特别是使用顺铂时，但其局部复发率、无病生存率、总体生存率均不高于常规静脉化疗者。这是因为绝大多数肉瘤患者死于肺转移而不是局部复发。动脉内化疗可应用于某些保肢手术后局部复发率高的患者，特别是有病理性骨折的患者。局部治疗的效果比局部肢体灌注要好，它可在使用较高浓度的同时避免全身毒性反应。

联合化疗

因为肿瘤细胞对单药化疗容易产生耐药性，因此不同药物的联合化疗比单一用药更为有效。联合化疗的原则是应用被证明对肿瘤具有治疗作用的药物，获得相加或协同作用，不增加细胞毒性，克服抗药性产生。如果阿霉素和大剂量 MTX 单独应用，每一种药物可以提高 20% 的无瘤生存率为 20% 到 40%，联合应用这两种药物，可以期望使无瘤生存率增加到 60%。实际的连续性研究表明，联合应用甲酰四氢叶酸解救的大剂量 MTX 和阿霉素可达到 59% 的 5 年无瘤生存率。如果联合应用甲酰四氢叶酸解救的大剂量 MTX、阿霉素、顺铂、博来霉素、环磷酰胺、放线菌素化疗，无瘤生存率可达 76%。

多方面研究表明联合化疗效果比单药化疗好。Rosenberg 等人报道单用 HD-MTX 的两年生存率仅 38%，Cortes 等人报道单用阿霉素的生存率仅 39%。而联合化疗的 5 年无病生存率为 55%～76%。

Memorial Sloan-Kettering 的 T4、5、7、10、

12方案在279例Ⅱ期肿瘤患者中，5年的无病生存率达到65%。这类化疗方案是基于HD-MTX及阿霉素，再加用其他化疗药物。尽管Memorial Sloan-Kettering的化疗方案相当成功，但还需继续寻找更为有效的联合化疗方式。重点在于要增加药物的种类而不是增加药物的剂量。有些药物将被取代，特别是放线菌素D。在COSS-82的试验中，顺铂与放线菌素D作比较，术前顺铂的化疗效果更好，生存率没有差别。接下来在COSS-86的试验中，HD-MTX、阿霉素和顺铂的联合化疗无病生存率达68%。这一结论曾与Memorial Sloan-Kettering的结果作过比较。

最近结束的CCG/POG研究也是基于HD-MTX、阿霉素和顺铂的联合化疗。试验包括下列两种药物间的双盲对照，异环磷酰胺和胞壁三肽5磷酸乙醇胺（MTP-PE）。高浓度的异环磷酰胺已应用于二期试验中，一组结果回报：术前用药的有效百分比高。MTP-PE是一种免疫治疗，它不是传统的细胞毒性因子，所以副作用小，但还不能被认为是常规的化疗药物。BCG在以往的NCI试验中疗效不好，狗的随机双盲试验显示MTP-PE的效果更好。MTP-PE可激活单核细胞及巨噬细胞，诱导它们杀伤肿瘤。

在化疗药物的有效性研究推陈出新的同时我们也应看到，大多数高度恶性成骨肉瘤患者在确诊时已有显微镜下的转移，根除这些转移需要全身性辅助化疗。尽管化疗已有很大进展，但还不能替代外科手术，单独化疗的生存率仅25%。尤其对于可切除的转移性病灶，NCCN指南推荐在全身化疗的基础上尽可能地切除转移性病灶和原发病灶，其5年生存期远高于单纯化疗的病人。对不可切除的肺转移病人，化疗和放疗可对病灶进行控制。全肺照射治疗因间质性肺炎等并发症的存在，且病灶对放疗的敏感性不高，历史上证实不是治疗肺微小转移的有效方法。

至今还有人对辅助化疗持怀疑态度，有研究者认为成骨肉瘤对化疗不敏感。Ⅱ期试验中单药化疗的反应率仅0～33%。有些临床人士认为辅助化疗后的生存率提高是由于诊断方式的提高，尤其是肺CT扫描导致。肺转移检测手段越高，进行化疗的患者也就越多。成骨肉瘤的化疗效果并不是“全或无”的。有效的高浓度和正确的组合是非常重要的。甚至在没有明显临床化疗效果的患者，也会存在阳性的辅助疗效。

化疗效果评估

在新辅助化疗引入恶性骨肿瘤综合治疗之前，化疗对恶性骨肿瘤的确切疗效缺乏科学的评估标准，大多数是通过临床实践结果来证实其疗效。在术后的联合化疗中究竟哪种药物对其更为有效也无法肯定。只能根据以往的估计来设计化疗方案。新辅助化疗的引入，为科学评估药物对肿瘤敏感性提供依据。具体可通过临床、影像学、实验室检查以及术前化疗、术后肿瘤细胞坏死的组织学分级进行评估。

临床评估主要是依据病人主观症状是否通过化疗得以减轻，特别是疼痛缓解和一般情况改善；临床检查肿瘤体积是否缩小，与正常组织界限是否清楚，肿瘤周围水肿反应带缩小，邻近关节活动度是否改善。尤文肉瘤如有红细胞沉降率增快、发热的病史，也应列入观察疗效的临床指标。

影像学方面，化疗前后X线平片对比，肿瘤的钙化、骨化是否增加，软组织肿块影的界限是否清楚，肿块的大小是否缩小、与正常骨之间的界限是否清楚（图3-1）。增强CT及血管造影检查显示肿瘤新生血管是否减少或消失是观察疗效的客观指标。MRI检查可显示肿瘤软组织是否缩小、与周围组织的边界及坏死情况（图3-2）。在骨肉瘤实验室检查中，碱性磷酸酶、乳酸脱氢酶是否下降也是观察疗效的指标之一。对化疗前后同位素骨扫描结果进行对比表明，放射性核素的浓集程度和范围也是观察化疗疗效的重要指标。其中同位素铊201（^{201}Ti）目前被认为效果最好。

目前，实体瘤的评价规范化标准主要经历了三个阶段：第一个阶段，美国国家卫生研究院

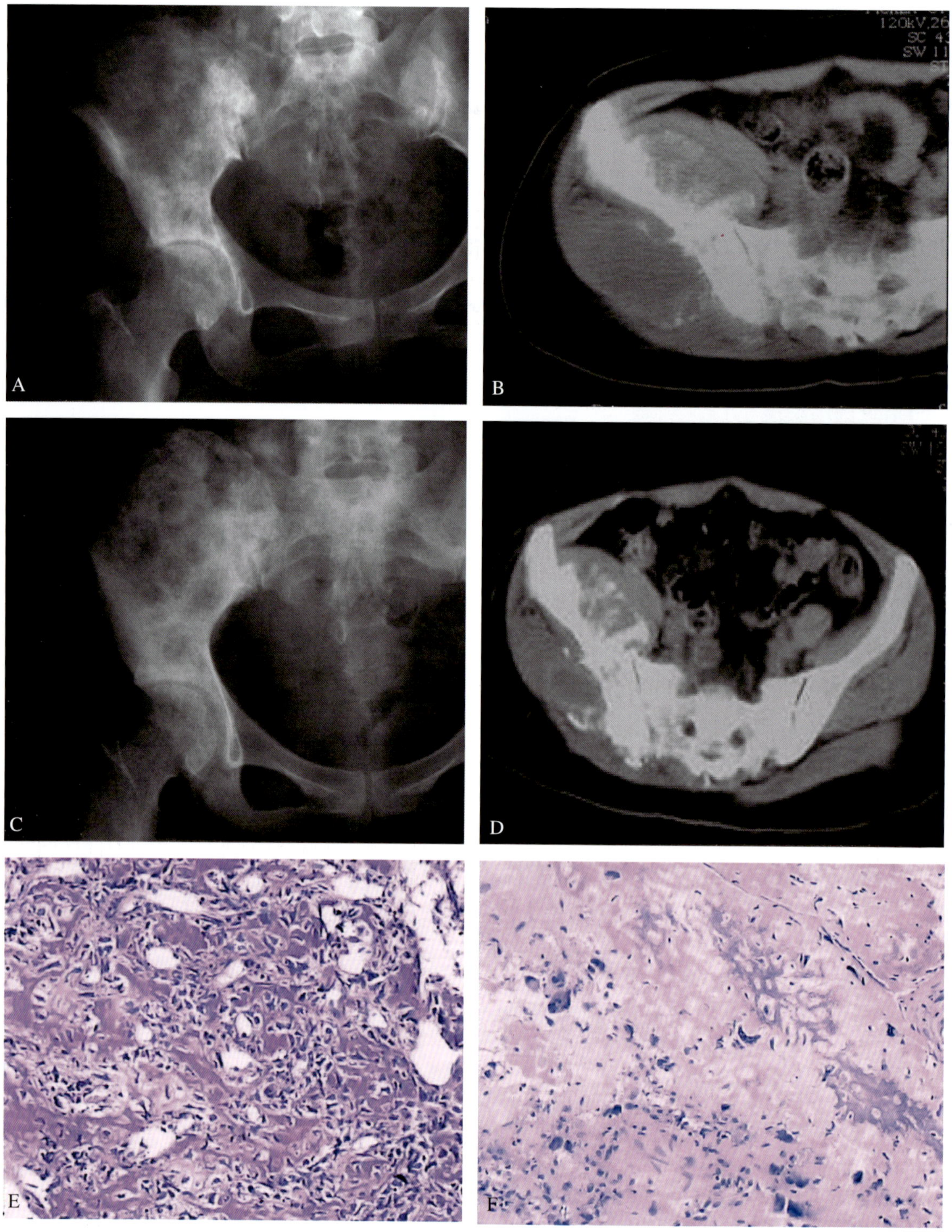

图 3-1　患者女性，30 岁，右骨盆骨肉瘤　A、B：显示化疗前右侧髂骨溶骨及成骨破坏，伴巨大软组织包块；C、D：显示经术前化疗 2 个疗程，化疗效果明显，X 线平片显示肿瘤骨化增加，CT 软组织窗显示肿瘤软组织包块明显缩小，其中骨化增多，边界清楚。E：化疗前病理切片，（100×）骨肉瘤骨母细胞为主型；F：骨肉瘤化疗后改变，（100×）残存瘤细胞异型性明显，可见散在深染的细胞以及坏死的不规则骨小梁影像

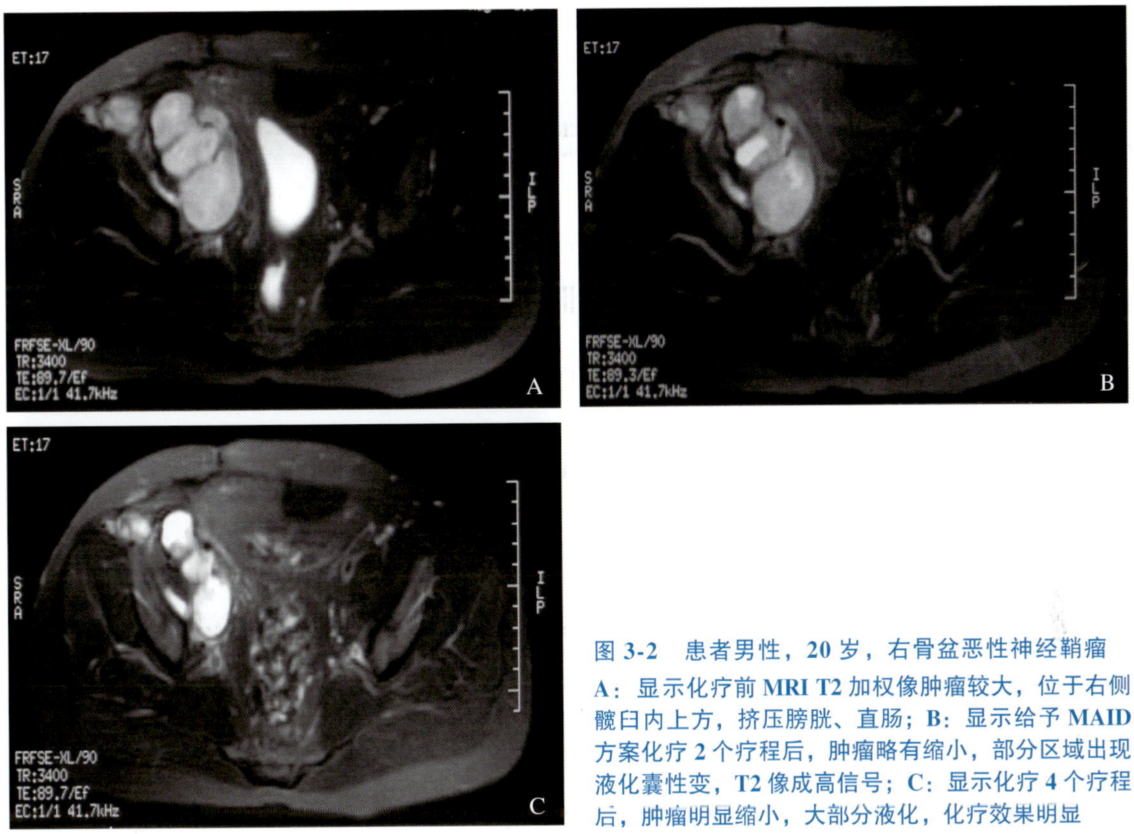

图 3-2　患者男性，20 岁，右骨盆恶性神经鞘瘤
A：显示化疗前 MRI T2 加权像肿瘤较大，位于右侧髋臼内上方，挤压膀胱、直肠；B：显示给予 MAID 方案化疗 2 个疗程后，肿瘤略有缩小，部分区域出现液化囊性变，T2 像成高信号；C：显示化疗 4 个疗程后，肿瘤明显缩小，大部分液化，化疗效果明显

（National Institutes of Health，NIH）癌症研究组在 20 世纪 60 年代根据当时的临床试验制订了实体瘤疗效评价标准。当时，将临床缓解定义为：肿瘤总体积缩小，同时无任何一个肿瘤体积增大，亦无新发肿瘤，或医疗人员观察到病人症状改善并评价药物的副作用后认为治疗对病人整体有益。另外，还规定必须连续两次测量肿瘤都维持同样大小或缩小才能定义为开始缓解，连续两次测量肿瘤都增大时为进展。随后，世界卫生组织（World Health Organization，WHO）于 1979 年发表了新修订的评价标准。该评价标准以肿瘤的最长径和最大垂直径的乘积作为肿瘤面积，并以该面积大小在新辅助化疗前后的变化作为疗效评价标准。根据肿瘤面积的退缩比例将疗效分为完全缓解（complete response，CR），部分缓解（partial response，PR），稳定（stable disease，SD）或无变化（no change，NC）和进展（progressive disease，PD）四个等级，其中 CR+PR 为有效率（response rate，RR）。WHO 标准将实体瘤疗效评价分为可测量肿瘤、不可测量肿瘤以及骨转移三个方面进行评价（表 3-2）。但是，在该临床评估疗效标准中，针对既是实体瘤又是骨的原发肿瘤，例如骨肉瘤、尤文肉瘤的测量没有明确的定义和评估方式，且相对于软组织肿瘤，骨的病灶的体积在化疗过程中变化不大，尤其是骨盆肿瘤，涉及多个径线、多个平面的肿瘤变化，该评估标准不能一味地套用。第三个阶段，2000 年欧洲癌症研究和治疗组织（European Organization for Research and Treatment of Cancer，EORTC）、美国国立癌症研究所（National Cancer Institute of the United of States，NCI）、加拿大国立癌症研究所（National Cancer Institute of Canada，NCIC）在 WHO 标准上进行了修改和补充，发表了实体瘤疗效评估标准（response evaluation criteria in solid tumor，RECIST）（表 3-3）。该标准仍保留了 WHO 标准中对肿瘤疗效的描述，即分为完全缓解（complete response，CR），部分缓解（partial response，PR），稳定（stable disease，SD）和进展（progressive disease，PD）四个等级，但采用肿瘤最长径衡量法（一维测量法或单径测量法，unidimensional）重新定义了 CR、PR、SD、PD（表 3-4）；并对病灶分为可测量和不可测量，规定了可测量病灶的初始病灶长径为≥ 10mm；明确规定了目标病灶总数的限制和脏器限制等。作为新的肿瘤评价标准，RECIST 标准的准确性和一维测量的正确性得到了大量临床试验的证实，

表3-2　WHO实体瘤疗效评价标准

疗效	可测量病灶（4 周后观察）	不可测量病灶（4 周后观察）	骨转移（4 周后观察）
完全缓解（CR）	肿瘤完全消失	肿瘤完全消失	X 线或骨扫描显示肿瘤完全消失
部分缓解（PR）	肿瘤缩小 50% 以上：①单个肿瘤面积：肿瘤最长径和其最大垂直径的乘积；②多个肿瘤面积：多个肿瘤面积之和。	估计肿瘤缩小 50% 以上	溶骨病灶缩小及部分钙化或成骨病灶密度降低
稳定或无变化（SD 或 NC）	缩小不到 50% 或增大未超过 25%	估计肿瘤总量减少不到 50% 或增大不超过 25%	X 线或骨扫描无明显变化
进展（PD）	增大超过 25% 或出现新病灶	估计增大超过 25% 或出现新病灶	X 线或骨扫描有肿瘤增加或出现新转移灶

表3-3　RECIST实体瘤疗效评价

疗效	靶病灶 a 评价 4 周后观察	非靶病灶 b 评价 4 周后观察	最佳总体疗效 d 评价 4 周后观察
完全缓解（CR）	所有靶病灶消失	所有非靶病灶消失，肿瘤标志物恢复正常水平	靶病灶：CR 非靶病灶：CR 新病灶：无
部分缓解（PR）	靶病灶最长径之和与基线状态比较，至少减少 30%	（IR/SD）c 存在一个（或）多个非靶病灶稳定和（或）肿瘤标志物持续高于正常值	靶病灶：CR；非靶病灶：未达 CR/SD；新病灶：无 靶病灶：PR；非靶病灶：无 PD；新病灶：无
稳定（SD）	介于 PR 和 PD 之间		靶病灶：SD；非靶病灶：无 PD；新病灶：无
进展（PD）	靶病灶最长径之和与治疗后所记录到的最小靶病灶最长径之和比较，增加 20% 或出现一个或多个新病灶	出现一个或多个新病灶和（或）已知非靶病灶的明确进展	靶病灶：PD；非靶病灶：任何；新病灶：有 / 无 靶病灶：任何；非靶病灶：PD；新病灶：有 / 无 靶病灶：任何；非靶病灶：任何；新病灶：有

注：A．靶病灶：测量到最长直径并能长期追踪及测量评估的肿瘤；B．非靶病灶：其他的肿瘤病灶，可记录，不必测量，但其存在或消失，都应有记载；C．IR/SD（incomplete response/stable disease）；D．最佳总体疗效：从治疗开始直到疾病进展或复发这期间记录的最佳疗效（以疾病进展为参照，从治疗开始记录的最小的测量值）

表3-4 WHO与RECIST疗效评价标准的比较

疗效	WHO（二维法）	RECIST（一维法）
CR	全部病灶消失维持4周	全部病灶消失维持4周
PR	肿瘤缩小50%维持4周	病灶肿瘤缩小30%维持4周
SD	PR与PD之间	PR与PD之间
PD	肿瘤增大25%或出现新病灶	病灶增加20%或出现新病灶

也得到了美国食品与药物管理局（Food and Drug Administration，FDA）和NIH的支持。2009年初，RECIST 1.1在原RECIST标准得基础上进行了更新，主要的变化包括对病灶数目的评估、对淋巴结的病理学评估、对疗效评价指标的进一步细化等（具体见表3-5）。其中一个最有革命性的变化就在把^{18}F-氟脱氧葡萄糖-正电子发射型计算机断层显像（Fluorodeoxyglucose Positron Emission Tomography，FDG-PET）并入指南，虽然在RECIST 1.1中限定了该项检查的评估意义，但这是第一次把功能学影像评估方法并入到肿瘤化疗反应的评价中，由此可推测在未来的化疗疗效临床评价系统中，针对肿瘤代谢的功能性影像学评价会起到更大的作用。但是值得我们关注的同样是靶病灶的测量问题，骨性病灶尤其是骨盆病变的化疗疗效反应在病灶最大径线的缩小上并不像其他软组织实体瘤那么明显，也许讨论制订一个针对骨肿瘤病灶的临床评估标准是亟需解决的问题。

术前化疗疗效最重要、最敏感、最客观的评估标准是肿瘤对化疗药物的组织学反应。这个评估需要病理科医生的积极参与并完成大量的工作。他们要把切除的肿瘤标本进行标本照相，然后按Sloan-Kettering癌症中心制订的格子图形的方法进行取材，确定各个组织断面对新辅助化疗疗效的镜下评估。格子数和断面数取决于肿瘤的大小、评估标准按Huvos等制订的肿瘤对化疗反应的组织学分级。Ⅰ级：几乎没有肿瘤细胞坏死；Ⅱ级：化疗轻度有效，肿瘤细胞数减少，坏死率＞60%，

表3-5 RECIST 1.0到RECIST 1.1的主要变化

评价指标	RECIST 1.0	RECIST 1.1
总体瘤负荷（多病灶）	至少测量10个病灶的最大径（每个器官5个）	至少测量5个病灶的最大径（每个器官2个）
可测量病灶大小的最低要求	CT：10mm（螺旋）或者20mm（非螺旋）	CT：10mm（扫描层厚小于5mm）或者层厚的2倍（扫描层厚大于5mm）
淋巴结	未提及	CT：靶淋巴结的短径＞15mm；非靶淋巴结介于10到15mm之间；镜下未见的淋巴结＜10mm
目标淋巴结完全缓解的指标	未提及	淋巴结的短径＜10mm为完全缓解
靶病灶的进展	较记录的累积靶病灶最长径增加20%	较记录的累积靶病灶最长径增加20%并增加＞5mm
非靶病灶的进展	在靶病灶稳定或缓解的情况下，出现一个或多个非靶病灶增大	特别提示：如果非靶病灶的增大代表总的肿瘤负荷的改变，则定位为进展
新发病灶	无特殊说明	对新发病灶有详尽的描述
总反应率	无特殊说明	对残余病灶，包括淋巴结有特殊注释
影像学	包含影像学评估的应用说明	新增了MRI、FDG-PET（/CT）及其他影像学评估的详细应用指南

部分区域尚存肿瘤活细胞；Ⅲ级：化疗有效，肿瘤细胞坏死率＞90%，尚存极少肿瘤活细胞；Ⅳ级：肿瘤细胞全部坏死，未见活的肿瘤细胞。根据 Sloan-Kettering 癌症中心的对骨肉瘤的新辅助化疗经验，20% 的病人为Ⅳ级，21% 的病人为Ⅲ级，29% 的病人为Ⅱ级，20% 的病人为Ⅰ级化疗反应。有资料证明无论病灶位于股骨远端、胫骨近端、还是肱骨近端，这三个骨肉瘤最常见的部位，他们对化疗的反应无明显区别。治疗疗效的正确评估对于随后的化疗方案的制订是至关重要的。而在这些评估中，组织学评估最为重要，它与影像学测量肿瘤大小、临床症状以及标定肿瘤对放射性同位素的吸收量相比更具科学性，是指导制订术后化疗的依据。根据这个评估，对化疗反应Ⅲ或Ⅳ级的，术后可沿用术前化疗方案；对Ⅰ级、Ⅱ级的，术后应更改化疗方案，缩短化疗间隔，使用作用更强的药物。

新辅助化疗

新辅助化疗其实是辅助化疗的一种，但其作用机制又不同于一般的术后辅助化疗。它是对非转移性肿瘤在局部治疗前进行全身性、系统性细胞毒性药物治疗。与其同义词有术前化疗（preoperative chemotherapy）、初始化疗（primary chemotherapy）和诱导化疗（inductive chemotherapy）。尽管对这些名词尚有不同的理解，但目前多数仍用沿用其他实体瘤的惯用表述方式，用新辅助化疗（neoadjuvant chemotherapy）这个名词者居多。

骨肉瘤的术前化疗始于 1973 年，当时人工假体制做需要很长的时间（长达 3 个月），Memorial Sloan-Kettering 肿瘤中心的 Rosen 及 Marcove 医生对部分适应于肿瘤大块切除，及人工假体置换手术的病人进行术前化疗，防止在等待人工关节制作期间肿瘤继续发展。回顾性研究发现，该组病人的生存率较同期只进行术后辅助化疗的病例组明显提高。1979 年 Rosen 等正式提出新辅助化疗的概念。在术后辅助化疗的基础上，大多数新的化疗方案增加了术前化疗。骨肉瘤早期转移的研究表明，化疗开展越早越好。肿瘤对化疗的组织学反应是影响长期预后的最重要因素，在新辅助化疗中发现反应不良者，在术后应换用其他细胞毒性药物（挽救性化疗）。对于那些不能耐受新辅助化疗的病例，化疗期间发生肿瘤转移的可能性将大大增加。

新辅助化疗强调术前化疗 6 ～ 10 周，然后行肿瘤切除，根据肿瘤组织坏死程度，制订后化疗方案。如果肿瘤坏死率大于 90%，术后继续原化疗方案，5 年生存率可达 80% ～ 90%；而坏死率小于 90% 者，5 年生存率低于 60%，应调整术后化疗方案。新辅助化疗的概念得到广泛的认可，目前已成为恶性骨肿瘤治疗的标准模式。但是，值得一提的是，骨与软组织肿瘤的新辅助化疗时间长短目前没有统一的定论，以骨肉瘤为例，在 Rosen 的临床试验 T7、T10、T12 中，新辅助化疗的时间分别约为 80 天、50 天和 10 周；而在 2008 年 Ronald R.Hugate 等人在术前骨肉瘤病人动脉灌注化疗过程中的时间则约为 9 到 15 周，取决于病人血管密度随着灌注过程中的变化而做相应的调整。我们在临床中也发现，手术时机的选择是一个关键的问题，一般来说，随着病人化疗药物的增加，肢体骨肉瘤病人的保肢条件会更佳，但对骨盆骨肉瘤的病人来说，化疗不一定敏感，过长时间的新辅助化疗有可能延误了最佳的手术时机，导致保肢失败甚至让截肢手术的肿瘤边界难以得到保证。

最开始的术前化疗以 HD-MTX 基础，但单剂只在 15% ～ 20% 的病人产生良好的组织学反应。在化疗方案中增加了 CDP/ ADM 并加大了 HD-MTX 的剂量（由 $8g/m^2$ 增加至 $12g/m^2$），反应率由 18% 增至 58%。在其他的治疗中心使用 ADM、CDP、IFO、HD-MTX 几种药物的不同组合也获得了 60% ～ 70% 的反应率。Wittig 等 2002 年报道新辅助化疗的应用使 90% ～ 95% 的骨肉瘤病人施行了保肢手术，五年生存率达到 60% ～ 80%。

尤文肉瘤的术前化疗作为常规应用已超过20年。同骨肉瘤一样，术前化疗效果可以通过病理组织学评估，来早期识别高危病例。肿瘤细胞对化疗的坏死率与无瘤生存率和预后相关。术前化疗也能使原发病灶得到更广泛的彻底切除，提高保肢率。Paulussen 等认为使用 ADM、CTX、IFO、ACD、VCR 和 VP-16 等联合化疗，尤文肉瘤的5年生存率超过50%。

术前化疗最初来源于保肢手术的开展，由于结果令人满意，所以术前化疗的理论由此发展起来。新辅助化疗的优点：①可以早期进行全身治疗，消灭潜在的微小转移灶；②通过评估术前化疗效果，指导术后化疗；③缩小肿瘤及肿瘤周围的反应带，提高保肢手术率；④允许有充分时间设计保肢方案，制做假体；⑤减少手术中肿瘤播散的机会；⑥早期识别高危病例。

新辅助化疗已经应用多年了，自20世纪90年代初以来已成为恶性骨肿瘤的标准治疗方案。

新辅助化疗的优点之一还有在手术标本切片上有组织学反应。大量的骨生长残痕说明了在组织学上有反应。根据 Huvos 的化疗组织学反应分期，Ⅲ期及Ⅳ期的5年无病生存率比Ⅰ期及Ⅱ期的高。

理论上，对术前化疗反应不好的患者可以在术后进行联合化疗。“调配适当”的化疗方案对化疗反应差的患者来说并不能提高生存率。在术前化疗方案的基础上可以进一步改进。在此强调，即使是那些术前化疗效果不好的患者也可接受进一步的辅助治疗。在 Memorial Sloan-Kettering 的研究中，Ⅰ级和Ⅱ级化疗反应效果的患者，生存率也比单纯手术治疗的高。所以，即便达不到Ⅲ级和Ⅳ级的化疗效果，也应进行化疗。相反，由于在Ⅱ级和Ⅲ级化疗效果之间生存率有明显的差异，因此Ⅰ级和Ⅱ级的患者恰恰是需要大剂量化疗的病例，不坚持术后化疗的患者生存率会明显下降。

骨肉瘤的化疗

Rosen的T方案（表3-6）

1973年 Rosen 对准备行肿瘤大块切除，人工关节置换的病人，采用术前 VCR，HD-MTX-CF 及 ADM 的联合化疗（T5方案），术后根据肿瘤组织的坏死程度确定术后化疗方案。对Ⅲ～Ⅳ级反应的病例，术后继续使用 T5 方案，对Ⅰ～Ⅱ级反应的病人，术后改用 T4 方案，即加用 CTX，这是新辅助化疗的最早应用。随后 Rosen 又基于 BCD 联合应用对骨肉瘤有效，将 BCD 加入 T 方案，形成 T7 方案。T7 方案的特点是增加了用药数量及

表3-6　Rosen的T系列化疗方案比较

方案	年代	化疗药物	5年生存率 T4
T4	1973	VCR，HDMTX，ADM，CTX	52%
T5	1973	VCR，HDMTX，ADM，CTX	74%
T7	1976	VCR，HDMTX，ADM，BCD	76%
T10	1978	术前同 T7，反应差者改用 CDP，ADM	77%
T12	1981	术前 HDMTX，BCD，反应好，术后 ADM 4次，BCD4次，HDMTX 8次；反应差，ADM 改为 CDP5次，减少 HDMTX	73%
T19	1991	T12+IFO	
T20	1996	HDMTX，IFO，ADM	

延长了用药时间。随访结果显示，T7方案中Ⅲ～Ⅳ级化疗反应的比率是54%，5年生存率为74%，优于T5方案。1978年Rosen设计了T10方案，主要是把顺铂加入到术前化疗反应为Ⅰ～Ⅱ级的病人，特别是对于那些有肺转移的病人，经术后加用CDP可提高其生存率。Rosen的研究结果显示，T10方案优于T7方案，但CCSG（Children's Cancer Study Group）及COSS-82对T10方案重新进行临床研究，其结果显示T10方案并不能改善术前化疗效果差的病人的生存率。Rizzoli研究中心的研究结果也显示T10方案并不能改善病人的生存率，经过长时间随访认为，T10方案和T7方案的生存率没有明显不同。Rosen通过对T7、T10化疗方案的疗效观察新辅助化疗评估组织学坏死率100%的患者几乎全部存活，认为术前化疗可有效防止转移，患者术前接受了充分化疗，术后无需再给予高剂量的化疗，以减少不必要的化疗副作用，设计了T12方案。T12方案的特点：对术前化疗效果好的病人，术后只给一次BCD、两次HD-MTX的化疗，减少术后用药量。另外，术前化疗中减掉了有心脏毒性作用的ADM，结果显示与T10方案的结果（CR+PR）无明显差异。T12方案随访结果显示其5年生存率为80%左右。1991年Miser等报告了Mayo Clinic应用IFO（异环磷酰胺）治疗骨肉瘤的研究。他们采用IFO、HD-MTX及ADM联合用药，结果显示Ⅲ-Ⅳ级的组织学反应率为85%。这是至今为止骨肉瘤化疗所取得的最好结果。目前CCG（Children's Cancer Group）正组织多个肿瘤中心重复研究IFO的效果，以便推广。

Coss研究方案

Coss是德奥两国骨肉瘤化疗协作研究小组的简称。自1977年至今，已先后进行了Coss-77，Coss-80，Coss-82，Coss-86等系列化疗方案的研究。Coss-86在Coss-80化疗方案的基础上进一步强化化疗方案，以进一步提高预后不良患者的生存率。与Coss-80不同的是，顺铂不再以单药使用，而是与IFO联合使用。Coss-86另一个研究目的是通过动脉给予CDP以加强局部化疗效果，进一步提高保肢率，但其研究结果显示，术前化疗所致的肿瘤坏死率并不高于全身化疗的作用。研究的结果还通过组织病理学确定肿瘤化疗后坏死程度和测定标本内铂的含量，最终的结果是降低肿瘤局部复发率，提高生存率。

Jeffe的TIOS（treatment and investigation of osteosarcoma）化疗方案

20世纪80年代初Jeffe设计了TIOS-Ⅰ（1980年初—1985年）和TIOS-Ⅲ（1985—1989年）经动脉给药比较MTX和CDP术前化疗疗效的研究。经研究认为CDP经动脉给药的术前化疗，效果明显好于MTX；疗效与疗程数及CDP累积量有关；术后强化化疗可提高术前化疗反应差的病人的生存率；化疗疗效的提高可增加保肢率，未来化疗的发展是识别疗效差的患者，给予相应的剂量强度的化疗，提高生存率。

Rizzoli研究所的化疗（Bacci）

意大利Rizzoli研究所是著名的骨肿瘤中心，自1972年开始对骨肉瘤的化疗进行研究，不断更新方案，主要探讨了辅助化疗的意义，保肢的安全性，MTX大剂量与中剂量的疗效对比和新辅助化疗动静脉双途径给药方案的疗效。1991年Bacci对125例骨肉瘤应用MTX、CDP、ADM联合化疗，其中Ⅲ、Ⅳ级占74%，2年生存率87%；对另一组应用MTX、CDP治疗127例病人中，Ⅲ、Ⅳ级占52%，2年生存率59%。目前该研究所采用双途径的新辅助化疗治疗骨肉瘤，随访一至三年的持续无瘤存活率高达87%，局部复发率仅为8%，保肢率为92%。

了解耐药的作用机制十分重要。多种药物的

拮抗基因、P-糖蛋白、二氢叶酸还原酶基因等均参与耐药过程。耐药不会被细胞内的蛋白质限制。问题可能出在药物转移入细胞膜的过程中。目前的研究表明不同的机制都起了一定的作用。全面了解耐药对目前细胞毒性药物的使用有着积极意义。

辅助治疗的进一步研究包括生物修饰分子的使用以及传统化疗药物的治疗范围的扩大。举例如粒细胞集落刺激因子（GCSF）的使用和粒巨噬细胞集落刺激因子（GMCSF）的使用，它们用于治疗骨髓抑制所致的白细胞减少症。心脏保护因子如右丙亚胺（dexrazoxane）的使用也日益受到关注，使用后可增加阿霉素的用量。肺转移时为了减少大剂量阿霉素对心脏和全身毒性反应，可应用独立的肺灌注治疗。

尽管化疗药物的剂量十分重要，同样重要的是长期的效果可以降低给药剂量。目前联合化疗对生存率及死亡率的作用十分明显。病人的分级和化疗方案的调整必须更为精确，以适用于患者的预后指标。

骨肉瘤占脊柱原发恶性间叶来源肿瘤的3% ~ 15%。据SEER2011年的数据统计，自1973—2003年骨盆环的骨肉瘤病人（430例）的5年总生存率18%，10年总生存率8%。骨盆环的骨肉瘤病人预后相比于软骨肉瘤、脊索瘤和尤文肉瘤均差，最主要的原因在于它属于高度恶性的肿瘤，且化疗极不敏感。对骨盆病人是否行术前化疗，目前尚存在争议，通常认为行手术治疗是最主要的治疗方式。2013年Boye K，Del Prever AB等人对挪威Olso大学附属医院8年间71例转移性或骨盆骨肉瘤的病人采用高剂量密度化疗联合干细胞解救，结果显示中位无疾病生存期是18个月，5年无疾病生存率27%，作者比较了传统方案与一些二线治疗方案，最后建议继续骨盆骨肉瘤的病人沿用传统的化疗方案，应摒弃卡铂及依托泊苷等二线药物。

尤文肉瘤的化疗及放疗

尤文肉瘤是骨内小圆细胞增生的恶性肿瘤。对这类细胞的确切来源有许多争论。Ewing以关注这一疾病而知名，他更倾向于称此病为“骨的内皮瘤”。其他学者认为此病从骨间质分化而来。现在仍有学者推测此病可能是转移的神经母细胞瘤。最近细胞分子遗传学研究表明尤文肉瘤是一组肿瘤，除了常见的尤文肉瘤外还包括原发神经外胚层肿瘤（PNET），外周神经上皮瘤，胸壁的Askin瘤和骨外的尤文肉瘤。这些肿瘤更倾向于来自神经外胚层而非间质组织，但缺乏确切的证据。

在美国尤文肉瘤大概居于常见骨的肉瘤的第三位。然而，在小于15岁的患者中，尤文肉瘤几乎是最常见的骨的肉瘤。年轻患者尤文肉瘤的发病率30年来一直居首位，远高于其他骨的肿瘤。细胞分子遗传学诊断方法的发展可检测到更多的过去被认为分化差的圆细胞肿瘤的年长病例。此病在黑种人和东方人中较少见。男女发病比例大致为3 : 2。好发部位在骨盆和股骨，但也可侵及其他骨，包括肱骨、胫骨和腓骨。最初受累的软组织多见于椎旁肌。

病因与染色体易位有关。90%以上的病例中11和22号染色体易位互换，导致EWS基因整合到Fli-1基因上。约5%的病例中21和22号染色体易位，而使EWS基因整合到ERG基因上，极少病例中的EWS基因可整合到其他基因上，如E1A基因。这些易位而产生的嵌合蛋白质将行使错误的转录因子的功能。目前已明确这些嵌合的蛋白质通过激活和（或）抑制一系列基因从而导致细胞向肿瘤转化。

尤文肉瘤的化疗开始于20世纪60年代，在已有转移的患者中行Ⅱ期实验应用环磷酰胺、放线菌素D、长春新碱和其他药物。1968年Hustu报道了无转移的患者成功接受辅助化疗的情况，他用长春新碱和环磷酰胺治疗了5名患者。这远不仅是适于神经母细胞瘤的化疗，有神经毒性的长春新碱也可应用。

第一个成组的尤文肉瘤研究（IESS-1）开始于 1973 年。它包括了 3 个主要研究团体（CCSG，SWOG 和 CALBG）和 84 个研究所。化疗基于长春新碱、放线菌素 D 和环磷酰胺（VAC），患者被分为三组，仅用 VAC 组，VAC 加阿霉素组和 VAC 加全肺辐射组。放疗用于治疗原发肿瘤。IESS-1 研究坚定地确立了有效的辅助化疗。接受 VAC 加阿霉素治疗的患者 5 年无复发生存率为 60%，此结果优于任何继往的对照研究结果。只接受 VAC 的患者存活率仅 28%，这些说明了阿霉素的有效性。接受 VAC 加全肺照射的患者其存活率介于两者之间，为 53%，优于仅行 VAC 治疗的患者，但效果低于 VAC 加阿霉素联合治疗。

在随后进行的 IESS-2 试验中，间断大剂量化疗优于持续中等量化疗。剂量强度，特别是阿霉素是重要的一个因素。间断大剂量化疗组 5 年无病存活率为 68%，但出现了较严重的心脏毒性，并有一名患者因心脏疾患而死亡。

此后的实验证实了 IESS-1 的发现，肯定了 VAC 加阿霉素合用的有效性。CESS81 研究表明 69 个月无病存活率为 55%，Rizzoli 组发现 5 年无病存活率为 54%。Hayes 等将这 4 种药用于略有不同病例，报道肿瘤小于 8cm 的 3 年无病生存率为 82%，大于 8cm 的为 64%。在 Memorial Sloan-Kettering 的 Rosen 报道了从 1970 年至 1980 年 10 年间治疗 67 名患者的经验。这一时期相关的记录从 T2 到 T6 到 T9。T2 记录包括 VAC 加阿霉素，T6 和 T9 记录应用阿霉素，环磷酸胺，大剂量氨甲蝶呤，BCD（见骨肉瘤）和 BCNU（T6）的情况。虽然结果是乐观的，5 年无病存活率为 79%，但由于所用药物和记录不同，而使此项研究的解释变得复杂。许多早期患者接受了最大剂量的阿霉素，为 700 ～ 900mg/m^2，这一剂量大于近来记录所允许的剂量。对在同一研究所中接受 T9 和 T11 化疗的患者随访中 Meyers 发现 5 年无病生存活率为 53%。然而这项研究包括了有转移和扩散的患者。

近年来更多的兴趣集中于应用异环磷酰胺和 VP-16 上。在Ⅱ期试验中显示两药有效，然而这些药物与传统的 4 种药物：阿霉素，长春新碱、放线菌素和环磷酰胺相比仅有存活率的少许增加。来自 Rizzoli 研究所的大型研究发现无病生存率仅增加了 4%，这一些无统计学意义，最近一项大型随机的包括 398 名患者的 CCG/POG 研究早期资料显示了更令人鼓舞的结果，5 年无病存活率由 52% 增加至 69%。

近年来试图将患者分为高风险和标准风险两类。高风险定义是变化的，但通常包括转移病例（肺、骨和 / 或骨髓），扩散的病例和不良部位的原发肿瘤。后一类包括中轴骨或骨盆肿瘤，但许多研究者建议还应包括在肱骨和股骨的近端骨肿瘤。体积较大的肿瘤也包含在高风险分类中，大肿瘤诊断标准为最大直径大于 8cm 或体积大于 100ml。根据这一标准，大多数肿瘤都可称为高风险，只有比率很小的一部分称为标准风险。然而，不同类型高风险病例的预后也有所不同。中轴骨或骨盆肿瘤的预后就比肱骨或股骨的差；同样，化疗无效而出现扩散的患者其预后也较就诊时已存在转移的患者预后差。Cangir 等报道了 IESS 的试验，发现时已有转移的患者 5 年存活率为 30%，同样 Sandoval 报道发现时已存在转移的患者整体存活率为 35%。而 Meyers 发现已有骨髓受侵或化疗时转移发展的患者全部死亡。

骨髓移植和干细胞移植已被用于有扩散和高风险病人的治疗。这一方法看来特别适用于骨髓转移的病人，对于已被全身放疗和大剂量化疗分离的骨髓有反应。因为尤文瘤对放疗敏感，故需要额外行全身放疗。然而，低于 30Gy 的放疗反应是不可预知的，甚至在高风险病例中有很大比例的病例对放疗无反应。

对尤文肉瘤的放疗所产生的局部控制率为 60% ～ 90%。 放疗所用仪器已发展了很长时间。早期的放疗因仪器不适宜而受到阻碍。CT 和 MRI 的发展可以更准确地描绘肿物和选择放射野。尽管放疗还有所发展，但最近一些报告已连续显示了其不乐观的结果。POG 研究发现，局部控制达三年的仅 76%。CESS 研究报道达 5 年的仅 77%。放疗后局部复发与许多因素有关。其中肿瘤的大小非常重要。大肿瘤（体积大于100ml）比小肿瘤更有可能存在耐受照射的细胞群。肿瘤的发生部位也很重要。中心骨和骨盆肿瘤比四肢肿瘤有更高的局部复发率。这也反映了在重要器官周围获得适宜放射剂量是困难的。除尤文肉瘤外的绝大多数肉瘤对放疗不敏感。但这种效果也是相对的，任何组织，包括正常的或肿瘤组织均对大剂量放疗有反应。

对化疗的反应也影响局部复发，首先接受化疗的患者的总体局部复发率低于不接受化疗的患者。Arai紧接着发现对化疗反应好的患者局部控制明显优于对化疗反应差的患者。在这项研究中，对化疗有阳性反应的并且肿瘤小于8cm的患者仅接受了小剂量放疗（30Gy），局部控制率可达90%；对化疗有阳性反应且肿瘤大于8cm的患者接受了大剂量放疗（50～60Gy），但这些患者的局部控制率仅52%。最后，对化疗反应差且接受大剂量放疗（50～60Gy）的患者仅有17%的局部控制率。

骨盆环的尤文肉瘤的预后相比于骨肉瘤好，据2011年SEER数据统计，5年的总生存率约41%，10年的总生存率约34%，相比于骨肉瘤，与肢体的尤文肉瘤的预后差别不大。对脊柱及骶骨尤文肉瘤，平均生存期为26个月，而对初次诊断已发生转移的病人，平均生存期约20个月。2004年Mayo Clinic对125例脊柱及骶骨尤文肉瘤的病人进行回顾性研究，结果提示5年无疾病生存率约53%；其中骶骨的尤文肉瘤5年无疾病生存率60%；脊柱其他部位的无疾病生存率为45%。自1980年开始，尤文肉瘤的生存率几乎提高了两倍，主要得益于放化疗技术的进步以及手术技术的提高。目前尤文肉瘤的治疗方式建议联合化疗、放疗以及手术治疗。在Mayo Clinic的125例尤文肉瘤的病人中，所有病人均接受不同程度的放疗，70%的病人接受术后辅助化疗，25例病人接受手术治疗，2例病人接受骨髓移植治疗。而在Rizzoli发表的2009年的一篇文章中，43例骶骨骨盆尤文肉瘤的病例，所有的局部治疗均在新辅助化疗之后，所谓的局部治疗，包括放疗或手术+放疗。手术的选择因人而异，对术者觉得只能是减瘤手术或手术切除范围肯定不够的病例，建议仅行放疗治疗；而对可达到边缘或广泛切除的病例，均应行手术治疗；同时作者在术后比较手术组与非手术组的病例特点，并未发现病人群体在性别、肿瘤体积、肿瘤部位等方面有何统计学差异。在1995年UCLA医学中心对19例骶骨骨盆尤文肉瘤病例的研究中，随机把病人分为手术组与非手术组，结果提示手术治疗受益更大，与同期Mayo的临床试验比较，得到类似的结果；同时该项研究显示，累及单块骨的病灶预后比同时累及骨盆2块以上骨的预后好。

多发性骨髓瘤的化疗

多发性骨髓瘤（multiple myeloma，MM），是骨髓内浆细胞异常增生的一种恶性肿瘤，以分泌单克隆免疫球蛋白（M蛋白）为主要特征。骨髓中克隆性增生的浆细胞浸润骨骼和软组织，引起骨骼破坏、贫血、肾功能损害等表现。MM约占肿瘤发病率的1%，占血液系统恶性肿瘤发病率的10%。欧美国家年发生率为（2～5）例/10万人，我国发病率约1例/10万人，中位诊断年龄为62岁，85%的患者在50岁以后发病。近20年来，由于平均寿命的延长和诊断水平的提高，MM发病率逐渐增加。

MM在染色体和基因方面存在一些特殊的异常改变，使用传统的显带技术，MM核型异常发生率为30%～50%不等，而使用FISH方法目前认为几乎100% MM患者都有染色体的异常。常见的染色体异常包括14、1、13、6、17、9号染色体等。染色体异常经常导致癌基因/抑癌基因的变化，如ras、p53、Rb1等基因的突变。

临床表现

骨痛、病理性骨折、软组织肿物是常见临床

表现，最常累及腰椎、胸椎、肋骨、颅骨、肱骨和股骨，骨盆也常受累，骨痛在活动时可诱发或加重，局部剧烈剧痛常提示发生病理性骨折，椎体的压缩性骨折可致身高降低；MM 细胞增生浸润骨骼，在局部可形成隆起的肿块。

其他临床表现包括贫血、反复发作的感染、肾损害、高黏滞综合征、出血、神经系统症状、高钙血症等。

骨髓穿刺和骨髓活检是最重要的诊断手段。此外，血清 M 蛋白鉴定、血清免疫球蛋白的定量、尿的本 - 周蛋白、β_2 微球蛋白等指标也被认为与疾病的预后、疗效、病情进展有关。

常规的 X 线检查可以发现 80% 以上的 MM 患者有三种改变：弥漫性骨质疏松、圆形或卵圆形穿凿样溶骨性病变、病理性骨折，CT 和 MRI 适用于脊柱压缩骨折和骨盆肿瘤的诊断。

分型

IgG 型：最为常见，占 60%，一般具有典型的“MM”症状。

IgA 型：约占 20%，特点是可见火焰状瘤细胞，高脂血症、髓外骨髓瘤相对多见。

IgD 型：占 5%，特点是发病年龄较早，多在 50 岁以下，本 - 周蛋白阳性多见，常合并肾功能不全，骨髓外浸润较常见。

IgM 型：本型较少见，易发生高黏滞血症或雷诺现象。

IgE 型：此型罕见。

轻链型：占 12%，因瘤细胞仅合成单克隆轻链，缺乏重链，总的球蛋白下降（正常的多克隆免疫球蛋白受抑制），血清蛋白电泳不出现 M 成分，但用免疫固定电泳可检测出大量单克隆轻链（κ 或 λ），血、尿本 - 周蛋白多呈阳性。本型常有高钙血症和肾功能损害，骨质破坏和淀粉样变也很显著。

双克隆型：甚少见。

不分泌型：约占 1%，患者可有典型临床表现，但血和尿中无 M 蛋白或轻链。

其他特殊类型包括意义未明单克隆丙种球蛋白血症（MGUS）、冒烟型多发性骨髓瘤（SMM）、惰性多发性骨髓瘤（IMM）等。

分期及预后因素

根据四个因素对多发性骨髓瘤进行分期：a. 血清或尿中 M 蛋白的数量；b. 血钙水平；c. 血红蛋白水平；d. 溶骨性病变的数量。

1. Durie-Salmon分期标准

Ⅰ期：须符合所有下列条件：①血红蛋白＞100g/L；②血钙正常；③骨骼 X 线正常或呈孤立性溶骨病变；④ M 球蛋白 IgG＜50g/L，尿轻链＜4g/24h。

Ⅱ期：各项标准介于Ⅰ期Ⅲ期之间。

Ⅲ期：符合下列至少一项：①血红蛋白＜85g/L；②血清钙＞2.98mmol/L；③ X 线多处进行性溶骨性损害；④ M 蛋白 IgG＞70 g/L，IgA＞50g/L，尿轻链蛋白＞12g/24h。

每期根据肾功能变化又分为 A、B 两种亚型：A 型：血肌酐＜176.8μmol/L；B 型：血肌酐＞176.8μmol/L。

治疗指征

化疗不能治愈 MM，也不能阻止 MGUS、SMM、孤立性浆细胞瘤的转化与发展，Ⅰ期 MM 不能从早期治疗中获益，而长期化疗增加继发性白血病、MDS 的发生率、免疫低下、脏器功能损害，因此化疗主要针对进展期（Ⅱ、Ⅲ期）MM 患者。

当患者出现以下情况推荐给予治疗：M 蛋白升高、相关器官和组织引起临床症状（CRAB）、血钙升高（＞10mg/L）、肾功能不全（肌酐＞2mg/dl）、贫血（Hb＜100g/L）、骨病变（溶骨性改变或骨质疏松）、中性粒细胞减少及神经损伤。希望通过治疗可以缓解疼痛及其他疾病症状并控制疾病的活动，防止进一步的器官损伤，延长无病生存期（DFS）和总生存期（OS），尽可能长时间地维持正常活动和日常生活。

治疗原则

MM 常用的治疗方法包括放疗、常规剂量化疗、高剂量化疗联合自体干细胞移植（ASCT）、异基因造血干细胞移植、维持治疗（干扰素）、支持治疗、耐药或难治性疾病的治疗、新靶点生物治疗和免疫治疗。

骨的孤立性骨髓瘤单纯应用放疗（≥ 45Gy 受累野照射）有效率可达到 94%。长期局部控制率 100%，有部分病例可治愈。但应密切随访：每 3 ~ 6 个月复查 M 蛋白定量、血象、骨髓象、临床症状体征等。冒烟型骨髓瘤（SMM）或多发性骨髓瘤Ⅰ期可暂不实施治疗，每 3 ~ 6 个月随访，当骨髓瘤进展至Ⅱ期以上再行系统性治疗。系统治疗的目的是降低肿瘤负荷、缓解症状、达到稳定的平台期，方法多采用常规剂量化疗，配合双磷酸盐药物。也可以选择大剂量化疗（HDT）± ASCT，此外，值得一提的是准备移植的患者在采集自身造血干细胞之前不能使用烷化剂。

化疗方案

1. 初治常规剂量化疗

初治常规剂量化疗方案包括 MP 方案、VAD 方案、DEX 方案、Thal/DEX 方案、DVD 方案等。

（1）MP方案：MM的标准治疗方案

MEL 8mg/（m^2 · d）　d1 ~ 4

Pred 60mg/（m^2 · d）　d1 ~ 4

每 4 ~ 6 周重复，总有效率 40% ~ 60%，CR < 5%，大部分可进入稳定 / 平台期，持续 18 ~ 24 个月，但起效慢，可发生迟发性骨髓抑制，疗效判定应于 3 ~ 4 个疗程后进行。治疗有效者可一直用至平台期，约需 1 年时间；未达有效但疾病无进展者亦可继续用药。肾功能不全或年龄超过 70 岁者，MEL 减量 1/3 ~ 1/4。中性粒细胞、血小板减少时亦应减量或延期。MP 方案长期应用对溶骨性损害无效，持续每月或每 6 周一次给药可致 MDS 或 ALL，严重损害造血干细胞导致移植失败，长期应用还可导致肺纤维化。

（2）以烷化剂为基础的联合化疗

1）VBMCP/M2 方案

VCR　1.2mg/（m^2 · d）　d1　iv

BCNU　20mg/（m^2 · d）　d1　iv

MEL　8mg/（m^2 · d）　d1 ~ 4　po

CTX　400mg/（m^2 · d）　d1　iv

Pred　60mg/（m^2 · d）　d1 ~ 14　po

每 35 天重复，有效率 70% 左右。

2）VMCP 方案

VCR+MEL+CTX+Pred

3）ABCM 方案

ADM+BCNU+CTX+MEL

（3）VAD及相关方案

1）VAD 方案

VCR　0.4mg/（m^2 · d）　CT24h　d1 ~ 4

ADM　10mg/d　CT24h　d1 ~ 4

Dex　20mg/（m^2 · d）　po　d1 ~ 4，d9 ~ 12，d17 ~ 20

VAD 方案缓解率 55% ~ 84%，10% ~ 25% 达 CR，中位生存期 36 ~ 44 个月，能迅速降低瘤负荷，2 个月即可达其最大疗效的 90%，同时不损伤干细胞，药物肾外排泄，肾功能不全者不必进行剂量调整，骨髓抑制程度轻，恢复较快。肾功能不全，血细胞减少，需迅速降低瘤负荷如高钙血症、肾衰竭、神经受压、拟采集干细胞行 ASCT，可首选 VAD 方案

2）VAD 类似方案

以其他蒽环类药物替代 ADM，如 IDA、MIT、脂质体阿霉素（CAELYX）。

以甲泼尼松（mePDNL）替代 Dex，减少皮质激素相关毒性。

VAMP（VCR　ADM　mePDNL）。

C-VAMP（两个疗程 VAMP 之间加用 CTX）。

VID（VCR　IDA　Dex）。

DVD（CAELYX　VCR Dex）：CR+ 显效可达 67%。

（4）大剂量Dex（HDD）

20mg/（m^2·d）d1 ～ 4，d9 ～ 12，d17 ～ 20，间歇 14 天重复，3 个疗程评价疗效，总有效率为 43%，80% 于 2 个月内达缓解，严重合并症发生率低，仅 4%。高钙血症、血细胞减少、因病理性骨折需同时放疗者、不适用于细胞毒药物和肾功能受损患者推荐应用，Dex 联合反应停方案总有效率有所提高。

2. 维持治疗

对于化疗接近 CR、IgA 和轻链型 MM 在达到缓解后应继续维持治疗，而其他进入稳定 / 平台期的 MM 是否进行维持治疗尚有争议，目前多不主张以细胞毒药物进行维持治疗，有报道皮质激素和 IFN-α 可延长部分患者的缓解期。

3. 难治复发MM的挽救治疗

难治复发 MM 的挽救治疗方案包括大剂量 Dex、大剂量 MEL、大剂量 CTX、VAD、含 VP16 方案、反应停与化疗联合、bcl-2 反核苷酸、三氧化二砷、自体干细胞移植、生物治疗等。

4. 蛋白酶体抑制剂—万珂（velcade）

蛋白酶体（proteasome）是催化细胞质和细胞核内蛋白水解的主要蛋白酶，蛋白被蛋白酶体降解之前需要通过泛素 - 蛋白酶体途径（UPP）被泛素化。高等真核生物细胞中的蛋白酶体为 26S 蛋白酶体，它可以高效并高度选择性地降解细胞内蛋白质，包括细胞周期调节蛋白蛋白、肿瘤抑制蛋白及转录因子等，与肿瘤的发生和发展密切相关。

Velcade 可强效、可逆抑制蛋白酶体，直接引起肿瘤细胞凋亡并抑制肿瘤细胞 NF-κB 途径的活性，抑制 MM 细胞与骨髓基质细胞黏附，抑制 IL-6 生成及其在细胞间的传导，抑制血管生成素生成、表达，抑制其他一些与细胞凋亡相关的因子的表达、作用。

Velcade 单药方案 ：1.3mg/m^2 iv d 1，4，8，11，持续 8 个循环，达 CR 后，再用 2 个循环。有效率（CR+PR）27%。中位达缓解时间 38 天，中位缓解持续时间 12 个月，中位总生存时间 17.5 个月。

骨原发淋巴瘤的化疗

概述

原发于淋巴结的恶性淋巴瘤最多见，但在淋巴结外淋巴网状组织与任何器官均可发生。淋巴结外恶性淋巴瘤的生物学特性与淋巴结内基本相似，但以非霍奇金淋巴瘤为主，霍奇金病很少见。消化道是结外淋巴瘤的常见部位，原发于骨的淋巴瘤少见，根据美国 1973—1975 年统计原发性骨恶性淋巴瘤仅占结外淋巴瘤的 4.8%，全身骨骼均可受累，任何年龄均可发病，但文献报告以骨盆、股骨、脊柱和下颌骨多见，15% 以上的骨原发性淋巴瘤发生在骨盆部位。多见于 30 岁以上患者。1901 年 Wieland 首先描述此瘤的表现；1932 年 Oberling 等将此瘤命名为网状细胞肉瘤以区别于 Ewing 肉瘤；1939 年 Parker 等首先报告 17 例骨网状细胞肉瘤，从临床病理角度确立了本瘤的诊断。1993 年 WHO 骨肿瘤组织学分类为骨恶性淋巴瘤。骨恶性淋巴瘤占恶性骨肿瘤的 4.4%，男多于女，常为单发，亦可多发。

诊断标准

在骨组织发生恶性淋巴瘤时，应尽力确定其为原发性或继发性，诊断原发性骨恶性淋巴瘤的标准为：①肿瘤的首发（甚至唯一的）部位或症状必须在骨骼，并经病理组织学检查（包括免疫组化），诊断为恶性淋巴瘤，即使到了中、晚期，肿瘤发生扩散或转移时，一般其发展规律是依次由原发骨骼到邻近组织或附近淋巴结，再到肝、脾、骨髓，最后到外周血。免疫组化检查，白细胞共同抗原（CD45）、B 细胞抗体（CD20）、T 细胞抗体（CD45RO）阳性，单核细胞抗体（MAC387）阴性，能够排除 Ewing 瘤、小细胞骨肉瘤、转移性神经母细胞瘤和小细胞未分化癌等易混淆的肿瘤，病理诊断骨恶性淋巴瘤无疑；②临床及其他各种辅助检查未发现其他组织系统有原发肿瘤；③发现骨破坏6个月后，才有其他部位恶性淋巴瘤的症状和体征。若骨、淋巴结和（或）软组织病灶并存，或发现骨病灶6个月内出现淋巴结和软组织病灶；若原发于淋巴结和（或）软组织的淋巴瘤确诊后才出现骨病灶，临床上都应诊断为继发性骨恶性淋巴瘤，为恶性淋巴瘤的骨侵犯。

治疗原则

淋巴瘤对放疗和化疗非常敏感，目前大多数经验均认为治疗原则应以放疗和化疗为主，辅以手术治疗，但具体治疗方案应根据每一个具体病例在作出明确诊断后，视恶性程度的高、中、低，是单发还是多发而定。

局部放疗多用于早期而局限的病变以及手术后的辅助治疗，多主张在术后4～5周进行，前者用大剂量（40～55Gy），后者用中剂量（30～35Gy）。化疗常用于多发病灶，对于软组织包块巨大、边界不清的肿瘤来说，术前化疗可以使肿瘤外科边界更加清晰，大大降低复发风险。手术后辅助性化疗对改善预后同样起到至关重要的作用。手术适用于病理骨折需重建稳定性和脊髓受压瘫痪需切除减压者。

骨原发性淋巴瘤的化疗方案根据免疫表型和临床分期不同可选用COPP、CHOP、COMP和CHOA等。T细胞性宜采用以MTX为主的方案，因易于复发，治疗时间宜长，疗程15～32个月。B细胞性宜采用以大剂量CTX为主的方案，治疗时间宜强烈而短暂，疗程6～12个月。

1. 惰性NHL

Ⅰ，Ⅱ期：扩大野放疗（40～45GY）；

Ⅲ，Ⅳ期：CHOP化疗+局部放疗+干扰素治疗。

2. 侵袭性NHL

Ⅰ，ⅡA期：CHOP方案4～6个周期加受累野放疗（30～40GY）；

ⅡA，ⅡB：先化疗CHOP方案2～3个周期，局部放疗（30～40GY），而后CHOP方案2～3个周期；

Ⅲ，Ⅳ期：CHOP化疗6～8个周期，加局部放疗（30～40GY）。

3. 高度侵袭性NHL

全身化疗为主加局部放疗，或BMT/PBSCT支持下超大剂量化疗。

在治疗方面，新化疗方案不断涌现。以侵袭性非霍奇金淋巴瘤为例：第一代化疗方案包括COP、CHOP、MOPP、HOP、CHOP-Bleo/BACOP和COMLA；第二代化疗方案包括COP-BLAM、ProMACE-MOPP、M-BACOD和m-BACOD；第三代化疗方案包括COP-BLAM Ⅲ、COD-BLAM Ⅳ、MACOP-B、ProMACE-CytaBOM以及大剂量ADM+Ara-C。虽然第二代和第三代化疗方案较第一代化疗方案更为强烈，但Fisher等对1138名患者开展的一项前瞻性随机研究显示，m-BACOD、ProMACE-CytaBOM和MACOP-B等方案在增加毒性的同时，3年无病生存率和3年总生存率方面并不优于CHOP方案。CHOP方案成为治疗侵袭性非霍奇金淋巴瘤的“金标准”。然而这也提示传统细胞毒化疗药物进一步提高恶性淋巴瘤临床疗效的空间可能十分有限。

常用化疗方案

1. CHOP方案

CTX 750mg iv d1

ADM 50 mg iv d1

VCR 1.4 mg iv d1

Predison 100 mg po d1 ～ 5，21

2. DHAP方案

CDP 100mg iv d1

Ara-C 2mg iv d2

Dexamethasone 40 mg iv. or po d1～4 21 ～ 28

3. DICE方案

Dexamethasone 10 mg iv d1～4

IFO 1000 mg iv d1～4

CDP 25 mg iv d1～4

VP-16 100 mg iv d1～4，d21～28

4. MINE方案

IFO 1000 mg　　iv.　d1～3

米托蒽醌 8 mg　　iv.　d1

VP-16 65 mg　　iv.　d1～3，21

分子靶向治疗

1. 抗CD20抗体利妥昔单抗（IDEC-C2B8，Rituximab，Rituxan）

CD20 表达于几乎所有的正常 B 细胞和恶性 B 细胞，却不表达于干细胞。美罗华是人 - 鼠嵌合性抗 CD20 单克隆抗体，不在人体内引发人抗鼠抗体（HAMA）。其抗肿瘤机制：抗体依赖性的细胞杀伤作用（ADCC）、补体依赖性的细胞杀伤作用（CDC）、诱导肿瘤细胞凋亡和化疗增敏作用。

一项多中心Ⅱ期临床研究观察了美罗华对 166 例复发性、难治性滤泡性或转化型非霍奇金淋巴瘤患者的临床疗效。结果总缓解率（OR）为 48%，其中完全缓解率达 6%，中位肿瘤进展时间为 12 个月。对于初次治疗有效然后进展的患者，再次接受利妥昔单抗治疗的缓解率仍可达 40%，中位肿瘤进展时间为 17 个月。这一临床研究促使美国食品药物管理局（FDA）于 1997 年 11 月 26 日批准美罗华用于 CD20 阳性的复发性或难治性低度恶性或滤泡性 B 细胞非霍奇金淋巴瘤，成为首个批准用于肿瘤治疗的单克隆抗体。

2. 核素标记CD20抗体

核素标记 CD20 抗体可以不必完全依赖 CDC 和 ADCC，而主要是依赖射线杀伤肿瘤细胞。体内和肿瘤细胞表面相应抗原直接接触就能发挥作用，对于肿瘤体积大、内部血供较差的肿瘤组织依然有效。与单一使用美罗华相比，发射的 β- 粒子可以穿透多个细胞直径距离，因而可以通过“交叉火力”根除表面抗原改变的肿瘤细胞。这种特点还允许它可以杀伤抗原阴性突变的、位于肿瘤深部抗体穿透有困难的细胞。放射免疫治疗在非霍奇金淋巴瘤取得成功的原因一方面在于非霍奇金淋巴瘤属于放射敏感性肿瘤，另一方面在于它克服了并非所有肿瘤细胞均负载特定抗原以及并非特异性抗体均能达到所有肿瘤细胞的缺点。

2002 年 2 月 19 日，Zevalin（ibritumomab tiuxetan）成为第一个得到 FDA 批准的放射免疫治疗药物，适用于复发的或顽固性低度恶性非霍奇金淋巴瘤患者。zevalin 是由有效成分鼠源性抗 CD20 抗体 ibritumomab 通过稳定的巯基共价键与连接螯合剂 tiuxetan 化学结合而形成的一个免疫轭合物。它可与 ^{111}In 或 ^{90}Y 形成稳定的、具有严格构象的络合物。在一项Ⅲ期临床随机对照研究中，143 例化疗耐药的滤泡性或转化型非霍奇金淋巴瘤被随机分为两组，一组在美罗华 250 mg/m^2 静脉用药后接受 90Y-zevalin 0.4 mCi/kg 治疗，另一组仅接受美罗华 375 mg/m^2 静脉用药，给药周期为每周一次，共 4 次。结果 zevalin 治疗组患者的总缓解率为 80%，其中完全缓解率为 30%，CRu 为 4%；而美罗华治疗组患者的总缓解率为 56%，其中完全缓解率为 16%，CRu 为 4%。Kaplan-Meier 生存分析显示 zevalin 治疗组和美罗华治疗组的中位缓解期分别为 14.2 个月和 12.1 个月（P =0.6），疾病进展时间分别为 11.2 个月和 10.1 个月（P =0.173），缓解时间不低于 6 个月的发生率分别为 64% 和 47%（P =0.030）。

2003 年，FDA 批准 Bexxar（tositumomab 和碘 -131 标记 tositumomab）用于治疗 Rituximab 单抗难治性且化疗后复发、CD20 阳性、伴或不伴转化的滤泡型非霍奇金淋巴瘤（NHL）。bexxar 由葛兰素史克公司和 Corixa 公司联合开发。一项多中心Ⅲ期临床研究评价了 Bexxar 一个疗程用于 60 例先前中位化疗耐药的低度恶性或转化型低度恶性非霍奇金淋巴瘤患者。所有患者均接受过两个以上方案化疗。与患者接受上一个合理化疗方案（LQC）的总缓解率 28%（其中完全缓解率 3%）相比，Bexxar 治疗这些患者的总有效率为 65%，其中完全缓解率 17%（P < 0.001）。

在 ASCO 2004 会议上报告了化疗后放射免疫治疗作为滤泡性非霍奇金淋巴瘤的一线治疗的三项Ⅱ期临床研究。所有三项研究联合组的完全缓解率均超过 80%，而且患者耐受性良好，进一步结论仍需长期随访。

预后

骨原发性淋巴瘤的预后较其他恶性骨肿瘤好，据 Ostrowski 等报告，5 年与 10 年生存率分别为 58% 和 53%，Shoji 等报告 5 年与 10 年生存率分别为 48% 和 43%。核裂细胞型的预后较无核裂细胞型好，而多形 T 细胞型和大细胞间变型的预后最差。

（杨 毅 谢 璐）

延伸阅读

1. Wittig JC, Bickels J, Priebat D, et al. Osteosarcoma: a multidisciplinary approach to diagnosis and treatment. Am Fam Physician, 2002, 65: 1123-1132.
2. Gaetano Bacci, Stefano Boriani, Alba Balladelli, et al. Treatment of nonmetastatic Ewing's sarcoma family tumors of the spine and sacrum: the experience from a single institution. Eur Spine J, 2009, 18: 1091–1095.
3. Paulussen M, Frohlich B, Jurgens H. Ewing tumour: incidence, prognosis and treatment options. Paediatr Drugs, 2001, 3: 899-913.
4. Hryniuk WM. The importance of dose intensity in the outcome of chemotherapy. //De vvita VT, Hellman S, Rosenberg SA, eds. Important advances in oncology . Philadelphia: JB Lippincott, 1988: 121-142.
5. Uchida A, Myoui A, Araki N, et al. Neoadjuvant chemotherapy for pediatric osteosarcoma patients. Cancer, 1997, 79 (2): 411-415.
6. 马忠泰，栗怀广，施学东．骨肉瘤的化疗与疗效判断．中华骨科杂志，2000，20（S1）：44-46.
7. Kushner BH, Meyers PA. How effective is dose-intensive/myeloablative therapy against Ewing's sarcoma/primitive neuroectodermal tumor metastatic to bone or bone marrow? The memorial Sloan-Kettering experience and a literature review. J Clin Oncol, 2001, 19: 870-880.
8. Ferguson WS, Goorin AM. Current treatment of osteosarcoma. Cancer Invest, 2001, 19 (3): 292-315.
9. Bacci G, Ferrari S, Lari S, et al. Osteosarcoma of the limb. Amputation or limb salvage in patients treated by neoadjuvant chemotherapy. J Bone Joint Surg Br, 2002, 84 (1): 88-92.
10. 郭卫，杨荣利，汤小东，等．成骨肉瘤的新辅助化疗的疗效分析．中华医学杂志，2004，84（14）：1186-1190.
11. Wunder JS, Bull SB, Aneliunas V, et al. MDR1 gene expression and outcome in osteosarcoma: a prospective, multicenter study. J Clin Oncol, 2000, 18 (14): 2685-2694.
12. Paulussen M, Frohlich B, Jurgens H. Ewing tumour: incidence, prognosis and treatment options. Paediatr Drugs, 2001, 3 (12): 899-913.
13. Tsuchiya H, Tomita K, Mori Y, et al. Marginal excision for osteosarcoma with caffeine assisted chemotherapy. Clin Orthop Relat Res, 1999, 358: 27-35.
14. Guo W, Healey JH, Meyers PA, et al. Mechanisms of methotrexate resistance in osteosarcoma. Clin Cancer Res, 1999, 5 (3): 621-627.
15. Meyers PA, Gorlick R, Heller G, et al. Intensification of preoperative chemotherapy for osteogenic sarcoma: results of the Memorial Sloan-Kettering (T12) Protocol. 1998, J Clin Oncol, 16 (7): 2452, 2458.
16. Meyers PA, Heller G, Healey JH, et al. Chemotherapy for nonmetastatic osteogenic sarcoma: the Memorial Sloan-Kettering Experience. J Clin Oncol, 1992, 10 (1): 5-15.
17. Picci P, Sangiorgi L, Rougraff BT, et al. Relationship of chemotherapy-induced necrosis and surgical margins to local recurrence in osteosarcoma. J Clin Oncol, 1994, 12 (12): 2699-2705.
18. Wunder JS, Paulian G, Huvos AG, et al. The histological response to chemotherapy as a predictor of the oncological outcome of operative treatment of Ewing sarcoma. J Bone Joint Surg Am, 1998, 80 (7): 1020-1033.
19. Gentet JC, Brunat-Mentigny M, Demaille MC, et al. Ifosfamide and etoposide in childhood osteosarcoma. A phase Ⅱ study of the French Society of Paediatric Oncology. Eur J Cancer, 1997, 33 (2): 232-237.
20. Berger M, Grignani G, Ferrari S, et al. Phase 2 trial of two courses of cyclophosphamide and etoposide for relapsed high-risk osteosarcoma patients. Cancer, 2009, 115 (13): 2980-2987.
21. Van Winkle P, Angiolillo A, Krailo M, Cheung YK, et al. Ifosfamide, carboplatin, and etoposide (ICE) reinduction chemotherapy in a large cohort of children and adolescents with recurrent/refractory sarcoma: the Children's Cancer Group (CCG) Experience. Pediatr Blood Cancer, 2005, 44 (4): 338-347.

22. Navid F, Willert JR, McCarville MB, et al. Combination of gemcitabine and docetaxel in the treatment of children and young adults with refractory bone sarcoma. Cancer, 2008, 15, 113 (2): 419-425.
23. Saylors RL 3rd, Stine KC, Sullivan J, et al. Cyclophosphamide plus topotecan in children with recurrent or refractory solid tumors: a pediatric oncology group phase Ⅱ study. J Clin Oncol, 2001, 19 (15): 3463-3469.
24. Merimsky O, Meller Ⅰ, Flusser G, et al. Gemcitabine in soft tissue or bone sarcoma resistant to standard chemotherapy: a phase Ⅱ study. Cancer Chemother Pharmacol, 2000, 45 (2): 177-181.
25. Bernstein ML, Devidas M, Lafreniere D, et al. Intensive therapy with growth factor support for patients with Ewing tumor metastatic at diagnosis: Pediatric Oncology Group/Children's Cancer Group Phase Ⅱ Study 9457—a report from the Children's Oncology Group. J Clin Oncol, 2006, 24 (1): 152-159.
26. Hunold A, Weddeling N, Paulussen M, et al. Topotecan and cyclophosphamide in patients with refractory or relapsed Ewing tumors. Pediatr Blood Cancer, 2006, 47 (6): 795-800.
27. Kushner BH, Kramer K, Meyers PA, Pilot study of topotecan and high-dose cyclophosphamide for resistant pediatric solid tumors. Med Pediatr Oncol, 2000, 35 (5): 468-474.
28. Gerald Rosen, Brenda Caparros, Andew G. Huvos, et al. Preoperative chemotherapy for osteogenic sarcoma: selection of postoperative adjuvant chemotherapy based on the response of the primary tumor to preoperative chemotherapy. Cancer, 1982, 49: 1221-1230.
29. Rong-Sen Yang, Jeffrey J. Eckardt, Frederick R. Eilber, et al. Surgical indications for Ewing's sarcoma of the pelvis. Cancer, 1995, 76 (8): 1388-1397.
30. WHO handbook for reporting results of cancer treatment WHO offset publication No.48. Geneva (Switzerland): World Health Organization, 1979.
31. Miller AB HB, Staquet M, et al. Reporting results of cancer treatment. Cancer, 1981, 47 (1): 207-214.
32. Therasse P AS, Eisenhauer EA, et al. New guidelines to evaluate the response to treatment in solid tumors. European Organization for Research and Treatment of Cancer, National Cancer Institute of the United States, National Cancer Institute of Canada. J Natl Cancer Inst, 2000, 92 (3): 205-216.
33. Eisenhauer EA, Bogaerts J, et al. New response evaluation criteria in solid tumours: revised RECIST guideline (version 1.1). European Journal of Cancer, 2009, 45: 228-247.
34. Hugate RR, Wilkins RM, Kelly CM, et al. Intraarterial chemotherapy for extremity osteosarcoma and MFH in adults. Clin Orthop Relat Res, 2008, 466: 1292-1301.
35. Evans RG, Nesbit ME, Gehan EA, et al. Multimodal therapy for the management of localized Ewing's sarcoma of pelvic and sacral bones: a report from the second intergroup study. J Clin Oncol, 1991, (7): 1173-1180.
36. Nesbit ME Jr, Gehan EA, Burgert EO Jr, et al. Multimodal therapy for the management of primary, nonmetastatic Ewing's sarcoma of bone: a long-term follow-up of the First Intergroup study. J Clin Oncol, 1990, (10): 1664-1674.
37. Burgert EO Jr, Nesbit ME, Garnsey LA, et al. Multimodal therapy for the management of nonpelvic, localized Ewing's sarcoma of bone: intergroup study IESS-Ⅱ. J Clin Oncol, 1990, 8 (9): 1514-1524.
38. Cangir A, Vietti TJ, Gehan EA, et al. Ewing's sarcoma metastatic at diagnosis. Results and comparisons of two intergroup Ewing's sarcoma studies. Cancer. 1990, 66 (5): 8878-8893.
39. Mukherjee D, Chaichana KL, Gokaslan ZL, et al. Survival of patients with malignant primary osseous spinal neoplasms: results from the Surveillance, Epidemiology, and End Results (SEER) database from 1973 to 2003. J Neurosurg Spine, 2011, 14 (2): 143-150.
40. Boye K, Del Prever AB, Eriksson M, et al. High-dose chemotherapy with stem cell rescue in the primary treatment of metastatic and pelvic osteosarcoma: final results of the ISG/SSG Ⅱ study. Pediatr Blood Cancer, 2013, Nov 20. doi: 10. 1002/pbc. 24868.
41. Ilaslan H, Sundaram M, Unnikk Dekutoski MB. et al. Primary Ewing s sarcoma of the vertebral column. Skeletal Radiol, 2004, 33 (9): 506-513.

4 骨盆环常见肿瘤的诊断

软骨肉瘤

普通软骨肉瘤

1. 定义

软骨肉瘤（chondrosarcoma，CHS）是存在纯透明软骨分化的恶性肿瘤。细胞异型性明显，肿瘤内含有相当数量的丰满的肿瘤细胞，细胞胞核较大，或者含有双核细胞。核分裂像少见。黏液化、钙化或骨化都可能存在。

2. 流行病学

研究显示原发 CHS 发病率占恶性骨肿瘤的大约 20%，是骨髓瘤和骨肉瘤之后的第三位原发恶性骨肿瘤。在 CHS 中 90% 以上为原发型。该肿瘤一般情况下生长相对比较慢，转移较少出现，并且预后相对较好。Lichtenstein 和 Jaffe 于 1943 年首先明确了软骨肉瘤和骨肉瘤之间的区别。认为软骨肉瘤完全是由软骨形成，尽管肿瘤可以出现骨化或者钙化，但是不同于骨肉瘤，该肿瘤绝不会出现肿瘤细胞形成的肿瘤性的骨基质或者肿瘤骨。

3. 临床特征和影像学检查

原发软骨肉瘤是成年人和老年人好发的肿瘤。大多数患者年龄大于 50 岁，发病高峰在 40 ~ 70 岁。男性稍常见。单独或是同时存在的局部肿胀和疼痛，都是重要的症状。这些症状很常见，并持续很长时间。常见部位是骨盆（髂骨最常受累），随后是在股骨近端，肱骨近端，股骨远端和肋骨。原发软骨肉瘤很少见于手足部的短骨（占所有软骨肉瘤的 1%）。软骨肉瘤在脊柱和颅面骨上罕见。

影像学发现对于诊断软骨肿瘤有重要的作用（图 4-1）。发生在长骨干骺段和骨干的原发软骨肉瘤呈现梭形膨胀，伴有皮质骨增厚。表现为散在分布的点状射线透明区和环样不透明（矿化）区。皮质骨侵蚀和破坏是常见的。皮质骨通常增厚但是可能缺乏或是不存在骨膜反应。

MRI 有助于描绘肿瘤的范围和明确软组织受累情况。CT 扫描可提示基质钙化。

4. 病理表现及分子生物学特征

软骨肉瘤是纯软骨分化的恶性肿瘤，可以见于任何一块骨，由髂骨、骶骨和股骨近端构成的盆三角是软骨肉瘤最好发的区域。根据软骨肉瘤的起源可以将其分为原发性和继发性，根据肿瘤的位置可以将肿瘤分为外周型和中心型。低度恶性的 CHS 有大量的蓝灰色软骨基质产物。软骨的不规则分叶在大小和形态上都是不一致的。这些分叶也可能被纤维带隔开或是渗透至骨小梁。与内生软骨瘤不同，软骨肉瘤是多细胞结构的。软骨细胞在大小和形态上存在异型性，并有一个大的浓染的核。通常轻度到中度的异型性。常见双核结构。渗透至皮质骨甚至髓腔内是与内生软骨瘤相鉴别的重要特征。在一些内生软骨瘤中，软骨结节在髓腔内与肿瘤主体相分离。而 CHS 中肿瘤破坏先前的骨小梁而填满髓腔或是通过皮质骨侵及软组织。黏液样变或软骨基质液化是软骨肉瘤常见的特征。软骨肉瘤中可见到坏死，尤其是在恶性度较高的肿瘤中。

根据 Lichtenstein 和 Jaffe 等人的细胞学标准，O’Neal 和 Ackerman 将软骨肉瘤分为低度、中度、高度恶性三级。分级是主要依据核的大小，核的浓染程度和细胞数目。现在大多数病理学家都采用上述标准，但是肿瘤的组织病理学结构特征仍

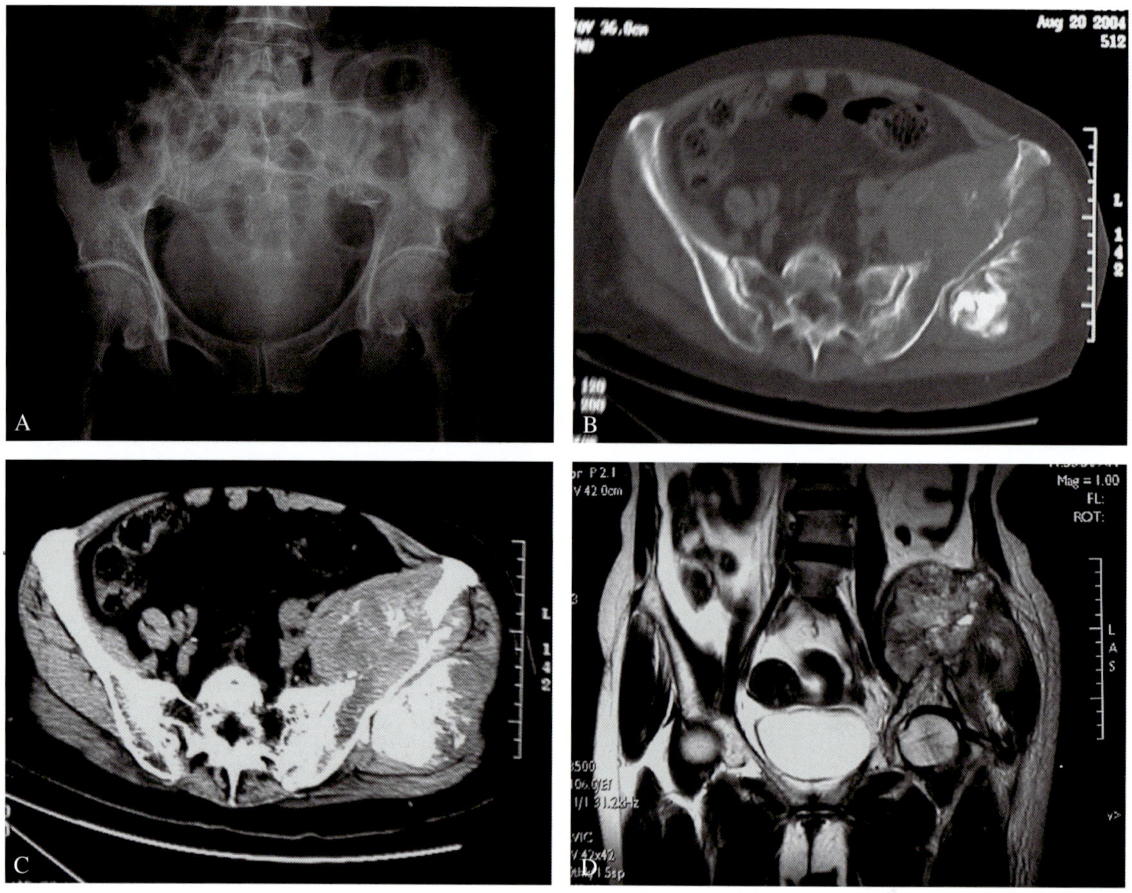

图 4-1　患者女性，68 岁，左侧髂骨软骨肉瘤　A：X 线平片可见左侧髂骨溶骨性破坏，边界不清，病变突入周围软组织。病灶内可见钙化；B、C：CT 骨窗及软组织窗显示左髂骨广泛溶骨性破坏，边界不清，病变突入周围软组织。病灶内可见大量钙化灶，部分钙化呈“C”形。相邻骶骨未受肿瘤侵犯；D：MRI 显示 T2 加权像可见病灶呈略高的混杂信号

然作为软骨肉瘤和内生软骨瘤之间鉴别诊断的辅助标准。一些研究证实分级系统在预测组织学行为和预后方面的用处。

（1）大体所见

骨内具有蓝灰色、光泽的肿块，类似于透明样软骨组织（图 4-2）。肿物周边可有黄色钙化区。切面可有灶状坏死、出血或黏液样变性。如果出现鱼肉样组织，提示有高度恶性的可能。

（2）显微镜下表现

组织学形态依据肿瘤的恶性度而表现不同：低度恶性的软骨肉瘤：由大小不等，形状不一的分叶状软骨组成，细胞异型不明显，因而需临床表现、X 线特征来诊断。可根据细胞数量和细胞学表现将软骨肉瘤分为以下三级：

Ⅰ级：肿瘤细胞数量少，有浓染的、大小一致的圆核，无异形性，无核分裂象，偶尔可发现双核细胞，与内生软骨瘤的细胞学相似（图 4-3）。

Ⅱ级：肿瘤细胞数目较多，出现黏液样变，软骨细胞有更为丰富的胞浆，细胞具有轻度异型，多核细胞更为常见，可见少数核分裂象，核的异形程度、浓染程度和核的大小都较大（图 4-4）。

Ⅲ级：病变的细胞数目更多，软骨基质稀少；核大、多形、有核仁，易找见核分裂象（图 4-5）。

大多数的原发软骨肉瘤都是Ⅰ级或是Ⅱ级。

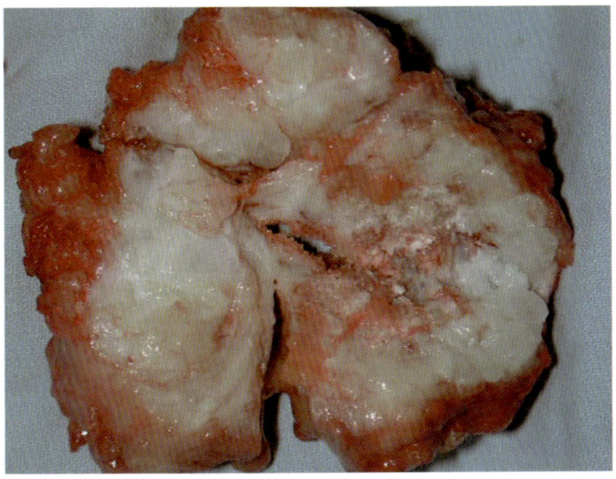

图 4-2 普通软骨肉瘤大体标本

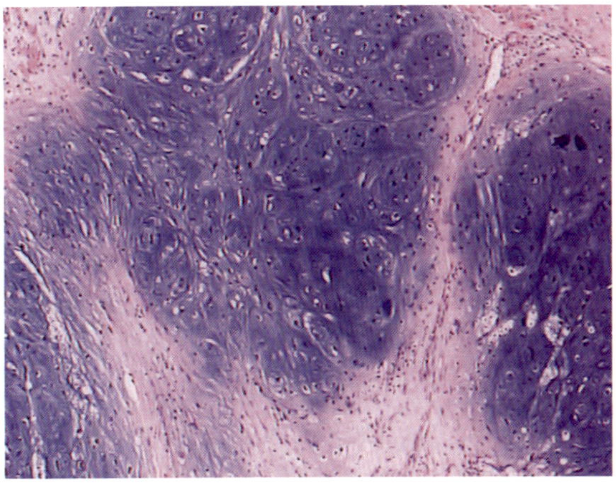

图 4-3 软骨肉瘤Ⅰ级

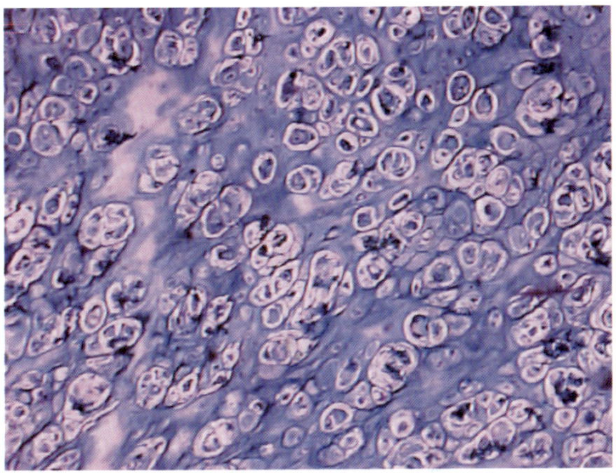

图 4-4 软骨肉瘤Ⅱ级

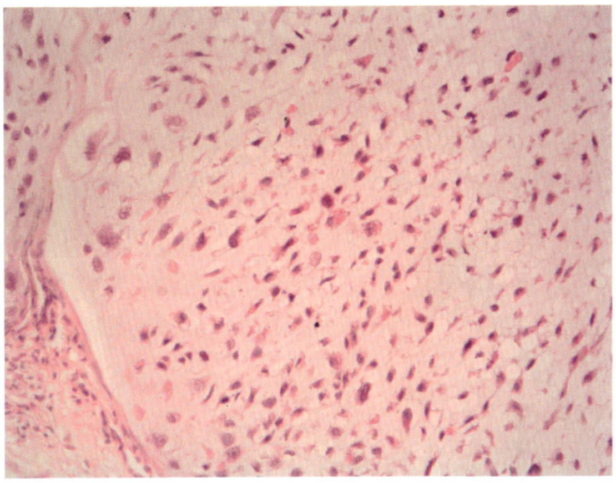

图 4-5 软骨肉瘤Ⅲ级

Ⅲ级软骨肉瘤较少见。尽管软骨肉瘤中含有或多或少明显的黏液区，但不应该将其和所谓的骨外黏液样软骨肉瘤相混淆（该肿瘤在肢体的深层软组织中较为多见，特别是在肌肉组织中更为多见）。骨外黏液样软骨肉瘤有人也称之为脊索瘤样肉瘤，因为其表面上很像脊索瘤，其起源于骨组织比较少见。骨外黏液样软骨肉瘤有明显的镜下表现和超微结构。镜下表现包括特征性线状或者索状排列的肿瘤细胞，被大量的黏液成分分隔。超微结构包括肿瘤细胞的内质网中明显的、致密堆积的束状或者放射状微管结构。骨外黏液样软骨肉瘤的恶性度相对比较低，但是同样会复发和转移。

软骨肉瘤的重要诊断依据是大的多核软骨细胞以及肿瘤对宿主松质骨的侵袭方式。病理学上，宿主骨内膜的不规则破坏是重要特征之一。皮质骨的破坏往往同时伴有皮质骨的增厚，有时候伴有软组织肿物形成。患者的临床表现对于鉴别成人软骨性肿瘤是低度恶性的软骨肉瘤还是长期存在的良性软骨源性肿瘤有一定的帮助。如果患者有疼痛症状，并且出现骨内膜的吸收、皮质骨的破坏和皮质骨的增厚则通常提示软骨肉瘤。

上述的肿瘤的细胞学甚至组织学标准并不能用于所有部位的肿瘤，因为有些部位的肿瘤其组织学特征和生物学表现并不平行一致。例如，位于手足部管状骨、滑膜周围、骨膜下（皮质旁）的软骨源性肿瘤其组织学特征在其他部位常诊断为低度恶性软骨肉瘤，但是在这些部位其生物学表现通常为良性。

在 Schajowicz 的材料中，分化良好的肿瘤较为多见，约占 60%，而高度恶性者相对少见。因为肿瘤细胞核的改变（诊断依据）有时候只发生在肿瘤的某些部位，所以有些医生愿意采用切开活检、获得较多组织标本协助诊断，这样可以避免穿刺活检只取到肿瘤的退变区域或者钙化区域等弊端。软骨源性肿瘤穿刺活检时可能发生周围软组织的种植转移，甚至有时候会出现针道的种植，这些对肿瘤的局部复发有一定影响。要避免复发的并发症，手术时要将穿刺点周围的软组织一同切除。

Rosenberg 及其同事以及 Mankin 等对软骨肉瘤的生物化学已经进行了广泛的研究。前者通过密度梯度离心发现了特征性的糖蛋白亚单位和糖蛋白聚集体。软骨肉瘤和不成熟的软骨有相似大小的糖蛋白亚单位，但是，软骨肉瘤只含有硫酸软骨素而不含有硫酸角质素。这提示软骨肉瘤细胞中可能缺少硫酸角质素合成所必需的半乳糖基转移酶。Mankin 等对 72 例软骨源性肿瘤进行组织学和生物化学研究，根据肿瘤的组织学表现将肿瘤分为六组，其结果认为对肿瘤的组织学进行细致的观察，同时结合一些简单的生化研究有助于评估肿瘤的恶性程度。

新的肿瘤诊断方法包括对细胞 DNA 含量的分析，开始时使用 DNA 显微荧光技术，最近采用碘化丙啶染色激光流式细胞仪技术，可以对单个细胞的 DNA 含量进行快速分析。但是，DNA 倍性分析并不能代替传统的组织病理学而只是其补充。其主要的优点是识别低度恶性软骨肉瘤中的含有多倍性 DNA 的区域。该方法对肿瘤预后的价值尚需结合长期随访的结果和组织学培养结果。

5. 治疗

软骨肉瘤的治疗首选手术，外科边界不但决定于肿瘤的病理分级，也决定于肿瘤所在部位的局部条件，例如肿瘤的皮质骨侵犯范围以及软组织肿块的情况。Evans 等对肿瘤的预后因素尤其是肿瘤的病理特征和肿瘤的生物学行为进行了研究。M.D. Anderson 医院将 71 例软骨肉瘤根据核的大小、细胞含量、核分裂相的多少分为Ⅰ、Ⅱ、Ⅲ级，其 5 年生存率分别为 90%、81%、29%。在其他报道中，生存率并不理想，为 48.6% ~ 61%。一般报道 10 年生存率为 40% 左右。

多数软骨肉瘤分化较好，但是切除不彻底时非常容易局部复发。肿瘤生长缓慢，向周围软组织伸展，但是转移少见，并且多发生在晚期。转移的病例一般为高度恶性。最常见的转移部位为肺，其他的少见部位包括肝、肾、淋巴结、骨转移等。

软骨肉瘤放疗不敏感。对不能手术的患者进行放疗，其结果并不令人满意。偶尔有患者出现疼痛的缓解或者包块的缩小。化疗的报道少见。对于去分化的软骨肉瘤，可考虑给予化疗。

6. 预后因素

包括分级、肿瘤坏死程度、有丝分裂程度和黏液样肿瘤基质等的一些组织学参量与复发和转移的风险增加有关。多元的组织学分级是预测局部复发和转移的最重要的因素。分级为第一级的肿瘤患者 5 年生存率是 89%，而第二级和第三级的肿瘤患者联合的 5 年生存率为 53%。大约 10% 复发的肿瘤在恶性程度上有所增加。偶然可见到在同一处软骨肉瘤中不同的组织学分级。

去分化软骨肉瘤

1. 定义

去分化软骨肉瘤是一类定义模糊的软骨肉瘤，包括两个定义明确的成分：内生软骨瘤或低度恶性软骨肉瘤，与高度恶性的非软骨肉瘤成分并列。这两种成分的组织学表现存在突然的转变。

2. 流行病学

去分化软骨肉瘤约占全部软骨肉瘤的 10%。平均发病年龄为 50 ~ 60 岁，年龄范围为 29 ~ 85 岁。Dahlin 等报道的 370 例软骨肉瘤中有 33 例

（10%）为去分化软骨肉瘤。最近该研究机构 714 例软骨肉瘤中有 78 例（11%）。Rizzoli 研究所报道的比例相似。M.D. Anderson 医院报告的 430 例软骨肉瘤中，只有 26 例。

3. 临床特征和影像学检查

该肿瘤最常累及骨盆和长骨，尤其是股骨和肱骨。平均发病年龄为 40 ~ 50 岁。大多数患者的年龄超过 20 岁。性别之间无明显差异，不像经典的中心型软骨肉瘤好发于男性。最常见的症状是疼痛，肿胀和病理性骨折也很常见。X 线表现和其他的软骨肉瘤相似，软骨基质常常有明显的钙化。皮质骨的大面积溶骨破坏以及肿瘤钙化成分较少，都提示肿瘤为高度恶性。肿瘤通常为恶性溶骨性骨内病变，易发生皮质骨穿孔和骨外侵蚀。在内生软骨瘤或是其他放射线发现的软骨基质中发现的环样密度的软骨部分，可明确地区分与溶骨侵蚀和破坏的成分（图 4-6）。

4. 组织病理学

去分化软骨肉瘤是软骨肉瘤的一种特殊类型，约占所有软骨肉瘤的 10%，骨盆是其好发的部位

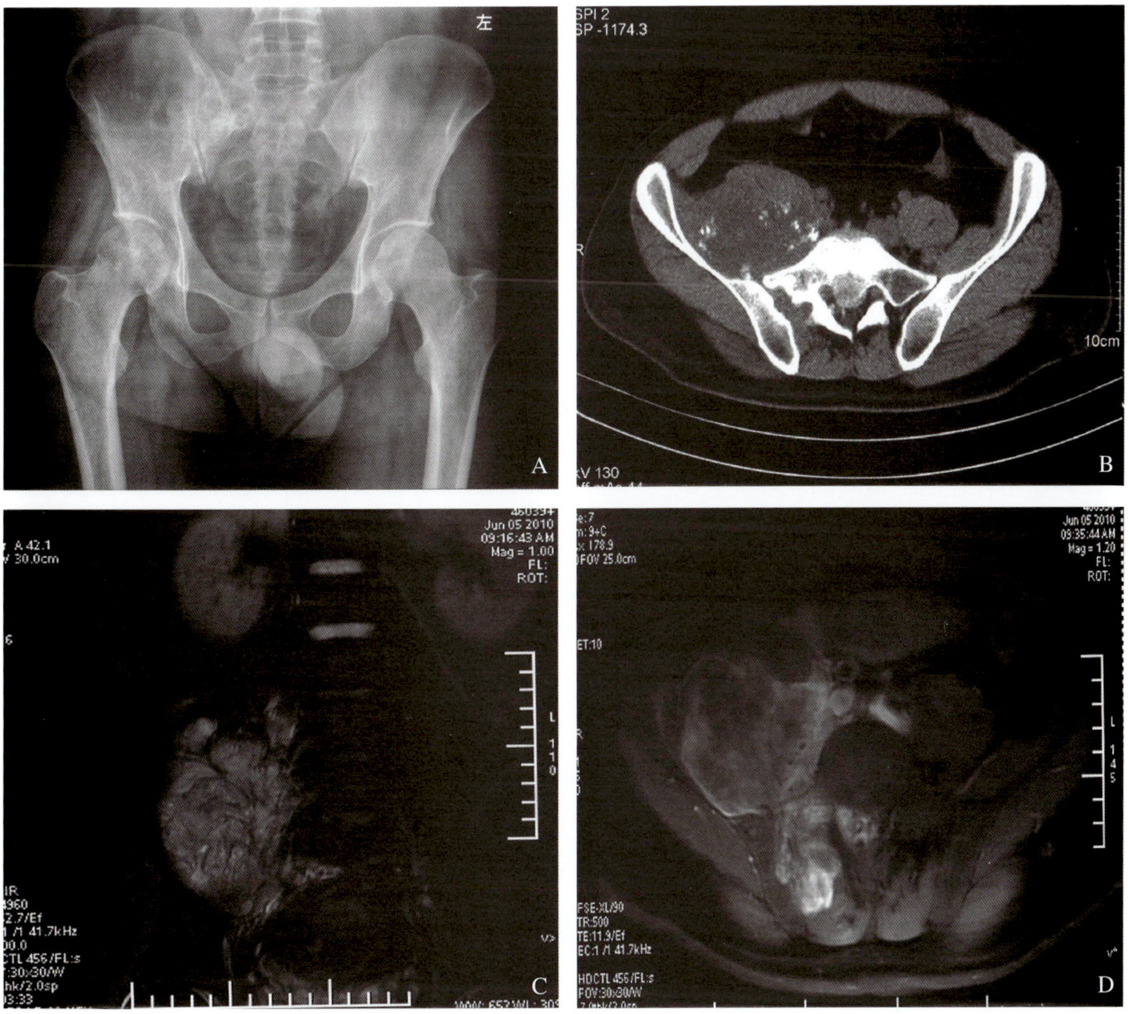

图 4-6　患者男性，3 岁，骨盆骶骨去分化软骨肉瘤　A：X 线片显示右侧髂骨及骶骨溶骨性破坏伴云絮状斑点状钙化，提示软骨肉瘤；B、C、D：MRI 及 CT 显示肿瘤侵犯髂骨、骶骨及骶髂关节，伴有巨大软组织肿块，内有钙化

之一。软骨部分通常为低度恶性的软骨肉瘤。恶性纤维组织细胞瘤（MFH）是在报道的高恶性度肉瘤中最常见的一种；然而也可以见到骨肉瘤、纤维肉瘤和横纹肌肉瘤。软骨性的和非软骨性的两种成分有明确的界限。

与经典型软骨肉瘤相比，分化良好的软骨肉瘤组织学上的变化很小甚至无变化。而去分化软骨肉瘤中，其中的去分化成分具有高度的退行性。Dahlin 报道的去分化软骨肉瘤中，22 例为梭形细胞肉瘤（纤维肉瘤），11 例为骨肉瘤。Mayo Clinic 最近报道中，组织学形态为纤维肉瘤的有 33 例，骨肉瘤有 43 例，恶性纤维肉瘤组只有 2 例。M.D. Anderson 癌症中心的研究者将肿瘤中的去分化成分称之为“附加的间充质成分”，其报告为 MFH16 例，横纹肌肉瘤 4 例，低度恶性纤维肉瘤 3 例，骨肉瘤 2 例，未分化骨肉瘤 1 例。其他的小样本的报道中最常见的为纤维肉瘤，Rizzoli 中心报道有三分之一的去分化成分为 MFH。

现在有些病理学家的观点认为人类软骨肉瘤中存在不同表型的原始细胞克隆，有向不同组织学特征分化的能力，例如纤维肉瘤、骨肉瘤、恶性纤维肉瘤组，以及少见的横纹肌肉瘤等。这种假设已经被软骨肉瘤的免疫组化和生物化学研究所支持，肿瘤中存在四种不同的克隆细胞系。

（1）大体所见

在蓝灰色有光泽软骨样组织的区域中，混有界限清楚的质软鱼肉样、黄褐色组织，肿瘤常伴有出血及坏死（图 4-7）。

（2）显微镜下表现

软骨成分常具有Ⅰ级软骨肉瘤的特征，偶尔Ⅱ级软骨肉瘤的特征。去分化成分通常具有恶性纤维组织细胞瘤、纤维肉瘤或骨肉瘤的特征；也可呈横纹肌母细胞样、血管肉瘤及平滑肌样分化。去分化成分与软骨成分之间有明显的分界，无过渡或中间带（图 4-8）。

5. 预后因素

去分化软骨肉瘤是侵蚀性肿瘤，该肿瘤有比较高的恶性程度，预后普遍比较差。5 年生存率低于 25%。尽管进行了针对侵袭性肿瘤的治疗，仍有大约 90% 的患者死亡，并在两年内有明确的转移。

继发性软骨肉瘤

1. 定义

继发性软骨肉瘤是继发于良性前驱肿瘤如骨软骨瘤和内生软骨瘤的一种软骨肉瘤。

2. 流行病学

无症状的良性前驱肿瘤发展为软骨肉瘤的风险比率，尚无可靠数据。据报道，继发于孤立的骨软骨瘤的软骨肉瘤的风险为 2%，而骨软骨瘤病为

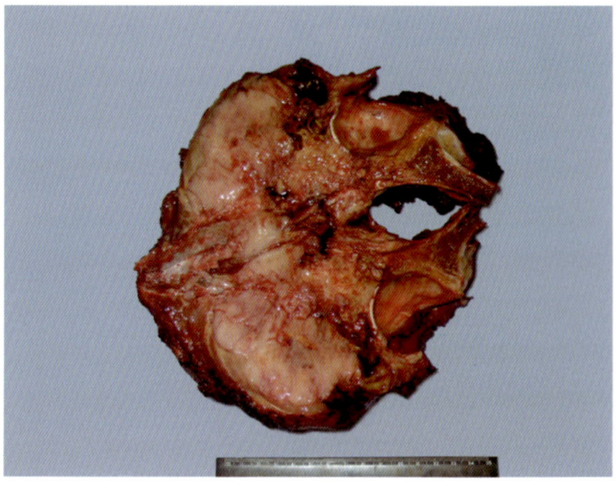

图 4-7　髂骨及髋臼去分化软骨肉瘤大体标本像

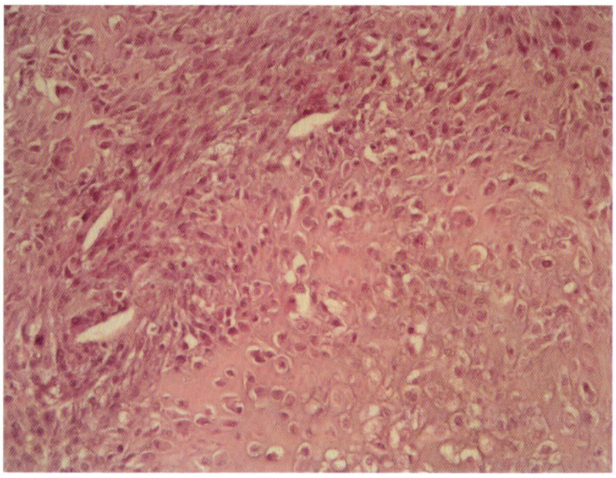

图 4-8　去分化软骨肉瘤：可见纤维肉瘤成分及低级别的软骨肉瘤成分

5% ~ 25%。很难证实内生软骨瘤是否存在恶变。Mayo Clinic 的 89 例继发性软骨肉瘤中，无一例继发于内生软骨瘤。多数作者认为，记录影像学和病理学上内生软骨瘤恶变的情况是非常困难、甚至是不可能的。回顾性检查以前的组织学切片，很多诊断为内生软骨瘤的病例其实为低度恶性软骨肉瘤。Ollier 病和 Maffucci 综合征的患者发展为软骨肉瘤的风险为 25% ~ 30%。继发性软骨肉瘤的患者大多比原发性软骨肉瘤的患者年轻。

Mayo Clinic 的 89 例继发性软骨肉瘤中，28 例继发于 115 例多发性骨软骨瘤（24%），48 例发生于 688 例孤立性骨软骨瘤（7%），13 例发生于 59 例内生软骨瘤病（22%）。其他的报道中，孤立性骨软骨瘤和多发性骨软骨瘤病的恶变率并没有这么高。Schajowicz 的材料中，1001 例孤立性骨软骨瘤中有 4 例发生恶变，占 0.4%，63 例多发性骨软骨瘤中有 10 例发生恶变，占 16%。继发性软骨肉瘤发生于孤立性骨软骨瘤（更常见于骨软骨瘤病）的软骨帽。孤立性骨软骨瘤的恶变率为 1%，多发性骨软骨瘤的恶变率为 10% 左右。

3. 临床特征和影像学检查

继发性外周性软骨肉瘤的发病年龄多为 20 ~ 40 岁。发生于肢体远端的骨软骨瘤恶变比较少见。最常见的部位是骨盆，尤其是髂骨，其次为股骨和肱骨近段、肩胛骨。病理上和影像学上，骨软骨瘤的基底部常仍可辨认，但是肿瘤的软骨帽以及软骨和松质骨结合处变得不规则，软骨帽的厚度明显增大。Lichtenstein 等认为生长期以后出现的软骨帽明显增大，肿瘤的钙化变得不规则或者原来清楚的边缘变得不清楚，以及原来没有疼痛的肿瘤变得疼痛，都要高度怀疑肿瘤恶变。从已知的前驱病变的临床症状的变化可以提示软骨肉瘤的发生。突发疼痛或是肿胀程度加重都是常见的主诉。在骨软骨瘤中，平片显示不规则的矿化和软骨帽的增厚。从早先的软骨瘤中，可见骨的渗透性破坏和软组织肿块的进展。CT 和 MRI 有助于描述软骨帽的厚度、皮质骨的破坏和软组织肿块的范围（图 4-9）。一些比较大的病变，尤其是肿瘤位于骨盆、肩胛带等处时，肿瘤常有明显的钙化和不清晰的边缘，但要区分肿瘤为原发还是继发其实并不容易。

4. 组织病理学

继发性软骨肉瘤基本上都为低度恶性肿瘤。累及周围组织和明显的黏液样变是有助诊断的特征。

5. 预后因素

继发性软骨肉瘤的诊断标准和原发性软骨肉瘤的相同。多数继发性软骨肉瘤为低度恶性，预后较好。位于长管状骨的肿瘤通常能够通过广泛或者大块切除治愈。继发于内生软骨瘤病的软骨肉瘤和传统软骨肉瘤有着相同的预后，都有赖于肿瘤的部位和分级。

间叶型软骨肉瘤

1. 定义

间叶型软骨肉瘤是一种罕见的恶性肿瘤，特征为由未分化的小圆细胞和分化良好的透明细胞岛组成的双重形态。

2. 流行病学

间叶型软骨肉瘤占全部原发软骨肉瘤的 3% ~ 10%。可发生在任何年龄，发病率高峰为 10 ~ 30 岁。男女发病率几乎相同。1959 年 Lichtenstein 等首先报道了 25 例软骨源性肿瘤中有 2 例该肿瘤，此后 Dahlin 等报道了 10 例类似的肿瘤（1962），以后又有一些相关的报道。骨内肿瘤呈现广泛的分布。颅面骨（尤其是下颚骨）、肋骨、髂骨和脊椎骨都是常见部位，也有报道多骨病变，有 1/5 到 1/3 的病变原发在躯体的软组织。

3. 临床症状和影像学检查

主要的症状是疼痛和持续几天到几年的肿胀，通常大于 1 年。X 线片提示，骨内病变是原发的溶骨性改变和骨骼边缘破坏，在大多数病例中与通常见到的软骨肉瘤没有明显的区分。钙化斑有时候是突出的征象。一些肿瘤有明显的骨化边缘。经常可见骨骼的膨胀，也常见皮质骨的破坏和通过皮质骨侵及骨外的软组织。也可见到骨内骨化，皮质增厚和骨面的表浅病变。骨外肿瘤的影像特征是非特异的，表现为软骨样钙化和低密度的分

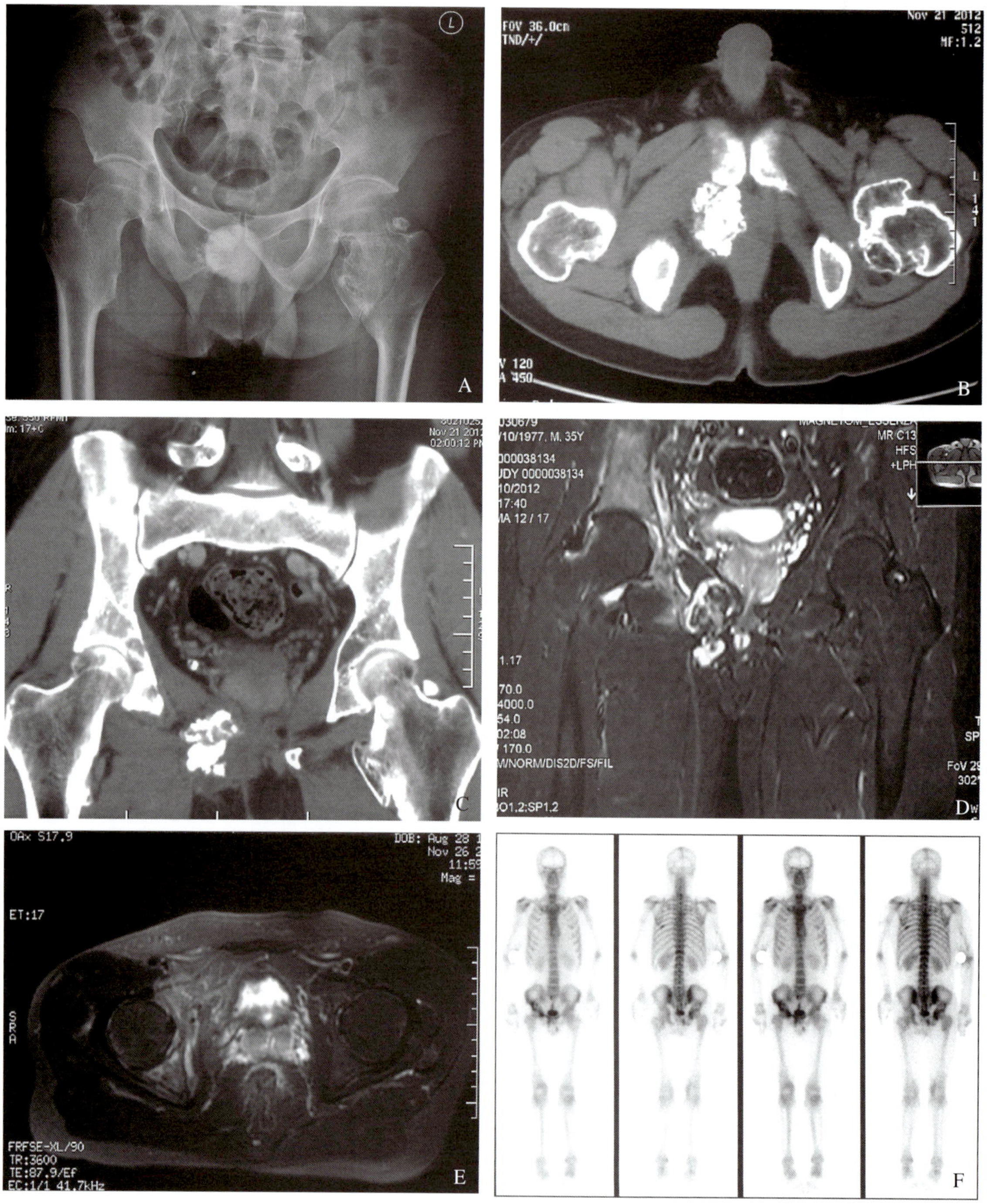

图 4-9　患者男性，35 岁，遗传性多发骨软骨瘤病，右侧耻骨、坐骨继发性软骨肉瘤　A，B，C：左侧骨盆耻骨、坐骨及髋臼部位骨软骨瘤恶变为软骨肉瘤，X 线平片及 CT 显示肿瘤呈典型软骨肉瘤钙化表现；D，E：MR 提示右侧耻坐骨明显软骨肉瘤信号改变。F：骨扫描未提示左股骨颈病变代谢增高

叶病灶（图 4-10）。

4. 组织病理学

间叶性软骨肉瘤是由高分化透明软骨岛与未分化原始间叶细胞组成的恶性肿瘤，约占软骨肉瘤的 3%。骨盆是其最好发的部位之一。组织病理学上典型的两阶段形态是由未分化的小圆细胞和透明软骨岛一起组成。和经典软骨肉瘤有明显的区别。软骨可能与未分化成分有明确分界，后来逐渐混合。肿瘤组织中的一般存在中度矿化，软骨内的骨化也是一个比较常见的现象。肿瘤中的未分化细胞区域和圆细胞肉瘤相似，特别是 Ewing 肉瘤和网织细胞肉瘤（淋巴瘤）。网状的纤维分布不规则，绕以单个的或者成群的细胞。常见血管巨细胞瘤血管形态。肿瘤细胞为大小一致的圆形或者卵圆形，有圆形或者卵圆形的细胞核，核仁不明显。肿瘤中的软骨成分或多或少，可以分化成熟，也可能分化较差。

肿瘤细胞胞浆中，可有明显的糖原颗粒，和 Ewing 肉瘤容易混淆，尤其是肿瘤中没有明显的软骨组织时。电镜检查可以看到肿瘤中的软骨和儿童的透明软骨以及胎儿软骨相似，表明肿瘤可能起源于原始的间充质细胞。肿瘤细胞沿血管周围排列的现象比较常见，类似于血管外皮细胞肉瘤样表现，肿瘤的这种现象先前已经被 Dahlin 和 Henserson 所描述过。 Huvos 将间充质软骨肉瘤分为两种，分化良好的血管外皮细胞瘤样肉瘤，和分化相对差的小细胞性肉瘤。肿瘤的这种血管、软骨成分、未分化的间充质样组织让我们得出一个结论：肿瘤为一种混合的间充质源性肿瘤（恶性间充质细胞瘤）。

（1）大体所见

肿瘤呈灰白色到粉红色，可呈分叶状结构，

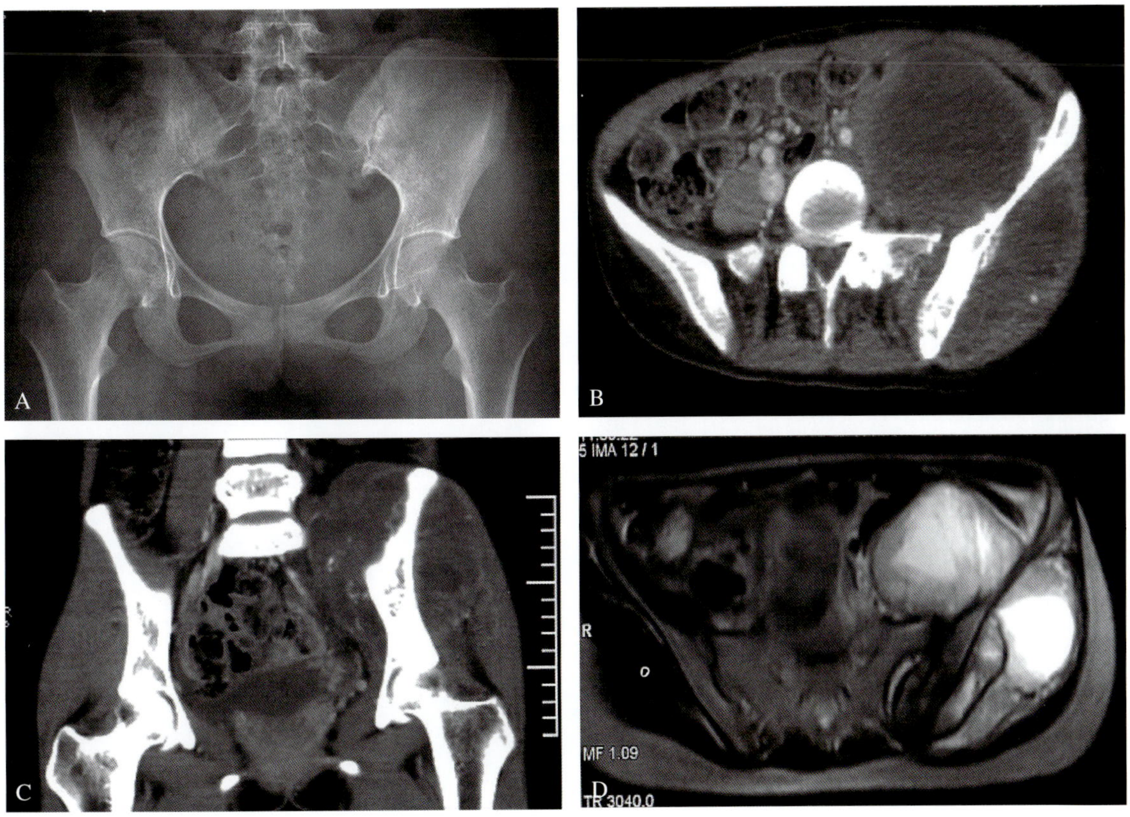

图 4-10　患者女性，16 岁，左髂骨间叶性软骨肉瘤。X 线平片：可见左侧髂骨存在不规则钙化。MRI：T2 加权像可清楚地看到右髂骨病灶，病变突入周围软组织。左侧骶骨前方受肿瘤侵犯

与邻近的软组织和骨有明显的界限。局灶可见出血及坏死（图 4-11）。

（2）显微镜下表现

肿瘤呈双相结构，细胞学上良性的透明软骨岛周围围绕着小的、原始的、圆形或卵圆形间叶细胞（图 4-12）。间叶细胞团之间有纤细的分枝状血管，低倍镜下显示血管外皮细胞瘤样表现（图 4-13）。软骨灶与间叶成分之间有过渡。

5. 预后因素

间叶型软骨肉瘤是一种高恶性度肿瘤，有局部复发和远处转移的倾向。因为病例数较少，所以肿瘤的治疗方法和预后难以得出明确的结论。根治性肿瘤切除可能是比较好的治疗方法。根据 Huvos 的研究，小圆细胞性肿瘤和 Ewing 肉瘤一样，对化疗和放疗敏感。有可能肿瘤中的高度细胞化的未分化区域对放疗和化疗敏感。肿瘤细胞血行转移至肺比较常见，其他相对少见的转移部位包括骨以及软组织。有时候转移可以发生在原发病诊断数年后。

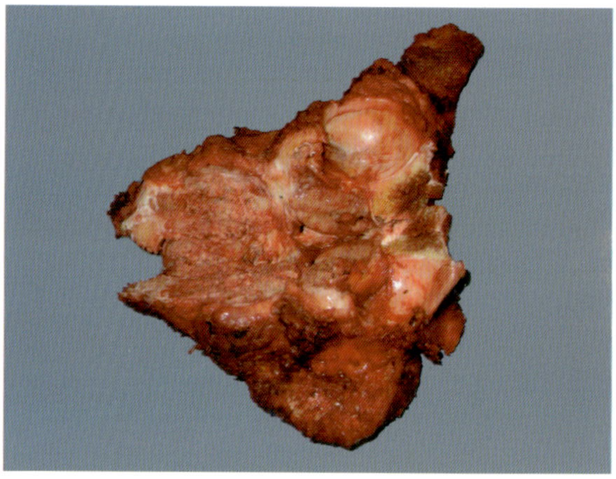

图 4-11　骨盆间叶性软骨肉瘤大体标本像

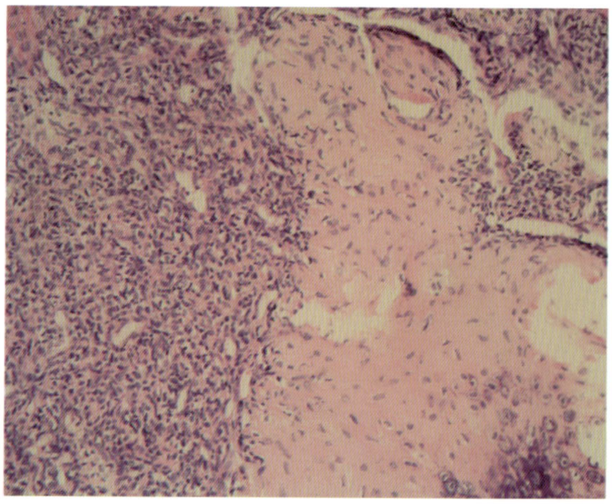

图 4-12　间叶性软骨肉瘤

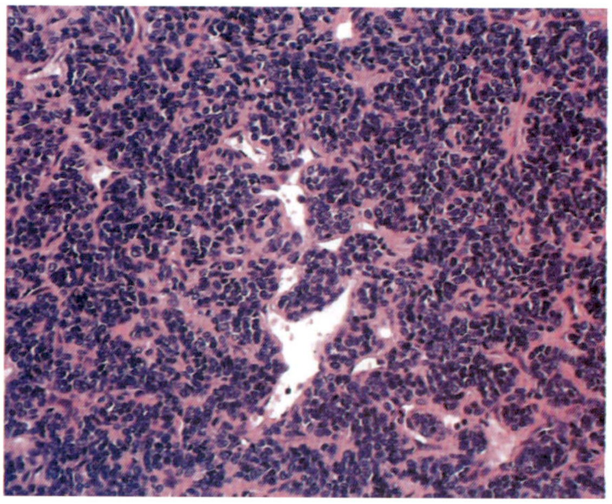

图 4-13　间叶性软骨肉瘤，类似血管外皮瘤样结构的原始间叶成分

透明细胞软骨肉瘤

1. 定义

透明细胞软骨肉瘤极为少见，为低度恶性的软骨肉瘤，倾向于发生在长骨的骺端。以透明细胞和透明软骨为组织学特点。

2. 流行病学

透明细胞软骨肉瘤占软骨肉瘤的大约 2%。男性发病率大约是女性的 3 倍。报道的发病年龄范围是 12 ~ 84 岁。然而，大多数人在 25 ~ 50 岁发病。

3. 临床特征和影像学检查

大部分骨都可能发生透明细胞软骨肉瘤，包括颅骨、脊柱、手骨和足骨。但是大约 2/3 的病变发生在肱骨和股骨头上。疼痛是最常见的症状。55% 的患者疼痛时间超过 1 年。18% 的患者症状超过 5 年。

从影像学上看，透明细胞软骨肉瘤通常表现为长骨骺端明显的溶骨区。偶尔也可见骨化的边缘。一些病变会表现为存在软骨密度的点状斑。这种影像学表现与软骨母细胞瘤的表现相重叠。

4. 组织病理学

肿瘤细胞主要由圆的、大的、位于中心的细胞核，透明细胞质和清楚的核膜组成。一些肿瘤存在类似软骨母细胞瘤的破骨细胞。也可能存在多核的破骨细胞样巨细胞。少见有丝分裂的特征。许多病变也存在带有透明软骨和少量异型核的低度恶性软骨肉瘤成分。这种软骨可能钙化或骨化。编织骨可能直接在基质中形成，也可能存在动脉瘤骨囊肿样结构。Unni 等报告在 Mayo Clinic 的病例中，16 例有软骨破坏的低度恶性肿瘤的患者都曾经被初步诊断为良性肿瘤。这些肿瘤通常发生在成年人，最常见的部位是股骨远端、肱骨或是胫骨。影像学表现上，通常有明确的边界，与软骨母细胞瘤不易区分，尽管它们偶见进行性发展。组织学上，透明细胞软骨肉瘤有良性巨细胞和基质细胞的区域，与软骨母细胞瘤病灶相似，有时与动脉瘤样骨囊肿也难鉴别。然而，在大约一半的病例中可以发现典型的软骨肉瘤病灶中存在大量富含透明胞质的细胞。

免疫组化检查，透明细胞和软骨母细胞瘤样细胞的 S100 蛋白和Ⅱ型胶原为强阳性。

5. 预后因素

根治性切除可用来治疗。在不完全切除的病例中，常见肺部和骨骼其他部位的转移。由肿瘤切除术或是刮除术常会导致复发，Unni 等人认为对于透明细胞软骨肉瘤应采用更为积极的治疗，大块切除看起来更为有效。

骨盆软骨肉瘤的手术治疗

软骨肉瘤的发病率占恶性骨肿瘤的大约 20%，是骨髓瘤和骨肉瘤之后的第三位原发恶性骨肿瘤。90% 以上的软骨肉瘤为原发性。该肿瘤一般情况下生长相对比较慢，转移较少出现，并且预后相对较好。原发软骨肉瘤好发于成年人和老年人。发病高峰在 40 ～ 70 岁。男性稍常见。常见部位是盆骨（髂骨最常受累），随后是在股骨近端、肱骨近端、股骨远端和肋骨。骨盆软骨肉瘤往往体积较大、侵袭范围广，髂部肿物可引起下腹不适或疼痛；病变位于髋臼可有关节痛和活动受限等关节炎的表现；位于闭孔环的病变可有大腿内侧不适与疼痛。位于髂骨后侧可有臀部和腰部的疼痛。骨盆肿瘤手术技术要求高、难度大、术后并发症多。近年来，手术切除及重建方法有了较大的进步，我们回顾了北京大学人民医院手术治疗的骨盆软骨肉瘤病例，探讨了骨盆软骨肉瘤的切除及重建方式及并发症的防治。

1998 年 7 月至 2005 年 7 月，57 例骨盆软骨肉瘤患者在我院接受肿瘤切除重建手术。男 32 例，女 25 例；年龄 18 ～ 69 岁，平均 43 岁；根据 Enneking 骨盆肿瘤分区：Ⅰ区 7 例，Ⅰ、Ⅱ区 10 例，Ⅱ、Ⅲ区 23 例，Ⅰ、Ⅱ、Ⅲ区 10 例，Ⅲ区 2 例。骶骨软骨肉瘤 5 例。 高分化软骨肉瘤 7 例，中等分化软骨肉瘤 40 例，去分化软骨肉瘤 5 例（2 例为第一次手术后转变），间叶型软骨肉瘤 5 例。初次在我院就诊者 52 例；5 例曾在外院接受过第一次手术治疗，术后出现局部复发后来我院。术前所有患者均行 CT 及 MRI 检查，确定肿瘤及切除的范围。术后患者的随访时间为 12 个月至 8 年。

手术方法：髂骨翼局部切除 + 钉棒系统重建 6 例；髂骨翼局部切除 + 自体骨移植 3 例；耻、坐骨局部切除 2 例；半骨盆截肢 9 例；髋臼切除重建 34 例，包括人工半骨盆 22 例、马鞍式关节 7、肿瘤骨灭活再植 + 人工髋关节 5 例。另外有 3 例行肿瘤局部切除 + 骨水泥填充 + 人工髋关节。

11 例患者术后出现伤口并发症（19.3%），5 例患者需手术清创、引流、置管冲洗。其中 2 例因深部感染最后将假体取出。2 例患者因皮肤缺损较大，需行局部皮瓣转移。

行Ⅰ区肿瘤切除的 7 例患者中，2 例出现局部复发。行Ⅲ区肿瘤切除的 2 例患者未见局部复发；34 例行Ⅱ区肿瘤切除、髋臼重建的患者中，6 例局部复发，其中 2 例是行半骨盆灭活再植的患者，考虑肿瘤复发与灭活不彻底有关；另外4例局部复发的患者与肿瘤巨大、切除边缘可能残留肿瘤有关。9例行半骨盆截肢术的患者中，有3例局部复发，原因是肿瘤均累及骶髂关节的骶骨侧，属姑息性半骨盆截肢。5例骶骨软骨肉瘤中3例为分块切除（病灶内手术），3例均局部复发。

9例行Ⅰ区或Ⅲ区肿瘤切除的患者，术后行走功能基本正常。3例行肿瘤局部切除、骨水泥填充、人工髋关节置换的患者，术后髋关节功能基本正常。22例行髋臼周围肿瘤切除、可调式人工半骨盆重建的患者，术后8～12周后，能够正常扶双拐行走，半年后可去拐行走，1/3患者步态接近正常。ISOLS评分平均20分以上。马鞍式关节重建的患者中，1例出现脱位，但患者依然可以行走，无须再次手术。22例组装式人工半骨盆重建的患者中，1例于术后1年出现螺钉松动，患者仍可扶拐行走；2例于术后1年出现假体耻骨支断裂，患者行走不受影响；1例因术前局部做过放疗，术后伤口不愈、感染，最后取出假体。5例行肿瘤骨灭活再植+人工髋关节的患者，经3个月卧床，可扶双拐下地行走，术后2年复查，仍有1例髂骨处接点不愈，但由于瘢痕的限制，再植骨盆无明显移位，可扶单拐行走。对于肿瘤骨灭活再植的病例，术中一定要注意将耻骨联合部的软骨切除，否则灭活骨回植后不易愈合。

骨盆软骨肉瘤生长早期不易发现。发现时肿瘤往往已生长形成巨大包块，可以充满盆腔并向内向上扩展超过脐和腹中线，把膀胱和直肠推向健侧，向后生长的包块侵犯臀肌。闭孔环的软骨肉瘤，侵犯闭孔肌肉和内收肌，肿块可以深入到大腿内侧后侧。软骨肉瘤对放、化疗均不敏感，手术切除是唯一的治疗手段。软骨肉瘤发生肺转移的机会较小、出现较晚，如果肿瘤局部能达到广泛性切除，则患者能够治愈。按肿瘤发生的部位来讲，Ⅰ区Ⅲ区部位的肿瘤，比较容易切除干净，预后较好；Ⅱ区部位的肿瘤，有时不容易彻底切除，累及骶骨的软骨肉瘤预后最差。早期诊断，早期手术可争取保肢和良好的预后；肿瘤巨大、诊断较晚的患者，半骨盆截肢术是解除痛苦、延长生命的重要治疗手段；影像学检查显示：软骨肉瘤往往瘤体较大，病灶内有钙化，累及范围较广。初诊患者多数根据年龄及影像学特点可做出初步诊断，术前经穿刺或切开活检病理确诊。

本组病例中，除骶骨外，所有部位的软骨肉瘤，不管分级如何，均采用整块切除术。高分化软骨肉瘤7例中，2例做了病灶内手术，这两例术后均有局部复发，第二次手术后病理均变为去分化，分别于术后1年及2年死亡。因此，即使为高分化软骨肉瘤，也应该进行广泛切除术，否则，局部复发会导致去分化或级别增高。5例间叶型软骨肉瘤中，术后4例接受了化疗，局部复发率与普通软骨肉瘤无明显区别。骶骨的5例软骨肉瘤中，为保留骶神经功能，3例采用的为分块切除术（病灶内手术），3例全部局部复发。因而对于骶骨的软骨肉瘤，不应只考虑骶神经的因素，从治愈肿瘤的角度考虑，建议行肿瘤广泛切除术。对于高度恶性的去分化、或间叶型软骨肉瘤，术后给予辅助性放、化疗，可能会降低局部复发率，提高生存率。

骨盆软骨肉瘤切除后的重建方式：髂骨翼（Ⅰ区）的软骨肉瘤切除后可采用钉棒系统固定，于骶骨及髋臼上缘之间做腓骨移植或将切下的髂骨翼残留的正常骨植回。如果患者为老年人，也可考虑用斯氏针及骨水泥重建骨盆环的完整。髋臼部位（Ⅱ区）骨肉瘤多数为髂骨或耻坐骨连同髋臼同时受累。肿瘤切除的范围包括：耻坐骨、髋臼和部分髂骨；或大部分髂骨、髋臼和闭孔环。半骨盆截肢可以达到根治性切除的目的，但因为丧失了患侧肢体，患者难以接受。Steel（1978）最先报告软骨肉瘤内半骨盆切除术，保留患侧肢体。切除髋臼部肿瘤后，将股骨头旷置，利用周围的瘢痕组织限制股骨头。术后患者可以行走，但跛行明显，下肢有不同程度的短缩。Enneking等（1978）报告切除髋臼周围肿瘤后，将股骨与残留髂骨融合或股骨与残留坐骨融合。20世纪90年代出现了马鞍式假体并开始被应用在髋臼部肿瘤切除后的髋关节重建过程中。异体半骨盆移植重建骨盆缺损，术后并发症较多，伤口感染、骨端不愈合率高。Kusuzaki 等（1998）将髋臼部肿瘤切除后，用骨盆 - 股骨外固定架，控制股骨头位置，术后固定 6 周后，使股骨头与残余骨盆之间形成瘢痕性的假关节囊，稳定股骨头。近年来，许多作者应用人工半骨盆替代髋臼部肿瘤切除后的骨缺损。相对于其他重建方法，人工半骨盆置换后能保留较好的髋关节功能。

骨盆软骨肉瘤的治疗原则为首先要完整切除肿瘤，其次才考虑功能的重建。在安全边缘进行肿瘤切除，能达到根治性切除的效果。如果肿瘤巨大，无法做到广泛性切除，应选择半骨盆截肢术。否则，局部复发率很高。目前可选择的髋臼重建的方法有，股骨与残存骨盆的融合、瘤骨壳灭活再植、异体半骨盆移植及人工半骨盆置换等。每种方法均有其优缺点。瘤骨壳灭活再植具有大小、外形合适，无排异反应，愈合后能达到生物固定的优点，缺点是局部复发率高。异体半骨盆移植有愈合后能达到生物固定的效果，但缺点是排异反应引起伤口不愈、感染、骨质吸收等。定制性人工半骨盆置换早期可达到坚强固定，局部复发率低，但后期可出现骨盆松动、关节脱位等并发症。

人工半骨盆置换早期可达到比较可靠的稳定，后期由于螺钉松动可造成骨盆不稳定。虽然组装式人工半骨盆的稳定性较以往有了改善，但仍存在后期骨盆不稳定的可能。术中安装时一定要注意连接固定对侧耻骨，整个骨盆安装完成后外面可以用骨水泥包裹，使之成为一个整体。术后 2 个月开始负重，站立时于健侧拄一手杖，减少对患髋关节压力，保护再造髋关节。术后假体周围的瘢痕组织有助于维持假体的长期稳定性。不管采用何种重建骨盆的方式，术中均应注意保留髂腰肌及臀大肌，这对于维系再造髋关节的稳定是至关重要的。术后功能的好坏与髋部周围肌肉保留的多少有关。

骨肉瘤

经典骨肉瘤

1. 定义

传统骨肉瘤是原发髓内的高度恶性肿瘤。以增殖肿瘤细胞直接产生骨或骨样组织为特点。

2. 流行病学

骨肉瘤是最常见的原发恶性骨肿瘤，统计发病率为 4/1 000 000 ~ 5/1 000 000。发病率与人种和种族无重要关联。传统骨肉瘤高发于青少年，最常发生在 10 ~ 20 岁阶段，60% 发生在 25 岁以下。有 30% 的患者发病年龄在 40 岁以上。男性好发，与女性的发病率的比值为 3 ∶ 2。发病率性别倾向在青少年中更为突出，随着年龄的增长差别变小。有关骨肉瘤发病率的一个有趣现象是有人发现身材高大的人群有更高的发病率（Fraumeni 1967）。长时间以来兽医也发现类似的现象，大型犬较其他犬类有更高的骨肿瘤发病率。大多数中年后发病的患者多与骨的 Paget 病有关（Houvs et al，1983），也有继发于纤维结构不良的病例（Houvs et al，1972）。

3. 发病部位

传统骨肉瘤好发于四肢长骨；尤其是股骨远端、胫骨近端和肱骨近端。这种肿瘤好发于干骺段（91%）或是骨干（< 9%）。骺段原发肿瘤很少见。尽管长骨是原发传统骨肉瘤最常见的发病部位，但是非长骨（如下颚骨、盆骨、脊柱和颅骨等）的病变随年龄的增长发病率可能增长。很少见到骨肉瘤发生在骨远端如腕部、踝部。在所有病例中，颅面骨受累者约占 7%（Huvos 1991）。大多数颅面骨骨肉瘤患者的年龄要大于其他部位骨肉瘤患者。骨肉瘤较少发生于脊柱。

4. 临床特点

症状基本上持续超过几周或几个月。骨肉瘤最常见的临床表现是疼痛和肿块。疼痛可放射至邻近关节，初期疼痛多为间断性隐痛，随病情发展疼痛逐渐加重，多发展为持续性疼痛，休息、制动或者一般止痛药无法缓解。早期症状可能会时轻时重，因此很难诊断；后来这些症状会变得持续不断。随后疼痛部位可以触及到肿块，可伴有关节活动受限，但关节积液并不常见，后者多出现在累及干骺端的骨巨细胞瘤或软骨母细胞瘤病例。查体可发现局部肿块，有压痛。运动受限，局部发热和毛细血管扩张甚至可以听到血管杂音。在病情进展期，常见到局部炎症表现和静脉曲张。病理性骨折发生在 5% ～ 10% 的患者，多见于以溶骨性病变为主的骨肉瘤。肿瘤突然地增大要怀疑继发的改变，如囊内出血。

另一个重要的临床表现是血浆碱性磷酸酶、乳酸脱氢酶中度至大幅度的升高，大多数病例可以观察到碱性磷酸酶的升高，且与肿瘤细胞的成骨活动有关，但是肿瘤组织中碱性磷酸酶水平和血浆中碱性磷酸酶水平没有确切的数量关系。较碱性磷酸酶的诊断价值更为重要的是该指标对于预后的意义，如果手术完整切除肿瘤，碱性磷酸酶可以下降至正常水平；如果术后该指标没有下降到正常水平，或仍处于较高水平则多提示存在肿瘤转移或肿瘤有残留。

5. 影像学表现

相对于表面骨肉瘤，传统的骨肉瘤病变多起源于髓质，随病变发展破坏骨皮质，而后侵入骨旁软组织。肿瘤内大多数细胞的分化方向决定了骨肉瘤的影像学表现，可呈骨样、软骨样、成纤维样或者纤维组织样，伴有不同程度的反应骨形成。影像学上一些骨肉瘤成骨明显（成骨型）；另一些则以溶骨性破坏为主，可见呈蜂窝状，退行性变或呈毛细血管扩张样改变的肿瘤，影像学表现为边界不清的筛孔样或虫蚀样透亮度增高区（溶骨型）。这种多样的影像学表现可类似于非成骨性恶性肿瘤，如骨巨细胞瘤或纤维肉瘤，也可类似于良性病变，如动脉瘤样骨囊肿。但骨肉瘤大多数病例影像学表现为成骨及溶骨混合样改变（图 4-14）。

当肿瘤穿破皮质，侵入到软组织内时，可出现最具特征的影像学改变，即特征性骨膜反应：①垂直于骨膜呈放射样平行排列的针状骨膜反应，即怒发冲冠征；或由骨膜上一点向外放射，即日光放射征。针状骨膜反应并非骨肉瘤的特征性表现，它可以出现在某些良性病变（如血管瘤），或恶性病变（如 Ewing 肉瘤）。骨肉瘤 X 线检查偶尔可见到呈层状的骨膜反应。② Codman 三角，

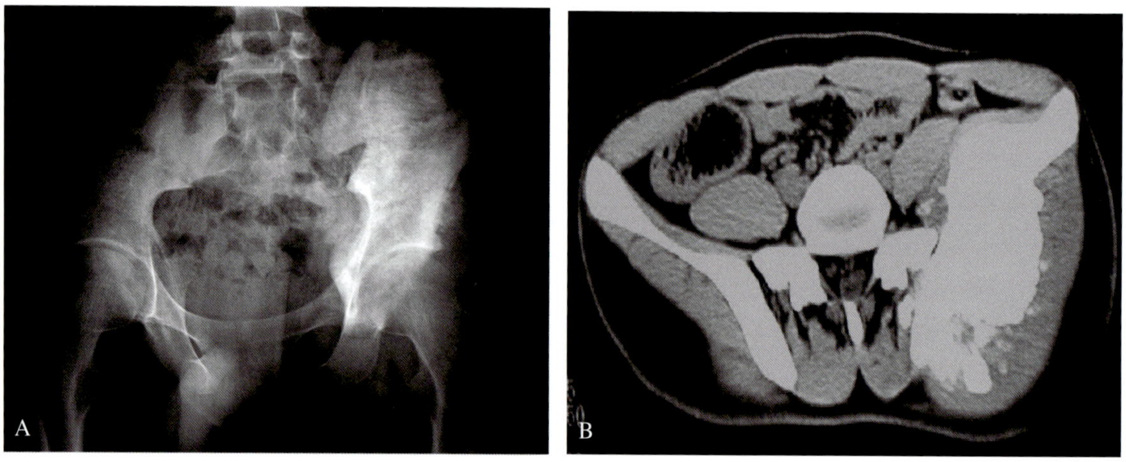

图 4-14　患者男性，19 岁，左髂骨和髂臼骨肉瘤　A：X 线平片显示左髂骨和髂臼成骨性改变，骨质硬化，边界不清，骨膜反应明显。B：CT 软组织窗显示左髂骨软组织肿块，伴周围骨膜反应

此种骨膜反应是由反应骨形成，后者位于被穿破皮质肿瘤组织所顶起的正常骨外膜和肿瘤向骨外侵润部位周围移行带皮质骨之间。尽管 Codman 三角很有特点，但并不是骨肉瘤所特有的影像学表现，它可见于任何侵袭性肿瘤性病变（如 Ewing 肉瘤），甚至一些良性病变，如骨髓炎，当有骨外软组织侵润后可有类似的影像学表现。

骨肉瘤的另一个常见影像学表现是不规则钙化或骨外软组织包块内的骨化，骨化可以是很广泛并且非常致密的，有时比骨内原发肿瘤范围更大，密度更高。在这些病例中应注意与骨旁（皮质旁）骨肉瘤鉴别。

传统骨肉瘤的全面影像学表现是极其多样的。可能表现为完全成骨性的或是溶骨性。大多数病例中，表现为溶骨性和成骨性混合病灶，并伴随皮质骨破坏和肿瘤侵犯软组织。倾向于髓腔内偏心性和线性生长的肿瘤软组织肿块出现较晚。传统骨肉瘤很少发跨关节生长或是髓内跳跃性生长。

CT 扫描和 MRI 在术前有助于判断肿瘤的范围。这对确定一些患者是否保肢有极为重要的作用。

^{99}Tm 核素骨扫描可能提供关于骨转移，多中心和系统疾病的信息。尽管没有全面的应用，动脉造影照片也能提供关于术前化疗后肿瘤的反应或是无反应情况，术前化疗可能会减少或局限肿瘤新生血管。

6. 组织病理学

(1) 大体所见

骨盆肿物，可穿透骨皮质，侵犯周围软组织。高度骨化区域呈黄白色，质硬。软骨样区域透明，呈分叶状。骨母细胞区域质硬，黄白色，有时有砂砾感。纤维母细胞区域质软，呈鱼肉样。肿瘤可伴有坏死、出血和囊性变（图 4-15）。

(2) 显微镜下表现

肿瘤由肉瘤样间质细胞与肿瘤性骨样组织形成：间质细胞有明显的恶性细胞学特征，可见活跃的核分裂相和细胞异型性。肿瘤性骨样组织呈嗜酸性，呈无定形纤维状沉积在单个肿瘤细胞间，或聚集成小片状沉积在肿瘤细胞间。骨样组织可以出现钙化并呈编织状肿瘤骨表现（图 4-16，图 4-17）。

同长骨发生的骨肉瘤一样，骨盆骨肉瘤也可根据间质成分的不同分为以下三个亚型：①软骨母细胞型：有明显的软骨基质及软骨分化（图 4-18）；②骨母细胞型：有明显的骨或骨样组织成分（图 4-19）；③纤维母细胞型：以高度恶性的梭形细胞成分为主，瘤性骨样组织量可能很少，需仔细寻找（图 4-20）。

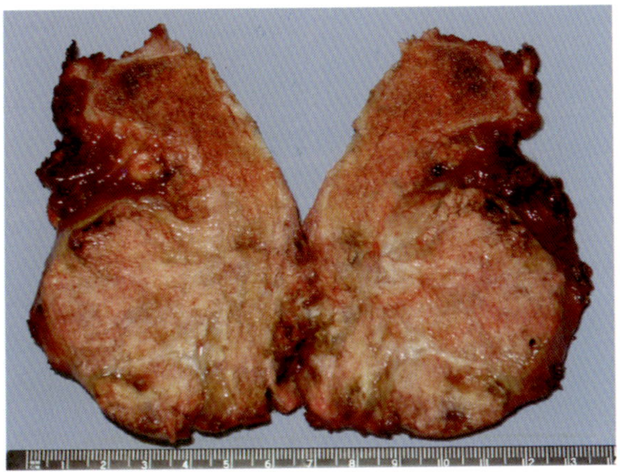

图 4-15　耻骨骨肉瘤切除后大体标本像

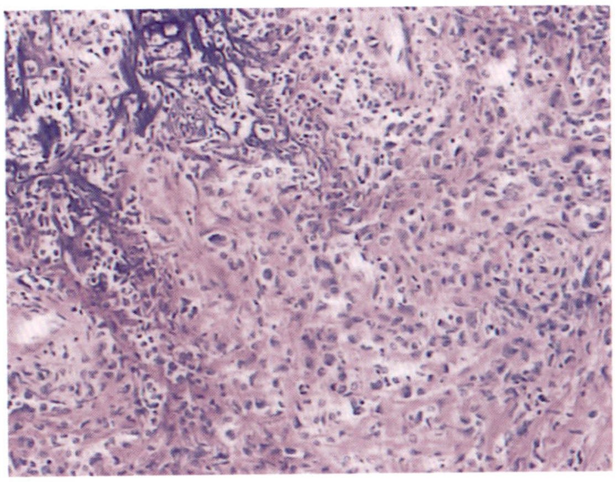

图 4-16　骨肉瘤，可见大量幼稚间叶细胞，其间可见粉染骨样组织

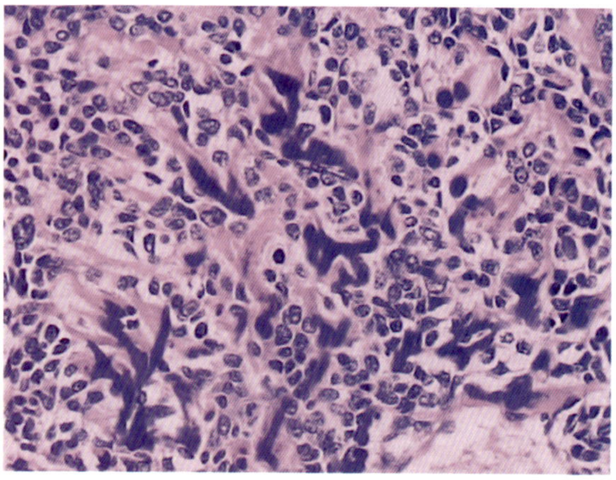

图 4-17　骨肉瘤，异型增生骨母细胞中见纤细的丝带样骨样组织

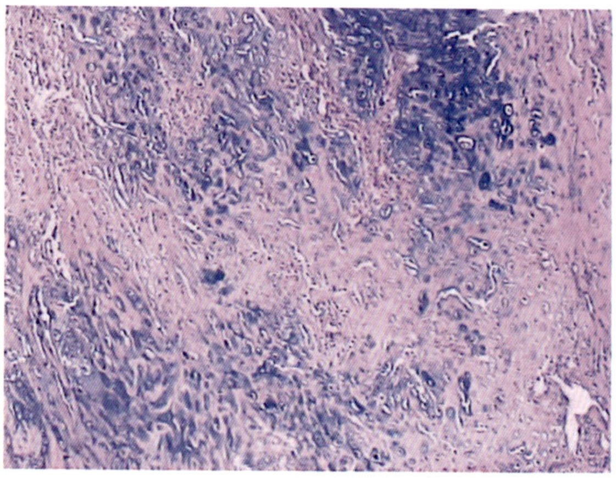

图 4-18　骨肉瘤（软骨母细胞型），肿瘤中除骨样组织外，还可见大片肿瘤性软骨组织

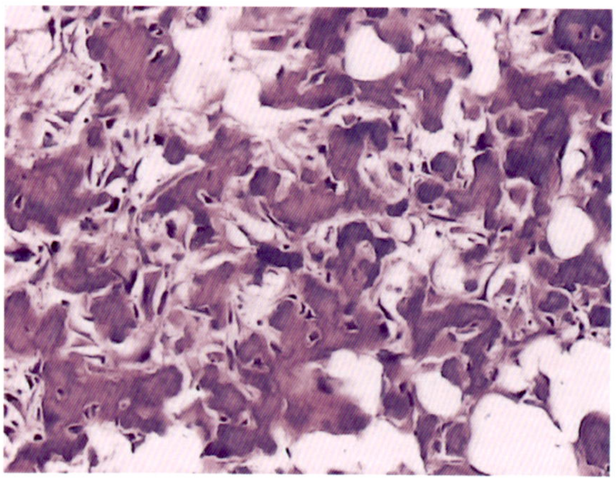

图 4-19　骨肉瘤（骨母细胞型），肿瘤组织中见多量骨样组织

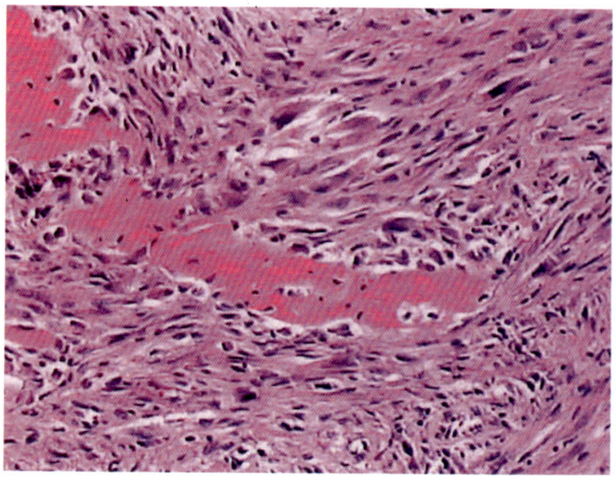

图 4-20　骨肉瘤（纤维母细胞型），纤维肉瘤背景上见幼稚骨样组织

毛细血管扩张型骨肉瘤

1976 年，Mayo Clinic 的研究者们首先发表了有关毛细血管扩张型骨肉瘤的报告。当时认为毛细血管扩张型骨肉瘤是所有类型骨肉瘤中最致命的一种。

定义：毛细血管扩张型骨肉瘤是一种恶性成骨肉瘤，特点是有充满血液的大腔隙，有时有间隔。X 线的表现为单纯溶骨性破坏，没有间质矿化。

标本大体表现为出血的、多房性肿块。组织学上可以见到大量空隙充满血并且被纤维间隔分隔。部分区域有明显的细胞退行性变，多伴有表现为不典型多核巨细胞的破骨细胞。在小的活检标本组织块中，肿瘤细胞产生的瘤骨或花边样骨可能很少而不容易被发现，所以这种病变术前常被误诊为动脉瘤样骨囊肿。一些先前报告为“恶性动脉瘤样骨囊肿”的病例很可能是该类骨肉瘤。

以前认为血管扩张型骨肉瘤比较罕见（占中央型骨肉瘤的 1% ～ 2%）。但是不同学者对此类骨肉瘤的定义有所不同，一些作者将高度血管化的骨肉瘤或有少量扩张血窦的骨肉瘤亦分为此类。Huvos 等（1982）认为血管扩张型骨肉瘤更常见一些，在Memorial医院收治的所有骨肉瘤病例中占11%。这个数字远远高出Dahlin和Unni（1986）的报告。Huvos（1991）发现此类骨肉瘤的预后与传统中央型骨肉瘤预后相似，甚至还要好于后者。Campanacci（1990）报告952例骨肉瘤中有48例为血管扩张型骨肉瘤（5%）。Mayo Clinic的学者认为血管扩张型骨肉瘤是一种相当少见的病变，约占所有中央型骨肉瘤病例的2%。根据Mayo Clinic自1976年以来（Dahlin和Unni 1986）所取得的经验，有关血管扩张型骨肉瘤是一种高度恶性肿瘤并有着极差的预后的观点已不被认同。

这种现象可以解释为血管扩张型骨肉瘤所特有的血管结构使得静脉内化疗、动脉内化疗以及新辅助化疗（术前化疗，化疗后行广泛或根治性切除）等治疗手段能够产生更好的组织渗透效果。尽管如此，由于血管扩张型骨肉瘤具有特征性的影像学表现以及特有的大体和镜下的病理学特点，其仍被认为是中央型骨肉瘤的一个独立类型。

髓内高分化（低度恶性髓内型）骨肉瘤

髓内高分化（低恶髓内型）骨肉瘤是近年（Unni等，1977）才被确定的一种骨肉瘤的独立类型，其比传统意义上的髓内高度恶性骨肉瘤有较好的预后。

此类骨肉瘤比较少见，在Mayo Clinic（Dahlin，1978）的所有骨肉瘤病例中所占比例接近1%。Unni等收治的27例病例中（1977），仅有50%的患者年龄小于30岁。这些病例都有一个较长的疼痛病史。大多数肿瘤位于股骨和胫骨。影像学的表现并不特异，有的病例边界清晰并呈硬化性改变，有的病例影像学表现类似纤维结构不良。

髓内高分化骨肉瘤主要由纤维组织和骨组织构成。组织学上，一些区域主要由纤维组织组成，病理多表现为成束的梭形细胞编织样排列，其间有致密的纤维间隔，有时后者呈透明样变；大多数细胞核大小、形态一致，有或没有核分裂相。骨样组织或矿化的编织骨小梁间可见散在的纤维组织，一般没有活跃的成骨细胞。产生十分大量瘤骨时，提示骨旁骨肉瘤可能性大。该类型肿瘤在组织学上与骨旁骨肉瘤有很多相似之处，两者的生物学行为也十分相似。有时该类肿瘤组织学上的特点与纤维结构不良或侵袭性成骨细胞瘤相似，所以很多时候此类病变会被误诊为良性肿瘤，特别是没有和临床表现及影像学表现相结合进行综合考虑时。

治疗以肿瘤整块切除为主，初次仅行囊内切除术或刮除术的患者，大多数会复发。Unni等的27例病例中，3例死于转移。

小细胞性骨肉瘤

Sim等（1979）报告了24例病理兼有Ewing肉瘤和骨肉瘤特点的病例，并将此种类型的骨肉瘤被称作“Ewing肉瘤样的小细胞性骨肉瘤”。1982年，Martin等在报道了6个同样的病例；1987年，Edeiken等也报告了13个同样的病例。

在Sim报告的病例中，患者的平均年龄是28岁。Martin报道的患者年龄范围是9～31岁，Edeiken报道的患者年龄为6～28岁。小细胞性骨肉瘤的影像学表现多种多样，缺乏特征性病变特点。组织学上，可见到肿瘤细胞具有圆形或卵圆形的细胞核，胞浆边界不清，形态类似Ewing肉瘤细胞。肿瘤细胞产生数量不等的骨样基质。一些病例中还可以见到软骨样基质。尽管Sim等1979年报告的24例该类型肿瘤PAS染色为阴性，但Martin等报告的6例病例中有3例胞浆中有糖原颗粒，即PAS阳性。Rizzolli研究所的11个病例中有6例PAS阳性（Bertoni等，1989）。

该类型肿瘤十分罕见。在一些Ewing肉瘤病例中，反应骨或编织骨可以被误认为是肿瘤性成骨，造成大量病例误诊为“小细胞骨肉瘤”。这类病变可能代表未分化的Ewing肉瘤向骨骼源性肿瘤（骨肉瘤或软骨肉瘤）分化过程中相对原始的中间分化状态。

认识到小圆细胞骨肉瘤与Ewing肉瘤是截然不同种类的疾病是相当重要的，因为这将直接决定截然不同的治疗原则与方法。但是，由于病例数量有限以致于人们难以确定是否外科手术与化疗联合应用，或者说放疗是否有必要同时应用。Sim 报告的 24 例病例中的 2 例以及 Martin 等人报告的 6 例该类疾病中的 3 例接受了放疗和辅助化疗，这 5 例病例生存期超过 3 年，且没有明确的远处转移。由于此原因，对更长时间的随访、更大数量的病例进行研究是十分必要的，只有这样才能帮助我们确定小细胞骨肉瘤与 Ewing 肉瘤在治疗方面是否应区别对待，以及这种鉴别是有实际意义还是仅在理论研究方面有意义。

多中心成骨肉瘤

多中心成骨肉瘤是指在初次就诊时，全身多处骨骼即出现骨肉瘤病灶，但没有肺转移（图 4-21、4-22）。多中心成骨肉瘤非常少见，仅占骨

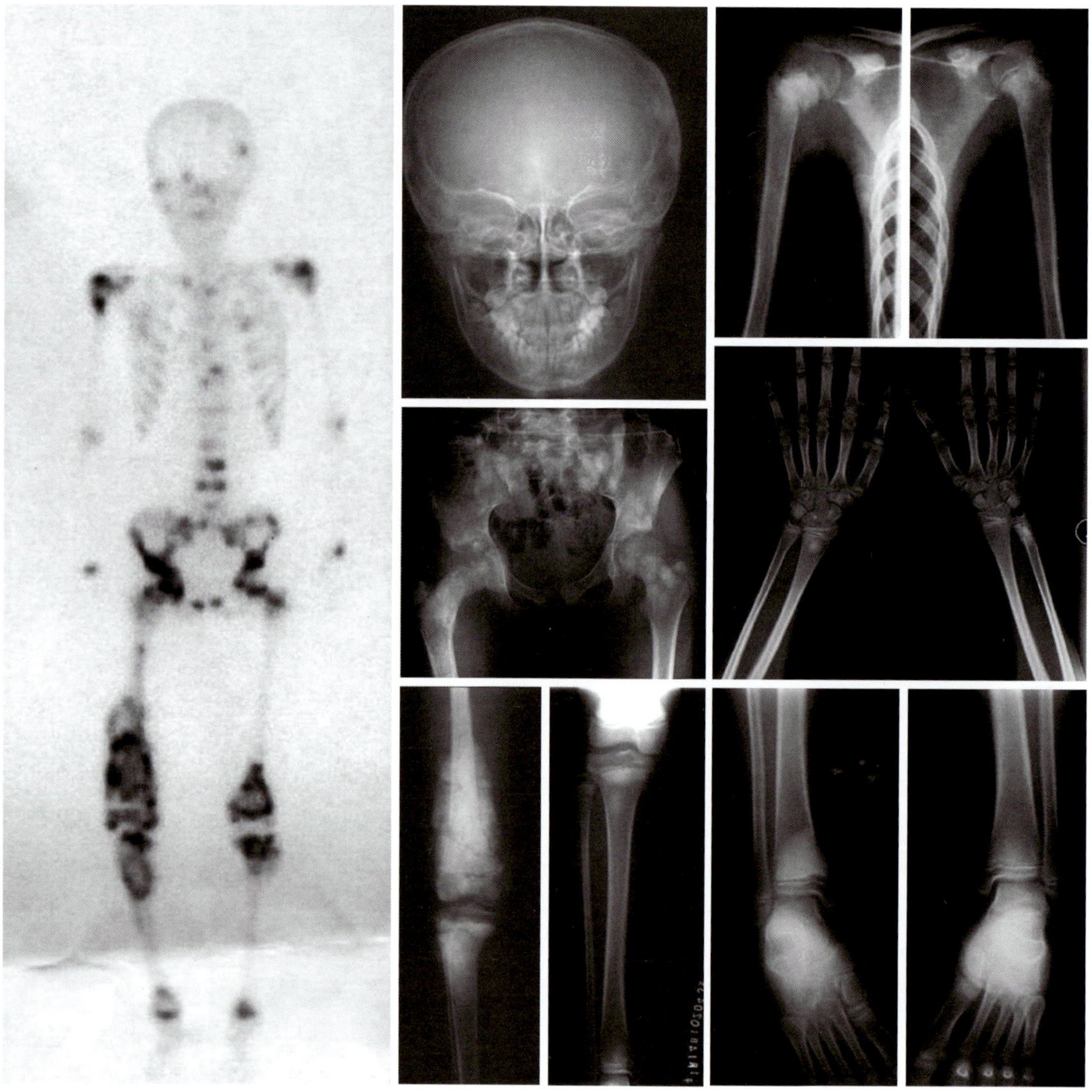

图 4-21　男性，8 岁，多中心骨肉瘤。核素扫描显示双侧股骨下段、双侧股骨上段、双侧胫骨上段、双侧肱骨上段、双侧外踝、骨盆、脊柱、颅骨等多处放射性浓聚，对上述部位行 X 线检查可见骨密度明显增高，软组织内可见棉絮状肿瘤骨

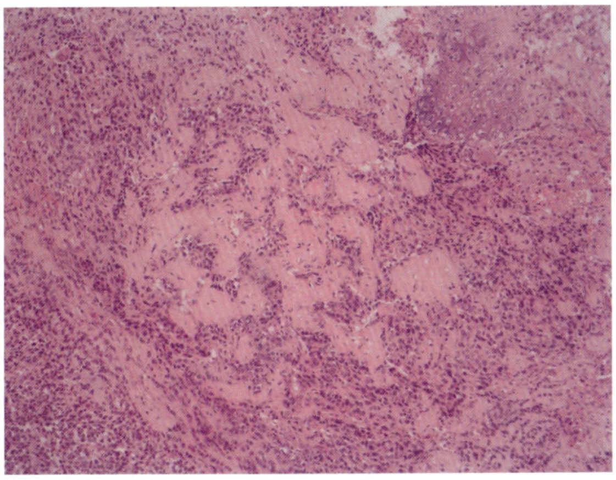

图 4-22 病理可见大量肿瘤分泌的骨样基质，也可见到异型性明显的肿瘤细胞，此例亦为骨母细胞瘤型骨肉瘤

肉瘤患者的 1% ～ 10%。多中心成骨肉瘤的概念由 Silverman 于 1936 年提出，并在 1949 年由 Halpert 进行完整的阐述。这个概念的产生有以下 4 点依据：①发病迅速，多个骨肉瘤病灶同时、对称出现；②各个病灶的大小及病理分级类似；③通常单个骨肉瘤很少见骨转移；④患者没有 Paget 病，没有大量接触过放射线及致癌物质。

多中心成骨肉瘤的分类目前多采用 Amstutz 分类法。根据患者的年龄、病灶的组织学表现、以及多个病灶出现的时间等，Amstutz 将多中心成骨肉瘤分为Ⅰ、Ⅱ、Ⅲ A、Ⅲ B 型。Ⅰ、Ⅱ型是指病灶同时出现的多中心成骨肉瘤，即在骨肉瘤确诊之后 5 个月内，全身多处骨骼出现骨肉瘤病灶。I 型患者常小于 18 岁，骨肉瘤细胞分化不良，恶性程度高。Ⅱ型患者常大于 18 岁，骨肉瘤细胞分化好，恶性程度低。ⅢA、ⅢB 型指的是病灶不同时出现的多中心成骨肉瘤，ⅢA 指的是病灶不同时出现的多中心成骨肉瘤早期患者，包括骨肉瘤确诊后 6 ～ 24 个月期间全身多处骨骼出现骨肉瘤病灶的患者；Ⅲ B 型指的是病灶不同时出现的多中心成骨肉瘤晚期患者，包括骨肉瘤确诊 24 个月以后全身多处骨骼出现骨肉瘤病灶的患者。

多中心成骨肉瘤的发病机制目前仍存在争议。许多人认为多中心成骨肉瘤是多中心起源，因为一般单一病灶的骨肉瘤常见肺转移，极少见骨转移；而且多中心成骨肉瘤患者先后出现的骨肉瘤病灶其形态特征非常类似。本组病例中，6 例患者支持多中心起源论，6 例患者均起病迅速，症状出现 1 个月内全身多处骨骼均出现骨肉瘤病灶，并在最初确诊时均未出现肺转移。也有学者认为多中心成骨肉瘤由一个骨肉瘤病灶转移到其他骨而引起，即转移起源论。他们认为多中心成骨肉瘤患者常有一个大的主要的原发灶，而其他多个小的病灶为转移灶。椎静脉丛系统是原发灶绕过肺转移到骨的解剖学旁路。有文献报道证实，骨肉瘤病灶在没有肺转移的情况下而转移到骨，其发生率较高。另外通过解剖证实，多中心成骨肉瘤患者的肺组织在肉眼看正常的情况下，其病理切片常可见到瘤栓。Parham 对 9 例多中心成骨肉瘤小儿患者的临床和病理结果进行了研究，有肺转移组和无肺转移组未见显著性差异，他认为肺转移不足以证明多中心起源论。

多中心成骨肉瘤预后很差。对于病灶同时出现的多中心成骨肉瘤患者，手术联合化疗的效果如何，因为其发生率很低，目前研究极少。Longhi 等（14）在 1990 ～ 1994 年研究了 11 例病灶同时出现的多中心成骨肉瘤患者，这些患者均接受了以氨甲蝶呤（MTX）、顺铂、阿霉素、异环磷酰胺（IFO）为主的新辅助化疗，其中 4 例仅有 2 处病灶的患者对所有病灶均进行手术治疗；剩余 7 例患者，其病灶均在 3 处以上，仅对其中 3 例的主要病灶进行了手术。其结果不尽人意，所有患者在治疗后 6 ～ 24 个月死亡（平均 11.9 个月）。但是，4 例仅有 2 处病灶的患者对所有病灶进行手术治疗后，其生存时间明显长于其他 7 例（2 处病灶的患者生存时间为 18.2 个月，而 3 处病灶以上患者的生存时间为 9.1 个月；$P < 0.008$）。

1998 年 1 月至 2005 年 6 月北京大学人民医院骨与软组织肿瘤诊疗中心共治疗多中心成骨肉瘤 9 例，男 7 例，女 2 例。根据 Amstutz 分类法，3 例患者属于Ⅰ型，3 例患者属于Ⅱ型，3 例患者属于Ⅲ A 型。其中 8 例患者先接受阿霉素 60mg/m^2、顺铂 100mg/m^2、大剂量 MTX8 ～ 12g/m^2、长春新碱 1.4mg/m^2、异环磷酰胺 12.5g/m^2 化疗一周期。根据病灶数目、部位以及对化疗的反应等决定包括手术、化疗在内的进一步治疗方案。对于化疗反应差的患者，应用亚砷酸、紫杉醇、VP16 化疗。在病灶同时出现的 6 例患者中，对化疗反应好、多发骨病灶少（2 个）、能够广泛切除的患者只有 1 例，其生存期最长，达到 17 个月；其余 5 例患者的生存时间只有 8.3 个月，这与这些患者病灶部位多（2 个以上）、化疗反应不敏感或未能坚持化疗有关。3 例病灶不同时出现的多中心成骨肉瘤患者，对化疗反应好，且所有病灶均手术切除。3 例患者平均随访 2 年，2 例患者带瘤生存，无肺转移，1 例无瘤生存。综合本组 9 例病例，可见肿瘤对化疗的反应以及肿瘤病灶是否能够广泛切除同样是多中心成骨肉瘤的重要的预后因素。如何提高多中心成骨肉瘤对化疗的敏感性可能是提高治疗效果的关键。本研究中对 1 例对常规骨肉瘤化疗方案反应差的多中心成骨肉瘤患者应用了三氧化二砷、紫杉醇、VP-16 等药物化疗，达到了部分缓解的效果。但病例数少，目前尚无法对这种化疗方案的有效性得出结论。

骨旁骨肉瘤、骨膜骨肉瘤、高度恶性骨表面骨肉瘤

骨表面骨肉瘤是生长于骨表面的成骨性恶性骨肿瘤，好发于长骨，较骨内原发骨肉瘤发生率低（Schajowicz 等，1988；Dahlin 与 Unni，1986）。这类骨肉瘤的临床和影像学表现相似，但组织学病变存在明显的区别。文献中，常把此类骨肉瘤分为骨旁骨肉瘤、骨膜骨肉瘤、高度恶性骨表面骨肉瘤三种。不同种类的骨表面骨肉瘤生物行为差别较大，预后也截然不同。骨旁骨肉瘤的预后最好，而高度恶性骨表面骨肉瘤预后最差。后者与传统的髓内高度恶性骨肉瘤预后相似，骨膜骨肉瘤的预后介于两者之间。

1. 骨旁（皮质旁）骨肉瘤

1958 年 Jaffe 重新定义“皮质旁骨肉瘤”概念之前，该概念是指三种类型皮质骨表面骨肉瘤中最常见的一种，人们现在逐渐接受它等同于骨旁骨肉瘤。为了避免概念的混淆，现在用“骨旁骨肉瘤”来命名该类疾病，而不是指所有皮质骨表面的骨肉瘤。骨皮质表面的骨肉瘤可以按 Levine 等在 1985 年进行的三种分类方法进行分类。

WHO 将骨旁骨肉瘤定义为一种单独类型的恶性骨肉瘤，它位于正常骨皮质表面，并且组织结构分化良好。这类肿瘤生长相对缓慢，较一般髓内高度恶性骨肉瘤的预后好。

（1）发病率

骨旁骨肉瘤较髓内（中心型）骨肉瘤发病率低，是最常见的骨表面骨肉瘤。Schajowicz 认为骨旁骨肉瘤占原发骨肿瘤的 2.5%，在 Dahlin 和 Unni’s（1986）认为该病在原发恶性骨肿瘤中的比例小于 1%，占所有骨肉瘤的 4%。

（2）临床表现和影像学特征

女性发病率略高于男性。骨旁骨肉瘤平均发病年龄要高于传统髓内骨肉瘤。患者年龄从 15 岁至 78 岁不等，大多数患者（81%）的发病年龄大于 20 岁。在多数病例中，症状持续数年才明确诊断。

骨旁骨肉瘤最多发于长骨，尤以股骨远端为最多发部位，特别是膝后部。好发部位其次为肱骨近端，较少见于胫骨、腓骨和股骨近端。病变最多见于干骺端，骺端较为少见。

最常见的临床表现是肿胀，有时伴有疼痛，一般疼痛不剧烈并且很少在肿胀前出现。因为肿瘤生长缓慢，症状可能持续数月甚至数年后才得以诊断明确。尽管如此，也有一些病例确诊前症状持续得时间很短。这些预示着肿瘤生长快，恶性程度高。

骨旁骨肉瘤有特征性的影像学特点，表现为一个高密度的，骨化的皮质旁肿物，多为卵圆形或球形，并与皮质相连。肿物分叶状表面的密度有时较肿瘤的基底密度低。一条透亮带将肿物与下方邻近的皮质隔开，此影像学特点是特征性表现。由于肿瘤绕骨环周生长，在较大肿瘤病例中难以发现上述特征性表现。有时肿瘤表面边界不清，边界多不规则，并且在表面可以见到不规则的针状瘤骨。肿瘤周围的软组织内有时会存在多发小的不与肿瘤表面相连的放射性高密度灶，在

局部切除后复发的病例中可以见到这种表现。在一些病例中，肿瘤下皮质骨有增厚表现，但一般没有葱皮样反应或Codman三角等骨膜反应。

影像学上需要注意与骨化性肌炎和骨膜骨肉瘤相鉴别。对于骨化性肌炎来说，虽然该病最好发的部位也位于干骺端，但表现为周围有硬化边的圆形或卵圆形病变，而病变中心表现为放射性低密度区。另一方面，骨化性肌炎与下方的皮质骨是相连的，并且一般情况下没有骨旁骨肉瘤那样明显的宽基底。

在与骨膜骨肉瘤和高度恶性骨表面骨肉瘤进行鉴别时，当骨膜骨肉瘤与高度恶性骨表面骨肉瘤的骨化钙化也很重时，有时很难鉴别，但是结合它们的临床表现（年龄，部位），影像学特点，特别是病理上的特点，还是能够将它们区分开的。

骨软骨瘤较容易与该病进行区分，因为骨软骨瘤蒂的中心骨质与干骺端的松质骨是相连的。但是骨旁骨肉瘤与骨膜下血肿的钙化很难从影像学上区分，这种情况下我们可以通过病理活检进行鉴别诊断。

（3）病理学表现

大体病理，肿瘤呈分叶状，大多数边缘清晰。肿瘤质硬，为骨性质地。在大多肿瘤的某一部分可见到不规则的小灶状软骨样组织或纤维样组织，常位于肿瘤边缘部位。但是这些表现并不意味着肿瘤恶性程度更高（Enneking等，1985）。大多数肿瘤骨化明显，质地坚硬，特别是在宽大的基底部位硬化更明显，有时肿瘤环绕长骨生长。

镜下表现，大多数此类肿瘤是低度恶性的，仅靠病理学检查而不同时考虑临床和影像学的特点是很难诊断该病的。当病理医师未注意到分隔肿瘤与皮质骨的纤维层时，诊断也会十分困难。纤维基质由梭形细胞组成，细胞无明显异型性，很少有核分裂相，这些细胞产生中等量的胶原纤维，类似低度恶性的纤维肉瘤。占主要成分的骨样组织内骨小梁排列规则，在大多数情况下可以见到由不同成熟阶段的编织骨向成熟板层骨的转化。骨小梁表面的骨母细胞呈梭形，有时较肥大并产生大量骨基质。很少见到多形性、深染的恶性骨母细胞，以及有大量核分裂相的肉瘤样成纤维细胞。软骨样细胞团常与高分化软骨肉瘤的表现相似。有时肿瘤表面存在薄软骨帽，这会使之与骨软骨瘤相混淆。骨旁骨肉瘤的软骨帽与下方组织是不连续的，其外形也是不规则的。二者镜下表现区别更明显：骨旁骨肉瘤在镜下可见软骨帽下方存在新生骨，并且软骨帽与新生骨之间存在增生的纤维组织。

有些肿瘤在影像学上与骨旁骨肉瘤相似，但病理上没有恶性肿瘤的表现，这些肿瘤被认为是骨旁骨瘤。

（4）治疗和预后

放疗和化疗无效。外科切除是首选的治疗方法。该病初治后5年生存率为70%～80%（Dahlin，1978）。Campanacci等在1984年报告的10年生存率为55%。

广泛切除术是骨旁骨肉瘤治疗的标准术式。截肢术只适用于一次或多次复发的病例，或广泛皮质缺损和髓内浸润的病例。截肢术也适用于病理表现为恶性程度较高的骨旁骨肉瘤，即“去分化骨旁骨肉瘤”。

复发病例的肿瘤恶性程度多会增高，同时肺转移的概率也会增加（Wold等，1984）。

2. 骨膜骨肉瘤

骨膜骨肉瘤的概念由Unni等在1976年首次提出。后来其作为一类单独的疾病逐渐被人们广泛接受。

Unni等报告了23例“骨膜骨肉瘤”，其中Mayo Clinic的病例有11例，仅占Mayo Clinic 962例骨肉瘤中的1%。骨膜骨肉瘤生长于骨表面，好发于胫腓骨。Unni等认为该肿瘤与骨旁骨肉瘤的临床表现、影像学及病理表现不同，是一种独立类型。1977年M.D. Anderson肿瘤研究中心报道了13例骨膜骨肉瘤，并证实该病好发于股骨和胫骨。患者的平均发病年龄为29.3岁。其中一些病例的肿瘤偏大，这些肿瘤以软骨基质为主。

在影像学表现上，骨膜骨肉瘤边界不清。可见软组织肿胀产生的软组织影，软组织影内可见与皮质垂直的放射状排列的骨针，后者多位于肿瘤中部。常可见到Codman三角。一般病变呈分叶状，主要由不程度钙化或骨化的软骨组织组成。病变很少累及下方的皮质或髓腔。

骨膜骨肉瘤主要以软骨母细胞为主，有分叶状恶性软骨成分。恶性瘤骨或骨组织很少或很局限。穿刺活检标本量太少时，可能找不到骨质，只能找到透明软骨样组织。病理医师可能就此诊断为骨膜软骨肉瘤。或者，病理医生只看到透明软骨钙化、软骨内化骨或者反应骨，他们会认为这是皮质旁软骨肉瘤内骨化表现，并就此做出骨膜软骨肉瘤的错误诊断。

广泛切除被认为是有效的治疗方法。Unni等报告的23例病例中仅有4例死于转移。

3. 高度恶性骨表面骨肉瘤

其发生部位与骨旁骨肉瘤相同，但组织分化差，异型性明显。好发中年人，多侵犯股骨，酷似骨旁骨肉瘤，但无游离间隙，不绕骨生长，骨皮质表面出血不规则盘状侵蚀破坏，瘤体有不等量钙化或骨化。肿瘤边界不清，同时侵犯骨髓腔，这点是与骨膜型骨肉瘤之鉴别点。它的组织学及预后与传统骨肉瘤相同。

骨巨细胞瘤

普通骨巨细胞瘤

1. 定义

骨巨细胞瘤是良性的、有局部侵袭性的肿瘤，瘤组织由大片瘤样的卵圆形的单核细胞组成，中间点缀着均匀一致的破骨细胞样巨细胞。

2. 流行病学

骨巨细胞瘤约占骨所有原发性肿瘤的4% ~ 5%，骨的良性肿瘤的20%。骨巨细胞瘤发生在已经骨骼发育成熟的患者中，20 ~ 40岁高发(61%)。尽管有10% ~ 15%的病例发生于20岁以内，但未成年人极少患骨巨细胞瘤，10岁以下的儿童更是极为罕见。女性患者略多。种族差异不明显，但可能存在地域差异。在中国、日本等亚洲国家中，骨巨细胞瘤发病率较高，约占骨的原发性肿瘤10%左右。

3. 临床表现

骨巨细胞瘤是一种最有争议的骨肿瘤。涉及骨巨细胞瘤的组织分化、临床诊断及治疗的许多最重要问题仍值得商榷。在20% ~ 40%的病例中，骨巨细胞瘤具有持续进展的潜在恶性。有5% ~ 10%病例会出现肉瘤恶变，甚至局部还没有出现明显恶变就已发生远处转移。多发性骨巨细胞瘤罕见，有时候很难分辨一个多发性骨巨细胞瘤的原发灶与转移灶。

骨巨细胞瘤多侵犯长骨末端，以股骨下端、胫骨上端、桡骨远端、肱骨近端为多见。大约5%的骨巨细胞瘤发生于扁骨，以骨盆为最多见。脊柱中最常发生于骶骨，其他椎骨很少累及。不到5%的骨巨细胞瘤会累及手足的管状骨。骨巨细胞瘤患者典型的临床表现有疼痛、肿胀，经常性的关节活动受限。5% ~ 10%的患者可以出现病理性骨折。持续加重的剧痛为最常发生的也是首发的症状，并伴随局部肿胀和压痛。许多患者表现为受累骨邻近关节（膝关节最常见）运动功能受限。

4. 影像学表现

长骨病灶在X线表现通常为膨胀性、偏心性溶骨破坏。病灶通常累及骨骺和邻近的干骺端，并常延伸到关节软骨下，有时甚至侵犯到关节内。病灶很少出现于骨干。青少年患者骨巨细胞瘤的发生与生长板未闭合有关，但偶尔老年人也可出现骨巨细胞瘤。

有时骨巨细胞瘤表现为“肥皂泡样”外观。发生于手、足管状骨的骨巨细胞瘤与发生于长骨的骨巨细胞瘤X线特征类似。发生于骶骨和骨盆的骨巨细胞瘤也表现为溶骨性破坏，通常会累及到邻近的软组织，甚至累及骶髂关节和髋关节（图4-23）。

目前，根据临床和影像学特征，还不足以正确地预测骨巨细胞瘤的临床行为。Campanacci等根据放射学表现将骨巨细胞瘤分为三级：1级为“静止性”病灶，边界清晰，四围环绕硬化带，几

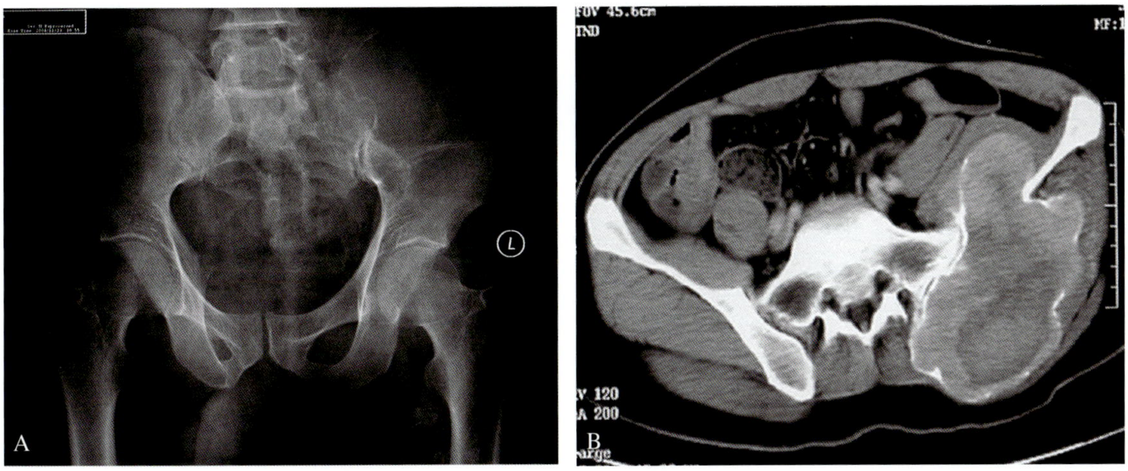

图 4-23 患者男性，39 岁，左髂骨骨巨细胞瘤 A：X 线平片显示左髂骨上部溶骨性破坏，呈膨胀性生长，边缘可见残存骨壳。B：CT 显示肿瘤膨胀性破坏髂骨翼并累及骶骨，形成巨大软组织包块

乎没有骨皮质受累；2 级为“活动性”病灶，有明显的边界，没有骨硬化，骨皮质变薄，膨胀；3 级为“侵袭性”病灶，边界不清，常伴有骨皮质破坏和软组织受侵。这符合 Enneking 的观点，即将骨巨细胞瘤分为静止性、活跃性和侵袭性三类。该分级系统与肿瘤的组织学分级系统无密切关联，但比起组织学分级更有助于判断预后和治疗。Campanacci 的病例中 20% 属于Ⅰ级，60% 属于Ⅱ级，其余的 20% 属于Ⅲ级。

骨巨细胞瘤一般不会出现大量的反应性骨膜成骨。存在长期损伤时，病灶内可能出现在放射学上明显可见的骨基质。CT 扫描比 X 线平片能更准确地评估骨皮质的变薄和破坏情况。MRI 在评价骨内病灶的范围、软组织受累范围以及关节受累情况方面比 X 线和 CT 更具有优势（图 4-24）。典型的骨巨细胞瘤在 MRI 的 T1 加权像上为由低到中等的信号强度，在 T2 加权像上为由中到高的信号强度。T1、T2 的低信号区域为病灶内的大量的含铁血黄素。

5. 组织病理学

骨巨细胞瘤是一种具有局部侵袭性生长倾向的肿瘤，典型发生部位为长骨骨端。大约 5% 的骨巨细胞瘤发生在扁骨，其中主要是在盆骨。

（1）大体所见

肿瘤呈红色、褐色或灰黄色，质地较软。可有鱼肉样区域，或有坏死灶及囊性变，此时类似动脉瘤样骨囊肿（图 4-25）。肿瘤中存在薄的骨性间隔，肿瘤周围往往存在薄层骨壳，看起来好像是膨胀生长。其实皮质骨并没有因为骨壳的存在而扩张变薄，这是骨内膜表面反复溶骨吸收及新骨沉积而逐渐形成的新生皮质骨。

骨巨细胞瘤血供十分丰富，常存在小的鲜红色或是棕色的囊腔。部分肿瘤充血囊腔较大，腔内存在薄的间隔，这与动脉瘤表现相近。尽管可以存在较大的囊腔，但一般大部分肿瘤为实性成分。肿瘤内经常存在灰黄色的坏死组织，尤其是在肿瘤生长快的区域。

即使是侵袭性较高的骨巨细胞瘤也很少穿破关节软骨。一些肿瘤可以破坏新生的薄层皮质骨经过滑膜组织侵犯关节腔。膨胀的薄层皮质骨经常发生穿孔或是部分破坏（影像学表现为“侵袭性”病灶），但这并不代表肿瘤就是恶性的。由于肿瘤和干骺端的松质骨之间没有明显的界限，这是骨巨细胞瘤在刮除术后经常复发的原因所在。

（2）显微镜下表现

骨巨细胞瘤的镜下表现：在成片的圆形或卵

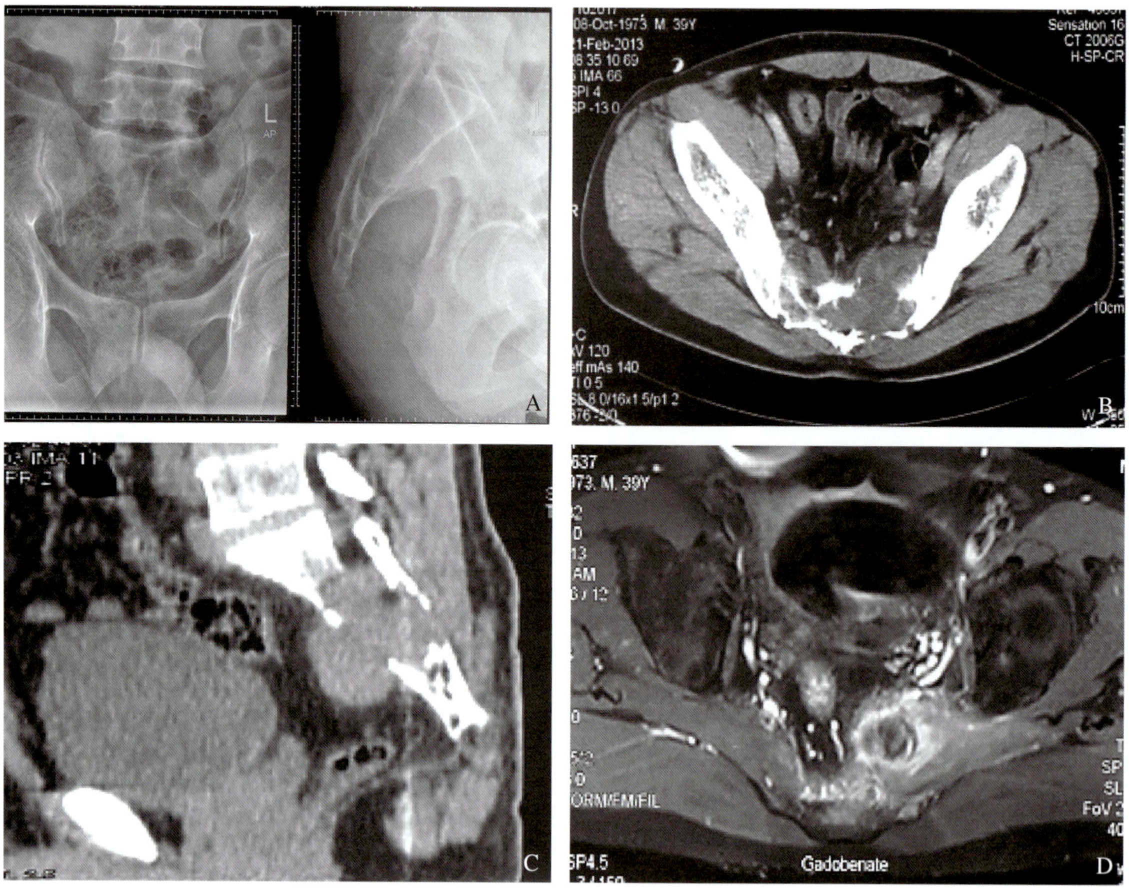

图 4-24　患者男性，39 岁，骶骨骨巨细胞瘤　A：X 平片显示骶骨左侧相当于骶 2 ～ 4 水平溶骨性病灶，病灶边界不规则，边缘轻度硬化。B、C：CT 检查显示肿瘤呈溶骨改变，边缘不规则，其中有破坏残留的骨质，肿瘤穿透前方的骨皮质，形成较大的软组织肿块，左侧的髂骨被肿瘤侵犯。D：MRI 检查 T1 抑脂像可见肿瘤呈混杂信号，边缘强化明显，肿瘤范围较大，向前方突入直肠后间隙

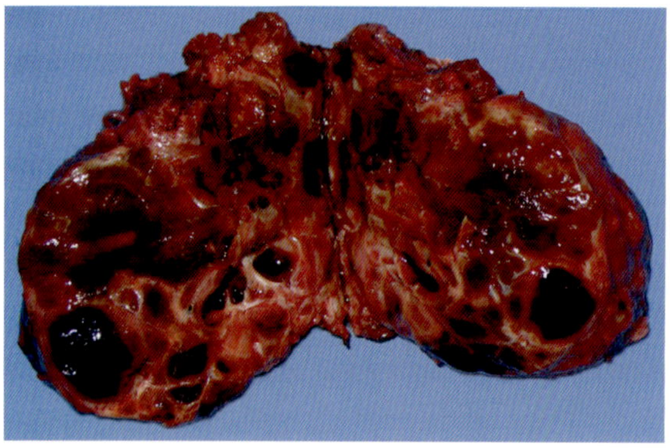

图 4-25　骶骨骨巨细胞瘤大体标本像

圆形单核基质细胞组成的背景上，均匀分布着大量具有 50 到 100 个胞核的多核巨细胞（图 4-26）。多核巨细胞具有破骨细胞特征：含有大量的细胞核，其形态类似于单核基质细胞的细胞核（图 4-27）。有时多核巨细胞的细胞核数目多于 100 个。单核基质细胞的细胞核多为圆形到卵圆形，无异型性，可有多少不等的核分裂相，但无病理性核分裂相。基质细胞的染色质呈稀疏状，有一到两个小核仁。胞浆不明显，细胞之间几乎没有胶原。核分裂象总是存在，每 10 个高倍镜下有 2 到 20 个不等。然而非典型核分裂相不多见，它们

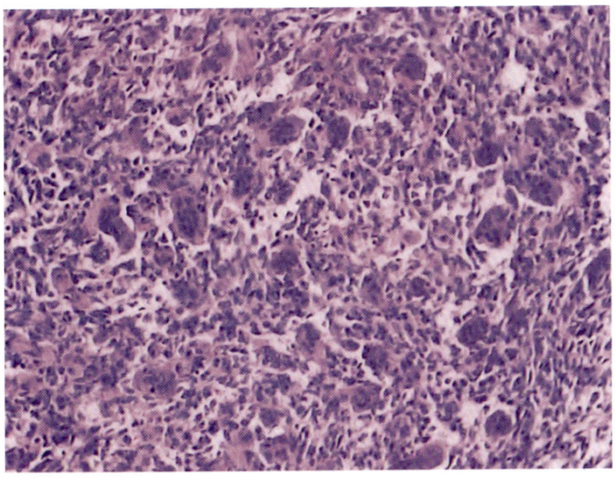

图 4-26 骨巨细胞瘤低倍镜下可见成片的单核细胞

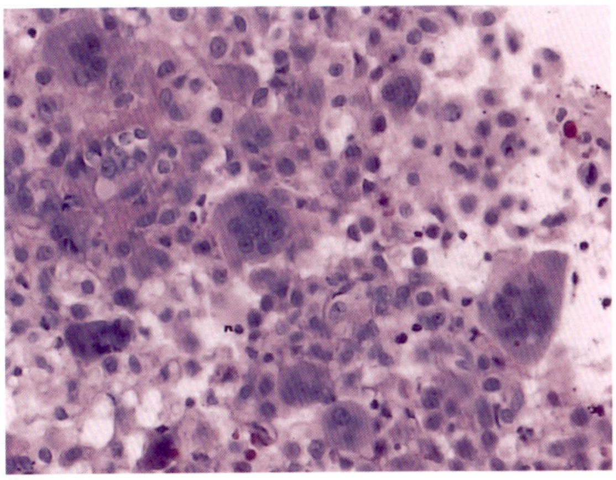

图 4-27 骨巨细胞瘤高倍镜下可见多核巨细胞

的存在应该考虑到富含巨细胞的骨肉瘤的诊断。偶尔可见含有双核和三核的骨巨细胞。间质中可见泡沫状组织细胞、含铁血黄素细胞及反应骨。有时见到继发性动脉瘤样骨囊肿表现。

现在人们普遍认为骨巨细胞瘤的肿瘤细胞不是多核巨细胞，而是单核基质细胞。单核基质细胞可能起源于原始的间充质细胞，表达 RANKL。RANKL 能刺激破骨细胞的前体细胞向破骨细胞转化和成熟。一些骨巨细胞瘤在形态表现上可以有变异：有时肿瘤细胞更趋于梭状，呈席纹状排列。通常可见少量的泡沫细胞，极为罕见的情况下，可以泡沫细胞为主，就像纤维组织细胞瘤。骨巨细胞瘤内可存在纤维化区域，10% 左右的病例存在继发动脉瘤样骨囊肿样改变。肿瘤内可形成小灶状新生骨，这种现象特别多见于病理性骨折和活检后的病例。当肿瘤侵袭到软组织时，或转移到肺时，这些部位肿瘤病灶的组织学特点与原发性肿瘤相同，四周经常可以见到反应骨包壳。三分之一的骨巨细胞瘤肿瘤外周血管存在瘤栓，不过这并没有预后价值。瘤体较大时，常可见到坏死区。如果肿瘤细胞同时异型性，则不排除肿瘤细胞发生恶变的可能。

6. 免疫表型

组织化学研究表明骨巨细胞有着与正常破骨细胞相同的免疫表型，能够表达组织细胞的标志物。骨巨细胞瘤多核巨细胞的免疫组织化学表现与正常的破骨细胞相同，提示这些细胞的生物学行为可能存在密切的相关性与相似性。多核巨细胞中的酸性磷酸酶水平升高而碱性磷酸酶水平无变化。间质细胞中，这两种酶的水平均无明显变化。多核巨细胞具有吞噬功能，其代谢机制和酶体系与多种成分的消化、溶解和排泄功能有关。骨巨细胞瘤的间质细胞除了非特异性酯酶外，大多都没有酶反应。

体外细胞培养可以从细胞形态学特点、特异性表面抗原和激素受体和细胞生成物等方面鉴别出三种主要的细胞类型（Goldring 等 1986）。第一类细胞：为表达单核巨噬细胞标记的单核细胞。这些细胞缺乏骨激素受体，不能持续培养。第二类细胞：为能够增殖、可培养的单核细胞，这种细胞可能为肿瘤的瘤细胞成分。这些细胞类似于间质细胞的连接组织，就是说它们不表达巨噬细胞表面抗原，但生成糖原（I 型和Ⅲ型）。它们也含有甲状旁腺素受体。第三类肿瘤细胞由多核巨细胞组成，这些细胞缺乏单核细胞 - 巨噬细胞表面抗原但含有降钙素受体和破骨细胞的表型标志物。Goldring 等（1986）也证实了早期培养的多核巨细胞在一个周期后不能持续培养。

7. 预后因素

骨巨细胞瘤具有局部侵袭性，偶然能发生远隔转移。组织学上的特点并不能预示其局部侵袭性的程度。通过刮除术，植骨法，骨水泥填充，冷冻疗法，或石炭酸烧灼治疗，局部复发率大约有 20%。通常复发发生在两年之内。一些不重要的骨的病灶通过瘤段骨切除可以降低复发率。2% 的骨巨细胞瘤可出现肺转移。肺转移平均在原发瘤诊断后的 3 ～ 4 年内发生（见十八章 病例）。转移瘤可以是单灶性也可是多灶性的。部分转移瘤生长非常缓慢，甚至有些能自发消退。部分肿瘤是进展性的，最终可以导致患者的死亡。

恶性骨巨细胞瘤

1. 定义

恶性骨巨细胞瘤是指骨巨细胞瘤中出现了高级别肉瘤（原发性）；或骨巨细胞瘤的发生过的部位出现高级别的肉瘤（继发性）。

原发性恶性骨巨细胞瘤极其少见。总地来说，不到 1% 的骨巨细胞瘤可出现恶性转化。大多数出现在骨巨细胞瘤中的肉瘤成分为纤维肉瘤，少数为骨肉瘤。

大部分肉瘤发生于放疗后。放疗后肉瘤的发生率大约为 10%。 从放疗开始到发生肉瘤大约需要 5 ～ 8 年，Schajowicz 等报告需要 3 年到 18 年。射线照射是否能引起间质细胞恶性变以及放射线对肿瘤附近正常的组织有何影响，仍有待于进一步研究。纤维肉瘤周围存在典型的骨巨细胞瘤的组织学形态，支持良性骨巨细胞瘤肉瘤化恶变的观点。

Mirra（1980）、Schajowicz（1981）等认为，作为“原发性”恶性骨巨细胞瘤报道的病例中，大多数为富含破骨细胞性多核巨细胞的毛细血管扩张性骨肉瘤、富含巨细胞的骨肉瘤、纤维肉瘤或是恶性纤维组织细胞瘤。

2. 临床表现及影像学特点

骨巨细胞瘤治疗后多年又出现疼痛和肿胀则提示可能有恶性转化。原发性的恶性骨巨细胞瘤的症状是非特异性的，在 X 线平片上表现为长骨末端的溶骨性病灶。继发性恶性骨巨细胞瘤通常表现为曾确诊过骨巨细胞瘤的部位处出现骨破坏性病灶，边缘模糊，病灶内可见矿化。X 线片极少出现骨巨细胞瘤的典型特征。继发性恶性骨巨细胞瘤的预后与高度恶性梭状骨细胞肉瘤类似。有报道认为原发性恶性骨巨细胞瘤的预后较好。

3. 组织病理学

继发性恶性骨巨细胞瘤的瘤体由高度恶性的梭状肉瘤细胞构成，肿瘤组织可产生或不产生骨样组织。通常见不到残余的骨巨细胞瘤组织。在原发恶性骨巨细胞瘤内，可见普通骨巨细胞瘤内常见的圆形或卵圆形单核细胞样以及典型的多核巨细胞，肿瘤内存在向梭状细胞肉瘤急剧转变的区域，这种区域的肿瘤细胞具有明显的不典型性。

多中心骨巨细胞瘤

多中心骨巨细胞瘤指在骨骼两处或两处以上的部位出现病理证实的骨巨细胞瘤（图 4-28）。多中心骨巨细胞瘤仅占骨巨细胞瘤的 1 %，肺转移率为 1 % ～ 2 %。第二处病灶可以出现在第一处病灶确诊多年以后，部分病例需要多年随访才可确诊。全身骨扫描对于判断全身多发病灶有帮助。

多中心骨巨细胞瘤极为罕见，诊断时需要与甲状旁腺功能亢进症所形成的棕色瘤相鉴别。

治疗原则以彻底刮除为主。目前认为其复发率及肺转移与单发性及多发性无明显差异。

Ewing 肉瘤/原始神经外胚瘤

在骨的恶性小圆细胞肉瘤中，Ewing 肉瘤、恶性淋巴瘤、转移性神经母细胞瘤和小细胞腺癌的鉴别诊断最为困难，尽管有些病例可以通过影像学检查和临床表现做出诊断，但大多数病例最终诊断还要依靠组织病理学结果。当肿瘤组织分化差，或者发生的部位和年龄不典型时，病理诊断应格外慎重。

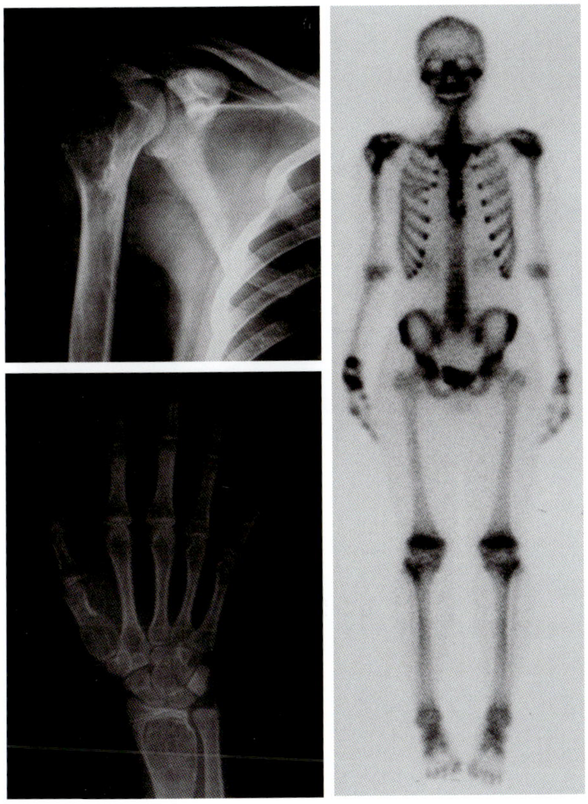

图 4-28 男性，17 岁，全身骨显像可见右侧第一掌骨基底、桡骨远端及肱骨近端病灶。X 线片可见三处溶骨型病灶为典型骨巨细胞瘤表现

定义

Ewing 肉瘤 / 原始神经外胚瘤被定义为具有不同程度神经外胚层特点的球形细胞肿瘤。Ewing 肉瘤被用于那些在光镜或电镜下、免疫组化中缺乏神经外胚层特征的肿瘤，而原始神经外胚层肿瘤则指那些具有丰富神经外胚层特征的肿瘤。

流行病学

Ewing 肉瘤 / 原始神经外胚瘤并不常见，约占原发恶性骨肿瘤的 6% ~ 8%，少于骨髓瘤、骨肉瘤、软骨肉瘤。但它是儿童常见骨骼和软组织肉瘤的第二位。Ewing 肉瘤 / 原始神经外胚层肿瘤好发于男性，男女比例约为 1.4 ： 1。将近 80% 的患者小于 20 岁，而发病高峰年龄为 10 ~ 20 岁，大于 30 岁的患者很少见。Ewing 肉瘤 / 原始神经外胚层肿瘤很少见于美国和非洲的黑人，亚裔人种的发病率比白种人也较低。

临床特征和影像学表现

Ewing 肉瘤 / 原始神经外胚瘤好发于长骨的骨干和干骺端，盆骨和肋骨也是常见的累及部位，而头骨、脊柱、肩胛骨、手足的短管状骨则很少被累及。局部的疼痛是最常见的临床症状，同时伴有局部肿胀或触及肿块。对患者进行全身检查时经常发现发热、贫血、白细胞增多和血沉增快等表现。但病理性骨折并不常见。

影像学上，一个发生于长骨或扁平骨骨干上的边界不清的溶骨性病灶是最常见的特征，而渗透性或虫蚀样骨破坏伴洋葱样多层骨膜反应也是其特征之一，肿瘤的皮质也可以厚薄不均。Ewing 肉瘤常表现为一个巨大的、边界不清的肿物，骨膨胀性破坏也可以见到。MRI 和 CT 检查可以帮助评价肿瘤在骨骼和软组织中的扩张情况（图 4-29）。

组织病理学

Ewing 肉瘤 / 原始神经外胚瘤是一种小圆形细胞肿瘤，具有不同程度的神经外胚叶分化，最常见的部位是在长骨。在扁骨中，盆骨也是较长受累的部位之一。

1. 大体所见

肿瘤呈灰白色，质软。切面有光泽、湿润。可见囊性变及出血区域（图 4-30）。

2. 显微镜下表现

由成片的小圆形细胞组成，细胞核深染，核仁不明显，胞浆稀少，细胞界限不清（图 4-31）；偶见核分裂像。可能出现菊形团结构。有些肿瘤可有局灶的梭形细胞及化生的骨或软骨。常见地图样坏死或小灶状坏死区域（图 4-32）。

特殊染色和免疫组织化学染色：CD99

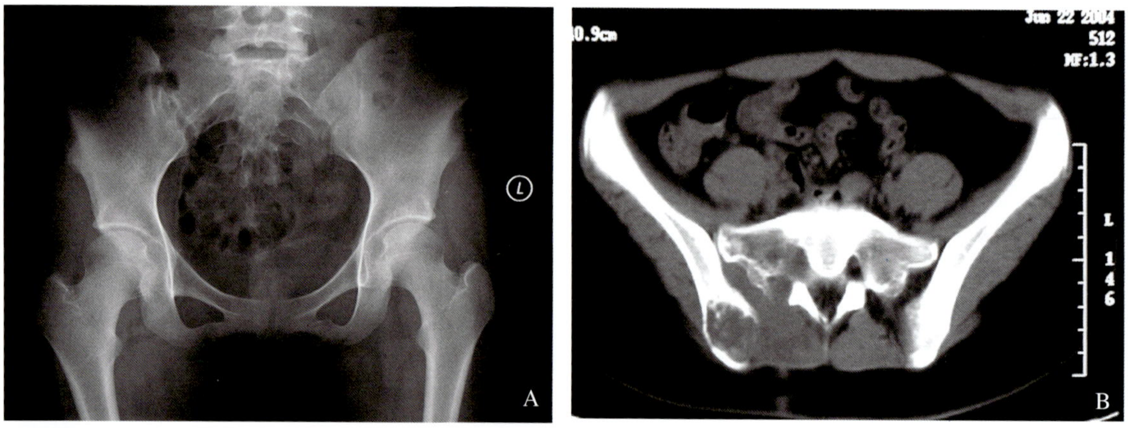

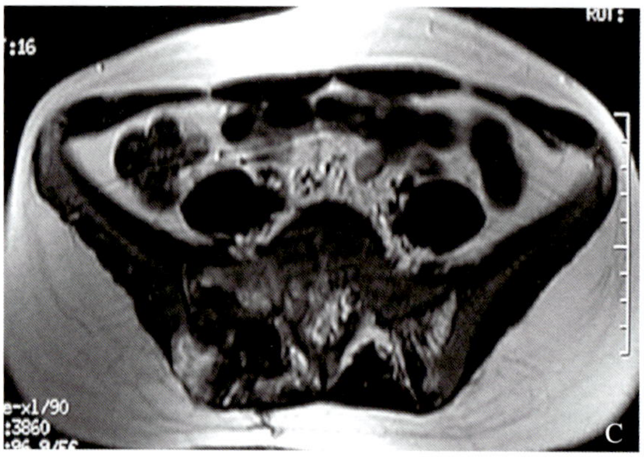

图 4-29 患者女性，15 岁，右骶髂关节 Ewing 肉瘤
A、B：X 线平片及 CT 显示右骶髂关节部位溶骨性破坏；C：MRI T2 像显示肿瘤呈高信号侵犯骶髂关节、部分骶骨及椎管

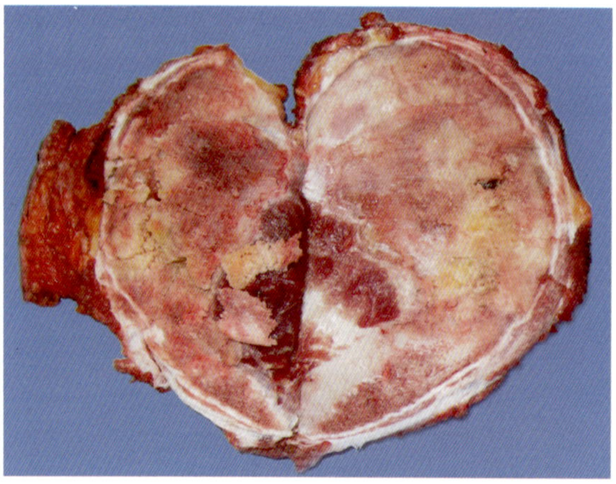

图 4-30 髂骨 Ewing 肉瘤大体标本像

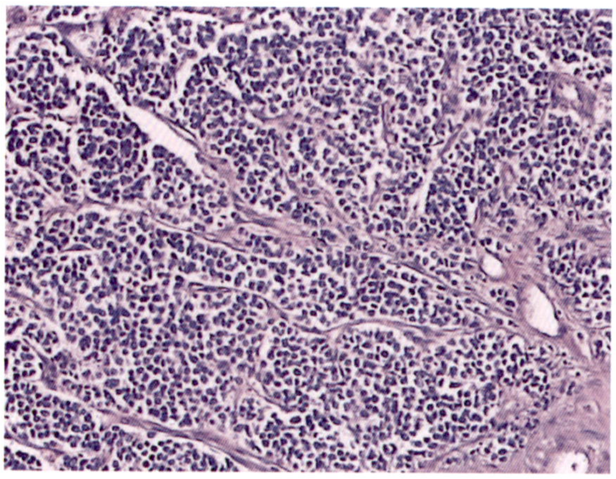

图 4-31 Ewing 肉瘤，由蓝染的小圆细胞组成

（MIC2）：阳性（图 4-33）；波形蛋白及细胞角蛋白可有不同程度的表达；大多数肿瘤显示胞浆内糖原颗粒（PAS）。肿瘤常发生坏死，并伴有血管周围细胞的浸润。1959 年首先有人报道在 Ewing 肉瘤胞质发现糖原颗粒，而在恶性淋巴瘤中没有这一成分，以此可以作为鉴别上述两种肿瘤的简单方法。几乎所有肿瘤中或多或少都含有糖原成分。脱钙用的强酸会影响糖原染色的结果。因此

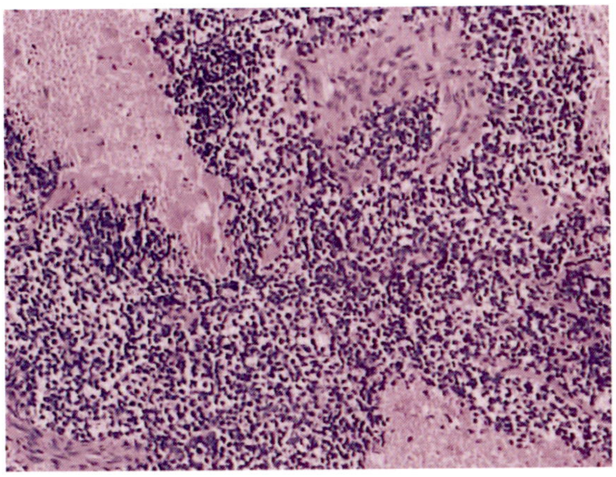

图 4-32 Ewing 肉瘤，肿瘤中出现的地图样坏死

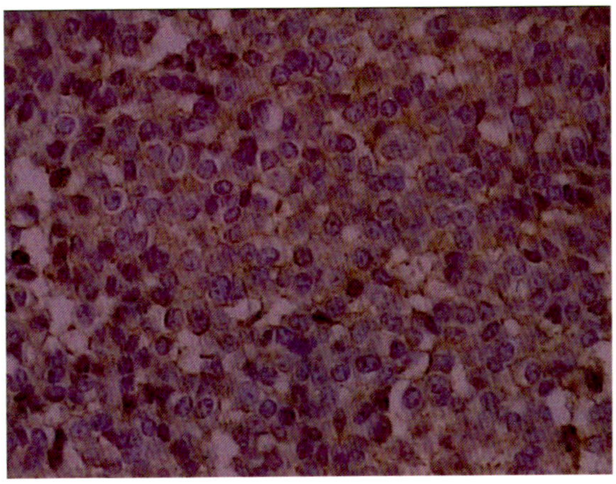

图 4-33 Ewing 肉瘤免疫组化 CD99 染色（+）

在部分骨骼标本中没有发现糖原成分并不能排除Ewing 肉瘤的诊断可能。大量研究结果显示，淋巴瘤和转移性神经母细胞瘤的糖原染色为阴性。还有一些骨肿瘤的细胞中也含有糖原成分，比如骨肉瘤中的去分化区域（以及小细胞骨肉瘤），这就需要仔细寻找肿瘤性骨样基质，并测定碱性磷酸酶活性。间叶性软骨肉瘤的去分化区域的细胞内也有糖原成分，但在 X 线片和显微镜下往往有明确的软骨基质。腺泡型或胚胎型横纹肌肉瘤的胞浆内偶见糖原成分，可能与软组织 Ewing 肉瘤混淆。

免疫表型

虽然 CD99 并不是特异性标志，但它还是表现在大多数有特点的细胞膜上。多数细胞中的 Vimentin 和神经标志物（如神经特异性烯醇酶）也常得以表达。部分 Ewing 肉瘤 / 原始神经外胚层肿瘤中也可见到角蛋白颗粒。

鉴别诊断

Ewing 肉瘤在影像学上应与骨肉瘤、骨髓炎、嗜酸性肉芽肿等疾病鉴别，但这些问题在组织学上都可以解决（表 4-1）。

表4-1 Ewing 肉瘤和神经肿瘤的鉴别诊断

	Ewing 肉瘤	原始神经外胚瘤	转移性神经母细胞瘤
年龄	5 ~ 20 岁	中位年龄 11 岁	5 岁以下
糖原沉积	+	50%	−
超微结构	非特异性原始细胞	神经内分泌颗粒	神经内分泌颗粒
NSE	−	+	+
儿茶酚胺	正常	正常	上升
染色体易位	存在	存在	无

组织学上，与 Ewing 肉瘤最难以鉴别的肿瘤是未分化的神经母细胞瘤。神经母细胞瘤大多发生在 5 岁以下，成人很少见，转移灶经常在颅骨，伴眼球突出，长骨病变多在干骺端。多数神经母细胞瘤不表达糖原，特殊的银染色有利于鉴别，80% 的神经母细胞瘤患者尿中儿茶酚胺水平异常，治疗前尿儿茶酚胺水平与预后相关。电镜下可见神经颗粒和神经纤维，这是神经母细胞瘤和其他小圆细胞肉瘤最重要的差别。

小圆细胞骨肉瘤和间充质软骨肉瘤也可以出现小圆细胞区域，但它们的肿瘤组织中有骨基质和软骨基质成分，与 PNET 和淋巴瘤的鉴别见后文。对于是否应该区分 Ewing 肉瘤和 PNET 还需要进一步的探讨。

Ewing 肉瘤 / 原始神经外胚瘤和其他小圆细胞肉瘤的鉴别诊断主要依赖于 NSE 和其他一些神经标记物（HNK-1、HBA-7/1 等）的免疫组织化学染色，这些神经标记物不但在原始神经外胚瘤组织中呈阳性，在一部分 Ewing 肉瘤组织中也出现阳性表达。此外，两种肿瘤中同样存在 11 和 22 号染色体易位，这也说明他们之间存在密切的组织学关联。

分子生物学表现

Ewing 肉瘤家族是以染色体的改变：t（11；12）为特征的，这在 85% 的病例中都能观察到。继发性染色体改变有半数以上表现为染色体臂 1q 和染色体 8、9 的增加。染色体 t（11；12）的断裂点的分子克隆揭示了染色体臂 22q12 上 EWS 基因的 5′ 端和染色体 11q24 上 FLI 基因的 3′ 端的融合，其中 FLI 基因是 ETS 家族融合基因的一员。另外，还发现有 10% ~ 15% 的病例存在基因改变：t（21；22）（q22；q12），融合基因 EWS 迁移到染色体臂 21q22 上的 ETS 和 ERG 上。Ewing 肉瘤家族中的不到 1% 的病例还存在其他基因改变：t（7；22）、t（17；22）、t（2；22）及 inv（22），它们分别提高了基因 EWS、ETS、ETV1、E1AF、FEV、ZSG 之间的融合。所以，几乎所有 Ewing 肉瘤都会表达一定形式的融合基因 EWS/ETS。EWS/ETS 具有明显的致癌基因活性，而且有许多研究指出 EWS/ETS 及其他 EWS/ETS 化学蛋白作为绑定于 ETS 靶基因上的异常迁移因素而发挥作用。因此，在表达 EWS/FLI1 的细胞中，找到了许多上调基因，还观察到一个公认的抑癌成分——EWS/ETS 蛋白 TGF-β Ⅱ型受体的下调。TGF-β 在许多细胞中的减少，TGF-β Ⅱ型受体的下调，给 Ewing 肉瘤家族提供了一个逃避细胞程序性凋亡的机制。编码 CDKN2A 细胞周期抑制因子的 INK4a 的灭活，是 Ewing 肉瘤家族第二常见的基因改变。这一发现具有重要意义，因为可观察到 CDKN2A 的缺失稳定了 EWS/FLI1 的抑癌蛋白。

基因诊断的方法包括染色体分析、细胞间期杂交部位荧光染色、RT-PCR 及 Southern blotting，并且建议使用一种以上的诊断方法，以确认预期之外或有差异的结果。虽然外周血和骨髓的融合基因检测的临床意义还有待进一步明确，但它确实是一个对微小、残留的病灶比较敏感的指标。

治疗

一旦诊断成立，患者应该尽快开始新辅助化疗。在美国，大多数患者接受多中心的化疗方案，目前广泛开展的化疗合作项目是儿童肿瘤协作组（Children’s Oncology Group，COG）的方案，该方案对就诊时已经发生转移的患者采取了更为积极的措施，一些复发和多发转移的病例通过全身照射和骨髓移植的方法得到治愈。标准的辅助化疗包括下列药物：阿霉素（D）、长春新碱（V）、放线菌素 D（A）、环磷酰胺（C）、异环磷酰胺（I）、VP16（E）等，无转移患者 5 年无病生存率可以达到 75%。最近的一次随机对照研究结果显示，在 VACD 方案中加入异环磷酰胺和 VP16 后患者 5 年无病生存率为 69%，整体生存率为 80%，而未加入上述两种药物的患者无病生存率为 50%，整体生存率为 56%（$P < 0.01$）。

骨髓移植对于高危病例的价值尚不确定，到目前为止，接受骨髓移植患者与接受常规化疗患者的生存率没有统计学差异。不同给药途径的大剂量化疗和骨髓移植的联合应用也可以发挥更大作用。

放疗对肿瘤局部的控制效率在 70% ~ 90%，治疗效果与肿瘤部位、肿瘤大小、对化疗是否敏感等因素有关，复发是放疗最大的问题，肢体病灶的复发率一般在 10% 左右，而中轴骨部位肿瘤的复发率可高达 30%，但因为放疗可以避免手术死亡，同时保留良好的近期肢体功能，所以仍被采用。化疗后接受手术或放疗的疗效对比研究还鲜有报道。除局部复发外，放疗更大的风险在于有可能诱导继发性肿瘤的发生。有报道显示继发性肿瘤发病率高达20%，发病时间可以在放疗后7～13年。

放疗导致的其他问题包括发育迟缓、病理性骨折、放射性骨病等。这些改变有时使肿瘤复发与骨坏死难于鉴别。放疗可导致畸形和发育迟缓，尤其是临近膝关节和髋关节的病例。放疗还可导致关节硬化。如果在放疗野内发生病理性骨折，愈合时间将明显延长。手术中骨膜剥离使放疗患者发生骨折的风险大增，有时必须采用带血管蒂的骨移植，甚至只能采取截肢术。分段放疗和术中放疗可以减少上述并发症的发生。

随着保肢技术的不断完善，越来越多的患者在新辅助化疗后接受手术治疗切除肿瘤。与放疗相比，手术治疗大大降低了局部复发率，同时避免了继发肿瘤的发生，在很多病例仍可以获得满意的功能。当无法达到足够的切除范围时，对整个术野的放疗是必须进行的。如果病灶位于一些不重要的骨骼且能够达到理想的软组织外科边界，大多数患者都愿意接受手术治疗。

对于无转移病例，诱导化疗后的再评估十分重要。与骨肉瘤不同，Ewing 肉瘤 /PNET 的软组织肿块中无钙化和骨化，化疗后可能明显缩小，从而使完整切除成为可能。通过 X 线、骨扫描、MRI 等方法，外科医生可以确定骨与软组织的切除范围，术前分析认为有可能达到理想的边界时就应进行手术切除，对于术中未能完整切除或化疗效果欠佳的病例应进行辅助性放疗。另一方面，发生转移的骨盆 Ewing 肉瘤患者的预后很差，5年生存率为10%～20%。(目前预后不良指标包括：发生转移、骨盆肿瘤、肿瘤体积大于100ml、年龄偏大、血清 LDH 水平升高)

对于肺内单发转移病例来说，经过诱导化疗、转移灶切除、全肺照射和原发肿瘤切除后可以治愈。单纯肺转移患者的预后优于骨转移患者，对于同时发生肺转移和骨转移的病例应考虑应用大剂量化疗和骨髓移植。

浆细胞性骨髓瘤

多发性骨髓瘤

1. 定义

浆细胞性骨髓瘤是源于骨髓浆细胞的单克隆性瘤样增殖，通常为多中心性，能最终侵润到全身各个器官，浆细胞性白血病罕见。其特点是溶骨性骨损害，骨痛，高钙血症，浆细胞恶性增生和由于异常的免疫球蛋白链（淀粉样物）沉积引起的包括肾在内的全身各个脏器功能紊乱（表4-2）。

表4-2 浆细胞性骨髓瘤的诊断标准

主要标准
◇活检发现浆细胞瘤
◇骨髓浆细胞增多（> 30%）
◇M 成分
血清 IgG > 3.5g/dl，IgA > 2g/dl
尿 - > 1g/24h 或 κ 或 γ
（Bence- Jones 蛋白）无淀粉样变
次要标准
◇骨髓浆细胞增多（10% ～ 30%）
◇M 成分存在，但小于上面列出的标准
◇溶骨性损害
免疫球蛋白低于正常水平
（< 正常 50%：IgG < 600mg/dl，IgA < 100mg/dl，IgM < 50mg/dl）
浆细胞性骨髓瘤的诊断标准要求至少一条主要标准和一条次要标准或三条次要标准而且必须包括前两条次要标准

根据大体和镜下表现，骨髓瘤可以分为以下6类：

（1）多发性骨髓瘤（多发性浆细胞骨髓瘤、骨髓性白血病、Kahler 病）

（2）弥漫非溶骨性骨髓白血病

（3）孤立性骨髓瘤

（4）骨外浆细胞瘤

（5）浆细胞白血病

（6）伴浆细胞分化的恶性淋巴瘤

多发性骨髓瘤的肿瘤细胞通常是分泌 IgA、IgG 和轻链（Bence-Jones）的单克隆细胞系，应用免疫化学的方法在患者的血清和尿中可以检测到 M 蛋白和一些多肽，IgD 型较为少见，IgE 型则更为罕见。

2. 流行病学

浆细胞性骨髓瘤是原发于骨内的发生率最高的肿瘤，也是黑色人种中的最常见的淋巴样瘤及白色人种中的第二大高发肿瘤。在 40 岁以下发生率较低（< 10%）。大部分患者的年龄在 60 岁和 70 岁左右。诊断上的平均年龄段是男性 68 岁女性 70 岁。性别差异不大。1950—1975 年间美国骨髓瘤的发病率为 2 ~ 3/10 万人（1981 年）。黑人中发病率略高，且死亡率是白人的 2 倍。北欧斯堪的纳维亚半岛的人群发病率较高，而在亚裔人中发病率较低。

3. 临床表现及实验室检查

（1）发病部位

骨髓瘤首先侵犯的往往是那些在成年后仍保留红骨髓的骨骼，好发部位依次为脊椎、肋骨、颅骨、骨盆、股骨、锁骨和肩胛骨。一些病例最初只表现为单发病灶，但 2 年内就进展为弥漫的全身病变。

（2）症状

最常见的临床表现是骨痛，程度和持续时间不尽相同，可以向脊柱和前胸放射。最初的症状往往是下腰部和髋部疼痛，有时可以伴有神经症状。椎体压缩骨折后肿瘤会进入椎管，引起脊髓和神经根受压。肋骨和其他长骨的骨折也很常见。50% 以上的病例伴随贫血、异常出血倾向、肾功能不全等表现。消瘦、发热、恶液质也很常见。触诊局部肿胀并不常见，尤其是在肋骨、胸骨、锁骨和颅骨，长骨则更少见。

（3）实验室检查

对多发病灶的诊断来说，实验室检查非常重要。患者贫血往往很严重，血沉增快，通常在 100mm/1h 以上。氮质血症是肾功能不全的重要表现。高钙血症非常常见，约占全部病例的 1/3，血钙水平与骨骼破坏程度并不平行。与甲状旁腺功能亢进不同，骨髓瘤患者血清碱性磷酸酶水平大多正常，只有在伴发病理性骨折时才会升高。血清无机磷水平通常是正常的，只有在肾功能不全发展到终末期时才会升高。外周血涂片可以见到卷轴样红细胞，偶可见浆细胞。外周血中白细胞和浆细胞增多的病例并不常见，往往提示浆细胞性白血病的可能。浆细胞性白血病的发病率因为诊断标准的不同而存在巨大差异。Kyle 等人指出，当外周血中浆细胞的含量大于 20% 或骨髓活检发现每立方毫米的组织中浆细胞的绝对数量大于 20000 个的时候就可以诊断为浆细胞性白血病。浆细胞性白血病患者常伴有肝脾大。

胸骨和髂骨的骨穿是最重要的检查，尤其是在影像学不典型的时候。当典型的浆细胞升高 5% ~ 10% 的时候，并不做出骨髓瘤的诊断，因为在其他一些疾病中外周血浆细胞也可以升高。此外，在一些病例中，骨髓病灶弥散，病灶之间被正常骨髓分隔，穿刺结果可能阴性。细胞核异型性明显，细胞变大也有诊断意义。

血清和尿的蛋白检查有重要意义。由于球蛋白水平升高，大多数患者血清总蛋白水平也升高，40% 以上的患者会出现本周蛋白血症。但本周蛋白对诊断骨髓瘤缺乏特异性，因为在很多疾病中本周蛋白均可以升高，尤其是转移性腺癌。

电泳和免疫电泳为诊断提供了更可靠的信息，同时还有助于对免疫球蛋白种类进行分型并判断预后。Kyle 统计的 869 例患者中，76% 的血清蛋白电泳检查中可见异常蛋白峰，75% 的尿蛋白电泳检查中可见球蛋白峰。免疫电泳结果显示，单克隆重链升高占 83%，单克隆轻链升高占 8%（本周蛋白血症）。3 例患者在血清和尿中均未见单克隆免疫球蛋白或本周蛋白，这些病例目前被命名为不分泌骨髓瘤，占全部骨髓瘤的 1% ~ 2%。

广泛的溶骨性损害引起的骨痛、病理性骨折、高钙血症和贫血。骨痛最常见于腰椎或胸椎。病理性骨折通常为其首发症状。大多数骨折累及到脊柱。脊髓或神经根损害引起的神经症状，继发性的骨外肿瘤扩张或病理性骨折都很常见。多发性骨髓瘤骨硬化改变所引起的外周神经病越来越常见，但在经典型浆细胞骨髓瘤中很少见。贫血是由于骨髓损伤和肾损伤引起的促红细胞生成素丢失的结果。99% 的患者血清中和尿中能够发现有 M 成分。单克隆样蛋白 50% 是 IgG，25% ～ 20% 是 IgA 及很少的 IgM、IgD 或 IgE。1% 的患者可发现有双克隆丙种球蛋白和 75 % 患者血清中可发现单克隆轻链（Bence-Jones 蛋白）。肾衰竭是由于单克隆轻链蛋白尿引起肾小管损害的结果。患者经常出现反复的细菌感染，部分原因是由于瘤性克隆产物取代了正常免疫球蛋白产物而导致了免疫球蛋白低于正常水平。

4. 影像学特点

不同病例的影像学表现不尽相同，大多数经典的多发性骨髓瘤病例在影像学上均可见到圆形和类圆形的溶骨性破坏，呈补丁样改变。病灶最初往往是小的圆形透亮点，边界清楚，周围没有硬化，病灶逐渐增大，并融合成片。病变边缘的硬化带和骨膜反应一般不常见，但在放疗和化疗以后可以出现。病变发生在肋骨、胸骨和一些长骨的时候，往往会膨胀性改变，皮质变薄，这种表现被称为气球样改变，在早期孤立性病灶和病变进展缓慢时常见。膨胀的病变内有残留的骨嵴，呈皂泡样改变。脊椎、肋骨和长骨的病理性骨折在各种类型的骨髓瘤中均常见。骨盆骨髓瘤可表现为广泛的溶骨性破坏及巨大的软组织包块。（图 4-34）

在极少数病例中可见骨质硬化改变，类似成骨性转移癌，可以形成肿瘤结节，也可以范围弥散，这样的病例在文献中偶有报道，其中 30% ～ 50% 伴有多发性神经元病。可见于罕见的 POEMS 综合征（多神经病、内脏肿大、内分泌病、浆细胞恶性增生、皮肤改变）。

骨髓瘤引起骨损伤是溶骨性的，边界清晰，那是因骨小梁被瘤组织所取代的结果；溶骨性骨损伤周围没有骨硬化带。骨皮质的侵蚀很常见，但是明显的骨膜新骨形成少见。更早期改变见于颅骨、椎骨、肋骨和骨盆。有 12% ～ 25% 的患者并没有监测到骨骼的破坏性病灶，但可出现广泛的骨质疏松。孤立性骨髓瘤损伤可以是典型的溶骨性的，也可能是膨胀性的。CT 和 MRI 扫描能发现 X 线平片所不能显示的很轻微的细小损伤。MRI 上的特点多变，是由于随浆细胞性骨髓瘤累及骨髓的方式不同及骨髓脂肪化随年龄改变的程

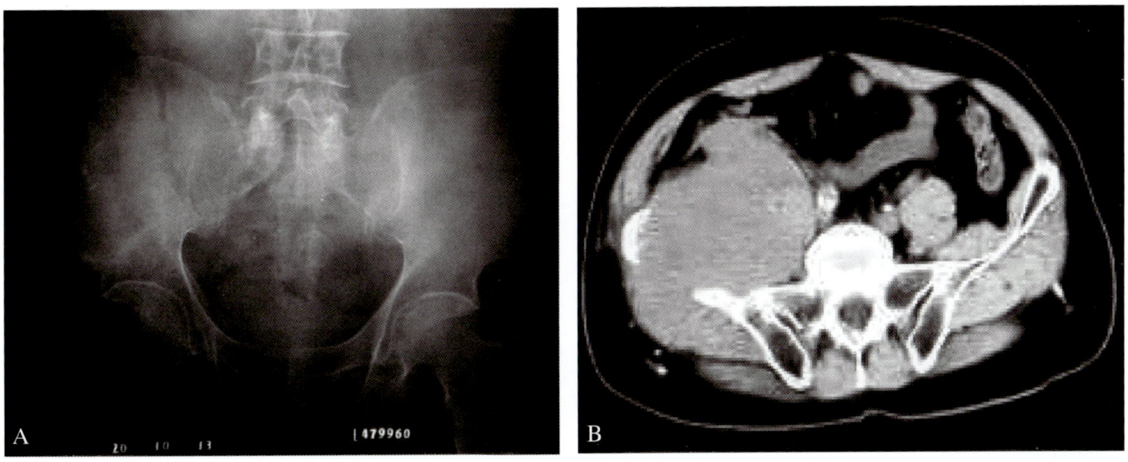

图 4-34　患者男性，58 岁，右髂骨骨髓瘤　A：X 线平片显示右髂骨广泛溶骨性破坏，未见明显骨膜反应；B：CT 软组织窗显示肿瘤于髂骨翼内外形成巨大软组织包块

度不同而不同。浆细胞性淋巴瘤应该和转移性癌、恶性淋巴瘤及甲状旁腺功能亢进做鉴别诊断。转移性癌和恶性淋巴瘤引起的损伤在骨扫描上通常是阳性的，然而骨髓瘤引起的损伤通常为阴性。

5. 组织病理学

骨髓瘤是一种骨髓衍生的单克隆性浆细胞肿瘤，成人有造血性红骨髓的部位都可发生骨髓瘤，骨盆是其较为常见的发生部位。

（1）大体所见

肿瘤质软、呈灰红色（图 4-35）。

（2）显微镜下表现

肿瘤由成片的圆形或卵圆形具有浆细胞特征的细胞组成，细胞核偏圆，染色质呈车轮状，胞浆嗜酸性，核周有空晕（图 4-36）。胞浆外的免疫球蛋白可形成 Russell 小体（细胞外嗜酸性球形小体）。肿瘤性的浆细胞可出现异型、多核或不成熟表现。

通过参照浆细胞谱系中表明的细胞成熟度的不同，从而有助于预后的判断。分化较好的瘤组织呈一片紧密包裹的细胞，这与正常细胞类似，但不同的是细胞之间几乎没有基质。从组织学上看，这些瘤细胞显示具有丰富的稠密的嗜酸性粒细胞的胞质，且细胞轮廓明显可见。瘤细胞核呈偏心状，染色质簇集于四周，常显示呈车辐状，核仁明显可见。分化较好的瘤细胞核分裂象罕见。用 Giemsa 染色法更容易观测到细胞的形态学特征，在 Giemsa 染色法中，核周有一明显的嗜碱性胞质区域带，这可能分别与超微结构上发育比较好的 RER 和大量的高尔基体有关。瘤细胞胞质中堆积的免疫球蛋白呈桑椹状或花斑状。细胞外聚合的免疫球蛋白小体，即 Russell 小体，也可以看到。分化较差的瘤细胞显示染色质凝集程度较差和细胞核的扩大，细胞膜不明显。极低分化的浆细胞骨髓瘤，可显示瘤细胞呈不典型状，偶尔有双核，有丝分裂活跃，不典型的核分裂象使得识别浆细胞的种类变得困难。

在 19 世纪晚期，有学者观察到在多发性骨髓瘤和淀粉样变性之间存在联系，所谓淀粉样变性即蛋白质、糖类、纤维以及一些需要通过组织化学和光学显微镜才能辨别的成分在细胞间沉积的一种情况。类淀粉物质在细胞间沉积的分布和染色反应均与原发性的淀粉样变性相一致，当骨髓瘤发生在肌肉和关节周围时，会出现关节炎的表现。在其他肿瘤中均未见类似骨髓瘤中淀粉样变性的表现。骨髓瘤中淀粉变性的发生率为 10% ~ 25%。淀粉样变性经常出现在心脏、消化道、肌肉和外周神经等器官，约 15% 的病例在肾、肝、脾、肾上腺等部位出现淀粉样变性。

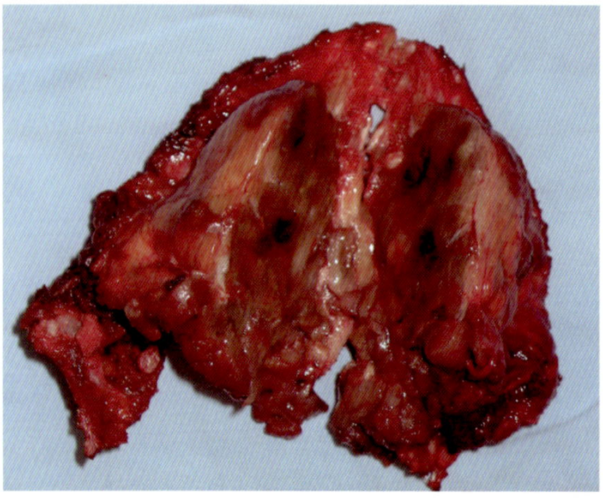

图 4-35　骶骨骨髓瘤大体标本像

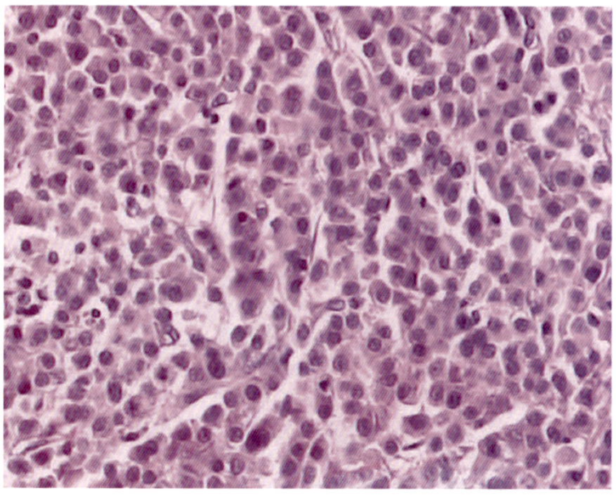

图 4-36　多发骨髓瘤，肿瘤细胞具有浆细胞分化，核偏位，胞浆丰富，嗜酸性

6. 免疫表型

特殊染色和免疫组织化学染色，呈现单克隆性的 Kappa 或 Lambda 轻链表达（图 4-37）。CD38 阳性；肿瘤细胞可表达上皮细胞膜抗原（EMA），但细胞角蛋白阴性；如果有淀粉样蛋白出现，刚果红染色阳性；白细胞共同抗原（LCA）阴性。

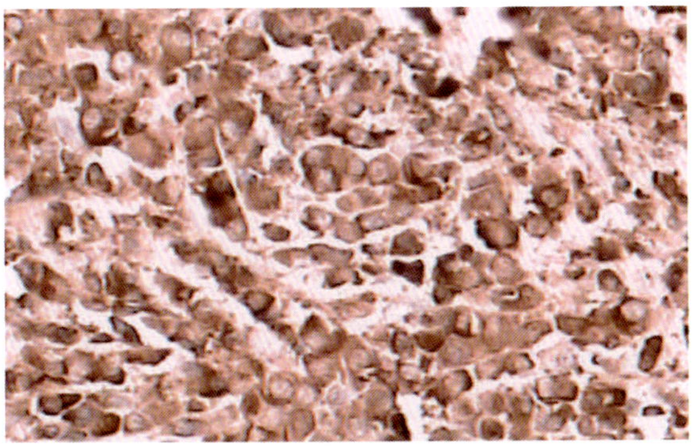

图 4-37 多发骨髓瘤免疫组织化学染色显示肿瘤细胞 Lammda 轻链阳性

骨髓瘤细胞与正常的浆细胞有相同的特点，都能够表达它们自己的不同的抗原（浆细胞相关性抗原 PCA：CD38）。浆细胞性骨髓瘤的特点是只表达单型的细胞质 Ig 和缺乏表型的 Ig。Ig 的重链和轻链在大约 85% 的患者中都能够表达，但在剩下的其他的患者仅表达 Ig 轻链（Bence-Jones 骨髓瘤）。肿瘤细胞所表达的单型 κ 或 γ 免疫球蛋白是肿瘤恶性标志的诊断。骨髓瘤细胞经常表达自然杀伤性抗原 CD56/58，这在活化的正常浆细胞中并不表达。绝大多数骨髓瘤缺乏全部的 B 抗原 CD19 和 CD20，但大多数情况下却表达 CD38 和 Ig 相关性抗原 CD79a，在石蜡切片中，CD138 是定性和定量正常浆细胞和肿瘤细胞的可靠的标记物。骨髓瘤细胞在 EMA 上可以呈阳性。极少数病例可表达 CD10，浆细胞性骨髓瘤偶尔异常表达骨髓单核细胞抗原。

7. 治疗和预后

多发性骨髓瘤大多是不可治愈的患者平均存活率为 3 年；10% 的患者能存活 10 年。较短的存活率与肾功能不全、骨髓被瘤细胞所取代的程度、细胞未成熟和非典型、高度的 Ki-67 增殖抗原水平和染色质 13q14 和 17p13 的丢失有关。CD56 的不表达或弱表达表明浆细胞性骨髓瘤在诊断上有潜在的较低溶骨性和有演变为 PCL 趋势的共性。单灶性损害预后相对较好。

大块广泛切除是治疗孤立性骨髓瘤的最好办法，一些局灶肿瘤累及的骨骼功能不重要（肋骨、腓骨、下颌骨、肩胛骨等），可通过手术进行治疗。必要时局部可以加用术前放疗。30 ~ 40Gy 的放疗剂量有时也可以达到治疗效果，尤其适用于那些无法进行手术的病例。脊椎肿瘤可以进行放射治疗，但对于肿瘤穿破骨质，进入椎管并造成脊髓和神经根压迫的时候，应该先进行减压手术，随后再行放疗。当长骨发生病理性骨折的时候，确切的内固定是必要的，术后再行放疗。

对于肿瘤已经扩散的病例，化疗联合放疗是最好的治疗方案，尽管化疗在很多病例当中只起到暂时延缓病情进展的作用，但恰当的联合用药确实可以延长患者生存时间。

很多药物被证实对骨髓瘤的治疗非常有效，例如环磷酰胺、苯丙氨酸氮芥（马法兰）和皮质醇激素等。一些联合用药方案正处于临床试验阶段，美国纽约纪念医院的 M2 方案联合应用环磷酰胺、苯丙氨酸氮芥、长春新碱、泼尼松和卡莫司汀，有效率达到 80%，中位生存期 36 个月。

多发性骨髓瘤和浆细胞白血病的预后很差，50% 的病例在确诊后 2 年内死亡，肾衰竭、感染、严重贫血、全身淀粉样变性是主要致死原因。一些因素与预后不良相关。其中包括骨内病灶浸润至骨外、细胞成分分化不良、IgA 亚型等。

孤立性骨髓瘤

对于孤立性骨髓瘤的确切定义仍存在争论。目前普遍认为，与多发性骨髓瘤进展迅速，病死率高不同，孤立性骨髓瘤的病程相对较长，生物学行为也不太稳定。单发病灶一般位于长骨和椎体，可以维持多年以上，但最终会发生扩散。

孤立性骨髓瘤的预后比多发性骨髓瘤好得多，

部分病例在接受恰当的手术切除和局部放疗后无病生存 10 年以上。孤立性骨髓瘤的诊断标准包括：影像学未见其他病灶；胸骨骨髓穿刺阴性；血中没有异常蛋白质；尿中没有异常蛋白质（表 4-3）。但是目前就必要的观察时限仍存在很大争议，一些学者认为 3 年即可，而另一些学者则建议观察 5 年以上。

表4-3 孤立性骨髓瘤的诊断标准（骨的浆细胞瘤）

诊断标准
◇骨髓内的单个瘤体灶，具有与浆细胞骨髓瘤大体的、镜下的、免疫表型的和遗传特性方面相同的特点
◇放射线上可见局限性的溶骨性损害
◇全骨 X 线片未发现有其他损害
◇远离瘤灶的其他骨髓内未见有浆细胞增多

孤立性骨髓瘤患者的发病年龄比多发性骨髓瘤要小，平均低于 40 岁。另外，孤立性骨髓瘤和多发性骨髓瘤的组织学形态完全一致。可以肯定，孤立性骨髓瘤是骨髓瘤的一种临床类型，最终会发展扩散成为多发性骨髓瘤。尽管在很长的潜伏期后大多数病变最终会发生播散，孤立性骨髓瘤的预后相对较好。

恶性淋巴瘤

定义

骨的恶性淋巴瘤是一种由恶性淋巴细胞组成的，造成骨组织损害的肿瘤。骨淋巴瘤可以是原发性的或者继发于其他的系统性疾病。绝大多数淋巴瘤是侵润性大 B 细胞型。

流行病学

骨组织的恶性淋巴瘤并不常见，大约占恶性骨肿瘤的 7%。骨组织淋巴瘤占淋巴结外的肿瘤的 5%。研究表明 16% 的淋巴瘤患者有骨转移的迹象。任何年龄段都可能会发病，但成年人发病居多，尤其是老年人。男性占多数。

临床特征

淋巴瘤主要侵袭红骨髓，大腿骨是单一好发部位。脊椎和骨盆也是另外较常见的好发部位。大多数淋巴瘤患者伴有骨痛症状，部分患者可触到肿块，脊椎骨的淋巴瘤通常表现出神经症状。原发骨肿瘤患者很少有系统的症状，例如发热或夜间盗汗。偶尔会出现血钙过高的相关症状例如便秘、乏力和嗜睡。骨组织淋巴瘤分为以下四类：

1. 单一的骨组织部位受累，包括或者不包括局部淋巴结受累。

2. 多处骨组织受累，但没有内脏和淋巴结受累。

3. 患者有骨肿瘤但渐渐转移到其他的内脏部位或者不同部位的不同淋巴结。

4. 患者已做了淋巴结或骨组织切片已排除骨组织受累。

第一类和第二类被认为是原发的骨淋巴瘤。

原发性骨的淋巴瘤一般指孤立性肿瘤侵犯骨骼，6 个月内不累及其他骨骼及骨外脏器，区域淋巴结可以受累。根据这一标准，原先很多文献报道的骨原发性淋巴瘤应被排除，此外，随着骨扫描、CT、MRI 等技术的发展，发现很多原发性骨的淋巴瘤实际上是继发于全身淋巴瘤或其他部位的结外淋巴瘤。 这些病例的预后比骨的原发性淋巴瘤差，一般患者在 2 年内死亡。原发于骨的霍奇金淋巴瘤非常罕见。

性别和年龄：Dahlin 和 Unni 的统计结果显示，男性发病率高于女性，比率为 2 ∶ 1，Huvos 的结果中男性与女性的发病比率为 3 ∶ 2。成年以上发病。

部位：骨的原发性淋巴瘤可以累及全身骨骼，其中扁骨以髂骨、肩胛骨、脊椎骨最好发，而长骨则以股骨和胫骨最易受累。

症状：患者局部疼痛非常严重，但全身情况

可以良好，这是骨原发性淋巴瘤的重要特点。全身性的淋巴瘤患者往往全身状况差，同时伴有发热。患者疼痛部位和持续时间不同，病程发展缓慢，起病隐袭，一些患者在出现症状数月后才来就诊。脊椎骨的肿瘤有时会引起神经症状，病理性骨折并不常见，有时可作为首发症状出现。

影像学特点

X线表现无明显特异性。在长骨中，骨干最先受累。肿瘤倾向于占据大部分骨组织，有时，整个骨骼都会遭到破坏。正常组织与肿瘤组织之间的界限很难区分。有时会出现骨组织不同程度的硬化。较常见的是溶解与硬化并存。皮层常会遭到破坏出现大的软组织肿块。在扁平骨，例如骨盆骨，大面积的骨组织破坏与两边的软组织的延伸提示骨淋巴瘤的诊断。骨膜新生骨的形成少见。单纯的硬化性损害可能会被误诊为Paget病。如果骨皮质没有受累，那么在X线平面照上髓质破坏表现也不明显。放射性核素骨扫描几乎全部为阳性。磁共振成像显示髓质有异常信号，然而X线平面照可能会完全正常（图4-38）。

肿瘤最初破坏干骺端和骨干的髓腔，并形成小的穿凿样透亮区，骺端偶尔受累。病灶逐渐融合成片并穿透皮质。在骨质破坏过程中，骨膜受到刺激形成葱皮样骨膜反应。在骨骼破坏的同时，

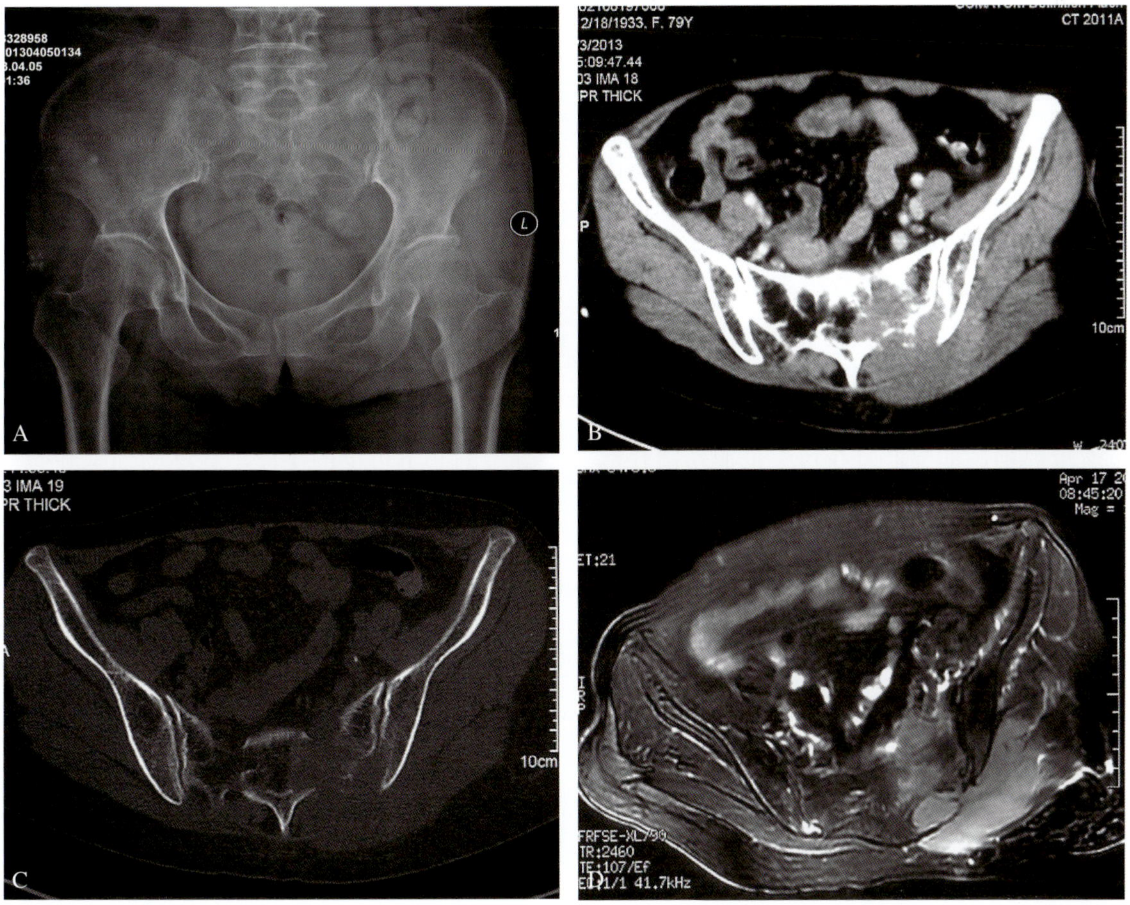

图4-38 患者女性，79岁，右骶骨及臀部 A：X线平片显示左侧骶骨翼溶骨性骨质破坏；B、C：CT检查提示左侧骶骨及臀部软组织影，累及左侧骶髂关节；D：MR检查提示T2像呈混杂高信号

往往同时形成巨大的软组织包块。大多数病例均表现为整块骨骼的斑块样破坏，个别进展缓慢的病例可以出现反应性成骨区。

组织病理学

是指恶性淋巴瘤原发于骨并在骨内形成肿块。任何部位都可发生，股骨是其最常见的部位，盆骨是其第三个好发部位。

1. 大体所见

肿瘤质软、灰白色、鱼肉样，可伴有囊腔形成、局灶坏死及出血。

2. 显微镜下表现

弥漫的圆形细胞浸润（图 4-39）。大细胞型淋巴瘤，由成片的大细胞组成，细胞核可有或无核裂；有些肿瘤可含有多叶核或免疫母细胞；小细胞淋巴瘤，肿瘤细胞小，染色较深，胞浆稀少。大部分骨淋巴瘤是以大细胞型扩散生长的。92%的非霍奇金病骨淋巴细胞瘤是由大的 B 型细胞组成，只有 3% 的散在的滤泡中心细胞，3% 的退行性大细胞和 2% 的免疫细胞瘤。大的 B 细胞表现出很大的变化包括多分叶。细胞核增大，不规则，伴有核分裂相。核仁突出。胞浆不丰富但可以被双染。单个肿瘤细胞之间连有细小的网状纤维。有时，这些细小的网状纤维会形成浓密的纤维带。但极少有淋巴细胞明显纤维化以至形成纺锤状或

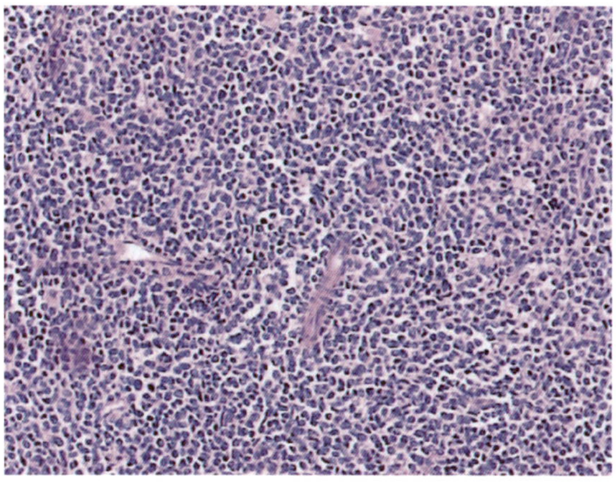

图 4-39　骨原发淋巴瘤，肿瘤由弥漫的小圆细胞组成

轮辐状，导致对恶性肿瘤错误的诊断。另一种常见的发现与非肿瘤的小淋巴细胞渗透有关。诊断骨淋巴瘤的另一个问题是细胞会破碎，难以辨别单个的肿瘤细胞，只看到骨髓完全被 DNA 含量异常丰富的肿瘤细胞所取代。这可能与那些细小的纤维丝有关。如果骨的活组织显示那些破碎的细胞，可疑为恶性淋巴瘤。骨的霍奇金淋巴瘤表现为扩散性疾病，并生成肿块但最初的症状并不明显。典型的 RS 细胞具有双核并且核深染，但这样的细胞不易被找到。大多数情况下，会发现形状各异的细胞，如一些大细胞，具有大细胞核和深染的核仁。细胞大小和形状的改变，特别是浆细胞和嗜伊红细胞的存在，应该警惕霍奇金淋巴瘤发生的可能。骨疽的部分也很明显。结节硬化型霍奇金淋巴瘤和混合细胞型淋巴瘤是常见的类型。白血病细胞的浸润可能会在骨中心生成肿块。急性或慢性骨髓性白血病患者可能表现出破坏性的骨肿胀，或者粒细胞性白血病。浸润细胞的组织学特征概括了系统疾病的特征。恶性淋巴瘤有时与去分化转移性腺癌、去分化骨髓瘤非常难以鉴别，免疫组化和生化检查将发挥重要作用。

免疫显型

免疫酶原染色成为恶性淋巴细胞瘤鉴别和亚分型的必不可少的手段。骨淋巴细胞肿瘤与淋巴结的作用方式相同。白细胞共同抗原（LCA）：阳性；B 细胞来源者：CD20（图 4-40）或 CD79a 阳性；T 细胞来源者 CD45RO 或 CD3 阳性；间变性大细胞淋巴瘤可表达 Ki-1（CD30）；霍奇金淋巴瘤可表达 CD15 及 CD30。霍奇金病 RS 细胞的免疫标记 CD15 和 CD30 以及髓过氧物酶反应均可以帮助粒细胞减少性肿瘤的诊断。

治疗和预后

虽然淋巴瘤的预后被认为与细胞类型有关，但是与疾病预后最相关的是疾病的分期。第一期和第二期的患者预后良好，而第三期和第四期的

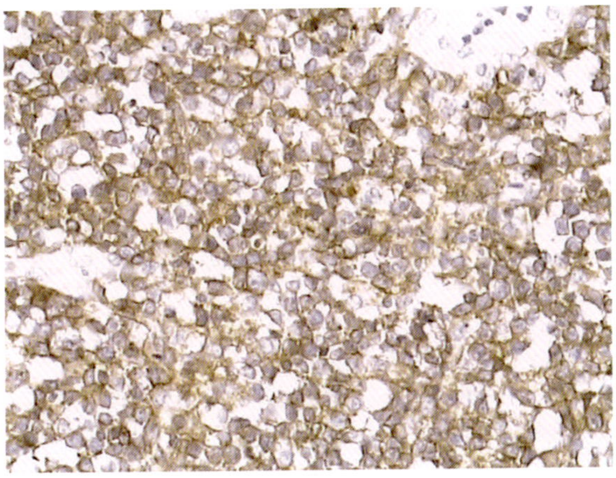

图 4-40 原发恶性淋巴瘤，免疫组织化学染色肿瘤细胞 CD20 阳性

患者预后很差。最新资料表明，原发的非霍奇金病骨淋巴瘤 5 年生存率为 61%，46% 的患者用了异种基因治疗，无恶化存活期短为 5 年。大于 60 岁的患者生存率较低，且疾病无恶化存活期短。免疫母细胞亚型的患者较中心母细胞单或者多形态亚型以及多裂片的中心母细胞亚型患者预后差。肿瘤发生的部位并不被认为是影响预后的重要因素。根据 Ann Arbor 分类第一期和第二期肿瘤患者预后的差别并不大，但朝第四期发展预后逐渐恶化。

对于所谓“网状细胞肉瘤”的治疗在近年来已经发生了巨大的变化。1960 年，Coley 提出放射治疗对于“网状细胞肉瘤”是最有效的手段，同时可以辅助进行化疗。目前普遍认为骨的恶性淋巴瘤对放疗非常敏感，但是即使应用 45 ~ 60Gy 的大剂量放疗，也无法完全避免局部复发。

当病变位于对于腓骨、肋骨等可以“牺牲”的骨骼时，整块广泛切除是最佳的治疗方法，只要可以完成大块切除，这种方法也适用于其他骨骼，但一般不建议行截肢手术。术后对残留骨骼和区域淋巴结进行放疗。近年来，除了应用放疗外，还应进行多药联合辅助化疗，化疗方案与 Ewing 肉瘤大致相同。当病灶广泛播散或无法切除时，可实行全身大剂量化疗和局部放疗。

淋巴瘤组织学类型与预后密切相关，M. D. Anderson 中心的资料显示，26 例大细胞淋巴瘤患者中 17 例长期存活，其中有裂隙大细胞组长期存活率达到 67%，而无裂隙组仅为 20%。Mayo 中心的资料则没有发现这种细胞形态学与预后之间的联系。但肿瘤部位、临床分期、是否有软组织包块等因素明显与预后相关。累及骨盆和椎体的病例预后较差，复发和播散比例偏高。

高分级淋巴细胞淋巴瘤（淋巴肉瘤）的预后较差，1 ~ 2 年后往往发展为淋巴细胞白血病并导致死亡。50% 病例出现远处器官转移，20% 出现区域淋巴结转移，与 Ewing 肉瘤不同，骨转移和肺转移少见。

脊索瘤

定义

脊索组织肿瘤是源于残余的胚胎性脊索组织的恶性肿瘤，因此它只见于沿中线的区域。大多数肿瘤好发于骶骨或斜坡。软骨样脊索瘤只见于颅底，具有低级的软骨肉瘤和脊索瘤两者的共同特征。脊索瘤是一类低度恶性到中度恶性的肿瘤，其特点是肿瘤组织呈小叶样排列，由细胞高度空泡化（空泡细胞）的脊索和包膜以及黏液样的细胞间组织组成。

脊索瘤生长缓慢，但是局部呈侵袭性生长，破坏与之相邻的骨，浸润软组织，并形成巨大的软组织肿块，该包块包含钙化区或多种骨成分。远处转移相对少见，通常发生于晚期或反复复发后。

流行病学

脊索瘤占所有骨的原发性肿瘤的 1% ~ 4%。30 岁以后脊索瘤多发，60 岁为其最常见的好发年龄段（30% 的脊索瘤发生在此年龄段）。在小于 30 岁的患者中，脊索瘤非常少见。男女之比为 1.8 ： 1，但是骶尾部脊索瘤（Dahlin1978）男性是女性的2倍。颅骨脊索瘤主要发生在30～50岁，平均发病年龄是35岁，而骶尾部脊索瘤则比颅骨脊索瘤晚10年，多数病例的发病年龄在大约50岁（Dahlin和Unni 1986）。脊索瘤是一种发生率相对低的肿瘤，多数研究中心报道的病例都较少。

发病部位

脊柱（骶骨60%；蝶枕骨/鼻骨25%；颈椎10%；胸腰椎5%）。脊索瘤最常见于脊柱的远近端，也就是蝶枕部和骶尾部，这两个部位占所有报道病例的85%～90%。在Memorial医院治疗的80例患者中，53例（66%）位于骶尾部，24例（30%）位于脊柱的高位，3例（4%）位于蝶枕部（Huvus 1991）。

临床表现

大多数病例发病早期无症状。颅骨脊索瘤症状出现早，而脊柱和骶尾部脊索瘤可能病变出现了很长时间也不会出现明显症状，这些病灶常在晚期才会被发现。

颅骨脊索瘤出现症状的原因是缓慢扩展和侵袭性发展的肿瘤破坏了颅骨基底与之相邻的骨结构、椎体或骶骨，并且压迫大脑、脊髓和它们发出的神经。发生于蝶枕骨区域的脊索瘤经常导致慢性头痛和因压迫颅神经出现的相关症状。视神经最易受累。压迫和破坏下丘脑垂体的可导致内分泌紊乱。播散到对侧的小脑脑桥角时，肿瘤会引起明显的症状。向下方侵袭时可引起鼻腔阻塞、鼻衄和甚至鼻肿块。

脊柱和骶尾部脊索瘤的临床表现更易表现为神经症状或出现可触摸的肿块。神经症状可以是从轻度到中度疼痛、感觉麻痹和或运动障碍，直至完全瘫痪。以上症状在该病确诊前会被误诊为其他疾病的表现数月到数年。颈部脊索瘤临床上可以以咽周肿块的表现而出现。

骶骨脊索瘤病例中，骶尾骨痛是其最常见的症状。通常牵涉下后背。骶尾部脊索瘤可以表现为巨大的骶前肿块，直肠指检可触及到。骶前肿块可以压迫直肠、膀胱和其他盆腔结构，产生排尿和排便困难。当然，肿瘤引起的神经损害也可能引起排尿和排便困难。

影像学表现

骨质破坏是脊索瘤最常见的特点，这包括发生在所有部位的脊索瘤，尤其是骶尾部。50%的病例有肿瘤内钙化。MRI最能显示软组织的侵袭和肿瘤与周围解剖结构的关系。在MRI上，T1加权像显示肿瘤呈低或中等强度的信号，然而在T2加权像上高强度的信号。

颅内脊索瘤多数侵及颅骨，表现为斜坡、鞍背和后鞍突受到破坏，或者鞍底或蝶窦受到破坏。多数放射学家（Firooznia and Pinto 1977）认为2个或多个相邻椎体病变是椎体脊索瘤的最重要特点。其中一半患者有骨质硬化，无病理性骨折。常见到椎间隙异常、颈椎前或脊柱周围有软组织肿块。多数脊柱脊索瘤向后侵入椎管。

骶骨脊索瘤常见表现是骶骨溶骨性、扩张性改变，其边缘不规则，呈扇贝形。在骶骨区域，脊索瘤往往侵袭到肠道和（或）膀胱。因为肿块较大使膀胱和直肠移位。可以发现位于骶骨后或盆腔的肿块（图4-41）。

组织病理学

脊索瘤是从原始脊索残件发生的低度恶性肿瘤。脊索瘤是严格定位于中线部位的肿瘤，好发于脊柱的头尾两端，其中骶尾部占60%。

1. 大体所见

分叶状，胶冻样肿物，边界不清经常扩展到周围软组织（图4-42）。切面肿瘤呈蓝灰色到暗红色，质脆（图4-43）。

2. 显微镜下表现

肿瘤由纤维组织将其分隔成典型分叶状结构。在丰富的黏液样背景中，肿瘤细胞排列成片状、索条状，或漂浮在黏液基质中（图4-44）。肿瘤细

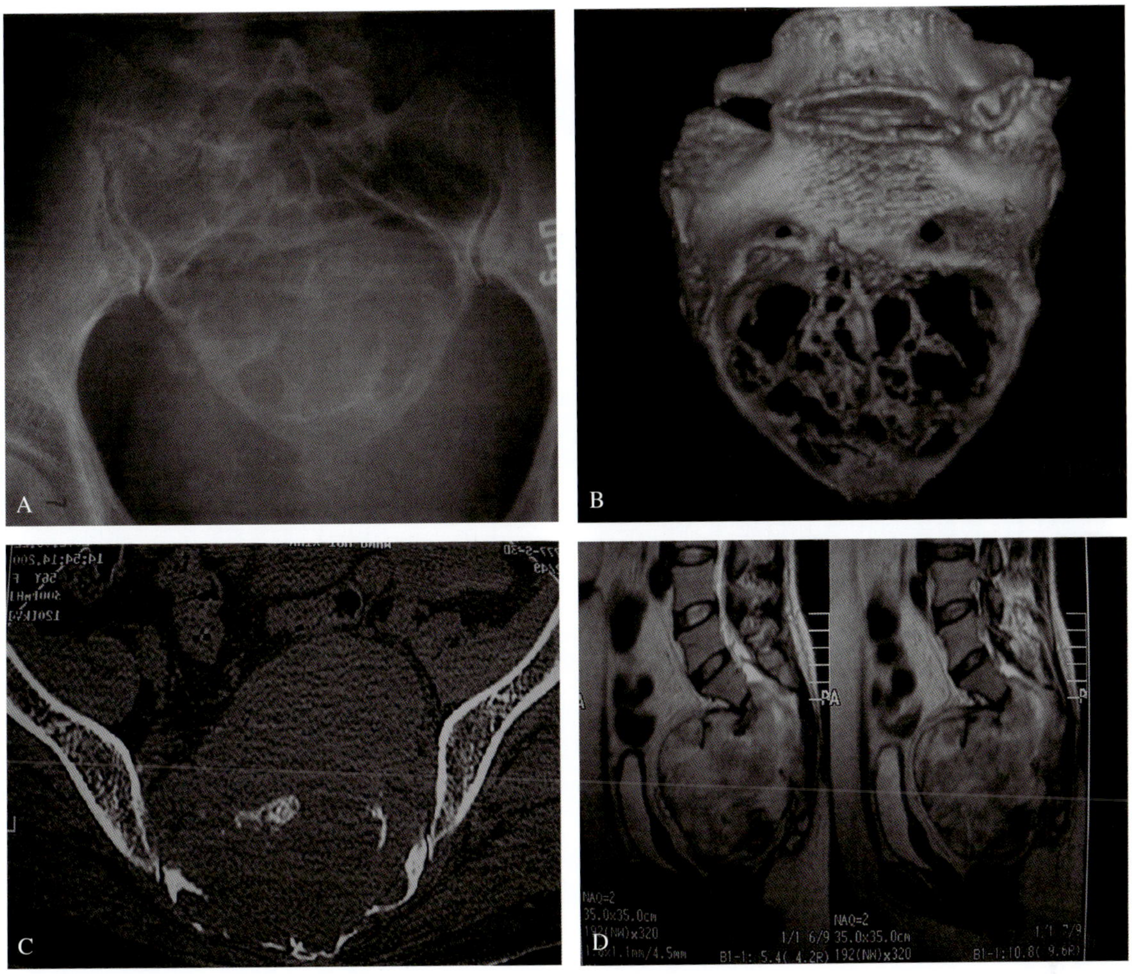

图 4-41　患者女性，54 岁，骶骨脊索瘤　A：X 线平片显示骶骨溶骨性破坏。病灶位于骶 1 以下，边界清楚，周围可见残留的骨壳；B、C：CT 检查可见病变呈溶骨性破坏，周围可见硬化的骨性包壳，肿瘤向前方突破出骨皮质，进入盆腔后的间隙，形成巨大的软组织肿块，病灶的前方和直肠关系密切，两侧的髂骨未受侵犯。CT 重建显像可见骶骨残留的骨质情况；D：矢状面 MRI、T2 像可见肿瘤呈中高信号，边界相对比较清楚，肿瘤呈分叶状，向前方突出形成巨大的软组织肿块，向后方突入椎管

胞有丰富单染的空泡状的胞浆（图 4-45），细胞核可有轻度异型性。肿瘤细胞在大小和形状上相差很大，呈多面体或棱镜样，有嗜曙红细胞样的细胞质，呈条索状和片状排列，类似于上皮细胞，这与细胞间的黏蛋白数量有关。黏蛋白的数量因为小叶的体积增大而增多。细胞质和含有黏蛋白的空泡在大小和数目上相差很大，并且常使细胞核错位，这些是脊索瘤的突出特点（“含空泡的细胞”）。随着空泡的增大，细胞的轮廓消失了，黏液被排入细胞间隙；有些区域可能由散在的星星状或碎裂的细胞组成，在黏液中形成多核体。在一些肿瘤中，于相对广泛的区域内可见细胞形态多种多样，其有 2 个或多个浓染的细胞核或奇异的细胞核，甚至一些有丝分裂活动。但是这显然与肿瘤的生长快慢或是否会转移没有明显的联系。瘤细胞核有轻微到中度的不典型性，各个区域的瘤细胞在外形上可能相差较大，核分裂相并不常见。出现软骨样变异时，有些区域可出现假的或

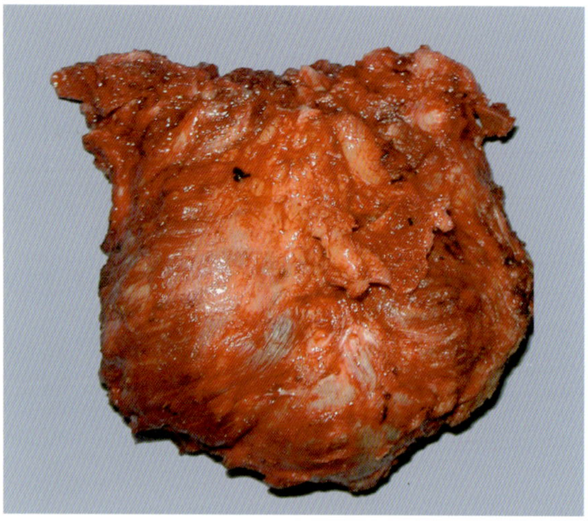

图 4-42　骶骨脊索瘤切除大体标本像

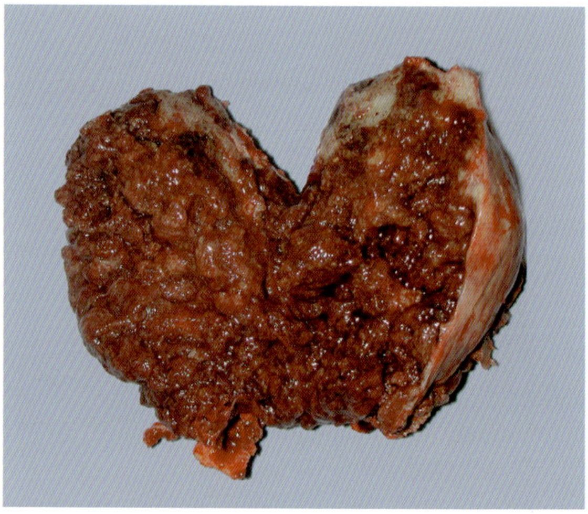

图 4-43　骶骨脊索瘤标本剖面

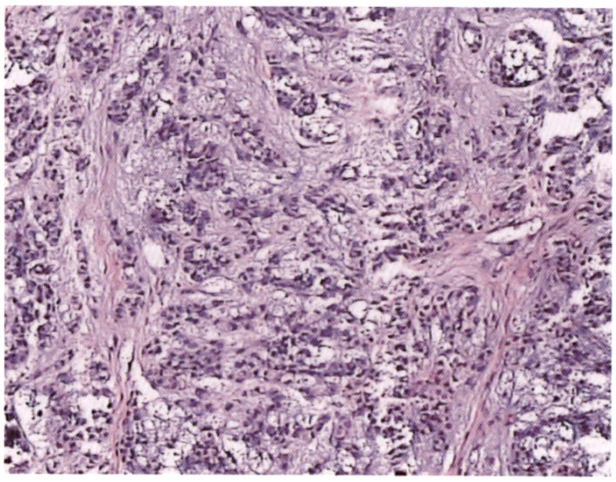

图 4-44　脊索瘤，黏液样背景中漂浮着索条及巢状的肿瘤细胞

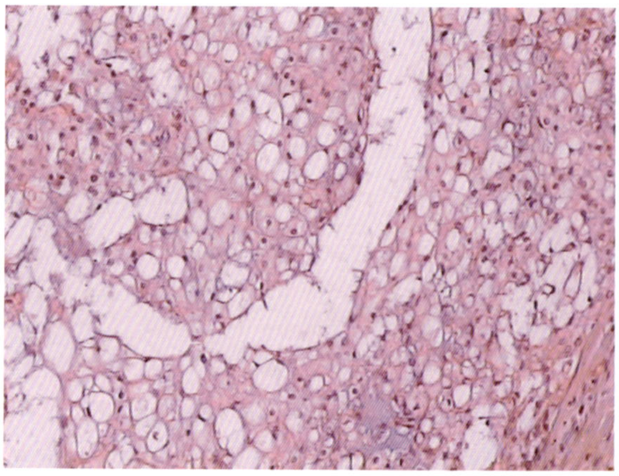

图 4-45　脊索瘤，高倍镜显示肿瘤细胞呈空泡状

黏液样软骨。与高级别的肉瘤（纤维肉瘤或恶性纤维组织细胞瘤）相关的脊索瘤被称为去分化脊索瘤或肉瘤样脊索瘤。去分化脊索瘤占所有脊索瘤的不到 5%。

骶尾部脊索瘤和分泌黏液的直肠乙状结肠癌的鉴别诊断：脊索瘤的细胞不仅含有黏液，而且含有大量的糖原。

Heffelfinger 等（1973）发现在 55 例蝶枕骨脊索瘤中，三分之一含有明显的软骨样成分，其成分要么具有软骨肉瘤的特点，要么具有软骨瘤的特点，肿瘤基质类似于透明软骨，腔隙中含有肿瘤细胞，偶尔以软骨样细胞成分为主。众所周知，脊索瘤容易与软骨肿瘤混淆，尤其是与以黏液样结构为主的软骨肉瘤或所谓的黏液样软骨肉瘤混淆。这样的软骨肉瘤最常见于深部软组织中，其预后比其他类型的软骨肉瘤预后好。有趣的是，按照 Mayo Clinic（Dahlin and Unni，1986）的报道，“软骨样脊索瘤”比没有软骨成分的脊索瘤生存期长。

3. 免疫组织化学染色

免疫组织化学染色法在脊索瘤的鉴别诊断

上有很大的帮助。脊索瘤细胞的细胞质中存在上皮膜抗原和细胞角蛋白，而软骨肉瘤中没有。这是很重要的，因为软骨肉瘤和脊索瘤 S-100 蛋白染色都是阳性。脊索瘤肿瘤细胞 S100 蛋白（图 4-46）、CK（图 4-47）及 EMA 染色均为阳性。

预后因素

发生于骶骨的脊索瘤，甚至发生在高位脊柱部位的脊索瘤，通过现代的外科切除术，预后已得到很大改善。不幸的是，许多脊索瘤由于病变范围广泛，依然不能彻底切除。脊索瘤是一种缓慢生长的肿瘤，切除不彻底，患者就不能长期生存。对于无法切除和复发的肿瘤，可考虑大剂量放疗。脊索瘤转移很少见，常发生在长期生存（平均 3 年）和反复复发的病例。发现转移的时间为首次诊断后的 1 到 10 年。脊索瘤可转移到肺、肝、骨骼、软组织、淋巴结和皮肤。尽管经验并不一致，但据报道有软骨样变异的脊索瘤预后相对较好。

骶尾部脊索瘤的外科治疗

1997 年 7 月到 2005 年 7 月间，共有 65 例骶尾部脊索瘤患者在北京大学人民医院骨肿瘤科接受了手术治疗。手术时平均年龄为 53 岁（范围：18 ~ 80 岁）；男性 36 例，女性 29 例。采用后方入路 59 例。前后路联合切除 6 例。骶骨脊索瘤的患者中，首次在我院接受治疗的共有 46 例。19 例在外院曾接受过手术治疗，术后出现局部复发后来我院。

在确诊前，患者症状已存在的时间为 3 个月到 3 年不等。90% 的患者存在骶尾区的疼痛，有时放射至臀部。7 例患者发现骶骨尾部或臀部肿物。约半数患者出现便秘或尿失禁。30 例患者出现坐骨神经痛，曾在外院诊断为腰椎间盘突出症。最年轻的患者为 18 岁，出现与骶骨疼痛相伴随的严重便秘。多数患者均能容易地通过直肠指诊触及肿瘤：肿物自骶骨突出，位于直肠外，不活动。

有 9 例接受了术前穿刺活检已明确诊断。其余初诊患者均根据解剖学部位及年龄作出初步诊断，术后经病理确诊。

手术方法：90% 以上患者采用后方入路。基本切口位为后方正中“工”型切口，如果存在活检瘢痕，则一并切除。对于肿瘤仅位于骶骨上部或骶尾部的患者，切口呈 Y 形或倒置 Y 形，如病变累及髂骨者，则切口可循髂骨翼延伸。如病变范围巨大或预计肿瘤出血较多，则采用前后路联合切口。经前路结扎髂内动脉，临时阻断腹主动脉，控制出血量。

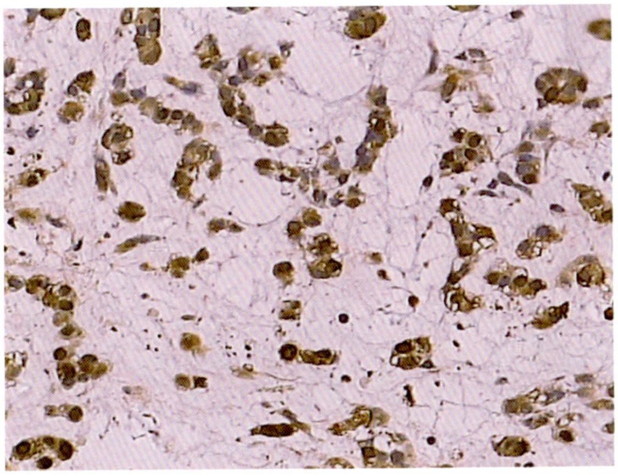

图 4-46 脊索瘤，免疫组织化学染色显示肿瘤细胞 S-100 蛋白阳性

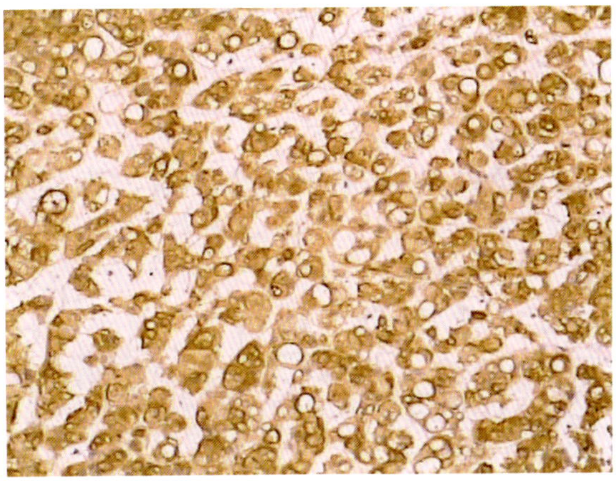

图 4-47 脊索瘤，免疫组织化学染色显示肿瘤细胞 CK 阳性

经切口切开深筋膜到达骶脊肌，游离牵起骶脊肌后能显露骶尾骨背面、双侧骶髂骨之间的韧带联合部、第5腰椎脊突。这样就可以自后方通过髂骨以及脊突显露切除病灶。

为了确认骶骨外侧缘，切除术自骶骨旁组织开始进行。除非切除范围非常广泛，一般不会遇到臀上或臀下动脉的主干。接下来，分离坚强的骶骨周围筋膜的外侧纤维，切断骶结节韧带和尾骨（如未被肿瘤累及），直至暴露直肠，此时软组织包块仍被骶旁筋膜包绕覆盖。钝性分离直肠，于直肠及骶骨肿瘤间隙处填塞纱布，将直肠推向前方，分离过程中确认肠壁的完整性未遭到破坏。自后方充分暴露拟行切除水平的椎板、脊突，用宽凿凿去骶骨棘突，进入骶管，显露硬膜囊及骶神经，小心牵开神经根，尽量保护骶3以上神经。去除骶骨，仔细检查切缘，查有无肿瘤残留。如果遗留有小的肿瘤病灶，则仔细清除之。 如果需要切除的骶骨水平较高（第1或第2骶骨水平），则需要切除部分髂骨来显露骶骨前组织。

对于病灶范围较广，累及上位骶骨或全骶骨的病例，因为只有切除一侧或双侧骶髂关节，才能显露整个病灶，术后需行一侧或双侧骶髂部固定。

手术中，均尽力使切除范围广泛而又尽可能多地保留神经根。25例患者肿瘤位于骶3（包括骶3）水平以下，均行肿瘤广泛切除术。23例患者为边缘性切除。其余病例为囊内切除（刮除手术）。

结果：65例骶骨脊索瘤术后痛疼缓解率为92%，二便功能改善率为86%。随访过程中，65例患者有7例死亡，3例死于转移性脊索瘤；3例死于广泛肿瘤复发后衰竭；1例第3次局部复发后，死于自杀。在其余58例患者中，35例无瘤生存，平均随访时间为3年半，没有肿瘤局部复发迹象。另外23例脊索瘤患者均出现一到多次的局部复发。46例第一次手术的患者中，16例出现局部复发（34.8%），均为采用病灶内手术的高位骶骨脊索瘤。 19例第2～3次手术的患者中，再次复发者10例（52.6%）。脊索瘤局部复发主要发生在术后3年内，而远处转移可能发生较晚。女性患者发生局部复发或远处转移较少。

双侧骶3以上神经根基本保全的患者中，术后膀胱控尿功能及大便控制功能基本正常，5例仅保全骶2神经根或更高位神经根的患者，出现膀胱控尿功能及大便控制能力受损，均未接受结肠造瘘手术。单侧骶3神经根得到保全的患者，术后括约肌功能均能保全。只有1例患者出现运动功能障碍，术中至少切断了单侧的骶1神经根，术后出现轻度瘫痪，但可借助手杖行走。

相关讨论

1. 骶骨脊索瘤手术方式的选择

脊索瘤是低度恶性肿瘤，但可以发生转移，但转移发生时间较迟。局部复发会增加转移率。长期带瘤生存的患者，其转移发生率将高于那些一次手术后无瘤生存的患者。本组65例脊索瘤患者中，3例既有局部复发又有远处转移，远处转移发生在术后3年后。关于手术入路问题存在争议。有作者提倡前后联合入路。多数人认为对于病灶位于骶3节段及以远的患者，后方入路效果满意；而对于病灶涉及的骶椎节段较高的患者，为充分暴露病灶，应考虑前后联合入路。我们的经验认为，即使肿瘤位于高位骶骨，单纯后方入路仍然可以获得满意的效果，而且能够降低术后并发症的发生率。关于术前是否行双侧髂内动脉栓塞，要考虑到栓塞后能否满意地控制术中出血，另外双侧髂内动脉栓塞会导致一定比率的并发症。因而对于巨大的骶骨肿瘤，建议术中行前路切口，结扎一侧髂内动脉，临时阻断腹主动脉；或者术前腹主动脉内植入球囊，术中阻断腹主动脉血流。这样可以有效地控制术中出血。

2. 骶神经保留与功能的关系

骶骨肿瘤切除术后括约肌的功能与所保留的神经根数量直接相关。如果仅保全骶1神经根（或更高节段的神经根），则术后不会有任何括约肌功能，实际上患者不借助手杖、拐杖或下肢支具，可能无法行走。这些患者术后不得不定时导尿。如果双侧骶 2 神经根能够得到保全，则 50% 的患者至少可以部分保留大小便自主控制能力，无需导尿，大便失禁者罕见。如果一侧的骶 3 神经得以保全，则大多数患者能保全括约肌功能。

3. 骶骨脊索瘤手术并发症的原因及防治

骶骨肿瘤切除术中的主要并发症为失血性休克，如不及时纠正，会导致一连串的并发症，包括凝血功能障碍、急性肾衰竭、多脏器功能衰竭、DIC 等。预防措施包括建立多个输液通道，快速输血等。输血超过 4000ml 以上的患者，必须输血小板及凝血酶原复合物等；要避免大剂量用去甲肾上腺素等强烈的缩血管药物。

常见的术后并发症包括切口感染、不愈合、脑脊液漏等。

出现伤口感染、不愈合的患者多数需要进一步手术引流、清创、二期闭合伤口。如出现皮肤缺损较大，需行局部皮瓣转移。出现伤口并发症患者多数术前接受过剂量为 50 ~ 60Gy 的放疗，或患者的年龄较大、营养状况不良。肿瘤巨大，术后遗留大的、靠血肿填充的空腔时，术后也容易发生感染。预防伤口并发症发生的措施包括改善营养状况，尽量减小切口，放置较粗的引流管，延长引流时间（可放置引流管一周以上）。如不是必需，尽量不做内固定。

脑脊液漏的出现与肿瘤巨大、与神经根袖粘连，切除肿瘤时神经根袖损伤所致。一般经抬高床尾等非手术方法治疗可愈合。

4. 骶骨脊索瘤切除术的预后问题

脊索瘤是低度恶性肿瘤，但可以发生转移。局部复发会增加转移率。患者在第一次手术后可多次出现局部肿瘤复发，为此行多次手术治疗。降低局部复发率的根本措施为广泛切除肿瘤。但位于高位骶骨的脊索瘤，在保留骶神经的前提下，难以施行肿瘤广泛切除术。我们认为，骶尾部脊索瘤瘤的最佳治疗为广泛性的手术切除，术后可加用辅助放疗，但后者会影响二次手术的显露及术后切口愈合。

动脉瘤样骨囊肿

定义

WHO 定义：动脉瘤样骨囊肿（ABC）是骨的一类良性病损，一种充满血液的扩张性骨溶解性病灶，病灶被骨小梁或骨样组织及破骨细胞分割成大小不等的间室。由含有成纤维细胞，破骨细胞类型骨巨细胞和反应性编织骨的结缔组织间隔所分隔而成的充满血液的空腔构成。ABC 可为原发性的（原发性 ABC），或继发于复杂的其他的良性和有着出血性囊样改变的恶性骨肿瘤（继发性 ABC）。

1942 年，Jaffe 和 Lichtenstein 首先提出了动脉瘤样骨囊肿这个名词。他们详细描述了两个 X 线平片上受累骨呈特征性吹气样膨胀改变的病例。1950 年他们分别详细地讲述了这种良性病变，使之在临床、病理上成为了一种独立的疾病。

流行病学

ABC 所有年龄组均可发病，多在 30 岁以前发病，一半以上患者为 10 ~ 20 岁。（平均年龄大约为 13 岁），性别差异不大。尽管动脉瘤样骨囊肿已经报道了几百例，但由于许多病例未被报道，所以很难确切地计算这种疾病的发病率。Mayo Clinic 一篇报道中，共有 208 例动脉瘤样骨囊肿，是骨巨细胞瘤病例的一半。Campanacci 记录了 332 例 ABC 病例。Schajowicz 收集了 217 例 ABC，与之对应，骨巨细胞瘤为 406 例。

发病部位

ABC 可发生于任何骨，但最好发于长骨的干骺端，尤其是股骨、胫骨和肱骨及椎体后部，包括骶骨。另一个经常累及的部位为骨盆，特别是髂骨耻骨支。

临床表现

根据受累骨的不同，症状不同。在长骨，常见的症状为疼痛、肿胀，经常伴随轻度到中、重度的局部疼痛。后者可持续几周到几月，有时可放射到邻近关节。继发于骨折引起的症状罕见。当累及脊椎时，可出现相应节段的疼痛和肌肉收缩，后期可伴随由于神经根或脊髓压迫造成的神经症状。如果受累椎体坍塌，上述症状可以加重，甚至出现截瘫。

影像学表现

X线上，ABC表现为溶骨性的、偏心性的、膨胀性的、境界清晰的肿块（图4-48）。大多数肿瘤含有一层骨膜下反应性骨包壳。CT和MRI可见，骨内间隔形成和由红细胞沉淀所引起的不同密度的囊液所形成的特征性的液面（图4-49）。在继发性的ABC，CT和MRI可显示有潜在的原发性病灶。

Campanacci等人1986年报道了Rizzoli研究所治疗过的198个动脉瘤样骨囊肿病例。他们根据放射学表现将动脉瘤样骨囊肿分为5型：

Ⅰ型：X线透亮区域位于骨中心，骨轮廓完整，或轻微膨胀 。骨皮质或多或少地变薄。通常出现在长骨的干骺端，影像学表现与单纯性骨囊肿类似。Ⅱ型：受累骨呈现“吹气球样改变”。常见于较细的长管状骨，如腓骨、趾骨、掌骨或跖骨等，也可出现在扁平骨。溶骨性区域经常包含间隔和小梁，形成蜂窝样改变。病灶边界清楚，周边存在新形成的薄层骨壳。在骨膨胀区的边缘，也可出现类似Codman三角的层状骨膜反应。生长板闭合以后，较大的病灶才可能侵及骨骺。将Ⅰ、Ⅱ型病灶归类为中央型病灶。Ⅲ型动脉瘤样骨囊肿为偏心型骨内病灶，新形成的薄层骨壳部分或广泛向周围膨胀；最常见于长骨的干骺端。Ⅳ型最少见，囊性变位于骨膜下，侵蚀下方浅层骨皮质，病灶周围的反应骨形成薄壳。Ⅴ型病变的骨壳部分被破坏，病变直接侵入周围软组织和松质骨。在椎体，动脉瘤样骨囊肿经常起源于椎弓 [椎板和（或）棘突]，经常侵入椎体。椎体塌陷或累及相邻椎体是特征型的改变。

动脉造影发现造影剂排空延迟，因而提示囊内可能存在血流淤积。然而，动脉造影似乎无助于诊断，特别是不能帮助鉴别诊断骨巨细胞瘤与骨囊肿。

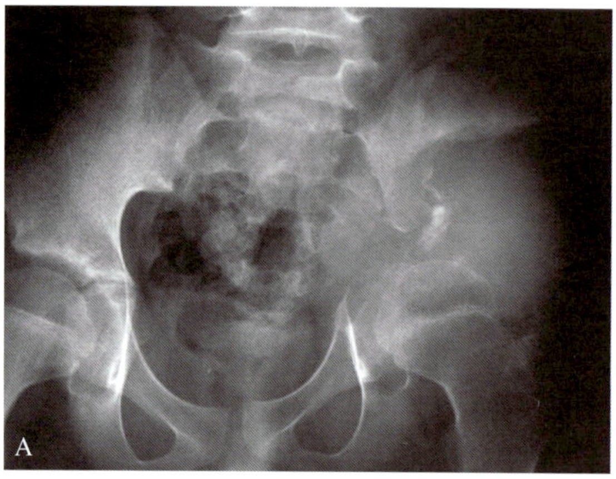

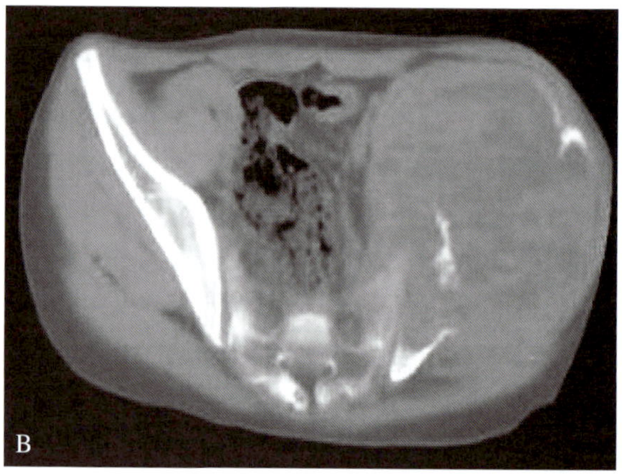

图4-48　患者男性，13岁，左骨盆动脉瘤样骨囊肿　A：X线平片显示左髂骨及髋臼周围膨胀性、溶骨性破坏，髋臼中心性脱位；B：CT软组织窗显示左髂骨破坏伴巨大软组织肿块，内有囊性液区

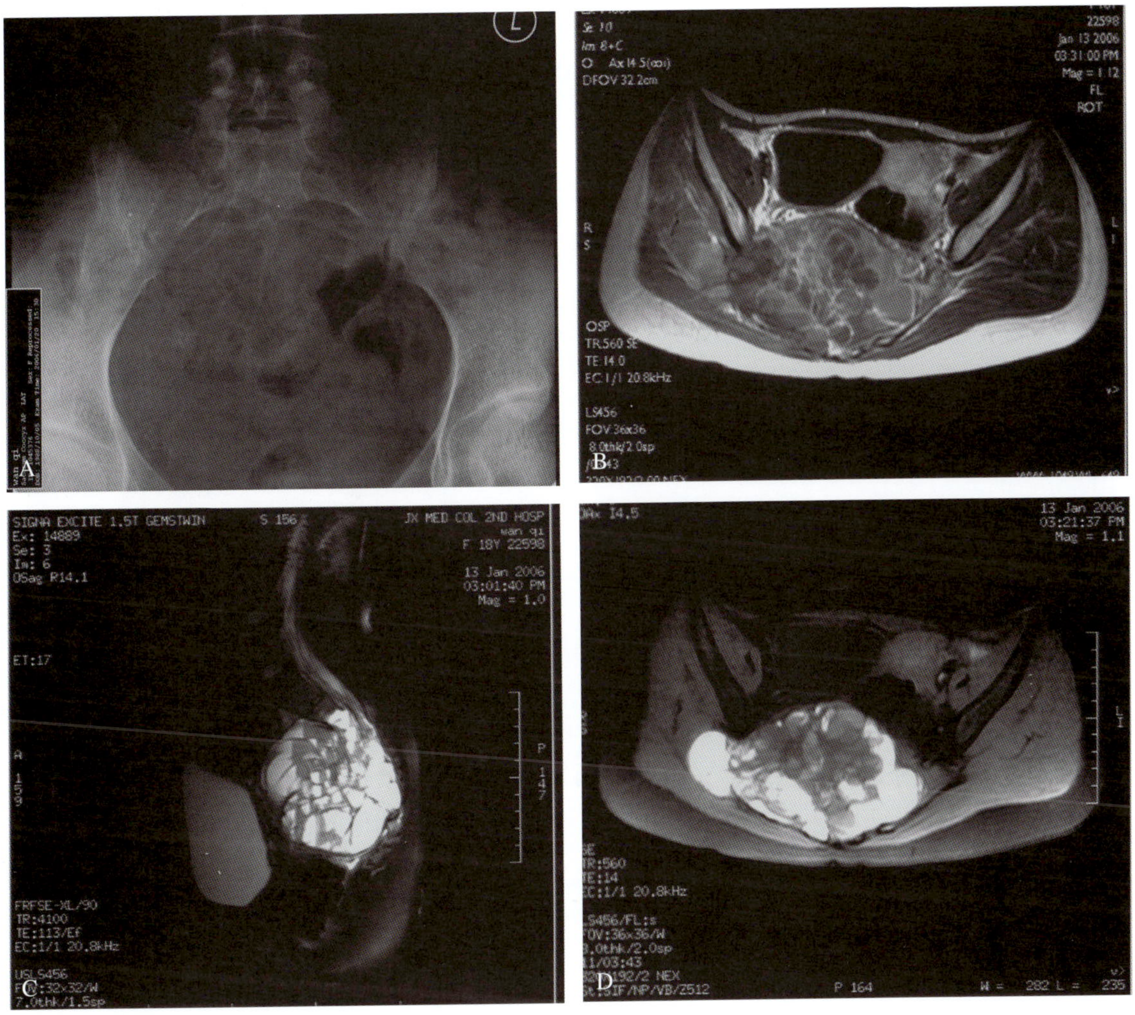

图 4-49 患者女性，17 岁，骶骨动脉瘤样骨囊肿 A：X 线平片显示骶 2 以下溶骨性膨胀病变；B、C、D：MRI 检查 T1 加权像显示肿瘤呈中等稍高信号，增强后肿瘤边缘稍强化，T1 抑脂像和 T2 加权像肿瘤呈高及中等混杂信号，其内可见大量分隔，肿瘤血供丰富

病理学表现

1. 大体

ABC 是由充满血液的边缘清晰的多分叶状的囊腔血窦构成，以灰白色、坚硬的纤维组织为间隔。可以看到更多固体区，这可能是 ABC 的固体部分，或具有类似继发性 ABC 改变的原发性肿瘤的一种成分。ABC 可为原发性的（原发性 ABC），或继发于复杂的其他的良性和有着出血性囊样改变的恶性骨肿瘤（继发性 ABC）。

原发性 ABC 病变呈局限性，是由充满血液的囊状血窦所构成，组织学上，血性腔隙的内壁无内皮细胞覆盖，而是由扁平的成纤维细胞覆盖。纤维间隔不含有弹性纤维或平滑肌层。间隔由疏松或者较致密的胶原纤维组成，含有骨样组织或大小不等的未成熟的骨小梁和多少不等的破骨细胞。间质内可能存在含铁血黄素、血管外血和组织细胞成分（图 4-50）。实体性部分可能主要是纤维性组织，以及花边状骨样组织或新形成的骨小梁，也可能含有更多的细胞成分——破骨巨细胞，前者象骨母细胞瘤后者象骨巨细胞瘤。当病理医师需要根据小块组织做出诊断时，必须熟悉病变

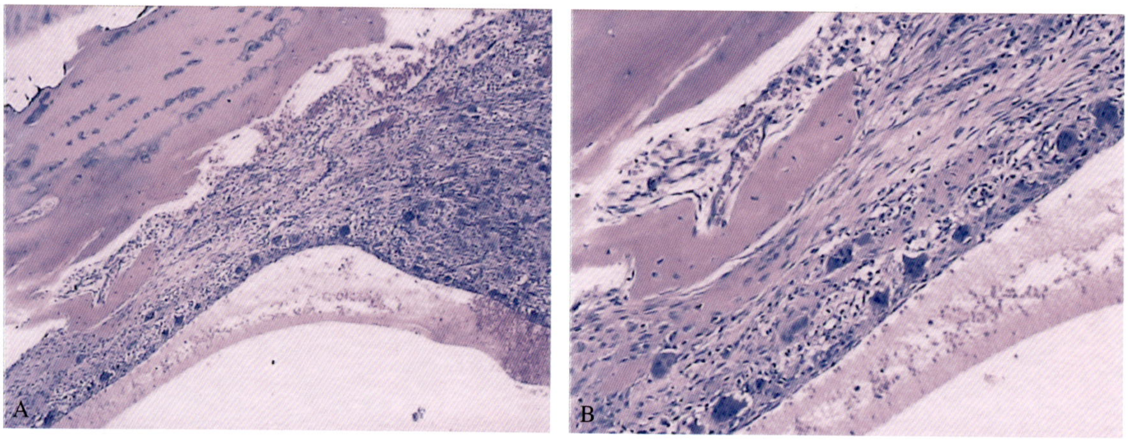

图 4-50　动脉瘤样骨囊肿病理切片显示，（40×，A）动脉瘤样骨囊肿，囊壁外被薄层骨壳，腔内少量出血，（100×，B）纤维性囊壁内可见多数破骨细胞，囊壁内无上皮细胞

的放射学表现及临床资料，因为单根据组织学表现有时无法与单纯性骨囊肿及真正的骨巨细胞瘤相区分。在大约 1/3 的患者骨骼呈嗜碱性的，这已被命名为“蓝骨”，然而，它的出现并没有诊断意义，因为该改变也可见于其他肿瘤实体。原发性 ABC 占了大约所有病例的 70%。

大多数的继发性 ABC 的发生可与良性肿瘤，最常见的骨巨细胞瘤、成骨细胞瘤、成软骨细胞瘤、纤维性结构不良有关，然而，类似 ABC 样的改变使得肉瘤复杂化，特别是骨肉瘤。

发病机制

多篇文献报告 1/3 的动脉瘤样骨囊肿伴发有先前存在的良性或恶性骨病灶。有作者认为其可与骨肉瘤、孤立性骨囊肿及骨巨细胞瘤共同出现。其他相关的病变为：非骨化性纤维瘤、骨母细胞瘤、血管瘤，以及血管内皮瘤。事实上，许多骨病变（包括肿瘤）的某些区域均可出现动脉瘤样骨囊肿样的结构。这可能是出血导致的，通常只占病变较小的比例。同时结合临床、放射学特征，绝大多数病例可以做出正确诊断。然而，约 80% 的病例不存在先前存在的病变。

最易被广泛接受的发病机制是 Lichtenstein 提出的，他认为动脉瘤样骨囊肿是一些局部循环失调的结果，导致静脉血压明显升高，使得受累骨的血管床扩张、增粗。异常的血循环可能是骨内动静脉短路的结果。

动脉血管造影显示囊内存在未凝的血液成分，提示存在血液循环。一些囊肿扩张较快似乎支持这种观点。其他的证据包括：囊内血压测定显示囊内压力越接近动脉端越高，与动静脉短路相似；发育骨骼中，血管高度集中的区域存在局部血流动力学改变。然而，与这种动静脉短路学说相反，组织学与超微结构研究均未发现囊壁衬有内皮细胞。

治疗与预后

ABC 是一种良性的有局部潜在复发性的病变。刮除术之后的复发率不同（20% ~ 70%）。在选择治疗方法时，要考虑病灶的部位与大小、病理骨折及脊髓压迫发生的可能性和急迫性。首选的方法是手术，包括刮除以及刮除后石碳酸 + 骨移植或刮除后冷冻治疗 + 骨移植。在不影响功能的前提下，选用切除或广泛切除术，如病变位于肋骨、腓骨、尺骨、髌骨、掌骨或跖骨时。由于显露（一些脊椎囊肿）或血液灌注（大的骨盆囊肿）的原因，有时很难做到完全刮除。如果是因为血流灌注的原因，术中可以暂时阻断髂总动脉，或实施栓塞后再手术。

复发多发生在2年内。对于那些刮除或反复刮除后继续生长的病灶，可以考虑放疗。由于放疗后可发生恶性变，放疗最好仅应用于那些不能手术，或较大的病灶或难以完全刮除的病灶（脊柱、骶骨、髂骨）。脊髓并发症可能要求实施额外的减压或融合术。未经先前放疗的动脉瘤样骨囊肿病例，尚无发生恶性变的可信的报道。

骶部神经源性肿瘤、神经鞘瘤

骨组织内含有丰富的与营养血管伴行的神经纤维，骨的神经鞘瘤可能起源于这些神经的施万细胞。虽然，神经纤维瘤病可以累及骨，但真正位于骨内的神经源性肿瘤是极为罕见的。目前文献报告的骨原发的神经源性肿瘤几乎都是良性的，以神经鞘瘤为主，约占骨原发肿瘤的0.2%。骨原发性的恶性神经鞘肿瘤或神经纤维肉瘤尚未得到证实。

定义

神经鞘瘤是一种神经组织施万细胞起源的肿瘤。

发病部位

颌骨和骶骨是神经鞘瘤最常发生的部位。而发生在骶骨的神经鞘瘤多起自骶神经根，尤其是骶1～2神经根。但骶骨处发生的神经鞘瘤很难判断肿瘤是起自骨内还是骨外的脊神经根。文献报告的真正起自骶骨内的神经鞘瘤仅有数十例。1992年Turk报告了21例骶骨内的巨大神经鞘瘤。起自骨内的神经鞘瘤通常是孤立的，有两种形式：一种起自骨的营养管道，形成哑铃形结构并且使骨的营养管道增大；另一种在骨内生长。

临床特点及影像学

好发年龄在20～50岁。骨盆，特别是骶骨发生的神经鞘瘤临床症状常不明显，只有到后期肿瘤生长到比较大时，患者才出现局部的疼痛及肿胀，但很少出现神经症状。症状的不明显可能与以下因素有关：首先骶骨发生的神经鞘瘤属良性肿瘤，肿瘤生长缓慢；其次骶孔比较宽大，并且直肠后间隙有足够的空间适于肿瘤生长。因而，骶骨的神经鞘瘤常是以骶骨周围或直肠后肿物为主要体征的。部分患者偶然经影像学检查而被发现。

影像学上，X线平片检查显示骶骨的溶骨性缺损，可发现受累部位的神经孔扩大。病灶常伴有硬化性的边界，不伴有周围新骨的形成，病灶中心不出现钙化及骨化。神经鞘瘤一般较小，很少能达到胡桃大小，但是位于骶部的神经鞘瘤往往巨大，病变直径通常超过6cm，突出于骶前，常可于腹部触及。CT或MRI检查可发现肿瘤呈哑铃形，位于椎管内外，可以观察肿瘤在软组织的扩展的范围以及腰椎硬膜外腔的情况。MRI检查可见长T1、T2信号（图4-51）。

组织病理学

肿瘤起源于神经鞘膜，早期多可以看到肿瘤与神经的关系。在腰骶椎椎管内的神经鞘瘤，可发生于硬膜外或蛛网膜下，肿瘤体积较大。

1. 大体所见

骶骨发生的神经鞘瘤与软组织发生的肿瘤相似：肿瘤边界清楚，周围常可见含有薄层硬化反应性骨的纤维性包膜。切面肿瘤一般质软，实性，呈灰白、灰黄色，体积大的肿瘤常有广泛的变性、出血及囊性变（图4-52）。

2. 显微镜下表现

神经鞘瘤是由梭形细胞组成，细胞核呈栅栏状排列。可表现具有特征性的AntoniA区和B区的两种结构：A区：肿瘤细胞核细而长，细胞间

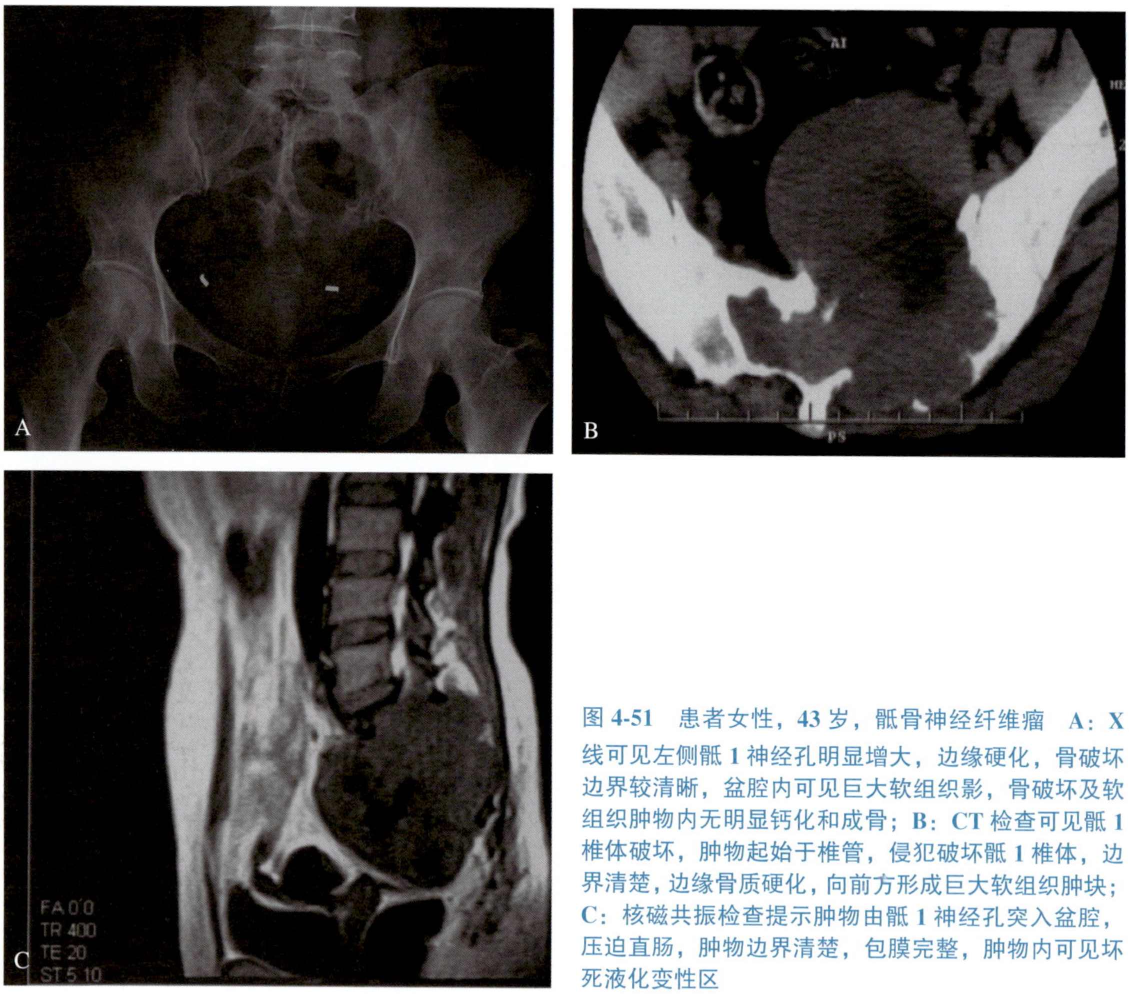

图 4-51　患者女性，43 岁，骶骨神经纤维瘤　A：X 线可见左侧骶 1 神经孔明显增大，边缘硬化，骨破坏边界较清晰，盆腔内可见巨大软组织影，骨破坏及软组织肿物内无明显钙化和成骨；B：CT 检查可见骶 1 椎体破坏，肿物起始于椎管，侵犯破坏骶 1 椎体，边界清楚，边缘骨质硬化，向前方形成巨大软组织肿块；C：核磁共振检查提示肿物由骶 1 神经孔突入盆腔，压迫直肠，肿物边界清楚，包膜完整，肿物内可见坏死液化变性区

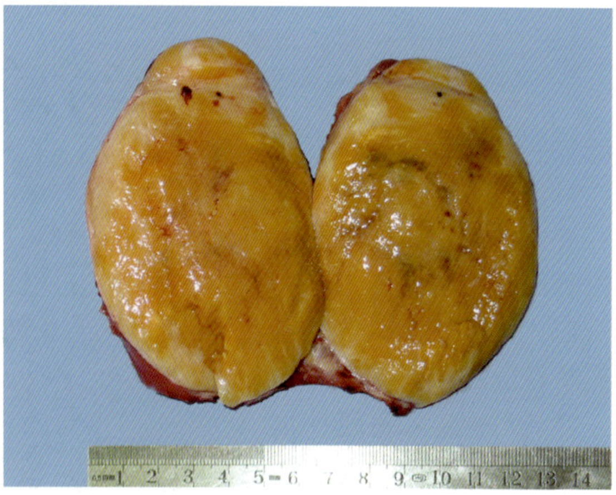

图 4-52　骶骨神经鞘瘤大体标本

含有丰富的细长网状纤维，细胞核呈束状排列互相平行成栅栏状或形成所谓的 Verocay 小体，提示具有神经分化；B 区：组织疏松，肿瘤细胞稀少，排列紊乱，间质黏液变性或呈水肿状，有些区域可出现囊性变。上述的 A 区与 B 区组织结构交替出现，是神经鞘瘤的特征性组织学表现（图 4-53）。

另一种少见的组织学类型，称为陈旧性或退变性神经鞘瘤。这一型肿瘤常常生长时间较长，部位深。肿瘤伴有明显的出血、钙化及囊性变，肿瘤中常见厚壁血管，有灶片状的吞噬脂质的泡沫细胞及含铁血黄素沉积，因而造成组织学诊断

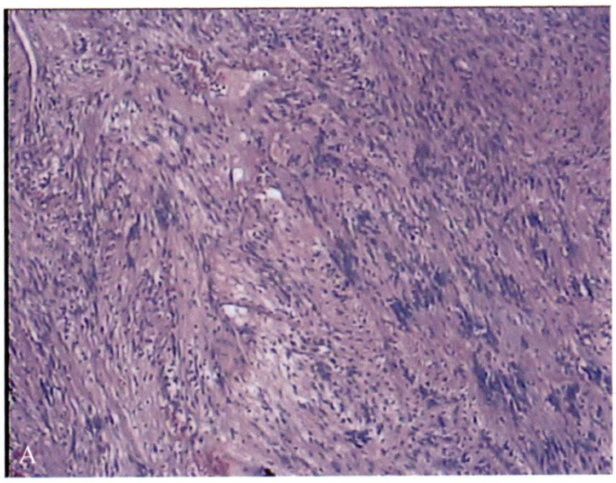

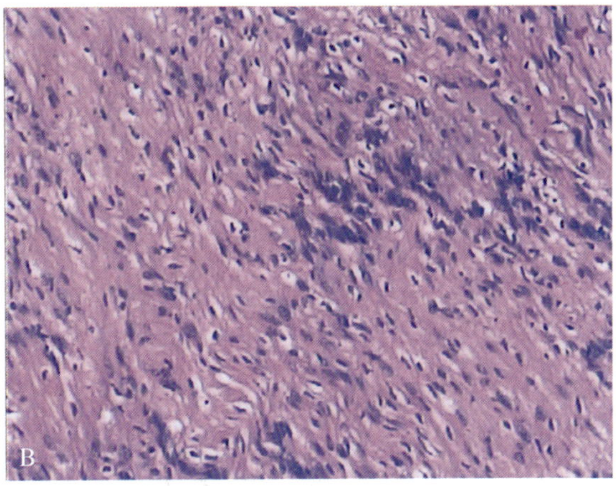

图 4-53 病理切片显示，A:（40×）神经鞘瘤，梭形细胞呈束状排列，可见细胞丰富区（Antoni A）与细胞稀疏区（Antoni B）交替分布；B:（100×）高倍镜下可见细胞核增大，呈多型性，核分裂象少见

的困难。肿瘤中的 Antoni A 区和 B 区有时不明显，还可出现一些具有非典型性细胞核的细胞，这些细胞核增大、深染、染色质结构不清，容易导致误诊。但这些异型细胞并不出现核分裂像，现在已经清楚这些多型性细胞是退变的细胞，他们的出现，不代表肿瘤具有侵袭性行为。

3. 免疫组织化学染色

S-100 蛋白与神经鞘瘤有明显的关系，S-100 蛋白存在于中枢神经系统及 Schwann 细胞，有助于判断神经来源的肿瘤。此外，神经鞘瘤几乎都表达 Vimentin，多数病例 Leu-7（CD57）(+)，少数病例表达 GFAP。罕见的黑色素性的神经鞘瘤，瘤细胞中含有黑色素沉积，黑色素标记物：HMB45 和 MelanA（+）。

治疗及预后

对骶骨的神经鞘瘤治疗，以完整手术切除病变为其主要的治疗方法。文献报告术后的化疗及放射治疗对这一肿瘤并无明显作用。极少发生恶性转变，尚无出现神经鞘瘤转移的病例。以下对骶骨部位神经源性肿瘤的手术治疗策略进行简要讨论。

骶骨神经纤维瘤或神经鞘瘤起源于骶神经，沿神经孔向骶管内外生长，呈哑铃形，向内生长由于骶管的空间限制，肿瘤一般不大；但向骶管外生长可在骶前形成巨大肿块。因该部位解剖结构复杂，手术比较困难，手术后的局部复发率较高，手术方法有待探讨。本研究回顾我院以往的骶骨神经源性肿瘤病例，探讨合理的手术入路及手术方式。

1. 一般资料

1997 年 7 月到 2006 年 7 月期间，共有 48 例骶骨神经源性肿瘤患者在北京大学人民医院骨肿瘤科接受治疗。手术时年龄为 17 ～ 75 岁，平均为 47 岁；男性 17 例，女性 30 例。经病理证实神经鞘瘤 19 例、神经纤维瘤 22 例、神经纤维肉瘤 3 例、恶性神经鞘瘤 4 例。21 例患者接受前后路联合手术入路切除肿瘤，27 例接受单纯后路手术切除肿瘤。

(1) 分区、分型方法

我们以 S2/3 椎间盘为界，将骶骨分为上位骶椎（Ⅰ）及下位骶椎（Ⅱ）二区；骶骨肿瘤累及腰椎骨定义为Ⅲ区；上位骶椎以椎管中心为界分为前（a）、侧（b）、后（c）三区（图 5-54）。根据肿瘤累及骶骨的范围，将骶骨肿瘤分区。

根据我们自己设计的骶骨肿瘤分区方法，本组病例中，肿瘤位于 Ia 区 12 例，Iab 区 25 例，

Iabbc 区 6 例，Iabbc Ⅱ区 3 例，Iabbc Ⅱ Ⅲ区 2 例。

我们根据骶骨部位神经源性肿瘤生长方式将其分为四种类型：Ⅰ型，肿瘤生长只限于骶管内、骶管膨胀扩大；Ⅱ型，肿瘤出骶神经孔向前生长，形成巨大骶前肿块；Ⅲ型，肿瘤向前、向后生长，骶骨前后均形成肿块；Ⅳ型，肿瘤生长只限于骶前，骶管内没有肿瘤。

（2）手术方法

采用后方入路 27 例。前后路联合入路 21 例。对于肿瘤向前突出不是太高的病例（低于 S2 平面）可采用单纯后方入路，通过切除骶结节韧带和尾骨，进入骶前间隙，自肿瘤钝性分离直肠，于直肠及骶骨间隙处填塞纱布，将直肠推向前方，向上分离直肠达骶 1 水平，侧方于骶髂关节外肿瘤外缘处截断髂骨，后方凿除椎板显露骶管，小心分离骶神经，扩大肿瘤处神经根孔，将肿瘤连同部分骶骨整块从后方切除。对于肿瘤向前突出很大的病例（高于 S1 平面）必须采用前后手术入路，后方切除骶管内肿瘤、扩大神经孔，将肿瘤主体从前方切除。部分较大的骶骨神经源性肿瘤可能需经前路结扎髂内动脉，临时阻断腹主动脉或术前置入腹主动脉球囊。

对于肿瘤累及 Iabc 区、Iabbc 区及Ⅰ、Ⅱ区均受累的患者，因为需切除一侧或双侧骶髂关节，才能显露整个病灶，术后需行一侧或双侧骶髂部固定。本组病例中，有 32 例患者骶骨肿瘤切除术后，做了内固定手术。

2. 结果

1 例死于围手术期，术中、术后失血较多。7 例（14.9%）患者术后出现伤口并发症，主要为皮瓣坏死、肿瘤切除后伤口引流不畅、残腔内积血积液，需手术清创、引流、二期闭合伤口。5 例（10%）患者术后出现不同程度的脑脊液漏，均经抬高床尾、抗生素等非手术治疗愈合。1 例患者同时出现膀胱、直肠瘘，可能为双侧髂内动脉栓塞所致。

41 例良性神经系统肿瘤，均行边缘性切除，只有 3 例神经鞘瘤术后复发。7 例恶性神经源性肿瘤中 5 例局部复发，3 例术后出现肺转移，死亡 5 例，无瘤生存 2 例。41 例良性神经系统肿瘤中除 1 例死于围手术期外，40 例中 37 例均保留了至少一侧的骶神经，多数只切除了患瘤神经根，只有 3 例因累及骶骨范围太大，出血较多，未能保留 S2 以下神经根，术后大小便失禁。7 例恶性神经源性肿瘤因骶骨破坏范围大，术中未能保留 S2 以下神经根，术后大小便失禁。

3. 相关讨论

（1）骶骨部位神经源性肿瘤的诊断与生长特点

良性外周神经源性肿瘤包括施万细胞瘤（外周神经鞘瘤）及神经纤维瘤，神经纤维瘤的发生率高于施万细胞瘤。恶性外周神经源性肿瘤包括恶性施万细胞瘤（恶性外周神经鞘瘤）及神经纤维肉瘤。发生于骶骨部位神经源性肿瘤非常少见，据文献报告仅约 7% 的椎管内神经源性肿瘤累及骶骨，文献中有关骶骨部位神经源性肿瘤多为病例报告。该部位的神经源性肿瘤包括施万细胞瘤（外周神经鞘瘤）及神经纤维瘤。位于骶骨部位的神经源性肿瘤最初多无临床症状，只有肿瘤生长到很大时才会有腰痛、坐骨神经痛等症状。许多患者是因为发现腹部隆起，触及无痛肿块才到医院就诊，或查体是无意发现。文献报告女性多见，好发于 20 ~ 50 岁。良性神经源性肿瘤生长缓慢、包膜完整且厚，完整切除后局部复发率低。骶骨的神经源性肿瘤往往向骶前生长很大，直径多数在 10cm 以上，文献报告最大直径达 28cm。本组病例中，肿瘤最长径平均在 12cm，最大者肿瘤最长径为 31cm，而且向上生长可达 L3 ~ 4 水平。X 线检查可发现骶神经孔扩大，但在恶性神经源性肿瘤中骶神经孔扩大特征不明显。MRI 检查多数良性神经源性肿瘤为均匀一致的信号改变，约 6% 的患者可出现囊性变；但在恶性神经源性肿瘤中，MRI 检查多数肿瘤为不均匀的信号改变，约 75% 的肿瘤会出现囊性变。对于巨大的神经源性肿瘤中出现信号不均匀，可能会提示肿瘤内出血、坏死、恶性变可能。

（2）肿瘤特点与手术方式选择的关系

对于Ⅰ型肿瘤，单纯采用后方入路可完成肿瘤切除手术；对于Ⅳ型肿瘤，需采用前方入路才能完成骶前肿瘤切除；对于Ⅱ、Ⅲ型肿瘤，需视肿瘤大小及位置高低来决定是否需要前后路联合手术切除肿瘤。对于高位（S1水平以上）、直径较大（> 10cm）的骶骨部神经源性肿瘤需经前后路联合切口，经后路切除骶管内肿瘤，分离、保护骶神经，经前路分离切除骶前的巨大肿瘤。经前路切除肿瘤主体后，必须仔细止血，常需要压迫半小时以上，术后由于缺少骶前筋膜的压迫，瘤腔渗血可进入腹膜后腔，不易控制。对于肿瘤向前、向上突出不是太大的病例（低于S2平面）可采用单纯后方入路，后方凿除椎板显露骶管，小心分离骶神经，扩大肿瘤处神经根孔，将肿瘤连同部分骶骨整块从后方切除。

良性神经源性肿瘤，应尽量采用边缘性切除，一般经手术切除后，预后良好，局部复发率很低。对于高位骶骨（Ⅰ区 + Ⅱ区）的良性神经源性肿瘤，为了降低局部复发率，Ⅱ区部分应行边缘或广泛性切除，Ⅰ区部分应行分块切除肿瘤周围骨质，充分扩大骶神经孔，完整切除肿瘤。

对于肿瘤较大的患者术前多采用患侧髂内动脉栓塞，或者经前路结扎患侧髂内动脉，临时阻断腹主动脉或术前置入腹主动脉球囊。降低骶骨肿瘤术后复发的根本措施是控制术中出血，这样才能看清术中肿瘤边界，彻底切除肿瘤。

恶性神经系统肿瘤由于包膜不完整或没有包膜，骨内破坏范围大，且多位于高位骶骨，行边缘或病灶内手术有时不易彻底清除肿瘤，因而术后复发率极高，预后不良，因而建议行广泛性手术切除，包括骶神经一并切除，方能降低局部复发率，提高生存率。本组7例恶性神经源性肿瘤中，术后5例局部复发，皆因进行了切刮手术，没有进行更广泛的骶骨，乃至全骶骨切除。对于化疗敏感的肿瘤术前应采取化疗，术后可加用辅助放疗。但会影响二次手术的显露及术后切口愈合。

4. 结论

骶骨的神经源性肿瘤不属于起源于骶骨的肿瘤，肿瘤往往通过神经孔生长于骶骨前方，形成巨大肿物。巨大的骶前肿物适合经前路腹膜后切除，但是，椎管内的肿瘤部分必须从后路取出。因而，对于骶骨巨大的神经源性肿瘤，应该经前后路联合入路手术切除。

转移性骨肿瘤

概述

成年人骨破坏最常见的原因是骨转移。在癌症病人中，大约一半的病人会发生骨转移。超过2/3的转移性恶性骨肿瘤患者的年龄为40 ~ 60岁。常见的原发癌症部位是：乳腺、肺、肝、肾和前列腺。由于转移肿瘤细胞异常生长、增殖，导致溶骨性破坏，常引起骨痛、骨折、贫血、高钙血症和神经压迫等症状。临床上不同癌症骨转移率分别可达：乳腺癌65% ~ 75%，前列腺癌65% ~ 75%，多发性骨髓瘤70% ~ 95%，甲状腺癌60%，肺癌30% ~ 40%，黑色素瘤14% ~ 45%，肾癌20% ~ 25%。除溶骨性骨转移癌外，癌症患者也可表现成骨性转移，多见于前列腺癌。很多骨转移病灶需要骨科医生处理，这包括对未骨折的病变骨给予预防性处理使其不发生骨折，和对已经发生骨折的实施复位固定。与原发恶性骨肿瘤的病人相比，骨转移瘤病人的数目相当多，骨科医生应当熟悉骨转移性肿瘤的诊断及治疗原则。

骨转移最常发生的部位是：脊柱、骨盆、肋骨和肢体的近端。转移到膝和肘以远的部位不常见。大约50%的肢体远端转移是来自肺转移。乳腺癌和前列腺癌很少发生肢体远端的转移。Batson强调了脊柱静脉系统在骨转移中的重要性。脊椎静脉血管（Batson血管）容量大，血压低，无静脉瓣，是独立于肺静脉、门静脉及腔静脉系统；可直接与下肢近端、上肢近端和头颈部静脉相通。由于呼气或肌张力增加导致腹内压和胸内压增高时，会导致血液绕过心、肺而反流回脊椎静脉血管。这就是乳腺癌、肺癌、肾癌、前列腺癌和甲状腺癌等大多数转移性骨肿瘤多累及脊椎和四肢骨近端，但无内脏转移的原因。

临床表现

骨转移病人的常见表现是疼痛。疼痛可以是局限性的或者是弥散性的。当病变位于长骨上，疼痛仅局限在病变的部位。如果病变在骨盆或者脊柱上，疼痛就不仅是局限在病变的部位。这时单通过临床症状明确病变部位有时就比较困难。恶性骨肿瘤的疼痛是静息痛，突出的表现是不能耐受负重和关节活动。这种症状刚开始时是间断性的，逐渐进展到持续性的。常有夜间疼痛，当这种破坏性的骨病变位于负重骨上时，诸如股骨和胫骨，病人常主诉行走时疼痛。如果负重时产生严重的疼痛，在X线平片上有较大的溶骨性骨破坏，应该考虑到溶骨性的骨折会很快发生。负重时疼痛常是可能骨折的最主要主观症状之一。在行走时下肢发生疼痛尤其如此。骨质破坏小于50%时，患者可能没有任何临床症状。完全是溶骨性破坏时，骨折的发生率很高；而完全是成骨性破坏骨折时，骨折的发生率较低。

诊断

对老年病人的多发性骨破坏应首先考虑骨转移性病变。当然要排除多发性骨髓瘤及甲状旁腺功能亢进等疾患。应进行血液学及全身骨扫描等检查。如果明确是骨转移疾病，需要对即将发生的骨折或者已经发生的病理性骨折进行评估和治疗。有癌症病史的病人有可能发生骨和内脏转移、多骨转移或者单骨转移。如果病变范围广（弥漫性的骨和内脏转移）、没有组织学诊断时，医师应该想到是骨转移并且按计划给予诊疗。相反，病人有癌症病史，但是没有局部复发，表现为单骨的病变（孤立的或者是多个病灶），就不能假定该病与原发肿瘤有关。在这种情况下，就应该在外科手术前行活检以明确诊断。孤立骨病变的病人应该仔细评估和给予活检，因为该病变有可能是一个原发性骨肿瘤。

成年人（超过40岁）有可能是单个的骨破坏而没有癌症病史。尽管骨转移在这个年龄段很常见，但是在诊断时应该多加考虑。在这种情况下先进行全身检查，包括彻底的体格检查，“B”超、骨扫描及化验检查。常发生的错误是推测任何破坏性的病变都是转移性的，没有活检就给予手术固定。由于认为是骨转移，很多软骨肉瘤和恶性纤维组织细胞瘤的病人给予了不正确的治疗。最常发生的治疗失误是认为即将发生的骨折是由骨转移引起的，给予髓内针固定。从流行病学的角度看，这种假设98%以上是正确的，但是1%～2%的病人有可能是肉瘤，因为髓内针造成广泛的肿瘤污染，所以截肢不可避免。

穿刺活检是骨转移瘤的确诊方法。CT引导的细针穿刺活检或者用芯针穿刺针活检的准确率高并且容易操作。骨科医师应该认真选择穿刺点。如果是单发病变，穿刺点就应该在随后的手术切口线上，一旦病变是恶性肿瘤就不至于造成肿瘤污染伤口。Tc99m骨扫描可以明确病变的范围，X线平片可以有助于发现容易穿刺的部位。在骨盆穿刺前，行CT检查以明确最容易穿刺的部位和进针路线是非常重要的。因为穿刺针必须通过皮质骨的反应区到达病变的核心区。也应该避免将穿刺针穿入反应的硬化骨，因为那个部位可能没有肿瘤细胞。

病理表现

骨转移癌是最常见的恶性骨肿瘤，骨盆是最易发生转移的部位之一。病理检查能够明确转移癌诊断，多数情况下能够提示原发肿瘤的部位。

1. 大体所见

肿瘤分界不清，常有浸润。根据原发肿瘤的类型，肿瘤的外观、颜色及质地上各不相同。前列腺转移癌多为成骨性，因而肿瘤质地坚硬。

2. 显微镜下表现

多数转移癌依据其原发癌的组织学特征并结合临床病史做出诊断：如透明细胞结构提示为肾细胞癌的可能（图4-54）；腺样结构伴滤泡特征提示甲状腺滤泡癌（图4-55）；色素性的肿瘤细胞提示恶性黑色素瘤的可能（图4-56）。

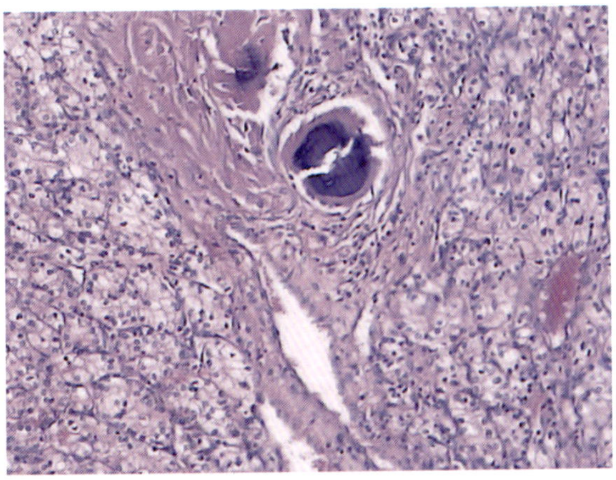

图 4-54 肾癌骨转移

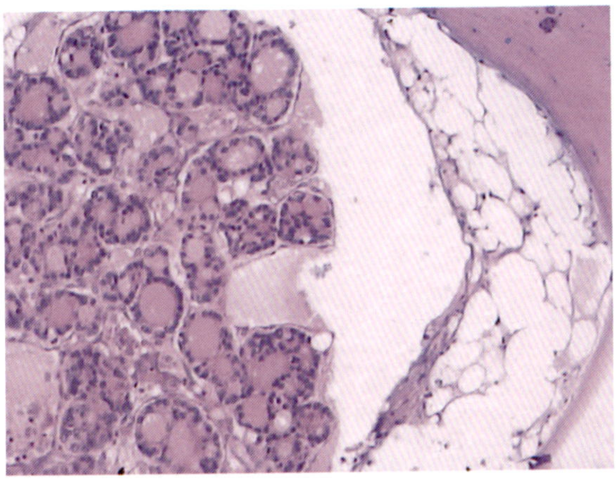

图 4-55 甲状腺滤泡癌骨转移

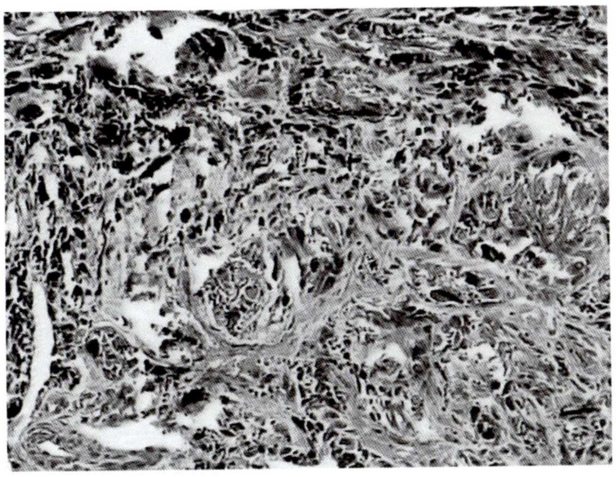

图 4-56 恶性黑色素瘤骨转移

3. 免疫组织化学染色

一些肿瘤需要免疫组织化学染色来决定起源部位：前列腺特异性抗原（PSA）及前列腺酸性磷酸酶（PAP）阳性支持前列腺癌的转移；甲状腺球蛋白阳性支持甲状腺癌的转移；降钙素阳性考虑甲状腺髓样癌；雌激素及孕激素受体阳性可能是乳腺癌或子宫内膜癌的转移；TTF-1（甲状腺转录酶因子）：肺恶性肿瘤可能阳性；PLAP（胎盘碱性磷酸酶）：生殖细胞肿瘤可能阳性。

骨转移癌致溶骨性破坏的分子基础

多数证据标明癌症患者骨骼破坏的主要分子机制是肿瘤细胞介导的破骨细胞异常激活的过程。肿瘤细胞产生能直接刺激局部骨微环境中破骨细胞生成和激活，也能刺激机体生成甲状腺激素相关蛋白（PTHrP）产生高钙血症。

在溶骨性骨吸收过程中，破骨细胞是主要效应细胞。破骨细胞来源于单核 - 巨噬细胞系统造血祖细胞。破骨细胞被激活后，产生溶骨吸收作用，而后进入细胞凋亡的最终过程。

骨转移癌导致的溶骨性损害，可能是分别由介导破骨细胞生成的不同细胞因子为主导，与其他相关因子相互作用所产生的病理过程。参与溶骨的细胞是通过分泌能溶解骨基质的蛋白酶类和分泌能够溶解具有释放骨骼矿物质进入细胞外间隙作用的酸类物质完成溶骨过程的。一些溶骨性骨吸收调节因子可以调控破骨细胞分泌氢离子，如甲状旁腺（PTH）和前列腺素 E（PGE）能增加破骨细胞分泌酸。破骨细胞分泌酸的酸化过程需要一类质子泵的参与，其中一类空泡型质子泵类似肾的氢离子—ATP 酶，以非浓度依赖性方式转运质子，参与溶骨性骨吸收过程。碳酸酐酶Ⅱ等酶类的酶促反应能为质子泵提供质子。破骨细胞含有高水平的水解酶、基质金属蛋白酶（matrix metalloproteinase，MMP-9），MMP-9 可与胶原酶共同作用降解胶原基质。

骨转移癌的患者中，肿瘤细胞分泌的多种细胞因子能够刺激病理状态下的破骨细胞生成增加，并导致溶骨性骨骼破坏。而溶骨性骨吸收过程，则使骨基质进一步释放多种刺激肿瘤细胞增殖的生长因子。上述的肿瘤细胞与破骨细胞间的互动作用结果，导致了肿瘤细胞刺激破骨细胞生成和异常性骨吸收增强，增强的骨吸收过程又进一步释放促进肿瘤生长的各种细胞因子，形成了恶性循环。骨组织中含有多种生长因子，其中包括转化生长因子 TGF-β、胰岛素类生长因子（IGFs）、血小板来源的生长因子和骨形态形成蛋白等。溶骨细胞溶解吸收骨组织时，上述因子获得释放并在骨微环境的局部获得激活。这些因子可刺激肿瘤细胞生长，并通过肿瘤细胞分泌相关生长因子进一步刺激破骨细胞生长。

骨髓微环境对破骨细胞的生成具有关键性作用。骨骼间质细胞或成骨细胞分泌的巨噬细胞集落刺激因子（M-CSF）能够诱导破骨细胞生成和分化，并且骨髓间质细胞和成骨细胞可以分泌诱导 NFκB 受体激活素（RANK）配体（RANKL）生成的细胞因子，也被称为破骨细胞分化诱导因子。骨保护素（osteoprotegerin，OPG）配体或 TRANCE，是肿瘤坏死因子（TNF）基因家族的一新成员。RANKL 激活 c-jun 终末激酶，并经 NFκB 传递信号，大多数能诱导破骨细胞生成细胞因子，并通过刺激骨髓间质细胞，增加其表面 RANKL 表达时间，间接发挥其生物学效应。RANKL 进一步与破骨细胞前体细胞表面的 RANK 受体结合而诱导破骨细胞生成。采用同源重组技术的研究显示，RANKL 表达缺陷的小鼠能产生严重的破骨细胞缺乏和骨质硬化症。而在转基因小鼠中过度表达 RANKL，则可导致严重的骨质疏松症。Osteoprotegerin（OPG）也被称为破骨细胞生成抑制因子，也是 TNF 受体超级家族中的成员。可溶性 OPG 可阻断 RANKL 活性。重组 OPG 以剂量依赖性方式阻断前体细胞在体内和体外向破骨细胞的分化。许多类型的细胞都可以产生 OPG。OPG 通过与 RANK 结合，对破骨细胞的分化过程产生阻断作用，而对其增殖阶段则无明显影响。OPG 也能结合肿瘤坏死因子相关性凋亡诱导因子配体（TRAIL）。过度表达 OPG 在转基因鼠中可导致严重骨骼硬化症，而缺乏 OPG 则能导致骨骼生成减少。因此，RANKL 和 OPG 是骨髓微环境产生的重要调节因子，RANKL 与 OPG 分泌水平比值的动态改变，调节破骨细胞的生成与激活。

甲状旁腺激素相关蛋白（PTHrP）是乳腺癌细胞生成的一种破骨细胞刺激因子，其结合甲状旁腺激素受体可引起高钙血症，破骨细胞介导的骨破坏增加，促进肾对钙的重吸收和对磷的排除增强。乳腺癌和前列腺癌细胞均能生成 PTHrP，90% 以上发生骨骼转移的乳腺癌表达 PTHrP。肿瘤细胞产生的 PTHrP 等细胞因子，不仅能够对破骨细胞生成具有刺激作用，还具有诱导破骨细胞产生 IL-6 的作用 。IL-6 和肿瘤细胞生成 PTHrP，可协同增加破骨细胞的生成。

多发性骨髓瘤患者伴有破骨细胞介导的典型溶骨性损害。骨髓瘤中破骨细胞仅聚集在邻近瘤细胞的骨吸收表面，而在无瘤细胞累及的骨骼中没有增加。提示骨髓瘤中的刺激破骨细胞生成的作用可能是局部的过程。多发性骨髓瘤细胞分泌多种刺激破骨细胞的活化因子致使破骨细胞激活，这些因子包括 IL-1β、RANKL、IL-6、TNF、PTHrP、金属蛋白酶类等。骨髓瘤细胞具有生成 PTHrP 的能力。伴有高钙血症和血浆 PTHrP 水平增高的骨髓瘤患者，化疗可使其血浆 PTHrP 水平减低。

前列腺患者的骨转移是以成骨性病变为主的骨骼侵袭，常见有新生骨的形成，也可能伴有溶骨性骨吸收的改变。有研究认为，破骨细胞在骨转移癌的成骨性病理改变中，可能也有重要作用，许多前列腺癌患者也伴有增高的溶骨性骨吸收的指标。在前列腺癌骨转移患者的临床治疗中，使用抑制破骨细胞活性的二磷酸盐（bisphosphonate）制剂，可使患者骨痛很快减轻和消失。这种现象也支持破骨细胞的激活在前列腺癌成骨性骨转移病变中可能起作用。

系统治疗

对骨转移瘤患者采取的第一步治理措施就是

对其实施有效可行的系统抗癌方案。可供选择的系统治疗直接阻断宿主细胞上这些物质的作用。化疗、内分泌治疗和亲骨的同位素都有直接的抗肿瘤作用，而一些物质因子，如双磷酸盐化物和降钙素等阻止宿主细胞（原始破骨细胞）产生新的肿瘤成分。在肿瘤对抗癌药产生耐受的病例中，应当积极治疗由转移瘤引起的骨痛，或用适当的止痛剂，或用其他辅助性措施。

可治愈的恶性肿瘤发生骨转移相对少见。生殖细胞肿瘤偶尔会发生骨转移，且预后不良，但对其实施化疗也是很常见的。化学药物抵抗的实质性肿瘤发生骨转移后，常规不推荐使用化疗。肾细胞癌和黑素瘤发生骨转移的患者，使用局部放射疗法可以得到最大的好处。

一般而言，骨转移瘤的系统治疗措施的选择应当根据肿瘤类型加以考虑。乳腺癌和前列腺癌的系统治疗是重要的。第一，因为有效的系统治疗是可行的；第二，这两种肿瘤占实质肿瘤所致的骨转移瘤的绝大部分。

1. 乳腺癌骨转移的系统治疗

内分泌治疗是激素受体阳性的乳腺癌骨转移瘤患者的首选治疗措施，除非同时存在广泛的侵袭性腹腔转移。在这些情况下，细胞毒性的化学疗法是首选的。激素对表达雌激素和黄体酮高亲和力结合蛋白（受体）的肿瘤细胞的作用显著。这些受体复合物，在细胞核上轮流介导细胞对激素的特异性反应。内分泌治疗之后，30% ~ 65% 激素受体阳性的肿瘤患者的瘤体显著地（多于50%）消退（完全或部分的客观反应）。一个从确诊到复发的长期的无病间歇期和骨转移瘤而非内脏转移，是阳性反应的预兆。

处于绝经期的患者常采用特应性的内分泌治疗。在绝经前，通常对患者采取药物性卵巢切除，通过使用黄体生成素释放激素的激动剂来达到这种效果。他莫昔芬是绝经后患者的首选治疗。尽管对激素治疗有反应的中位持续时间为 15 个月，对一线激素治疗的反应可延长至数年，这在转移瘤患者中并不少见。他莫昔芬尽管被归类为一种雌激素拮抗剂，但对于绝经后患者也可以作为一种抗骨质疏松因子。

对可应用于二线及三线内分泌治疗的因子的筛选正继续扩展，包括黄体酮，例如甲地孕酮醋酸盐和甲羟孕酮醋酸盐和芳香化酶抑制剂阿那曲唑，来曲唑，依西美坦和氨鲁米特。在功效上，这些可用的药物因子没有多大差异，但是药物毒性却很不一样。对于激素受体阴性的乳腺癌患者来说，对激素疗法有反应的可能性降至大约只有10%。

对于经过内分泌疗法之后仍有疾病进展，或雌激素和孕激素受体阴性的肿瘤的患者，都应当考虑应用细胞毒性的化疗药物治疗。患有骨转移瘤的女性，伴随着症状的减轻，有反应的中位持续时间只有 9 到 12 个月，并且反应只是部分性的。环磷酰胺与甲氨蝶呤、环磷酰胺或氟尿嘧啶与阿霉素是广泛应用的有效联合化疗方案；紫杉烷类单独或在联合方案里，卡培他滨、新型口服氟嘧啶、长春瑞滨、长春新碱、最近已经添加到治疗方案中。理论上，造血生长因子的应用能使骨转移瘤患者耐受大剂量的联合化疗方案，但对于姑息疗法来说，这种方法的临床效果还没有显现出来。尽管大剂量化疗联合自体骨髓移植或外周血干细胞移植在一系列转移瘤，包括骨转移瘤的二期实验中已经通过，并且开始了三期实验的研究，但是仍不能作为标准的治疗方案。

2. 前列腺癌的骨转移瘤的系统治疗

至少 80% 的前列腺癌显示出一定的激素反应性。内分泌治疗最近常见的方式是手术去势。最近许多内分泌治疗的新形式被采用，包括黄体生成素释放激素的拮抗剂和雄激素抗体。这些药物替代品必定不如手术切除睾丸有效，但对很多病人来说，这比手术去势更容易从心理上接受。对患有转移性前列腺癌的患者来说，有反应的中位时间大约是 2 年。对患有激素抵抗的前列腺癌患者来说，使用类固醇可以起到缓解症状的作用。进展性前列腺癌患者一般都是老年人，功能状态很差，并且发生了广泛的骨转移。因此，他们对毒性化学疗法的耐受性很差，严重限制了这种治疗方式的应用。新近公布的一项前瞻性研究显示，对功能状态尚好、激素抵抗的前列腺癌患者，联合使用盐酸米托蒽醌和泼尼松可以达到29%的症状缓解率。到目前为止，还没有关于细胞毒性药物可以延长进展性前列腺癌患者生存期的证据。

双磷酸盐化物

二磷酸盐已成功应用于临床多年，用于治疗高钙血症和转移引起的骨骼并发症。在二磷酸盐应用的早期，人们认为其作用机制只是抑制了破骨细胞的功能，但是最近的研究显示，其抗肿瘤作用可能也发挥了一定的功能。除了促进破骨细胞的凋亡，抑制其增殖外，二磷酸盐还对肿瘤细胞产生同样的作用。二磷酸盐与近来确认的r T细胞配体具有相同结构。研究显示二磷酸盐可以刺激T细胞在免疫系统产生抗肿瘤作用。另外，二磷酸盐在体外可以诱导骨髓瘤细胞、乳腺癌、前列腺癌细胞凋亡。在许多二磷酸盐的Ⅲ期临床试验中，无论是针对转移性乳腺癌、前列腺癌，还是多发性骨髓瘤，都能使多数患者的骨痛减轻，生存期延长。

二磷酸盐类（diphosphate）药物研究已有30年的历史。二磷酸盐能牢固结合于矿物质烃基磷灰石间。这类化合物特异地结合于矿物质沉积组织，特别是骨组织。二磷酸盐的P-C-P键能有效抵抗水解酶，不能在体内代谢，因此只能以完整的分子形式被肾小管主动分泌排出体外。早期的二磷酸盐以依替膦酸二钠片（etidronate）为代表，只有大剂量使用依替膦酸二钠片才能抑制破骨细胞功能。药物阿屈膦酸钠（alendronate）独特的侧链结构，使其抑制破骨细胞的能力大大加强，很小剂量则足以发挥作用。目前临床上常采用二代双磷酸盐类药物，氯屈膦酸或帕米膦酸钠治疗转移性骨损害、高钙血症或骨质疏松症。

二磷酸盐抑制骨吸收作用机理

1. 细胞水平

目前认为二磷酸盐作用的最终靶细胞为破骨细胞，此类药物通过以下三个方面降低破骨细胞的破骨活动。

抑制破骨细胞的形成：二磷酸盐抑制离体破骨细胞分化。当成骨细胞与骨髓细胞共同培养时，二磷酸盐抑制1，25-$(OH)_2$ D_3诱导的破骨细胞形成。阿屈膦酸钠能充分抑制单核破骨细胞前体形成多核破骨细胞，抑制巨噬细胞的增生。二磷酸盐的这些作用可能是间接，因为给予二磷酸盐后，骨表面的多核破骨细胞数量通常先增加，但破骨细胞似乎无活性，经过一段时间后，破骨细胞的数量才下降。目前普遍认为在生理及病理情况下，成骨细胞控制破骨细胞的形成和功能。

抑制破骨细胞的功能：有明确的证据表明二磷酸盐可抑制破骨细胞的功能。离体培养的和动物体内的破骨细胞在二磷酸盐的作用下发生与细胞功能相关的细胞骨架和细胞形态改变，具有破骨能力的皱褶缘消失。抑制破骨细胞的作用有以下证据：一定条件下，二磷酸盐可进入细胞，特别是巨噬细胞；放射标记的阿屈膦酸钠加入培养液12h，破骨细胞中可检测到放射活性。破骨细胞选择性吞噬二磷酸盐可能因为功能活跃的破骨部位含有高浓度的二磷酸盐以及破骨细胞具有吞噬功能。

缩短破骨细胞的寿命：破骨细胞不断有新的核加入，同时，又不断释放出细胞核，所以，要准确估计破骨细胞的寿命是非常困难的，组织形态学观察大约为2周。高浓度的二磷酸盐具有毒性，能减少破骨细胞的数量。二磷酸盐可促进破骨细胞凋亡。目前还不清楚二磷酸盐促进破骨细胞凋亡是否为直接作用、通过何种机理，促进破骨细胞凋亡也可能是二磷酸盐缩短破骨细胞寿命的主要机理。

2. 分子水平

二磷酸盐可通过细胞膜表面受体和（或）被细胞吞噬，进入细胞，与细胞内酶或分子作用，影响细胞代谢。从结构上分析，嘌呤受体很可能也是二磷酸盐的受体。二磷酸盐很难通过细胞脂膜的双分子层，只能通过吞饮作用进入细胞，因此，可以理解为什么二磷酸盐选择性作用于破骨细胞和巨噬细胞。目前已知二磷酸盐抑制破骨细胞的三种酶：氢离子ATP酶，鲨烯合成酶及磷酸化酶。

3. 修饰骨矿物质

二磷酸盐可以物理性阻碍骨矿物质的溶解。但二磷酸盐的药理作用很强，低浓度的二磷酸盐不可能仅凭物理作用抑制骨吸收。对骨溶解的抑制作用主要通过抑制破骨细胞功能来完成。

放疗

1. 放射线内照射

中到高能量的 β 射线，以肿瘤累及的骨为目标并被运输到该处，通过射线的破坏作用，可以产生有效的抗肿瘤活性。基于这一基本原理，治疗骨病的放射性核素在临床上得以发展。应用于临床的放射性核素有碘 131（^{131}I），^{131}I 标记的间位碘代苄胍（^{131}I MIBG），锶 89（^{89}Sr），钐 153 标记的乙二胺四甲撑膦酸（^{153}Sm EDTMP），镭 186 1- 羟亚乙基二磷酸。对成骨性转移瘤的治疗已经达到了很好的结果。放射性核素的使用受到了其可逆性骨髓抑制毒性的限制。

因为甲状腺滤泡状癌常转移到骨，用 ^{131}I 治疗骨转移瘤已经得到确定，并收到了很好的效果。如果患者的骨转移瘤对 ^{131}I 有很好的摄取，长期症状缓解的可能性非常大，约有 25% 和 10% 的患者分别活过 10 年和 15 年。相反，转移瘤对 ^{131}I 摄取性不好的患者，据报道，能够活过 10 年的患者不足 8%，而没有患者能够活过 15 年。治疗通常具有较好的耐受性，尽管一些患者发生了唾液腺的放射性反应。极少数患者可以出现放射线诱导的白血病。

一般而言，神经母细胞瘤和神经外胚层源性的肿瘤容易转移到骨骼。90% 的这类肿瘤都结合放射性药物 ^{131}I MIBG，后者已经用于神经母细胞瘤骨转移患者的治疗。5% 的患者得到了彻底的缓解，40% 的患者得到部分的缓解，只有 10% 的患者的疾病仍会进展。骨髓抑制经常会很严重，理想的情况是，作为一种预防措施，在发生多发性骨转移的患者，提前采集好供移植用的骨髓。^{131}I MIBG 也已经被用来治疗恶性嗜铬细胞瘤、甲状腺髓样癌、类癌样肿瘤的骨转移病灶，但成功率甚低。大约有 1/3 到 1/2 的患者症状得到改善，还没有长期缓解的报道。

^{89}Sr 是可以发射 β 射线并且可以模拟钙在新骨形成部位优先被摄取。它定位于成骨性骨转移瘤，已经被用来姑息性治疗前列腺癌和乳腺癌引起的转移瘤。对单一椎体转移瘤，单独使用 ^{89}Sr 的照射剂量从 9Gy 到 92Gy 不等，取决于肿瘤扩散的程度。对骨髓实行小剂量的放射具有重要的临床意义，使用剂量仅为骨转移瘤的 1/10。选择性的 β 射线照射可以缓解疼痛，缓解率达 80%，其中有 10% 到 20% 的患者疼痛消失。这种反应可以平均持续 6 个月，只有轻微的血液毒性。

2. 放射线外照射

放射治疗是对单独疼痛部位的选择性治疗。通过尸体检查证实了了放射线对患转移瘤的骨结构的作用。最初，肿瘤细胞发生变性和坏死，随后发生胶原的增殖。接着，一个血运丰富的纤维基质形成，在里面有极其活跃的成骨细胞形成编织骨。这逐渐地被板层骨取代，并且骨髓组织重新长入骨小梁间基质。放射学上，溶骨区的再钙化在放射后 3 到 6 周就可以看到，2 到 3 个月可以达到最大程度。

在为骨转移瘤患者实行放疗之前，还要考虑许多其他的因素。例如，必要时需要与外科医师协调，确定放疗的时间、剂量和持续时间、放射范围等。治疗剂量和持续时间（分次治疗）的选择取决于许多因素，包括病人的预期寿命，功能状态（多次到治疗中心就诊的能力），转移瘤（骨和内脏）的数目，需要接受治疗的部位和放疗范围等。

一般来说，对骨转移瘤实行姑息性治疗，采用单一的或平行相对的照射野，这样简单的治疗方案足够了。然而，多照射野和预备封固的复杂方案有时候很有必要，可以防止正常组织过分的晚期毒性反应，尤其是对预期寿命很长的患者。

治疗技术和治疗剂量在不同的医疗单位差别很大，没有哪一个方案在疼痛缓解方面是完美的。在临床实践当中，短程放射，如 1 周多照射 20Gy 分 5 次完成，或者 2 周多照射 30Gy 分 10 次完成，多被人们接受。对于广泛性转移瘤患者，这种方案非常适用，因为它可以很好地被耐受，不浪费患者的时间，且与长时程的方案效果相当。多于50% 的患者在 1 到 2 周内就有明显的疼痛缓解。如果疼痛在 6 周或更长时间里还没有缓解，治疗基本上就是失败了。较大病变的放射过程中或放射后，对其实施内固定以预防骨折是很有必要的。

再次治疗通常不如初始治疗成功，但是仍然可能明显缓解疼痛。仔细回顾以前治疗的范围、剂量和分次情况是必要的，这可以保证没有超过正常组织特别是脊髓的耐受性。如果进一步的体外放射治疗对身体有危害，可以考虑使用放射性核素靶向治疗。

（燕太强　张熠丹）

延伸阅读

1. Enneking WF. Resection and reconstruction for primary neoplasms involving the innominate bone. J Bone Joint Surg Am，1978，60（6）：731-746.
2. 郭卫，唐顺，董森，等. 髂骨翼肿瘤的切除与重建. 中华外科杂志，2006，44（12）：813-816.
3. Steel HH. Partial or complete resection of the hemipelvis. An alternative to hindquarter amputation for periacetabular chondrosarcoma of the pelvis. J Bone Joint Surg Am，1978，60：719-730.
4. Nieder E，Elson RA，Engelbrecht E. The saddle prosthesis for salvage of the destroyed acetabulum. J Bone Joint Surg Br，1990，72（6）：1014-1022.
5. Aboulafia AJ，Buch R，Mathews J，et al. Reconstruction using the saddle prosthesis following excision of primary and metastatic periacetabular tumors. Clin Orthop Relat Res，1995，314：203-213.
6. Harrington KD. The use of hemipelvic allografts or autoclaved grafts for reconstruction after wide resection of malignant tumor of the pelvis. J Bone Joint Surg Am，1993，74（3）：331-341.
7. Langlais F，Vielpeau C. Allografts of the hemipelvis after tumor resection. J Bone Joint Surg Br，1989，71（1）：58-62.
8. Ozaki T，Hillmann A，Bettin D，et al. High complication rates with pelvic allografts. Experience of 22 sarcoma resections. Acta Orthop Scand，1996，67（4）：333-338.
9. Kusuzaki K，Shinjo H，Kim W，et al. Resection hip arthroplasty for malignant pelvic tumor-outcome in 5 patients followed more than 2 years. Acta Orthop Scand，1998，69（6）：617-621.
10. Windhager R，Karner J，Kutschera HP，et al. Limb salvage in Periacetabular sarcomas-Review of 21 consecutive cases. Clin Orthop Relat Res，1996，331：265-276.
11. Uchida A，Myoui A，Araki N，et al. Prosthetic reconstruction for periacetabular malignant tumors. Clin Orthop Relat Res，1996，326：238-245.
12. Abudu A，Grimer RJ，Cannon SR，et al. Reconstruction of the hemipelvis after the excision of malignant tumors—Complications and functional outcome of prostheses. J Bone Joint Surg Br，1997，79B（5）：773-779.
13. Pring ME，Weber KL，Unni KK，et al. Chondrosarcoma of the pelvis-A review of sixty-four cases. J Bone Joint Surg Am，2001，83A（11）：1630-1642.
14. Fletcher CDM，Unni KK，Mertens F. Pathology and genetics of tumors of soft tissue and bone. WHO，2002：309-313.
15. Schajowicz F. Tumors and tumorlike lesions of bone. 2nd ed. Springer-Verlag，1996：257-295.
16. Unni KK. Dahlin's Bone Tumors. 5th ed. Lippincott-Raven，1996：263-289.
17. Cheng JC，Johnston JO. Giant-cell tumor of bone—Prognosis and treatment of pulmonary metastases. Clin Orthop Relat Res，1997，338：205-214.
18. Campanacci M. Bone and Soft Tissue Tumors. 2nd ed. Springer-Verlag，1999：99-136.
19. Enneking WF. Musculoskeletal tumor surgery. New York：Churchill Livingstone，1983：1436-1476.
20. Kattapuram AS，O'Donnell RJ，Huszar M，et al. Surgical management of innominate giant cell tumor. Clin Orthop Relat Res，1996，329：281-287.
21. Sanjay BK，Frassica FJ，Fressica DA，et al. Treatment of giant-cell tumor of the pelvis. J Bone Joint Surg Am，1993，75（10）：1466-1475.
22. Turcotte RE，Sim FH，and Unni KK. Giant cell tumor of the sacrum. Clin Orthop Relat Res，1993，291：215-221.
23. Leggon RE，Zlotecki R，Reith J，et al. Giant cell tumor of the pelvis and sacrum-17 cases and analysis of the literature. Clin Orthop Relat Res，2004，423：196-207.
24. Marcove RC，Sheth DS，Brien EW，et al. Conservative surgery for giant cell tumors of the sacrum. The role

of cryosurgery as a supplement to curettage and partial excision. Cancer, 1994, 74 (4): 1253-1260.
25. Osaka S, Toriyama S. Surgical treatment of giant cell tumors of the pelvis. Clin Orthop Relat Res, 1987, 222: 123-131.
26. Doita M, Harada T, Iguchi T, et al. Total sacrectomy and reconstruction for sacral tumors. Spine, 2003, 28(15): E296-E301.
27. Wirbel RJ, Schulte M and Mutschler WE. Surgical treatment of pelvic sarcomas-oncologic and functional outcome. Clin Orthop Relat Res, 2001, 390: 190-205.
28. Leung PC. Reconstruction of the pelvic ring after tumour resection. Int Orthop, 1992, 16 (2): 168-171.
29. Yamamoto Y, Takeda N, Sugihara T. Pelvic ring reconstruction with a vascularized bone flap of femur. Plast Reconstr Surg, 1997, 100 (2): 415-417.
30. Clohisy DR, Perkins SL, Ramnaraine ML. Review of cellular mechanisms of tumor osteolysis. Clin Orthop Relat Res, 2000, 373: 104-114.
31. Coleman RE. Skeletal complications of malignancy. Cancer, 1997, 80 (8): 1588-1594.
32. Hipp JA, Springfield DS, Hayes WC. Predicting pathologic fracture risk in the management of metastatic bone defects. Clin Orthop Relat Res, 1995, 312: 120-135.
33. Landis SH, Murray T, Bolden S, et al. Cancer statistics, 1998. CA Cancer J Clin, 1998, 48 (6): 329.
34. Mundy GR, Yoneda T. Facilitation and suppression of bone metastasis. Clin Orthop Relat Res, 1995, 312: 34-44.
35. Sim FH, Frassica FJ, Chao EY. Orthopaedic management using new devices and prostheses. Clin Orthop Relat Res, 1995, 312: 160-172.
36. Walls J, Bundred N, Howell A. Hypercalcemia and bone resorption in malignancy. Clin Orthop Relat Res, 1995, 312: 51-63.
37. Yamashita K, Koyama H, Inaji H. Prognostic-significance of bone metastasis from breast cancer. Clin Orthop Relat Res, 1995, 312: 89-94.
38. Rana A, Chisholm GD, Khan MK, et al. Patterns of bone metastasis and their prognostic significance in patients with carcinoma of the prostate. Br J Urol, 1993, 72 (6): 933-936.
39. Rougraff BT, Kneisel JS, Simon MA. Skeletal metastases of unknown origin. A prospective study of a diagnostic strategy. J Bong Joint Surg Am, 1993, 75 (9): 1276-1281.
40. Townsend PW, Rosenthal HG, Smalley SR, et al. Impact of postoperatice radiation therapy and other perioperative factors on outcome after orthopedic stabilization of impending or pathologic fractures due to metastatic disease. J Clin Oncol, 1994, 12 (11): 2345-2350.
41. MA Simon, D Springfield. Surgery for Bone and Soft-Tissue Tumors. Philadelphia-New York: Lippincott-Raven Publishers, 1998: 444-450.
42. JE. York, A Kaczaraj, D Abi-Said, et al. Sacral Chordoma: 40-Year Experience at a Major Cancer Center. Neurosurgery, 1999, 44 (1): 74-79.
43. Turcotte RT, Sim FH, and Unni KK. Giant cell tumor of the sacrum. Clin Orthop, 1993, 291: 215-221.
44. 郭卫，汤小东，杨毅，等. 骶骨肿瘤的分区及手术方法探讨. 中国脊柱脊髓杂志，2007，17 (8): 605-610.
45. 郭卫，徐万鹏，杨荣利. 骶骨肿瘤的手术治疗. 中华外科杂志，2003，41 (11): 827-831.
46. Kim DH, Murovic JA, Tiel RL, et al. A series of 397 peripheral neural sheath tumors: 30-year experience at Louisiana State University Health Sciences Center. J Neurosurg, 2005, 102: 246-255.
47. Klimo P, Ganesh Rao, Schmidt RH, et al. Nerve sheath tumors involving the sacrum. Case report and classification scheme. Neurosurg Focus, 2003, 15 (2): 1-6.
48. Santi MD, Mitsunaga MM, and Lockett JL. Total Sacrectomy for a Giant Sacral Schwannoma. A case report. Clin Orthop, 1993, 294: 285-289.
49. Schindler OS and Dixon JH. Retroperitoneal giant Schwannomas: Report on two cases and review of the literature. J Orhtop Surg, 2002, 10 (1): 77-84.
50. Ogose, Hotta T, Sato S, et al. Presacral Schwannoma with purely cystic form. SPINE, 2001, 26 (16): 1817-1819.
51. MH Ozdemir, I Gurkan, Y Yildiz, et al. Surgical treatment of malignant tumors of the sacrum. Eur Surg Oncol, 1999, 25: 44-49.
52. P Wuisman, O Lieshout, S Sugihara, et al. Total sacrectomy and reconstruction. Clin Orthop, 2000, 381: 192-203.

5 术前准备、术中监护、术后护理

术前准备

1. 常规准备

骨盆、骶骨恶性肿瘤患者的手术时间较长，往往需要 4 ~ 6h，甚至更多的时间，输血量一般超到 1600ml。术前对于患者一般情况的评估十分重要，主要包括患者是否存在代谢性疾病、心血管疾病和呼吸系统疾病的检查。如果术前患者一般情况提示手术耐受性较差，接受手术可能存在很大风险，应建议患者接受放疗等其他治疗，等待患者一般状况改善后再考虑接受手术治疗。准备不足的手术往往会造成患者术中、术后风险，肿瘤的局部复发，甚至病人的死亡。

引起早期感染的危险因素是肠道系统和泌尿生殖系统的细菌和真菌感染，这些感染因素必须在术前予以清除。术前准备中最重要的工作就是术前肠道的准备，包括使用灌肠剂和服用导泻药。如果肠道准备不足，肠道破损后会造成伤口深部感染。我们一般应用灌肠剂和导泻药，在术前 2 天病人开始进流食，术前 24h 开始服用导泻药，手术当天清晨灌肠。如果手术当中可能需要实施肠道手术，术前肠道准备应该更加正规。术前几天可以开始应用静脉营养支持治疗，这样不但可以保持肠道的清洁，还可以保持病人的体力。巨大的腹膜后肿瘤往往累及输尿管、结肠、直肠等腹膜后脏器。在这部分病例中，大都需要首先实施泌尿道分流、肾切除术和结肠切除术。如果考虑肿瘤累及输尿管，分离困难，为避免输尿管的误损伤，术前应行输尿管插管。应该根据患者个人情况估计失血量并预防并发症的发生。如果术中可能需要实施结肠切除造瘘手术或膀胱分流手术，术前一定要请普通外科和泌尿外科医生参加术前讨论，共同制订手术方案。虽然并非所有病例都需要实施该项手术，但团队合作是保障骨盆、骶骨肿瘤手术成功的关键因素。

当病人存在明确的骨盆和骶骨病灶时，根据肿瘤的外科类型、组织学类型和外科医师的经验，手术时间往往较长，同时需要大量输血。个别病例可以有效应用自体储存血回输，大多数病例需要准备充足的血以备术中术后使用。当预计失血量达到 2000ml 以上时，还应该准备新鲜冰冻血浆以避免发生凝血功能障碍（估计失血量见表 5-1）。这些数据只是依据代表性病例，术中输血量还要根据病人及肿瘤的不同情况、不同医生及术中突发的血管并发症情况而定。

表5-1 骨盆手术的出血估计

切除类型	术中出血（ml）	术后出血（ml）
传统半骨盆截肢	800 ~ 3500	300 ~ 600
内半骨盆切除	1500 ~ 5000	300 ~ 800
Ⅰ区切除	400 ~ 2000	200 ~ 300
Ⅱ区切除		
假体	1500 ~ 3000	400 ~ 600
关节融合	2000 ~ 4000	300 ~ 600
Ⅲ区切除	400 ~ 2000	100 ~ 300
骶骨截除	1000 ~ 3000	400 ~ 800
全骶骨切除	3000 ~ 6000	400 ~ 1000

2. 血管阻断技术

由于骨盆、骶骨解剖结构的复杂和不规则性，巨大骨盆骶骨肿瘤的外科手术治疗往往手术中出血很多，甚至影响手术方案的实施，而且大量出血和输血也增加发生相关并发症的机会。如何有效减少术中出血，是手术成功的关键。

（1）术前DSA造影，选择性血管栓塞，腹主动脉球囊留置

术前DSA造影，选择性血管栓塞既可以明确病灶局部情况，也可以减少术中出血，是较常采用的骨盆、骶骨手术前准备的重要内容。我们对复杂的骨盆、骶骨巨大肿瘤手术病人进行术前的高选择性单侧或双侧髂血管DSA栓塞，腹主动脉球囊留置，明显减少了手术的出血量和输血量，保证手术顺利完成，取得良好的效果。

术前如果条件允许，可依托肿瘤影像学检查，在强化像中观察自股动脉至下段腹主动脉有无明显异常，如主动脉瘤、主动脉夹层等严重血管相关疾病为主动脉球囊的禁忌证，若为主动脉斑块，尚可进行此项操作，术中需要反复进行造影观察及确认。

髂内动脉栓塞及腹主动脉球囊留置手术方法：在手术前一天或手术当天术前，采用Seldinger穿刺法，穿刺股动脉，逆行将导管经股动脉向近心端插入，经腹主动脉造影后插入两侧或单侧髂内动脉造影了解肿瘤部位、性质、范围及血供情况，采用明胶海绵及弹簧栓子为栓塞物，将双侧或单侧髂内动脉（一般为肿瘤侵犯较重的一侧）及其他可栓塞的靶血管栓塞（图5-1）。腹主动脉再造

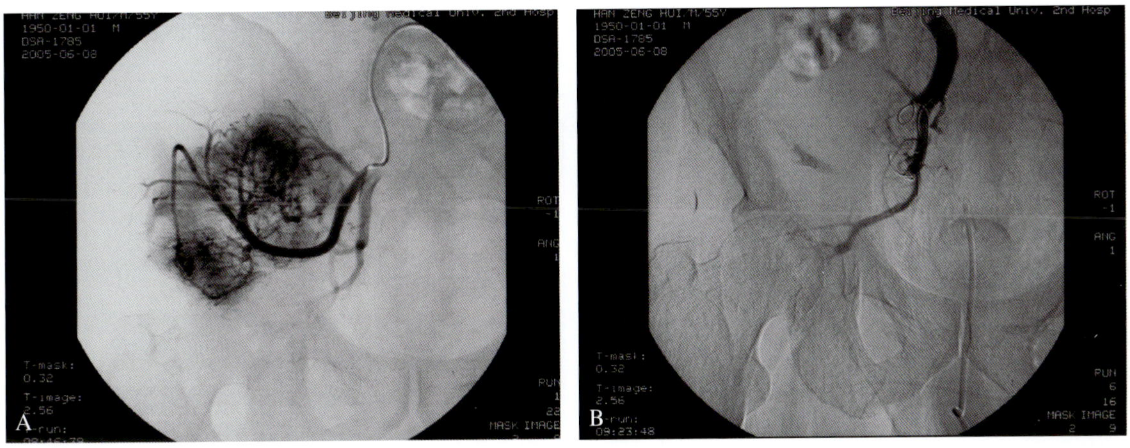

图5-1 右髂骨及髋臼肿瘤，术前行DSA患侧髂内血管栓塞 A：显示肿瘤主要由髂内血管供血，血流丰富；B：髂内血管栓塞后，肿瘤血供明显减少

影确定栓塞效果，于肾动脉在腹主动脉分叉以下留置球囊，注入生理盐水了解阻断腹主动脉血流所需球囊容量（图5-2），全部病例在DSA机上施行。

如果患者将行全髋关节置换，且肿瘤位于髋臼和髂骨前部，可行旋股外侧动脉明胶海绵栓塞。如果肿瘤位于髂骨后部或手术切口达到骨盆后侧，可退导管至腹主动脉或髂总动脉，观察第4、5腰动脉往骨盆的分支，必要时可选择性栓塞之。栓塞完毕，穿刺口加压包扎。24h内行骨盆、骶骨手术。

（2）术中髂内动脉结扎及腹主动脉临时阻断技术

术中患者侧卧位，采用患侧前方大麦氏切口，切开三层腹肌，将腹膜向内侧推开，显露同侧髂总血管及髂内动脉、髂外动脉。分辨髂内动脉分离并予以结扎，必要时可结扎对侧髂内动脉。向上游离显露腹主动脉，以纱条套橡胶管于髂总动脉分叉以上1cm处临时阻断腹主动脉（图5-3）。

（3）血管阻断技术在骨盆环肿瘤手术方面的意义

骨盆环是人体中结构复杂和不规则、重要血

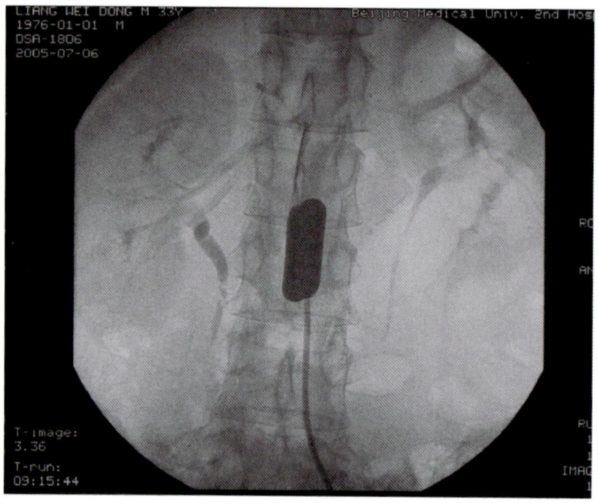

图 5-2　骶骨肿瘤患者，术前通过股动脉插管放置腹主动脉球囊以减少术中出血；球囊膨胀后，完全阻断了腹主动脉内血流，造影剂不能通过

管密布和血运极其丰富的区域，骨盆环肿瘤的手术切除和重建手术使外科医生直接面临大量出血的难题，由于大量出血甚至导致手术方案的实施受到影响。而且大量出血和输血，会直接影响病人的体内环境，其可能引起的并发症和不利影响是显而易见的。

数字显影血管造影（DSA）技术能清晰地显示骨盆部位和肿瘤的血供情况，并可以通过栓塞有效阻断局部血供，逐渐成为骨盆外科手术的重要辅助技术。但是，一般常用的在骨盆复杂手术之前的 DSA 栓塞方法是阻断双侧的髂内动脉。这种传统方法存在两方面不足：一是病人可出现急性腹痛等下腹部不适反应及术后伤口愈合障碍，二是栓塞后的止血效果往往不尽如意。

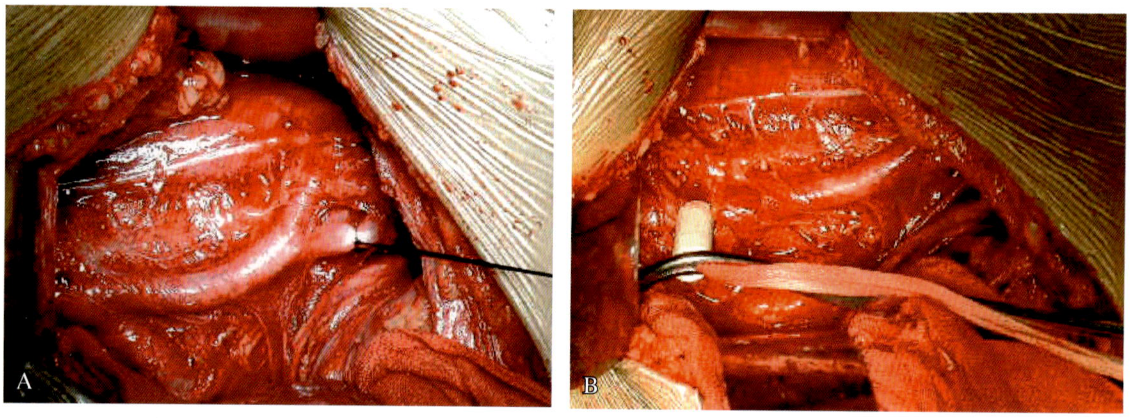

图 5-3　骶骨肿瘤手术术中　A：结扎髂内动脉；B：临时阻断腹主动脉情况

人体髂部血管存在两大吻合网：一是双侧髂内动脉之间的吻合网，具有非常丰富的吻合交通支，该吻合网还有腹腔和盆腔其他血管来源参与，支配骨盆周围尤其是臀肌和骨盆外侧壁的主要血管，臀上动脉就发自髂内动脉。由于该吻合网来源和吻合多，完全阻断一侧髂内动脉甚至两侧髂内动脉，被实践证明是比较安全的，目前大多数作者都重视该吻合网的特点，并将栓塞双侧髂内动脉作为常规的髂血管栓塞方法。第二个非常重要但被重视不够的吻合网是同侧的髂内和髂外动脉之间的吻合网，该吻合网主要有髂内动脉的髂腰动脉和髂外动脉的旋髂深动脉组成，还有旋股外侧动脉和一些腰动脉分支参与。这个吻合网主要分布于骨盆盆面和周围肌肉，而这正是多数骨盆肿瘤发生和手术的术区所在，因此在骨盆区的血供方面有着重要意义。

我们的病例中，有时术前行双侧髂内动脉栓塞后，术中控制出血不满意。因而，对于巨大的骶骨肿瘤，我们术中行前路切口，结扎一侧髂内动脉，临时阻断腹主动脉。这样，可以有效地控制术中出血。对于较小骨盆、骶骨肿瘤，估计失血量不大，可不必行前路切口。近年来发展的球囊阻断技术，控制腹主动脉血流，减少术中出血，也被证明是一种有效的方法（图 5-2）。对于适合的病例我们可以在术前单纯留置腹主动脉球囊而不阻断双侧髂内动脉，控制出血的效果依然良好，同时，术后取出球囊，减少了术后伤口并发症的发生概率，提高了手术的安全性。

低位的腹主动脉阻断控制出血效果确切。骨盆及骶尾部的血供及侧支循环非常丰富，该部位巨大肿瘤的切除手术中，出血量可以达到 2000 ~ 10000ml。为达到减少出血的目的，临床上经常采取如髂内动脉结扎、介入下血管栓塞，球囊导管腹主动脉阻断等技术，手术出血量明显减少，手术视野变得清晰，原先不可能进行的手术得以成功完成，而且术者在切除肿瘤的过程中，有时间仔细操作，保证了肿瘤切除的质量。手术中不会出现短时泉涌样出血，降低了失血性休克的发生率。

腹主动脉阻断平面不同，对全身血流动力学、内脏缺血再灌注损伤影响不同。临床上开展的低位腹主动脉阻断技术，相对比较安全。在髂总动脉分叉上方阻断腹主动脉，并不阻断肝、肾、脊髓等对缺血敏感的器官的血液供应。另外下腹部的卵巢、睾丸对缺血较敏感，但支配其血供的卵巢（睾丸）动脉在肾动脉平面稍下方即开始发出分支，亦不在阻断之列，故手术中其血供不受影响。其单次阻断时限最长不能超过 90min，必要时可重复阻断。低位的腹主动脉阻断临床上使用证明是安全的。

我们对于 30 例骶骨巨细胞瘤的患者进行统计，应用血管阻断技术的病例比未应用血管阻断技术的病例失血量减少 30% ~ 40%，同时手术时间大大缩短，肿瘤复发率降低。

术中监护

手术时间往往比预计的时间要长，病人需保证一个舒适的体位以避免局部的压伤和神经麻痹。头、颈、四肢关节部位应加以保护，侧卧位时应加腋垫，并保持舒适体位。

术中应开放多条静脉通路以便于输血补液，进行中心静脉置管和桡动脉置管以及时检测术中循环系统情况。麻醉师和外科医师应该密切关注术中出血情况，因为术中估计失血量往往少于病人的实际失血量，早期及时的输血有利于避免凝血障碍和循环衰竭。

可采用控制性降压，即在全身麻醉状态下，用血管扩张药达到控制性降低血压的目的。控制性降压确实可以减少手术失血量，有人认为减少约 50%，而且比术中血液稀释更为有效。硝酸酯类药物如硝普钠和硝酸甘油是目前最常用的降压药物。也可采用血液稀释法减少出血，包括手术前血液稀释（等量血液稀释）与血液稀释性扩容。等量血液稀释是指，在麻醉诱导完成后，经动脉或静脉系统放血，同时按一定比例输入晶体液和（或）胶体液，其目的是降低红细胞压积（Hct）而不是血管内容量。待术中大出血控制后输还给病人。血液稀释性扩容是指，在麻醉诱导后，经静脉系统输入一定量的晶体液与胶体液（1 ： 1），使中心静脉压（CVP）达到正常值的高限（10 ~ 12cmH_2O），提高全身血管内与细胞外液的容量，并可通过稀释血液，Hct 以不低于 30% 为限，以减少失血时血液有形成分的丢失，从而增强机体在大量失血时抵御失血性休克的能力。

术中对于腹主动脉球囊导管的监测：在操作中可利用动脉测压技术对全程进行监测，穿刺成功后将鞘管一端连接测压装置，将所得参数与桡动脉压比较，间接可了解穿刺是否合理，下肢血管一般情况及下肢动脉基本参数，阻断时动脉波形中断，变成直线，读数维持为一较低固定读数，表示下肢大动脉血供基本中断，维持此时球囊阻断水平，可进行相关手术，在阻断过程中，不间断观察读数，可了解阻断效果，间断自股动脉鞘管泵入微量肝素盐水，可有效避免术后股动脉血栓形成。若术后患者尚未稳定，可继续观测下肢动脉情况，维持肝素盐水微量泵入，必要时可经过动脉鞘管进行再次造影，了解手术区域血供情况，用栓塞方法减少术后出血。

术后处理

引流管应保留至引流量少于 50ml/24h。充分引流是预防术后出现伤口感染的必要条件，骨盆骶骨肿瘤的手术往往由于肿瘤切除造成局部形成大的空腔，空腔早期由凝血块填充，如果不能充分引流，局部极易形成血肿并继发感染，对于应用人工植入物的手术来说，感染的后果是毁灭性的。

接受半盆截肢手术的病人，应该鼓励他们尽早下床活动，最好在术后几天之内。年轻病人可以扶拐下地行走，而老年病人需要逐步恢复，首先扶着桌子站立，而后依靠代步器协助行走。大多数成年人无需安装假体，而儿童和年轻人应该鼓励使用假体。

Ⅰ区和Ⅲ区肿瘤切除术后病人的术后处理与半盆截肢术后处理基本相同，因为上述病人肿瘤切除后一般无需进行骨盆的重建。

Ⅱ区肿瘤切除后通常需要重建骨盆环连续性以及髋关节的功能，人工马鞍式关节、人工半骨盆 + 全髋关节置换和关节融合术是可应用的重建方法，术后一周内应预防性地应用抗生素。人工半骨盆 + 全髋关节置换重建缺损术后的病人由于进行了周围肌肉软组织的修复，术后应卧床 4 ~ 6 周，以增强髋关节的稳定性。如果术中进行了植骨，术后卧床可能需要达到 8 周或更长的时间，髋关节逐渐稳定后锻炼站立，逐渐由部分负重至完全负重，术后 3 个月髋关节周围软组织形成瘢痕可以防止髋关节的脱位。

（唐 顺 董 森）

延伸阅读

1. Hurst BS，Stackhouse DJ，Matthews ML，et al. Uterine artery embolization for symptomatic uterine myomas.Fertil Steril，2000，74（5）：855-869.
2. Kirsch RL，Popky GL，Hutchins FL. Uterine arterial embolization for the management of leiomyomas：quality of life assessment and clinical response. Radiology，1998，208（3）：625-629.
3. Gujral S，Bell R，Kabala J，Prasad R. Internal iliac artery embolization for intractable bladder haemorrhage in peri-operative phase. Post Grad Med J，1999，75：167-168.
4. Hare WSE，Holland CJ. Paresis following internal iliac artery embolization. Radiology，1983，146：47-51.
5. Burchell RC. Physiology of internal iliac artery ligation. Br J Obstet Gynecol，1968，75：642-651.
6. Feldman F，Casarella WJ，Dick HM. Selective intra-arterial embolization of bone tumors. Am J Roentgenol. Radium Ther Nocl Med，1975，123：130.
7. Braf ZF，Koorty WW. Gangrene of bladder. Complications of hypogastric artery embolization. Urology，1977，9：670-671.
8. Hori A. Complications following arterial embolization for massive haemorrhage associated with pelvic fracture. Nippon Acta Radiologica，1991，51：365-374.
9. Bullock N，Whitaker RH. Massive bladder haemorrhage. British Medical Journal，1985，291：1522-1523.

6 骨盆环的外科手术入路

骶骨切除的手术入路

骶骨后侧入路

骶骨后侧入路用于以下两种情况，一种是结合前侧入路用于全骶骨切除。另一种情况用于S2以下的骶骨切除。S1不能只从后侧入路切除，但S2以下（包括S2）的骶骨切除可经此入路。这一入路可能适合于较小的脊索瘤。

当进行骶骨切除时，在骶骨中线做一倒Y字形皮肤切口。这一切口比较容易暴露骶骨侧方区域，包括骶结节韧带、骶棘韧带。这些韧带坚韧而且紧张，应当首先切断。必须充分暴露坐骨切迹以显示坐骨神经、梨状肌、臀上臀下动脉。在需要切除的骶骨水平做椎板切除术显露椎管，结扎并切断神经根。如果可能，一侧的S2神经根应予以保留，以减少出现膀胱直肠功能障碍。在椎管内显露两侧的S2神经根，进行更广范围的椎板切除后可以显示神经孔。在骶骨后壁上确定截骨线。

骶骨前方可以通过逐渐的钝性分离得以显露。骶骨截骨线的前壁可以用椎板咬骨钳分块切除。因为骶骨中央较厚，在骶骨中线进行截骨比较困难。如果骶骨两侧的分离范围足够，就可以在骶骨前面安全放入纱布或牵开器。骶骨中央部分可以用骨刀截断，从而完成骶骨截骨。

肿瘤的分离应当由近向远进行。可掀起骶骨残端，小心分离截骨水平骶骨与直肠之间的软组织。骶骨残端应当自远端掀起，并钝性分离直肠。在骶骨和直肠之间通常有一些软组织，因此可以将直肠自肿瘤分离出来。由于髂内动静脉的分支位置较深，从前方入路进行处理有一定困难。但在这种特殊情况下处理起来却较容易。这样就完成了骶骨切除。

肿瘤切除后存在较大的死腔，但并不需要特殊的重建步骤。在大多数病例，皮瓣可以直接缝合。在一些接受骶骨切除术的病人出现了排便困难，主要是由于骶神经的切除，次要原因是由于直肠在死腔内变得不稳定。骶骨截除可以经后入路进行。在术前应注意如下几点：采用影像检查和肛门指诊了解直肠和肿瘤之间的粘连情况；可请普外科医生会诊；如果怀疑存在粘连，则不应采用后入路。

骶骨前侧腹膜外入路

采用前入路的目的是能够完全显露骶髂关节至坐骨大切迹的范围，也可用来显露高位的椎体截骨水平，包括L5/S1间盘或腰椎椎体。骶骨的切除仍应采用后入路。前入路的主要目的是显露和保护重要的器官结构。

应当常规进行血管造影来了解三个重要问题：①髂外血管是否可以保留？如果不能，必须准备血管置换。通常人工动脉血管可以达到良好的效果，但人工静脉却不能。可以采用对侧的大隐静脉移植来解决这一问题。②髂内动脉是否位于肿瘤部位？如果其位于肿瘤下方，那么前方入路第一部就需要完全结扎髂内动脉。如果必须牺牲两侧的髂内动脉，那就需要切除膀胱、直肠和子宫。这可能是手术的禁忌证。只有完全游离肿瘤后才能结扎髂内静脉，否则将出现静脉充血导致的大出血。③是否有侧支血管？如果存在侧支血供，需要结扎或栓塞以减少出血。

手术步骤：

术前需要进行肠道准备。病人仰卧位或截石位，取大 U 形 Stener 切口，接下来的操作在髂腹股沟入路部分有详细描述。小心切断腹肌，广泛暴露腹膜后空间。通常不需打开腹股沟管，可将精索牵向远侧。需要结扎切断腹壁下动静脉，游离保护髂外血管和输尿管。可以在术前进行输尿管插管以便于术中发现输尿管，虽然通常输尿管较易辨认。输尿管横跨于髂内外动脉的分叉处。但如果以前曾接受过手术治疗，由于粘连可使游离输尿管变得困难，这就需要进行输尿管插管。

随后需要显露的是髂外血管、髂内血管、髂总血管和腹主动脉。主动脉通常可以经此入路显露，并可用血管带予以阻断。如果需要可以用 Fogarty 血管夹临时阻断主动脉以控制出血。每次主动脉阻断时间不超过 90min。髂总动脉也应用血管带加以阻断。骶正中动脉需予以结扎。

髂外血管应自肿瘤游离。当髂外血管被牺牲时，应首先进行重建。

髂内血管通常在髂外血管的下面，静脉比动脉位置更加深在。如果动脉位于肿瘤表面，可予以分离。如果不可能进行分离，则必须牺牲动脉。结扎单侧髂内动脉不会造成盆腔脏器缺血。侧支血管（髂骶、髂腰血管，臀上、下血管，闭孔血管）应予以结扎。如果能够分离，有时应保留臀上血管。所有进入肿瘤的供支血管均应结扎。通常很难游离髂内动静脉的深部分支，特别是在较大的肿瘤。在这种情况下，可在骶骨切除后经后入路显露髂内动静脉。应小心分离臀上动脉，它比较容易被损伤，而且止血困难。如果自前方分离困难，就应从后方进入。

在髂内静脉周围有大量的网状静脉，使其容易出现损伤。如果出血难以控制，就必须停止手术，并向伤口内填塞大量海绵。这样手术的效果就不理想了。为了避免这种并发症的发生，建议进行较大的手术野显露。如果受损伤静脉的远近端都可进行压迫止血，血管撕裂是可以被修复的。

当沿髂内动脉分离至坐骨大切迹时，可以显露骶髂关节前面。可以不去处理深部的血管，而留待后方入路解决。如果需要可以切断髂腰肌。当有神经根受累时，如果可能应予以切除。通常 L5 神经根从骶髂关节处经过。可以导入几根 Kirschner 线以标明骶髂关节的截骨线。从后方入路很难确定准确的截骨线。前方入路截骨需要确定解剖标志。应在前方截骨线上放置 Mickliz 海绵或硅板来保护血管。

之后就应分离位于 L5 / S1 水平或更高的截骨线。结扎切断供应脊柱各节段的动静脉。位于前面的高位截骨线应予广泛分离。需要牺牲的神经根也应切除。在预计的切除水平尽可能地切除椎间盘，同时也需应用 Mickliz 海绵或硅板。

切除骶骨不能只从前路进行。

全骶骨切除手术入路

前后路联合入路对于全骶骨切除来说是必须的。术中需要更换病人的体位。当前侧入路的伤口闭合包扎后，将病人翻身至腹卧位，而后按常规方法进行后路骶骨切除。

前侧入路：下腹部正中切口，上至脐下 2 ~ 3cm，下达耻骨联合，保留腹直肌。经腹显露盆腔，牵开肠管，在腹膜后解剖腰骶部及盆腔。解剖双侧髂动、静脉，结扎双侧髂内动脉、缝扎骶中动脉。将盆腔内的内脏及血管结构从肿瘤表面分开。探查肿瘤，必要时打开侧腹膜，术中注意保护肠系膜下动脉和输尿管，游离乙状结肠达肛管水平，保护肿瘤假性包膜完整。解剖直肠后，切断进入肿瘤体内的神经根，前路切除 L5 ~ S1 椎间盘，以及在腹侧进行部分的骶髂骨的截骨术。在直肠的背侧放置无菌纱布将直肠与骶骨分开，关闭后腹膜，逐层关闭前路切口。行后路切口切除肿瘤。

应当充分显露骶骨的侧面和坐骨大切迹，自后方分段切断梨状肌。充分显露骶髂关节的后面，用沙布自坐骨切迹向前保护骶髂关节前方，而后就可以安全地在骶骨侧面或骶髂关节进行截骨。切断附着于椎板的竖脊肌以显露 L5 后方。

按常规方法切除椎板。在预定的切除水平结

扎切断硬膜。用骨刀或线锯于肿瘤外侧做两侧骶骨或髂骨的截骨。

在完全切除骶骨前，需要在髂骨和脊柱之间安装临时内固定，否则将发生脊柱和骨盆的分离。内固定安装完成后，就可进行最后的切除步骤。在骶骨与脊柱和髂骨间的联系被切断后，自骶骨残端的近侧向后掀起并牵向远侧。向远侧钝性分离骶骨和直肠间隙。结扎切断髂内血管的深部分支血管。全骶骨切除就完成了。

骨盆切除的手术入路

髂腹股沟入路

髂腹股沟入路用于髂骨切除，也可用于腹膜后软组织肿瘤的切除以及内半盆切除和耻坐骨切除。

手术步骤：

术前进行肠道准备，病人侧卧位，患侧在上。整个受累肢体需要常规消毒。生殖器和会阴区需要仔细消毒。皮肤切口自耻骨结节沿腹股沟至髂前上棘，切口可以沿髂骨翼向后延长（髂骨后侧入路）或向上倾斜沿 12 肋走行（腹部斜入路）。

沿皮肤切口方向电刀切断腹肌。由于在腹膜后有脂肪组织，对其进行分离显露并不困难。结扎切断腹壁下动脉、旋髂深动脉、旋髂浅动脉。在男性病人，需要小心处理精索。通常不需打开腹股沟管。精索可在耻骨上移动，并可轻度牵拉。通过触诊可以确定坐骨大切迹的位置，如果需要也可进行手术显露。

当肿瘤侵犯髂肌以外时，就需要经腹膜外入路，而且腹膜可以对肿瘤起到屏障作用。在这种情况下需要对髂外血管进行置换。

髂后入路

髂后入路是髂腹股沟入路的改进。这一入路用来充分显露骶髂关节和臀大肌。

手术步骤：

经髂骨翼做皮肤切口，切口向远侧延长至髂后下棘，为了显露髋关节切口也可延长至大转子或坐骨结节。

可以通过髂腹股沟和髂后入路来切除髂骨。如果肿瘤侵犯至髂骨以外，还需要切除部分臀肌。在进行广泛切除时，肌肉远端部分被切除。如果这样没有显露肿瘤，可以自髂骨翼上分离肌肉并牵向远端至足够空间。这样髂骨得到了充分显露，通过此入路可以在任何水平进行髂骨截骨。

通常不建议进行髂骨的重建。但曾经有髂骨切除后大量肠管向大腿前侧疝出的情况发生。所以腹股沟区的软组织必须紧张缝合。如果却损较大，可以用 marlex 网进行覆盖。

髋臼

Smith-Peterson 切口和改良的内半盆切除。Smith-Peterson 前入路可用于良性肿瘤病例的刮除。在恶性肿瘤的大范围切除病例，则需要改良的内半盆切除入路（例如髂腹股沟、髂骨后方、坐骨后方入路）。需要注意保护皮瓣的血运。两组供应臀部皮肤血运的血管是侧方的旋股动脉和臀上、臀下动脉。阔筋膜张肌或臀大肌肌皮瓣是较为理想的皮瓣。如果手术切口形成肌皮瓣，L 形切口可引起皮瓣边缘的坏死。在这种情况下，应用双开门皮肤切口较为安全。Campanacci，Capanna Enneking 和 Dunham 报道了不同的髋臼入路。

耻骨

经会阴和髂腹股沟入路可以切除耻骨上下支和耻骨体部。这一入路不能显露坐骨。

手术步骤：

前面已经描述了髂腹股沟入路。采用经会阴入路时，病人采取截石位，常规消毒铺单。在女性病人，暂时缝合大阴唇。仔细消毒会阴。可以采用髂腹股沟入路或直接取会阴入路。可以延长髂腹股沟的切口至对侧，以便更好地显露耻骨联合和耻骨角。

沿耻骨下支做会阴部切口。可将切口延长至大腿内侧以显露内收肌。

首先显露耻骨内侧面。钝性分离膀胱，牵开后暴露耻骨角。辨认并结扎切断闭孔动脉，游离闭孔神经，如果需要可予切断。可采用腓肠神经移植进行重建，并可获得良好的预后。然后确定闭孔的位置。

进行广泛切除时需要切断内收肌、耻骨肌、闭孔内外肌。用线锯分别做耻骨联合、耻骨上支、耻骨下支三次截骨。也可以采用电刀切断耻骨联合。这时仅有泌尿生殖膈与耻骨连接。牵引骨块，小心切断与之连接的软组织。如果没有足够的外科边界，就需要切断尿道并做尿道改道术。

切除耻骨

可采用该入路切除整个耻骨。重建耻骨的文献报道不多。多数作者认为并不需要骨性重建。但有些未进行耻骨重建的病人主诉同侧骶髂关节疼痛。因此通常不需要进行耻骨重建，但是如果存在骨盆环不稳的危险，可采用游离腓骨移植重建耻骨。泌尿生殖膈的残端无需处理。总体上不会发生膀胱直肠并发症。

坐骨

坐骨后侧入路。这一入路只能用于坐骨的刮除和骨膜下切除。如果需要广泛的坐骨切除，必须联合髂腹股沟入路和经会阴入路，同半盆截肢一样，建议采用侧卧位。

手术步骤：

病人采用侧卧位，常规消毒铺单。自髂后上棘至坐骨结节做波浪形切口，向深部进入，切断臀大肌的下三分之一。如果需要大范围的显露，应分辨坐骨神经并安全牵拉予以保护。再坐骨切断闭孔外肌和孖肌。这样就可以显露整个坐骨的后侧面。

切除坐骨

常规术前肠道准备。侧卧位，整个患肢消毒铺单，仔细消毒会阴。联合应用坐骨后侧入路、髂腹股沟入路和经会阴入路。当保留耻骨下支时，不需要经会阴切口。经髂腹股沟入路，在骨盆内侧切断孖肌和闭孔内肌。这些肌肉的远端可经后侧入路切断。如果需要可切断闭孔动脉和神经。然后开始后侧切口。在其附着部位切断梨状肌等外旋肌群肌肉。小心切断骶结节韧带，完整切除坐骨。

内半骨盆切除

内半骨盆切除是对半骨盆截肢的特殊改进，用于保肢治疗。相当一部分半骨盆肿瘤的病人可以保留同侧肢体。总体上，如果可以保留髂外动脉和有良好的皮瓣覆盖就可能保留肢体。这一手术采用了髂腹股沟、髂骨后和坐骨联合入路。需要特别注意处理股神经和坐骨神经。股神经一般较为紧张，比坐骨神经更易受损。

手术步骤：

术前常规肠道准备。病人侧卧位，患侧在上，患肢消毒铺单，仔细消毒会阴。

首先沿髂腹股沟入路进入。这一入路主要是为了显露髂内外血管。还需要辨认股神经、闭孔神经和动脉。如果切除耻骨，就要切断闭孔神经和动脉。如果需要，应在肌腱部分切断髂肌。显露坐骨大切迹。钝性分离膀胱后显露耻骨角，可以插入骨撬，而不引起出血。

然后进行后侧切口。从髂骨剥离臀大肌的起点，将臀大肌肌皮瓣牵向远端。如果臀大肌被切除，仅剩下臀筋膜皮瓣可能比较危险。切断附着于髂骨的椎旁肌肉。如果可能应从臀中肌起点将其剥离。如果肿瘤侵犯该肌肉，就必须牺牲臀中肌，自股骨附着点予以切断。臀小肌的处理方法同臀中肌。可在任何水平切断阔筋膜张肌。坐骨大切迹通常较容易显露。还需显露坐骨神经、臀上臀下动脉、梨状肌。 如果肿瘤在切迹皮质以内，则可以保留这些结构。一旦肿瘤突破切迹皮质，就需要切除梨状肌、臀上臀下动脉，以获得足够的边界。我们并不清楚臀大肌的确切血供，但即便结扎了臀上和臀下动脉，也不会影响臀大肌肌皮瓣的血运。而后按骶骨切除的方法切断骶棘韧带和骶结节韧带。

第三步髋关节脱位。 在任意水平切除小转子。 如果需要可以切除髂腰肌肌腱。在任意水平切断内收肌、股薄肌、耻骨肌、腘绳肌、股直肌。切开髋关节囊，关节脱位。如果关节被肿瘤污染，就需要在股骨颈截骨，连同髋关节一同切除。

现在需要切除的半骨盆还被耻骨联合、泌尿生殖膈和骶髂关节连接。用电刀或线锯切断耻骨联合，而后用线锯截断骶髂关节，就可以移除半骨盆了。切断髂内动静脉的分支，以及盆底的泌尿生殖膈和肌肉，完成内半盆的切除。

腹膜后肿瘤切除的手术入路

腹膜外入路

有两种主要的腹膜外入路。一种入路是联合髂腹股沟入路和腹部斜切口，同髂骨入路。另一种入路是直肠旁入路，通常用于腹股沟淋巴结清扫。这一入路只能提供有限显露，不能用于大块肿瘤的切除。

侧方腹膜外入路（联合髂腹股沟和腹部斜切口入路）。采用侧方腹膜外入路可以显露至 L3 椎体水平。想要显露更高水平，就需要切除低位肋骨和切断膈肌。

术前必须明确输尿管、膀胱、髂外血管的受累情况，并请泌尿科和血管外科医生会诊。在一些病例，甚至需要切除同侧肾。如果怀疑髂外血管受累，应当准备血管重建。

在许多病例需要进行髂外动静脉的重建，其髂腹股沟切口需要向下延长至大腿前侧，形成 T 字形切口。髂外动脉可用人工血管代替。但用人工血管代替髂外静脉的效果却不能令人满意。用大隐静脉移植可以将静脉回流血液成功引入对侧髂外静脉。

手术步骤：

病人侧卧位，患侧在上。首先取髂腹股沟切口，再将切口自髂骨翼向第 12 肋延长。沿皮肤切口方向切断腹肌，按骶骨前入路和全骶骨切除的方法游离盆腔内空间，显露腹膜后。大范围显露腹主动脉也是可能的。 如果需要血管重建且手术时间较长，应当首先重建髂外动静脉。髂内血管可以结扎切断。

经腹膜入路

在需要做结肠造瘘时，建议采用腹 - 腹股沟入路。这一入路可以大范围地显露盆腔空间。剖腹术采用腹正中切口，切口下端可向下延长横过腹股沟区到达大腿前侧。然后显露股血管和神经。当切断腹直肌，将外侧三分之一的腹股沟韧带自髂筋膜上剥离后，就可以充分显露同侧半骨盆。如果肿瘤与后腹膜粘连，可以切开后腹膜显露主要血管和输尿管。

（郭　卫　李　晓）

延伸阅读

1. Campanacci M，Capanna R. Pelvic resections：the Rizzoli institute experience. Orthop Clin North Am, 1991, 22（1）：65-86.
2. Enneking WF，Dunham WK. Resection and reconstruction for primary neoplasms involving the innominate bone. J Bone Joint Surg Am，1978，60（6）：731-746.
3. Karakousis CP. Exposure and reconstruction in the lower portions of the retroperitoneum and abdominal wall. Arch Surg，1982，117（6）：840-844.
4. Karakousis CP. The abdominoinginal incision in limb salvage and resection of pelvic tumors. Cancer，1984，54（11）：2543-2548.
5. Ozaki T，Hillmann A，Winkelmann W. Surgical treatment of sacrococcygeal chordoma. J Sur Oncol，1997，64（4）：

274-279.
6. Samson IR, Springfield DS, Suit HD, et al. Operative treatment of sacrococcygeal chordoma. A review of twenty-one cases. J Bone Joint Surg Am, 1993, 75 (10): 1476-1484.
7. Stener B, Gunterberg B. High amputation of the sacrum for extirpation of tumors. Principles and technique. Spine, 1978, 3 (4): 351-366.
8. Waisman M, Kligman M, Roffman M. Posterior approach for radical excision of sacral chordoma. Int Orthop, 1997, 21 (3): 181-184.

7 部分半骨盆切除术

概　述

5% 的恶性骨肿瘤累及骨盆。儿童的尤文肉瘤、成人的成骨肉瘤和软骨肉瘤是该部位最常见的原发性肉瘤，来自乳房、肺、前列腺、肾和甲状腺的转移瘤也比较常见。恶性肿瘤弥漫侵犯骨盆很常见，髋臼周围受到破坏是最主要的问题。这种病人疼痛十分严重，功能严重受限，用减少负重和放疗等方法治疗没有多大效果。

髋臼周围的恶性骨肿瘤的手术治疗十分棘手，长期以来半盆截肢术是主要的治疗方法。由于化疗、影像检查方法以及手术技术的进步，保肢切除术越来越普遍。目前，保肢术是治疗髋臼周围原发性恶性骨肿瘤和转移性恶性骨肿瘤的主要方法。保肢术治疗的目标是彻底切除肿瘤，尽量减低复发率，重建最佳的功能。由于骨盆的解剖比较复杂，加上使用各种辅助疗法期望术后患者能够快速顺利地恢复，因此骨盆切除术具有很大的挑战性。本章讨论部分半盆切除重建术的适应证、相关的解剖、影像学检查、活检技术、详细描述了髋臼周围原发性和转移性恶性骨肿瘤的手术方法。

适应证和禁忌证

部分半盆切除术适应于：①用部分半盆切除术，获得的切除边缘类似于半盆截肢术达到的切除边缘；②局部切除和重建能保留合理的功能；③患者的寿命和全身状况适合该术。禁忌证：①保肢切除术后复发，复发性肉瘤不能被扩大切除或者对复发性肉瘤继续进行保肢术对患者无益处；②骨盆的肉瘤向后侵犯越过骶髂关节并累及骶神经和骶孔；③骨盆的肉瘤广泛侵犯骨盆内的软组织，侵入大腿或累及坐骨神经；④患者全身状况很差，寿命短暂。

相关的解剖

1. 骨盆的肌肉

骨盆几乎被肌肉完全覆盖，对于髂骨和髋臼周围的肿瘤，肌肉是肿瘤侵犯邻近血管和神经的屏障。

髂肌：髂肌对来自髂骨内侧皮质的肿瘤提供保护，甚至当肿瘤长得很大时该肌尚可包住肿瘤，为手术提供充分的切除边缘。

臀中肌和臀小肌：臀中肌和臀小肌覆盖髂骨外侧皮质的上部和下部。

梨状肌：梨状肌从骶骨到股骨大粗隆，位于坐骨大切迹，保护坐骨神经免于被肿瘤侵犯。

2. 神经血管束

股血管和股神经：耻骨上支的肿瘤接近股血管和股神经，神经血管鞘保护神经血管免受肿瘤侵犯。需要的话，可以从神经血管鞘中把股神经和血管游离出来，血管鞘同肿瘤一并切除。

坐骨神经：髂骨肿瘤侵及坐骨切迹邻近坐骨神经，通常坐骨神经未受到直接浸润，能够从肿瘤包膜上游离下来。

3. 膀胱/尿道

耻骨梳和耻骨后脂肪延续为一厚层纤维组织，它将膀胱和前方的耻骨分开来。尿道正位于耻骨联合下面，两者之间有弓形韧带。术者在处理骨盆前部的肿瘤时必须小心保护这些结构。

4. 骶髂关节

髋臼周围的骨肿瘤浸润越过骶髂关节并不罕见，术前和术中必须仔细检查骶髂关节。软骨肉瘤浸润骶髂关节，即使用现代影像手段也很难发现。

5. 骨盆静脉

骨盆肉瘤经常会在骨盆的大静脉中会形成瘤栓。术前应采用 MRI 和静脉血管造影仔细检查。

术前检查

1. 体检

对肌肉骨骼系统和神经血管进行全面的检查。除非有很大的软组织肿块，否则大多数髋臼周围的骨肿瘤不能被触及。检查骨盆和直肠对了解有没有骨盆内浸润很有必要。对年龄超过 30 岁的转移性腺癌患者，应该检查骨盆和直肠。

2. 影像学检查

影像学检查是成功地切除骨盆和髋臼肿瘤的关键，CT、MRI、血管造影和骨扫描是有效的术前检查手段。如果骨盆和髋臼的骨肿瘤伴有巨大的软组织肿块，并且远侧有静脉回流受阻征象，应该做静脉造影。

（1）X线平片

最初的 X 线平片通常能显示肿瘤是原发性肉瘤、转移癌或良性病变，但是，有时这种表现很轻微。如果患者髋部和骨盆持续性疼痛，即使 X 线平片看似正常，仍应该特别小心，做进一步的影像检查。

（2）骨扫描

骨扫描用于检查骨盆肿瘤累及的范围以及有无转移瘤。流动期和血池期的影像对了解肿瘤血运很有帮助。同位素活性增加是个重要的表现，表明需要做活检和进一步的影像学检查。

（3）CT扫描

对分析轻微的骨皮质破坏、钙化、骨化和骨折，CT 优于 MRI。CT 用于检查骨盆骨皮质破坏程度，尤其对髋臼区的检查（如检查髋臼穹隆和骨盆柱）。用 CT 检查介入化疗的效果十分准确。用 CT 辅助 MRI 检查软组织肿块的范围以及邻近神经血管的移位情况。对于骨盆的浸润性骨肿瘤，由于 CT 常低估肿瘤侵犯的范围，最好用 MRI 检查。

（4）MRI

能够发现肿瘤侵入髋关节、骶髂关节和骶骨，能够非常清楚地显示骨内肿瘤，检查骨内肿瘤的界限。对于有些肿瘤，如软骨肉瘤，MRI 发现髂骨内有轻微的肿瘤浸润极其重要。用 MRI 检查软组织肿块的范围以及神经血管效果很好（如骶丛和髂血管）。

（5）动脉造影/静脉造影

虽然用 MRI 和核磁共振动脉造影可以检查骨盆的血管，但是，用动脉造影检查肿瘤的血管和解剖效果最好。用动脉造影检查血管的解剖，包括血管移位和先天变异，比其他方法准确。动脉造影还是检查新辅助化疗效果的最可靠的方法，如肿瘤的充血减少或消失与肿瘤坏死相关，是肿瘤对介入化疗反应良好的指征。静脉造影有助于发现静脉阻塞或肿瘤栓塞，如果有静脉回流受阻的表现，应该做静脉造影。术前栓塞：对骨盆和髋臼的血行转移瘤术前进行栓塞，如转移性肾腺癌血运非常丰富，特别适合做栓塞，否则术中出血很难控制。

3. 活检

对髋臼周围的骨肿瘤，活检的方法和部位相当重要，活检污染腹腔和盆腔的风险很大。如果活检造成大范围污染，会使肉瘤局部控制很难。活检部位不正确或活检操作不当会导致肉瘤细胞广泛播散到周围的软组织中，使肉瘤切除极其困难，甚至根本不能实施扩大切除。糟糕的活检可能会成为半盆截肢术的主要原因，甚至会污染覆盖截肢伤口所必需的软组织皮瓣，使半盆截肢术也无法实施。

对大多数髋臼周围肿瘤最好在切口附近实施穿刺活检。一般活检应该在 CT 引导下进行，除非肿瘤有一个巨大的软组织肿块，很容易穿刺，而且远离主要的神经血管结构。对于骨盆肉瘤来说，髂嵴是最安全的活检部位，大多数切除术经过髂嵴上的切口进行。

穿刺活检不能确诊时，应做切开活检。要特别注意活检部位，切取的组织要足够。

部分半骨盆切除术的类型

部分半盆切除术主要有三种基本类型：Ⅰ型（髂骨切除），Ⅱ型（髋臼周围切除）和Ⅲ型（耻坐骨切除）。如果肿瘤累及骶骨（Ⅳ型），则需要与其它类型联合一并切除。切除范围包括两个部位的手术将两种手术类型结合在一起表示。（例如，用Ⅰ+Ⅱ型部分半盆切除术表示髂骨和髋臼的切除，用Ⅱ+Ⅲ型部分半盆切除术表示髋臼和耻坐骨的切除）根据肿瘤是否累及股骨上端和髋关节，把部分半盆切除术进一步分为关节内和关节外切除。

Karakousis，Steel，Enneking，Dunham，等许多学者报道了不同的骨盆切除方法。

髋臼周围肿瘤切除术（Karakousis）

1. 切口

病人仰卧位，患侧骨盆旋转垫高45°。切口自髂后上棘沿髂嵴和腹股沟韧带至耻骨联合。通过大转子后侧再做一与上述切口垂直的切口，向下到股部近侧。

2. 骨盆内部和腹膜后的暴露

切开腹外斜肌腱膜，暴露男性精索（女性为圆韧带），仔细分离，游离，然后暴露腹股沟管后壁。腹股沟管后壁由腹内斜肌和腹横肌组成。腹壁下动脉沿深腹股沟环内缘经过后壁，识别并结扎。切断腹股沟管后壁的肌肉，从髂前上棘上切断腹股沟韧带，拉向近侧，暴露股血管和神经。

暴露腹膜，其上有腹膜外脂肪覆盖，用大拉钩向上拉开，暴露髂外动脉和股鞘，其中含股血管。股鞘中股神经靠外侧，走行于腰肌表面。进一步牵拉腹膜暴露骶髂关节和髂血管，找到髂内动脉，识别臀上血管和臀下血管。

3. 股骨上段和髋臼后部的暴露

切开大腿外侧的切口，暴露股骨上段、坐骨神经和髋臼后部和坐骨。延长髂腹股沟切口外侧，以大粗隆为中心，沿大腿外侧向下。下部稍向后弯曲，掀起前、后筋膜皮瓣。松解阔筋膜的止点，将部分保留在股骨上段。把臀大肌的腱性部分从股骨后侧切下来，识别并分离坐骨神经，分离外展肌（臀中肌、臀小肌），它止于大粗隆，用钝性拉钩拉开。如果大粗隆没有受到肿瘤浸润，可以用电锯或线锯截骨；如果大粗隆受到肿瘤浸润，在止点上方切断外展肌。识别梨状肌和外旋肌，松解，翻向后面保护坐骨神经。

如果经髋关节切除肿瘤，环形切开髋关节囊的止点，从前面“T”形切口切开关节囊，暴露股骨颈、股骨头，用电锯截断股骨颈。如果肿瘤侵入髋关节，需要从关节外切除肿瘤，就不打开髋关节囊，从粗隆间或粗隆下截骨，切断腰肌在小粗隆上的止点。根据肿瘤的部位和大小，在股骨近端上留下适当的软组织，使肿瘤被正常组织包裹。

4. 截骨

髋臼切除包括三个截骨：髋臼近侧髂骨截骨，经坐骨切迹或坐骨切迹和骶髂关节间；前侧截骨经耻骨上支基底截断髋臼前柱；后部截骨经髋臼后柱或坐骨前面，截断髋臼的后下部。如果肿瘤侵入髋臼后柱，将整个坐骨连同髋臼一起切除。只有充分暴露，并控制髂血管、臀血管和股血管之后，才能开始截骨。

在耻骨结节处剥离腹股沟韧带，从耻骨嵴剥离腹直肌。然后，清除耻骨联合处的软组织，用手术刀切开耻骨联合间的软骨。如髂腰肌未被肿瘤侵及，应予以保留。然后，在腰大肌和髂血管的周围穿过纱布条。在骶髂关节水平切断髂肌，从耻骨处切断内收肌，切断闭孔神经和血管。尚需将缝匠肌、阔筋膜、股直肌及臀中肌和臀小肌于大转子的起点处切断。在大转子下切断外旋肌群。显露骶髂关节，用骨刀截断。如肿瘤已侵及关节，则向内侧牵开腰骶神经干，截断骶骨。切断肛提肌、骶棘韧带和骶结节韧带。从耻骨结节处剥离腘绳肌起点。向外侧牵拉骨盆，松解大收肌在耻骨支上残留的附着，将肿瘤取出。根据具体情况可对本手术方法进行修改，以使未受肿瘤侵及的髋骨得以保留。

5. 重建方法

Ⅱ型半盆切除术后的重建：目前可选择的髋臼重建的方法有，瘤骨壳灭活再植、异体半骨盆移植、人工半骨盆置换及鞍状假体等。每种方法都有优缺点。瘤骨壳灭活再植有大小、外形合适，无排异反应，愈合后能达到生物固定的效果，缺点是局部复发率高。异体半骨盆移植有愈合后能达到生物固定的效果，局部复发率低等优点，但缺点是排异反应引起伤口不愈合、骨质吸收等。定制性人工半骨盆置换早期可达到坚强的固定，局部复发率低，但后期可出现骨盆松动、关节脱位等。鞍状假体最初用于全髋关节成形术失败后大范围缺损的重建。切除髋臼周围的骨肿瘤后，有相似的骨缺损，用鞍状假体重建局部复发率和并发症发生率很高，存在着关节活动受限及容易脱位等缺点。2003年以来，我们设计应用了组装式人工半骨盆。该骨盆的优点是可根据病灶切除后的缺损大小进行现场组装，非常便于安装。另外，由于该骨盆的设计承重点是卡在骶骨或剩余髂骨上，或同时固定于骶骨或腰椎上，因而非常牢固，不容易出现松动等并发症。

6. 康复治疗

（1）功能

通常髋臼周围的骨肿瘤切除重建康复后，患者能够行走，有时需要拄拐，多数情况下不用拄拐。当重建外展肌或切除范围较大（Ⅱ / Ⅲ型切除术）时，恢复运动和肌力可能需要一年以上。

（2）康复

康复过程取决于肿瘤切除的范围、重建的方法以及患者全身的情况。患者术后早期卧床，患肢放在平衡牵引架上，持续一周或者直到拔除引流管为止，这样能可靠地抬高患肢，减少活动。引流管拔除、伤口愈合需要两周以上。一般允许患者四周以上开始下地进行行走训练。

坐骨和耻骨切除术

1. 手术方法一（Radley，Liebig和Brown）

病人取截石位，臀部垫高。触及坐骨结节、耻骨的下界和相连的耻骨支。切口起自腹股沟韧带中部下0.6cm处，并与之平行向内走行，切开皮肤和皮下组织。在阴茎根部或阴阜外侧，向下弯向阴囊或大阴唇外侧，沿耻骨下支到坐骨结节。然后从坐骨和耻骨剥离内收肌和闭孔外肌，显露部分耻骨体、耻骨下支外侧缘、坐骨下支和坐骨结节。如需更充分地显露坐骨和耻骨，牵开或沿切口切开臀大肌下缘。然后从坐骨结节外侧切断腘绳肌和股方肌；骶结节韧带从坐骨结节内侧面剥离。同样，从坐骨下部内侧缘和耻骨支骨膜下剥离会阴浅、深横肌、阴茎脚及尿道括约肌。然后，从耻骨处联合下缘切断尿生殖膈，应避免损伤尿道、阴茎背侧深动、静脉及神经。从耻骨处切断腹直肌和锥状肌。并于耻骨处切断腹股沟韧带，将耻骨肌沿耻骨上支的耻骨线从起点游离。牵开耻骨肌，但应避免损伤位于肌肉外侧的股管和内容物。在骨膜下切断闭孔内肌和闭孔外肌，如有可能应保护所遇到的闭孔动、静脉和闭孔神经。用骨刀或线锯从上侧截断耻骨，在下侧用骨凿或线锯切断坐骨支。如一期缝合伤口，则缝合深筋膜，否则，不缝合深筋膜，让肌肉回缩至原位。

2. 手术方法二（北京大学人民医院）

病人取侧卧摇摆体位，患侧下肢消毒包裹。手术开始时体位摆至仰卧45°。切口起自髂前上棘水平向下沿腹股沟韧带至耻骨结节水平拐向大腿内侧。切开皮肤、皮下组织、腹外斜肌腱膜及腹股沟韧带，向内侧牵开精索，切断结扎腹壁下动脉。从耻骨处切断腹直肌和锥状肌。钝性分离耻骨联合、膀胱之间间隙，塞入湿纱布。然后自坐骨和耻骨上剥离内收肌群，向内显露闭孔外肌、部分耻骨体、耻骨下支外侧缘、坐骨下支和坐骨结节。一般需要切断闭孔动、静脉和闭孔神经。从坐骨结节外侧切断腘绳肌和股方肌；骶结节韧带从坐骨结节内侧面剥离。同样，从坐骨下部内侧缘和耻骨支骨膜下剥离会阴浅、深横肌、阴茎脚及尿道括约肌。然后，从耻骨处联合下缘切断尿生殖膈，应避免损伤尿道、阴茎背侧深动、静脉及神经。自闭孔导入线锯从上侧截断耻骨，在下侧用骨凿或线锯切断坐骨支，用手术刀切断耻骨联合间软骨。切除完成后，尽量将内收肌群缝合于腹肌。

骶髂关节切除术

1. 手术方法

病人侧卧位，患侧在上。躯干至患肢膝下消毒、铺巾。做一L形切口，切口垂直部分沿腰椎棘突下行，切口横行起自切口垂直部分的远侧端，沿髂嵴至下腹部。沿病变侧剥离骶棘肌，然后在骶髂关节处切断其附着点。寻找L4、L5和S1神经根，向侧方分离至骶髂关节区域。从髂骨外板剥离臀部肌肉，然后从髂骨内板前面剥离腹壁肌肉和髂肌。腹膜后钝性分离，将输尿管和大血管推向前方。自骶髂关节下方寻找坐骨大孔，经坐骨大孔导入线锯截断髂骨，自骶神经孔外侧凿断骶骨。注意保护L4、L5和S1神经根。一般情况下，建议用椎弓根钉棒连接固定腰椎及髂骨，年轻病人需要联合植骨。取出肿瘤及与其相连的髂骨和骶骨。放置负压引流，缝合骶棘肌、髂肌、腹壁肌肉及臀部肌肉。患肢作平衡牵引。

2. 术后处理

术后2～3周后扶拐行走，以后的数周逐渐开始负重。

髂骨肿瘤切除术

1. 切口

病人侧卧摇摆体位，患侧在上，呈仰卧45°。切口自髂后上棘沿髂嵴和腹股沟韧带至耻骨联合，向上向后沿髂嵴至髂后上棘。

2. 骨盆内部和腹膜后的暴露

切开腹外斜肌腱膜，暴露男性精索（女性为圆韧带），仔细分离，游离，然后暴露腹股沟管后壁。腹壁下动脉沿深腹股沟环内缘经过后壁，识别并结扎。切断腹股沟管后壁的肌肉，从髂前上棘上切断腹股沟韧带，拉向近侧，暴露股血管和神经。暴露腹膜，其上有腹膜外脂肪覆盖，用大拉钩向上拉开，暴露髂外动脉和股鞘，其中含股血管。股鞘中股神经靠外侧，走行于腰肌表面。进一步牵拉腹膜暴露骶髂关节和髂血管，寻找髂总、髂内动脉。

3. 切除髂骨

自髂肌下与髂骨内侧肿瘤之间寻找间隙塞入纱布。自髂后上棘沿髂嵴外侧游离臀大肌至坐骨切迹，通过坐骨大孔向髂肌下与髂骨内侧肿瘤之间间隙处送入线锯，根据肿瘤范围锯断髂骨。向上凿断骶髂关节，完整切除髂骨肿瘤。

半侧骨盆切除术

半盆切除术即切除整个半侧髋骨，保留患侧肢体，适用于髋骨的恶性骨肿瘤和邻近并浸润髋骨的软组织恶性肿瘤。为了降低局部复发率，术前按照适应证选择手术病人。术中切断骶髂关节和耻骨联合，切断骶结节韧带、骶棘韧带以及附着在髋骨上的肌肉，保留股神经、股动脉和静脉，切除闭孔神经，切断腹壁下动脉，把腹股沟韧带切断，连同前腹壁一起掀起，切断耻骨联合，分离髂血管，从髂骨、坐骨和耻骨上游离肌肉的附着点，切断骶髂关节，完整切除肿瘤（图7-1）。

Steel首先报告用半盆切除术治疗髋臼的软骨肉瘤，并强调指出要选择合适的病人。Enneking和Dunham等也先后报告了内半盆切除术的临床经验。

1. 适应证和禁忌证

半盆切除术适应于髋骨的成骨肉瘤和软骨肉瘤以及邻近并浸润髋骨的软组织肉瘤。邻近骶髂关节或耻骨联合的肿瘤需要切除骶骨翼或对侧耻骨，以获得阴性的切除边缘。髋骨内侧邻近神经血管束的肿瘤有可能切除不干净。对于这种肿瘤，先用化疗缩小肿块，然后手术，可能会完整切除肿瘤。治疗这个部位的恶性肿瘤有时出现下面一些问题：在实施活检或者肿瘤部分切除术时把肿

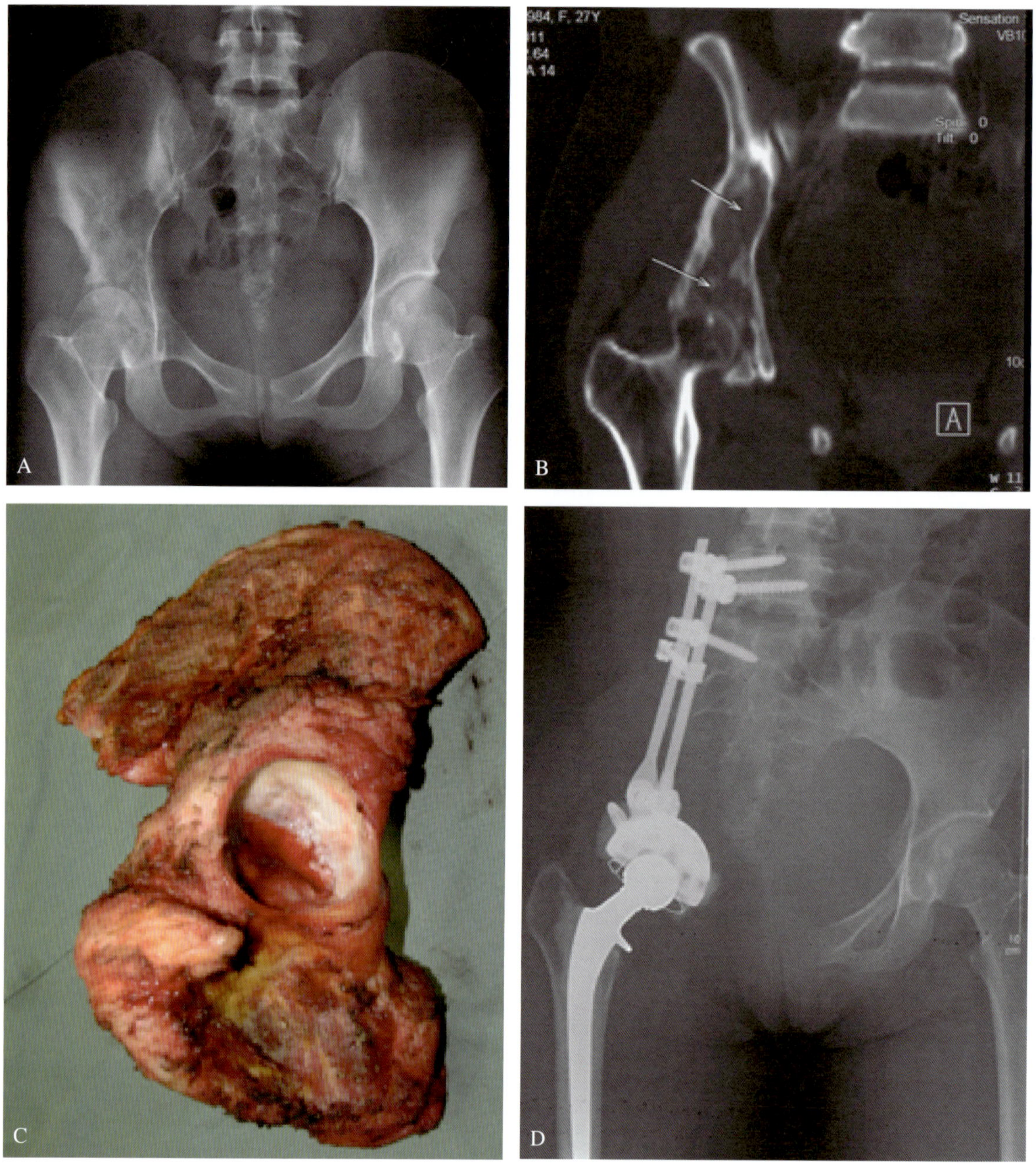

图 7-1　女性，27 岁，骨盆骨肉瘤，半侧骨盆切除术

瘤细胞播散到周围的正常组织中；由于局部出血或肿瘤污染的血肿的出现使肿瘤的局部控制不能完成；如果活检造成局部感染，就不能使用假体。肉瘤有全身转移或腹腔脏器转移是手术的禁忌证。

2. 手术方法

要切除整个髋骨，必须离断骶髂关节和耻骨联合，切断骶结节韧带和骶棘韧带。切口要能暴露耻骨联合、骶髂关节和坐骨结节，还要能暴露髂内、外血管、股血管、坐骨神经和股神经。

（1）切口

患者仰卧位，暴露患侧下肢。切口从髂后下棘开始，沿髂嵴到髂前上棘，继续沿腹股沟韧带到耻骨联合。切开切口，分离切断腹壁下动脉，从耻骨结节和髂前上棘上分别切断腹股沟韧带，从耻骨嵴上切断前外侧腹壁，暴露髂窝、髂血管和股神经。如果肿瘤局限于骨内或仅向内侧蔓延，用骨刀从髂骨上切断外侧的臀中肌、臀小肌和少量臀大肌，一直到坐骨大切迹，准备切断髂骨，这样做不会损伤位于梨状肌下面的坐骨神经。如果髋骨肿瘤向外侧蔓延，浸润臀大肌，就把臀肌与髋骨整块切除，从髂前上棘到大粗隆做辅助切口，扩大暴露的范围，便于分离保护坐骨神经。

手术最好从髂嵴上的切口开始。如果术前做过活检，把活检部位包括在切除标本中，这样就要根据具体的情况设计手术的切口。

(2) 暴露骨突和深筋膜

切开皮肤、皮下组织，从髂嵴上切断腹外斜肌、腹内斜肌、腹横肌和筋膜。

(3) 暴露股血管，结扎腹壁下动脉和静脉

在切口的前部腹股沟韧带的下面暴露股血管，向内侧推开腹膜，进入腹膜后间隙，从髂前上棘上切断腹股沟韧带，把外侧 1/3 腹股沟韧带与髂筋膜分开，这两种结构在腹股沟韧带中、外 1/3 处分开，韧带在血管之前，髂筋膜在血管之后。拉开外侧腹股沟韧带，暴露腹壁下动脉，切断结扎。

(4) 切断腹股沟韧带和耻骨联合

靠耻骨结节切断腹股沟韧带、腹直肌和前鞘。用手指钝性分离耻骨联合后面的膀胱前间隙，一直到耻骨联合的后弓；锐性分离耻骨联合的前面，一直到后弓。用直角钳把线锯穿过耻骨联合，截断耻骨联合。

(5) 游离髂总血管、股神经和腰肌

在髂窝暴露髂血管，用一个橡皮条绕过血管，结扎髂总动脉的分支：旋髂浅动脉和阴部外动脉。分开股动脉后外侧，暴露股神经，在近侧股神经位于腰肌和髂肌之间。把髂肌留在髂骨上，包住肿瘤。即使髂肌没有受到肿瘤的浸润，也不保留，因为髂骨切除后，留下也没有作用。如果腰肌没有受到肿瘤的浸润，可以保留，如果怀疑腰肌有问题，把腰肌两端切断与肿瘤一起切除。用橡皮条把神经血管一起拉开。

(6) 切断内收肌群和闭孔神经

沿耻骨嵴、耻骨结节和耻骨线切断内收肌群的起点。股薄肌靠内侧，大收肌和耻骨肌靠前面，短收肌居中，大收肌靠后靠近耻骨支切断肌肉止点。切断闭孔神经和血管，二者分别位于短收肌的前面和后面。由于切除整个耻骨，所以无法保留闭孔神经。如果只切除髂骨和髋臼，保留耻骨前、后支，那么应该保留闭孔神经，同时不用切断内收肌群的止点。

从耻骨上切断内收肌群的起点，暴露闭孔外肌的下面，把闭孔外肌留在标本上。随后经切口外侧切断大收肌在坐骨结节上的起点。

(7) 切断大腿前群肌肉的起点，截断股骨颈

从起点稍下切断阔筋膜张肌和缝匠肌，分别从髂前下棘和髋臼边缘上切断股直肌的直头和斜头，横行切开髋关节囊，暴露股骨颈，用线锯截断。再一种办法是离断髋关节：向下牵引下肢，切断股骨头圆韧带，切断髋关节后囊。这时切开下外侧切口。为了避免不必要的出血，之前最好不要切开下外侧切口。

(8) 暴露骶髂关节，游离坐骨神经，切断附着在坐骨上的肌肉

从髂前上棘到大粗隆切开下外侧切口，深达阔筋膜表面，从臀小肌和臀中肌筋膜表面掀起后外侧皮瓣，如果臀大肌正常，没有受到肿瘤的浸润，靠后侧从臀大肌深层掀起皮瓣，把臀大肌带在皮瓣上。臀大肌只有少量起于髂骨的外侧面，靠近骶髂关节，大部分起于骶骨外缘。用骨膜剥离器暴露骶髂关节，把臀大肌保留在后外侧皮瓣上，避免皮瓣缺血坏死。从大粗隆前面切断阔筋膜张肌，进入臀大肌前面。如果需要进一步暴露，可以切断臀大肌在股骨上的止点。找到坐骨神经，用橡皮条提起，向上分离到大切迹。切断梨状肌，暴露坐骨结节，切断大收肌在坐骨结节上的起点。靠近坐骨结节切断骶结节韧带，进入坐骨直肠窝，经前后入路从闭孔内肌上分离膀胱和直肠，这时切断骶棘韧带，或者在切断骶髂关节后切断骶棘韧带。暴露骶髂关节的前面和后面，用骨刀或手术刀切开。当患者仰卧位时，从后面切开骶髂关

节；当患者侧卧位时，从内侧或上面切开骶髂关节。截骨时，术中反复检查骶髂关节的另一面，掌握好骨刀的方向。

（9）离断骶髂关节

如果肿瘤接近骶髂关节，经骶神经孔截骨。L4 ~ 5（腰骶干）从骶骨翼前面经过，与 S1-3 组成坐骨神经，截骨前识别清楚，向侧方拉开。这时，标本的大部分已经游离，把剩余的肌肉和韧带逐一切断。如果之前还没有切断，就切断臀小肌、臀中肌、梨状肌、闭孔内肌、闭孔外肌、上下孖肌和股方肌。术者不用一一认清这些肌肉，只要统统切除即可。注意在接近髂、股血管、股神经和坐骨神经时，小心不要损伤这些结构。

切除标本后，患侧下肢与躯干相连的结构有髂股血管、股神经、坐骨神经、腰肌（有时腰肌被切除）以及后内侧的皮肤和皮下组织。

伤口中放置两根负压引流管，逐层缝合皮下脂肪和皮肤。术后患肢置于中立位，穿丁字鞋四周。

3. 术后处理与康复

术后患者卧床 2 ~ 3 周，患者需要经常改变体位，预防褥疮。用抗凝剂或阿司匹林预防深静脉血栓形成。术后立即开始上肢力量训练，术后 4 周下床，患肢不负重，术后 2 ~ 3 个月开始部分负重，术后 6 个月，拄拐负重。

术后股骨的截骨端向近侧移位 3 ~ 5cm。有时用异体骨或者人工假体重建骨缺损，或者用内固定把股骨与骶骨翼固定。如果没有做任何重建，术后 4 ~ 6 个月，局部形成致密的瘢痕组织，限制股骨向近侧移位，患者可以负重，一般患肢比健侧下肢短约 4cm。患者以后需要用拐杖。患肢的膝关节和踝关节功能正常，髋关节无功能。年轻患者走平路基本上没有问题，也能够上下楼梯。

4. 相关讨论

半侧骨盆切除术切除整个髋骨，保留患侧下肢，适用于髋骨的原发性恶性骨肿瘤和邻近并直接浸润髋骨的软组织恶性肿瘤。手术时患者侧卧位，患侧肢体消毒包裹，呈摇摆体位。如果肿瘤蔓延到臀肌，浸润骶髂关节，采用侧卧位手术更好。采用 45° 半侧卧位，既能暴露前面，也能暴露后面，这是一种介于仰卧位与侧卧位之间的手术体位。

Steel 的手术切口从髂后下棘开始，沿髂棘、腹股沟韧带、耻骨联合，继续沿耻骨下支和臀横纹到大粗隆。Enneking 等的手术切口从髂后下棘开始沿髂棘到腹股沟韧带的中点，沿股直肌向远侧 5 ~ 7cm，再向外侧到大腿中、下 1/3 交界处，掀起大皮瓣可以暴露整个臀部。但是，暴露耻骨联合需要一个辅助切口：从腹股沟韧带的中点到耻骨联合。Enneking 和 Steel 指出在可能的情况下，尽量保留股骨头，对患肢的稳定性有很大的好处。

由于这种手术本身对患侧下肢的功能影响很大，所以如果肿瘤同时浸润一根主要神经（如股神经或坐骨神经），最好改做其他术式，如半盆截肢术。术前要给患者解释清楚这种可能性，征得患者的理解和同意。

如果术后不进行半骨盆重建，术后只有靠股骨粗隆与骶骨之间的瘢痕组织提供稳定。如用异体骨移植或半盆假体重建肿瘤切除后的缺损，感染风险可能会增加。

如果严格掌握手术适应证，内半盆切除术无论在外观和功能上都优于半盆截肢术，尤其对年轻患者效果更好。

部分半骨盆切除术的相关问题

髂骨肿瘤的切除

不需重建的单纯髂骨 Ⅰ 区部分切除，无论是从其手术入路与切除方式，已相对比较成熟，是骨盆肿瘤中手术难度相对较低的一类。由于髂骨在骨盆环中连接髋臼和骶骨，承接髋关节和骶髂关节这两大关节的力学传导，侵犯髂骨的肿瘤较易累及髋臼和骶髂关节，使得对于累及这两个区域（Ⅰ + Ⅱ区、Ⅰ + Ⅳ区）的髂骨肿瘤的局部广泛切除和重建是髂骨肿瘤手术的难点所在。

1. 手术原则

术前根据肿瘤的部位、累及的范围，确定切除的范围及切除的方式。如为原发恶性肿瘤，应考虑行广泛性切除；如为良性肿瘤，应考虑行囊内切除或边缘性切除。需要指出的是，虽然对于骨盆肿瘤的保肢手术趋向于目前外科治疗的主流，在肿瘤巨大难以达到广泛切除、肿瘤侵犯血管神经、骨盆重建失败和植入物出现严重并发症以及手术过程中出现严重危及生命的情况下，选择半盆截肢术仍应是被优先考虑的。虽然多数学者认为丧失坐骨神经支配的下肢不具有存在意义，但也有学者认为侵犯坐骨神经并不是半盆截肢术的绝对指征。

2. 手术方式

（1）Ⅰ区部分切除

这里所指的Ⅰ区部分切除，其意义是指仅切除或刮除受肿瘤侵犯的部分髂骨，切除后不需进行骨盆环重建。对于良性肿瘤或体积较小的恶性肿瘤，采用单纯刮除或楔形切除、植骨或骨水泥填充，不需要重建骨盆环稳定性。本类型手术一般出血量相对较少，对于恶性肿瘤也容易达到广泛切除的要求。但对于包括动脉瘤样骨囊肿在内的部分血供丰富的良性肿瘤，刮除时亦可出现较多出血；对于恶性肿瘤的髂骨部分切除，有时需要剥离部分臀肌，也会造成一定的出血。此类手术术后功能一般良好。

（2）Ⅰ区切除及Ⅰ＋Ⅳ区肿瘤切除

Ⅰ区切除及Ⅰ＋Ⅳ区肿瘤（图 7-2）切除是指对于从骶髂关节至髂骨颈切除大部或全部髂骨，甚至部分骶骨，影响骨盆环稳定性，切除后需进行重建。

在切除肿瘤时，一般采取髂股延长切口，必要时可辅助腹股沟切口以达到充分显露的目的。切断髂嵴诸肌肉附丽后，根据肿瘤侵袭情况决定保留相应肌肉，虽然保留臀中肌对于术后下肢功能的恢复具有重要影响，但当肿瘤侵犯该肌肉时，必须在远离肿瘤的安全边界中离断该肌肉。

在充分显露髂骨内外板后，方能进行髋臼上缘髂骨截骨和骶髂关节离断或骶骨翼部分切除。对于侵及Ⅳ区的肿瘤，大多数学者公认难以达到足够的外科边界。而对于髋臼上缘髂骨截骨时，如病灶距离髋臼较近，出于保肢的目的，同样也不一定能达到足够的外科边界。当发现截骨边缘存在或有可疑残存病灶时，应进一步截骨或刮除病灶，并可以根据具体情况应用其他辅助技术，以使边界尽量趋于安全。

在术者使用骨刀在沿髂骨后缘平行于骶骨翼的方向截骨或行骶髂关节离断时，有的学者主张沿髂骨内板将深腹拉钩置于坐骨大切迹深面保护盆腔脏器，根据我们的经验，此时最好由第一助手将右手伸至髂骨内侧面，挡开盆腔脏器及血管神经，并同时配合引导术者的切骨方向，此时往

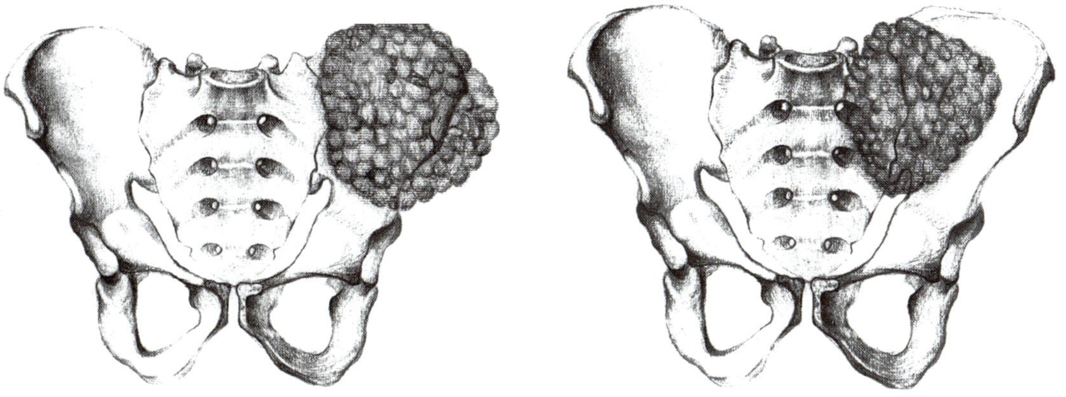

骨盆Ⅰ区肿瘤　　骨盆Ⅰ＋Ⅳ区肿瘤

图 7-2　骨盆Ⅰ区和Ⅳ肿瘤图示

往也正是出血汹涌之际，此举一方面可以保护重要结构的安全，另一方面也可以加快正处于血泊中的术者的截骨速度，尽快使肿瘤离体减少出血。当肿瘤侵犯髂肌和臀肌时，应同时整块切除髂骨肿瘤与受累肌肉。在手术的每一步骤，术者及主要助手都需要清楚血管神经束正处于安全的位置。

有一定骨盆肿瘤治疗经验的骨科医生可能都有体会，骨盆肿瘤的手术是骨科手术中最具难度的领域之一，仅术中出血一项即可堪称是对医生心理、技术与经验的综合考验。根据我们的经验，尽管切除累及髋臼的肿瘤手术难度可能在骨盆肿瘤手术中是较大的，但有时切除累及骶髂关节的肿瘤所造成的出血并不少于髋臼肿瘤手术的出血。

根据肿瘤的侵及范围和血供情况，可以在术前或术中进行髂内动脉栓塞或结扎、腹主动脉球囊临时阻断等辅助技术。切除全部髂骨时，剥离范围较大，并且相当多的骨盆肿瘤会形成较大的软组织包块，在肿瘤周围肌肉中分离切除，加之部分恶性肿瘤血供丰富，会造成创面软组织广泛渗血。由于骨盆解剖结构的复杂性，不是所有的出血点都能清晰显露，此时需要术者使用电刀边电凝边分离，其余助手需密切配合术者，对不能立即止住的出血点，暂用纱布填塞压迫，不要拘泥于局部出血，而应紧密跟随术者思路，尽快使肿瘤离体。在大出血的情况下，团队的密切配合和熟练的止血技术同样重要。在出血迅猛、血压波动时，需要麻醉医师的密切配合，快速加压输血，维持血压，尽量避免使用肾上腺素等血管活性药物。在术者与助手的通力合作下，使肿瘤尽快离体，有时可能是减少出血的最现实的途径。

在切除邻近或位于骶髂关节的肿瘤时，易于造成骶前静脉丛的出血，这种静脉丛的弥漫渗血难以用电凝或结扎止血，我们通常采用局部喷洒纤维蛋白胶，使用止血海绵、止血纱布，再填塞纱布、纱垫局部压迫止血，在压迫止血时，要有足够耐心，有时甚至需要压迫 1 ～ 2 个小时，为了增加患者术后的安全和减少医生在术后的被动，在手术台上所做努力延长的时间是有意义的。

在缝合伤口时应注意，骨盆手术切口较长，剥离创面较大，需要缝合重建的组织较多，缝合所花费的时间较长，为减少失血及缩短手术时间，在保证缝合质量的情况下加快缝合速度。缝合时特别注意不要轻易触及在骶前或其他部位形成的新鲜凝血块，以免造成新的出血，增加不必要的麻烦。

对于Ⅰ区切除及Ⅰ＋Ⅳ区肿瘤切除后的重建方式，根据文献报道，目前主要采取生物学重建方式，在髂骨截骨远端与骶髂关节之间搭桥植骨以增加骶髂关节的稳定性，包括自体腓骨、对侧髂骨取骨或取切下髂骨翼上的残存骨灭活等，同时使用内固定增强其稳定性。

我们主要采用的重建方式包括：应用钉棒系统进行重建，将四枚椎弓根镙钉各两枚分别固定于腰骶椎的椎弓根及髋臼顶部的耻骨及坐骨上，并联接两根棒于四枚椎弓根钉之间，以维持骨盆环的完整，这可以满足将力学负荷由躯干传导至下肢的需求；也可根据缺损的大小选择两段或三段腓骨，植于 L4、L5 和髂骨之间，或者植于骶骨和髂骨之间；此外，在对侧髂骨取骨或取切下髂骨翼上的残存骨灭活，应用钢丝或螺钉固定于缺损区。病人术后 6 周开始部分负重行走，3 个月后完全负重。移植的腓骨与髂骨逐渐与骶骨和髂骨融合。对于老年患者可采用斯氏针插入骶骨及坐耻骨，用骨水泥包裹，重建髂骨缺损。

髋臼周围肿瘤的切除

骨盆肿瘤的治疗是骨科医生要解决的难题。与其他部位的骨肿瘤相比，骨盆恶性肿瘤患者的生存率明显降低，同时还伴随着切除和重建过程中所带来的多种并发症。对于骨盆肿瘤的手术需要重点考虑以下几个方面：手术入路、肿瘤切除的彻底性、术中控制出血和如何重建功能。由于骨盆肿瘤其复杂的解剖结构和与周围重要器官的毗邻关系，而且通常侵犯这一区域的肿瘤体积较大、累及范围较广，使得对于以上任何方面的成功解决均非易事。

髋臼周围肿瘤包括耻坐骨肿瘤侵犯髋臼，或髂骨肿瘤侵犯髋臼者，整个髋骨均受累者少见。髋臼部位肿瘤多数为髂骨或耻坐骨连同髋臼同时受累。肿瘤切除的范围有：耻坐骨、髋臼和部分髂骨；或大部分髂骨、髋臼和闭孔环。半骨盆截肢可以达到根治性切除的目的，但因为丧失了患侧肢体，患者难以接受。

根据改良Enneking骨盆肿瘤分区（图7-3）：髋臼区肿瘤可分为单纯Ⅱ区、Ⅰ＋Ⅱ区、Ⅰ＋Ⅱ＋Ⅳ区、Ⅱ＋Ⅲ区、Ⅰ＋Ⅱ＋Ⅲ区、Ⅱ＋Ⅲ＋Ⅴ区6种类型。术前所有患者均行CT及MRI检查，确定肿瘤及切除的范围。

分区及切除方法

（1）Ⅰ＋Ⅱ区肿瘤切除

对于累及Ⅰ＋Ⅱ区的恶性肿瘤及超过髋臼1/3的GCT必须行大块（enbloc）切除，重建髋臼骨缺损。骨盆Ⅰ＋Ⅱ区切除后，半侧骨盆重建必须固定在骶骨及腰5椎体上

（2）Ⅱ＋Ⅲ区肿瘤切除

Ⅱ区＋Ⅲ区肿瘤切除的难度要大于Ⅰ＋Ⅱ区肿瘤切除。因为坐骨结节处位置深、其上附着许多肌肉，另外盆底处肌肉亦与骨盆连接，耻骨内侧有直肠、膀胱、尿道等脏器。肿瘤巨大时容易与脏器粘连。

（3）Ⅰ＋Ⅱ＋Ⅲ区肿瘤切除

切除全部骨盆时，剥离范围较大，并且相当多的骨盆肿瘤会形成较大的软组织包块，在肿瘤周围肌肉中中分离切除，加之部分恶性肿瘤血供丰富，会造成创面软组织广泛渗血。由于骨盆解剖结构的复杂性，不是所有的出血点都能清晰显露，对不能立即止住的出血点，暂用纱布填塞压迫，不要拘泥于局部出血，而应尽快使肿瘤离体。可能是减少出血的最现实的途径。根据肿瘤的侵及范围和血供情况，可以在术前或术中进行髂内动脉栓塞或结扎、腹主动脉球囊临时阻断等辅助技术。

（4）Ⅰ＋Ⅱ＋Ⅳ区

对于侵及Ⅳ区的肿瘤，由于骶骨为松质骨、且有骶孔骶管，因而难以达到足够的外科边界。局部复发率较高。由于骶骨部分切除，人工半骨盆较难安装、固定。另外该部位切除容易损伤坐骨神经。

（5）Ⅱ＋Ⅲ＋Ⅴ区

骨盆Ⅱ＋Ⅲ区肿瘤生长形成巨大软组织包块或破坏髋臼会累及股骨头颈部，定义为Ⅴ区。该

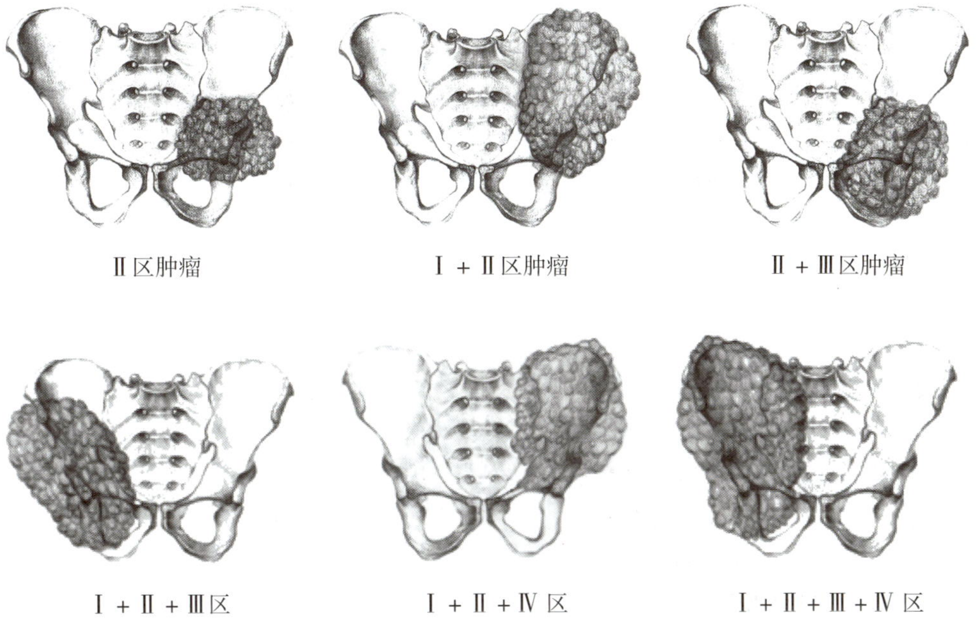

图7-3　髋臼肿瘤分区图示

种切除方式为关节外切除。需同时重建骨盆及股骨近端。

髋臼周围肿瘤整块切除后四种不同重建方法的功能结果不同，其中以组配式人工半骨盆的功能结果最好，灭活再植组次之，融合组再次之，马鞍式关节置换术后功能最差。术后并发症的发生率以马鞍式关节置换最多；灭活再植组次之；组配式人工半骨盆再次之；融合组最少。

耻骨、坐骨肿瘤的切除

耻坐骨肿瘤一般多涉及髋臼，单纯累及耻骨及坐骨的肿瘤较少。由于耻坐骨仅参与维持骨盆环的连续性，本身并不负重，因此不涉及髋臼的Ⅲ区肿瘤切除后，一般不需重建。该部位的肿瘤容易侵犯膀胱及后尿道，在切除肿瘤时应注意保护这些器官。切除范围一般包括耻骨联合到耻骨支与耻骨体交界处和耻骨下支，坐骨体与坐骨上支交界处。对于老年患者，由于腹部肌肉薄弱，常出现下腹部疝，因而建议重建耻骨联合处缺损。常采用钢板螺钉固定于对侧耻骨及同侧髋臼部，同时可用骨水泥包裹钢板或钢针。由于失去耻骨联合，骨盆环的中断，当病人术后负重活动后，两侧骨盆有向外分离的趋势，有些病人还会感觉到骶髂关节的轻微疼痛不适，内固定也有可能因此而松动，但对正常功能影响不大。

骨盆肿瘤累及骶骨的外科分型及切除方法

对累及骶骨的原发骨盆恶性肿瘤进行外科分型是规范外科切除的关键一步。北京大学人民医院根据骨盆肿瘤累及骶骨范围不同将Ⅳ区肿瘤分为Ⅳa型（累及骶骨翼）、Ⅳb型（累及同侧骶孔）、Ⅳc型（累及对侧骶孔）和Ⅳd型（累及整个骶骨）。并介绍了基于外科分型的整块切除方法（图7-4）。

骨盆侧、骶骨侧、盆腔内软组织以及臀部的广泛边界是手术切除时的第一追求。但Ⅳb、c、d亚型肿瘤位置深在，同时保留重要神经功能并获得广泛边界极其困难。由于肿瘤切除与半骨盆离断能获得相同边界，为最大可能重建骶髂关节连续性并保留下肢功能，应避免采取半骨盆离断术，而选择保肢治疗。

手术方法

骨盆肿瘤累及Ⅳa区的切除方法

侧卧位，患侧在上。切口起自腹股沟韧带下端，向上沿腹股沟韧带及髂嵴向后至骶髂关节下缘，必要时行S-P切口辅助显露。腹膜外分离至骶髂关节，从坐骨大孔导入线锯，自坐骨大孔垂直于髂前上棘锯断髂骨。向上于骶骨孔外侧锯断骶骨翼，或于骶孔外缘行骨刀截骨，注意保护骶神经、髂血管及输尿管，获得骶骨侧广泛边界。根据骨盆肿瘤累及Ⅰ、Ⅱ、Ⅲ区范围行不同部位截骨。

骨盆肿瘤累及Ⅳb区的切除方法

先俯卧位。采用骶尾部后方“人”字形切口或单侧弧形切口。切断并将臀大肌拉向两侧，将骶棘肌牵向头端，显露整个骶骨及双侧髂后上嵴。骶1水平打开椎管，根据肿瘤侵及范围切断并结扎硬膜囊及患侧骶1～3神经根。充分游离骶前筋膜，咬除腰5骶1上下关节突，切断椎间盘，沿骶骨中线凿断并游离半侧骶骨。改侧卧位，患侧在上。再按骨盆肿瘤累及Ⅳa区切口，同样方法显露半侧骨盆，适当边界行骨盆肿瘤截骨。腹膜外游离并悬吊髂血管、输尿管及腰骶干神经至骶骨前方中线，确定骶骨椎体后方截骨水平并从前方切断剩余腰5骶1椎间盘、凿断剩余骨皮质，半侧骶骨连同骨盆肿瘤完整离体。

骨盆肿瘤累及Ⅳc区的切除方法

先俯卧位，切口采用骶尾部后方“人”字行

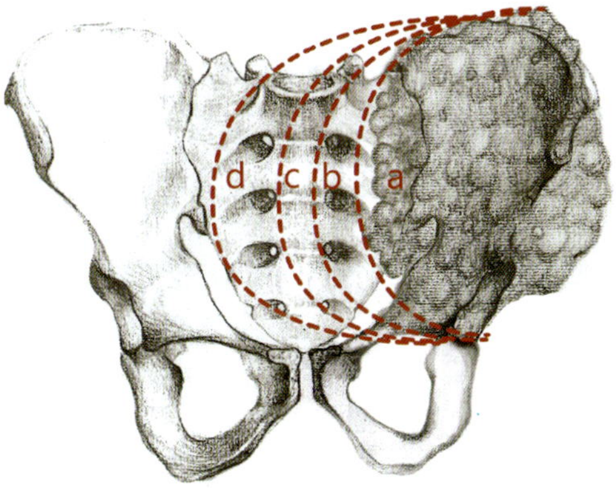

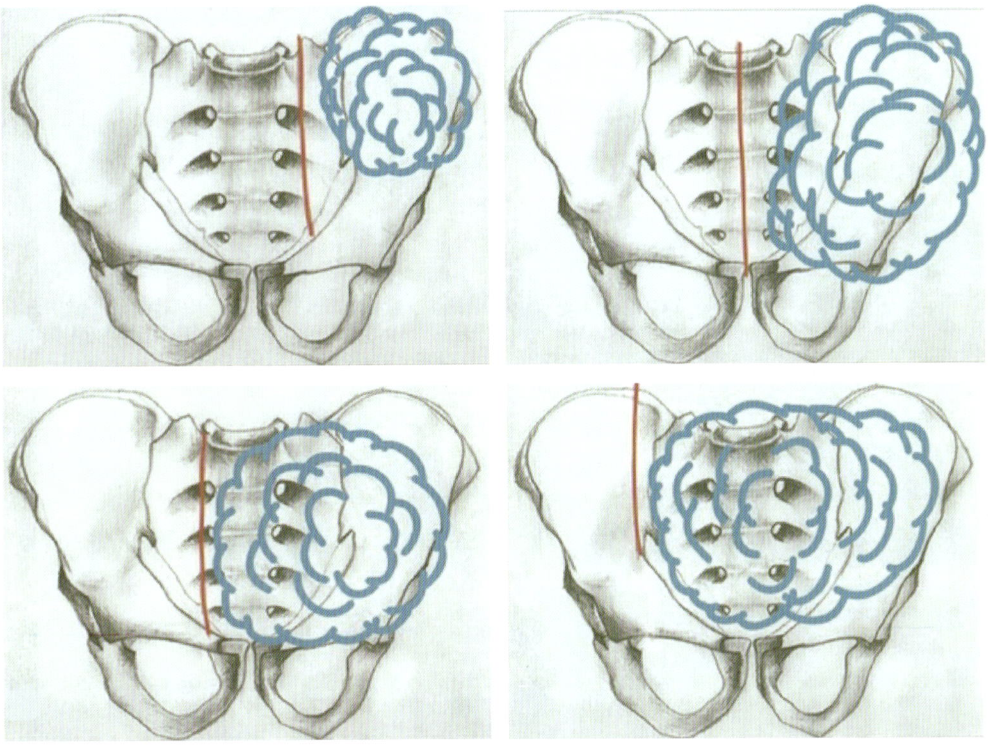

图 7-4 累及骶骨的骨盆肿瘤分类亚型Ⅳa、Ⅳ b、Ⅳ c、Ⅳ d。4 种亚型（Ⅳ a、Ⅳ b、Ⅳ c、Ⅳ d）中截骨平面位置（红线所示）及肿瘤累及范围（蓝色）

切口。常规方法显露整个骶骨。骶 1 水平打开椎管，根据肿瘤侵及范围切断并结扎硬膜囊及双侧骶 1-3 神经根。同样方法后路显露骶管前方椎体，用骨刀于对侧骶孔外缘向前截骨，从后方离断腰 5 骶 1 上下关节突及椎间盘。再换侧卧位，患侧在上。同样方法显露骨盆并截骨。充分显露骶前，游离神经血管，从前方骶孔外缘截骨，前后连通，次全骶骨连同骨盆肿瘤完整离体。

骨盆肿瘤累及Ⅳd区的切除方法

先俯卧位，“人”字形。常规方法显露整个骶骨。骶1水平打开椎管，根据肿瘤侵及范围切断并结扎硬膜囊及双侧骶1～3神经根。咬断双侧腰5骶1上下关节突及全部椎间盘，于对侧骶髂关节甚至对侧髂骨处截骨。再换侧卧位，患侧在上。同样方法显露患侧骨盆并截骨。充分显露骶前，游离神经血管，切断骶前残余软组织及腰5骶1椎间盘，前后连通，全骶骨连同骨盆肿瘤完整离体。

对于某些预后较差的病例，出于减少手术创伤、控制术中出血、保留神经功能的目的，该类型患者中部分病例手术切除时未能达到广泛边界。

重建方法

基本的功能重建方法包括钉棒系统重建、钉棒系统连接人工半骨盆重建、植骨＋人工半骨盆重建三种主要重建方式。其中钉棒系统用于骨盆肿瘤Ⅰ＋Ⅳ型切除的病例，其中累及Ⅳb、c、d型切除者有必要行双侧钉棒系统重建骶髂关节稳定性。植骨＋人工半骨盆重建适用于Ⅰ＋Ⅱ＋Ⅳa型切除的病例，由于骶骨翼部分缺损，此型切除后必须行骶骨翼结构性植骨，才能满足人工半骨盆重建所需的骨量及骨质强度。而累及Ⅳb、c、d型切除者，单纯人工半骨盆置换已无牢固重建可能，钉棒系统连接人工半骨盆置换是其最佳的重建方法。钉棒系统连接带翼网杯全髋重建只适用于部分Ⅱ型切除的病例。

植骨是填充骨缺损、恢复骶髂关节强度的重要方法。本组中主要骨来源包括自体股骨头、自

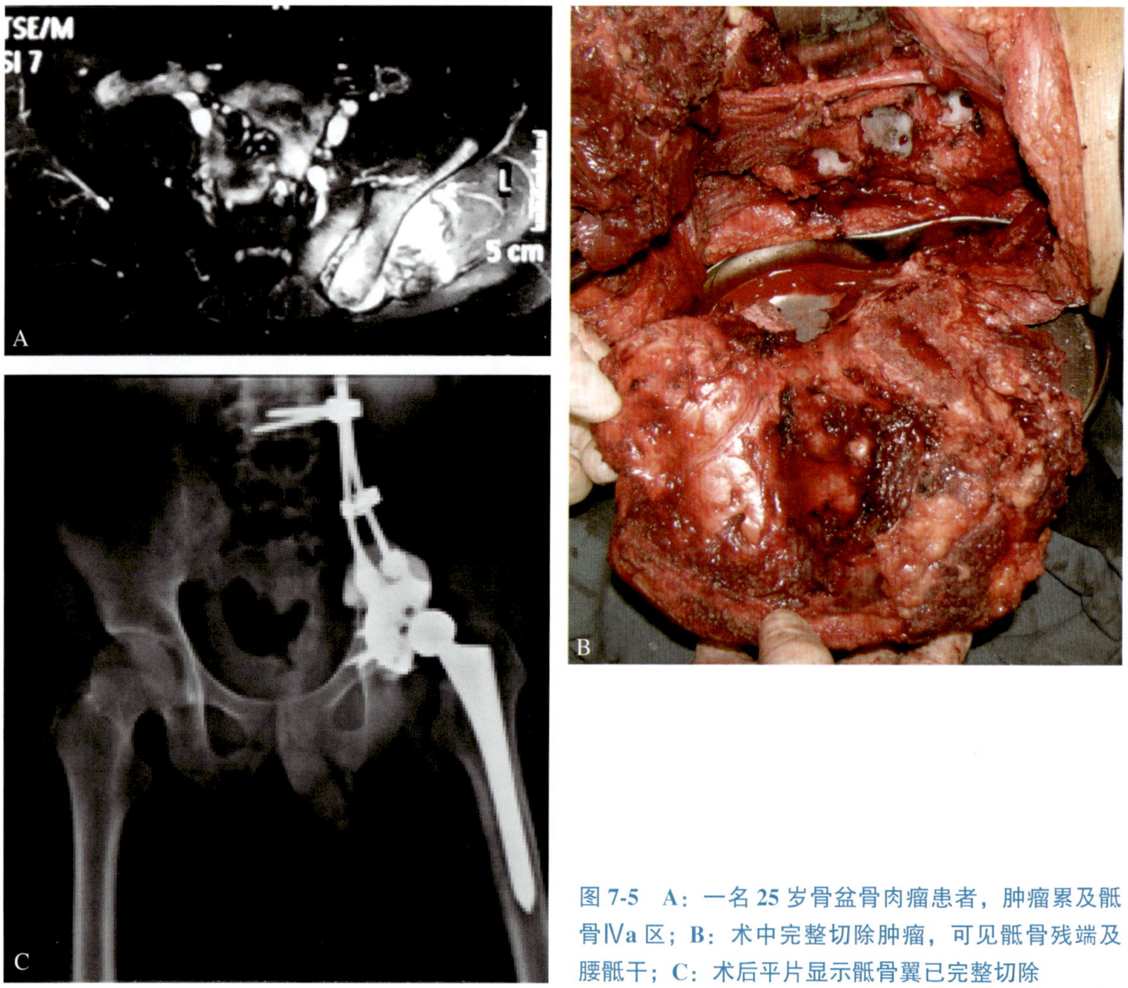

图7-5　A：一名25岁骨盆骨肉瘤患者，肿瘤累及骶骨Ⅳa区；B：术中完整切除肿瘤，可见骶骨残端及腰骶干；C：术后平片显示骶骨翼已完整切除

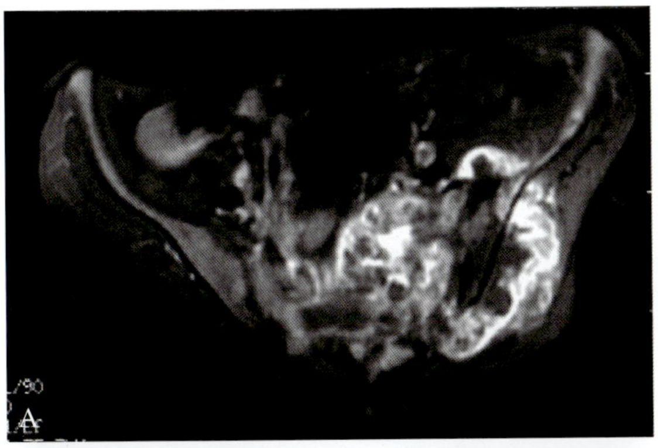

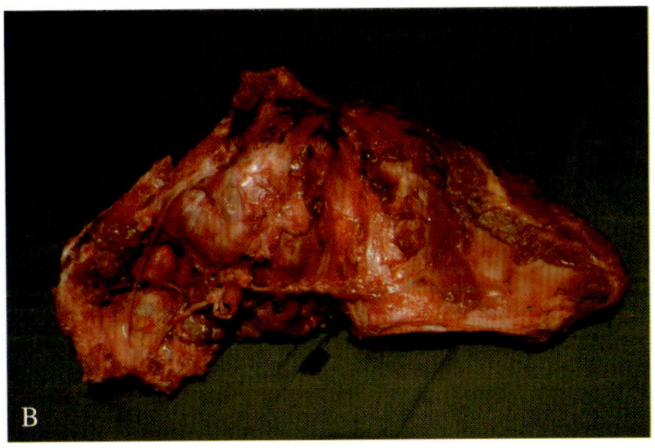

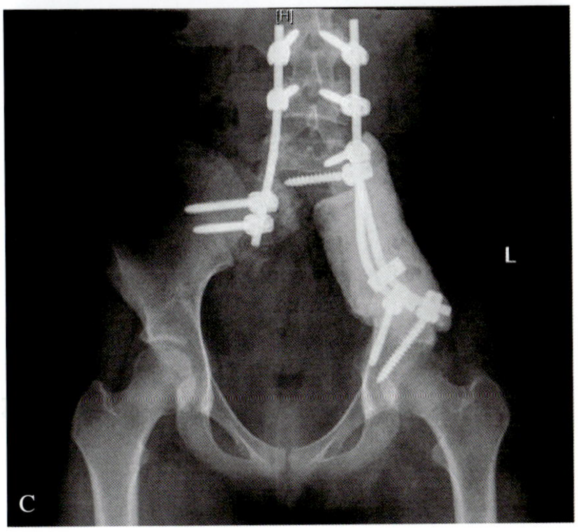

图 7-6 A：骨盆骨肉瘤患者，肿瘤累及骶骨Ⅳ c 区；B：术中完整切除肿瘤；C：术后平片显示一侧髂骨翼及次全骶骨已完整切除

体髂骨、自体腓骨和异体骨。自体股骨头植骨只适用于髋关节全部切除的病例，术中可以将切下的自体股骨头修剪后通过螺钉回植于骶骨处，再造一个小的“髂骨”。自体髂骨、自体腓骨、异体骨植骨主要适用于仅行Ⅰ+Ⅳ型切除的病例，在钉棒系统固定后将髂骨或腓骨回植在骶骨与髂骨之间，填补骨缺损，骨愈合后以期达到远期融合。对于老年患者或者转移瘤患者，无骨性愈合需求，在钉棒系统固定后可填充骨水泥辅助增加骶髂关节结构强度及稳定性。

原发骨盆恶性肿瘤累及骶骨会给手术完整广泛切除带来巨大困难。手术创面大、神经血管走行密集、内脏器官位置毗邻、骨性结构连接紧密都是在切除肿瘤时需要解决的重要问题。解剖结构不熟悉、手术方式不规范都会给骨盆骶骨肿瘤切除带来灾难性后果。手术边界是否满意是决定患者预后的显著性因素。

原发骨盆肿瘤同时累及骶骨者较少，以往的研究并没有对大宗病例进行系统分析，也没有对累及骨盆Ⅳ区肿瘤的规范化手术切除进行过总结归纳。本节通过对大宗病例的中期随访进行统计，对Ⅳ区肿瘤的分型进行了细化，对不同亚型的手术方法进行了规范。

首先，体位不同时Ⅳ a 区肿瘤与Ⅳ b、c、d 区肿瘤切除的最大不同。前者一般单纯侧卧摇摆体位已足够显露肿瘤并行切除重建，后者由于需要打开椎管、结扎硬膜囊、分离神经根所以需要先按照骶骨肿瘤切除方法行后侧入路，凿断部分骶骨椎体或者对侧骶髂关节后再换侧卧位行骨盆肿瘤切除。否则根本无法达到完整广泛切除的目的，而且手术操作极其困难，极有可能在显露过程中进入病灶而不得已造成肿瘤分块。

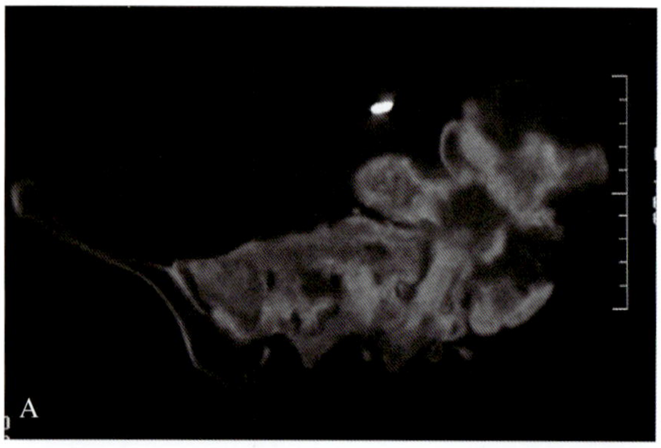

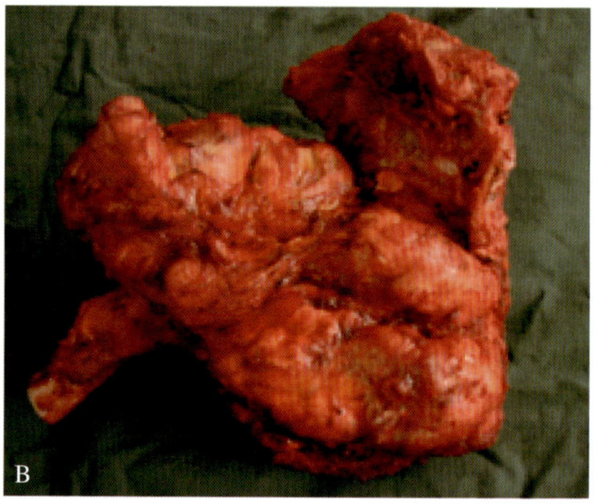

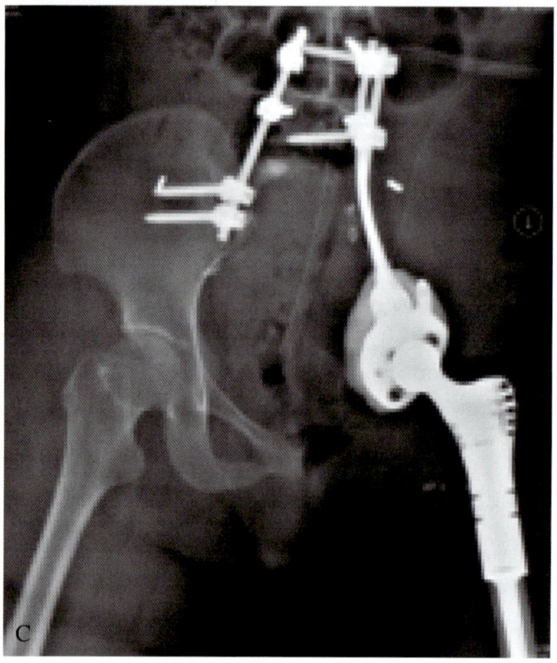

图 7-7 A：一名 33 岁骨盆骨肉瘤患者，肿瘤累及骶骨Ⅳ d 区及股骨上段；B：术中完整切除肿瘤，可见周围边界满意；C：术后平片显示骨盆、骶骨及股骨上段肿瘤完整切除

其次，截骨范围不同也是Ⅳ区肿瘤不同亚型之间的主要区别。Ⅳa 区如果仅仅是侵及骶髂关节则应用线锯截骨就可达到满意边界。Ⅳa 区肿瘤范围较大，则需要在骶骨截骨前反复确认骶骨前方骶 1 神经根出口，并尽可能保留骶 1 神经根完整性，从而保存更多下肢运动感觉功能。Ⅳb、c 区截骨水平和神经根的保留完全取决于肿瘤对骶骨的侵及范围，原则上为保证骶骨椎体的切除边界，可以结扎一侧或双侧的骶 1 神经根。个别情况下，通过对骶骨翼截骨的精确控制和骶孔的充分松解，对侧骶 1 神经根可以完整保留。累及Ⅳd 区肿瘤相当于骨盆 + 全骶骨肿瘤切除，对侧骶 1 神经根也无保留可能。

另外，Ⅳ区肿瘤不同亚型之间存在重建方式的明显不同。Ⅳa 区肿瘤切除仅单侧骶髂关节连续性丢失，单侧钉棒系统重建已足够稳定。Ⅳb、c 区肿瘤虽然对侧骶髂关节连续性仍然存在，但由于腰 5 骶 1 椎间盘切断，腰骶椎连续性丢失，故有必要行双侧钉棒系统重建骶髂关节连续性及稳定性。同样，Ⅳ d 区肿瘤切除后需要双侧钉棒系统重建。

以往骨盆肿瘤累及骶髂关节手术很难达到边界满意切除（表 7-1）。北京大学人民医院的 70 余例累及骶骨的骨盆恶性肿瘤病例中，不仅累及骶髂关节，还包括累及部分骶骨或整个骶骨的病例，手术切除难度极大。原发骨盆恶性肿瘤累及骶骨时与不累及骶骨时获得满意边界的比例具有显著性差异。由于本中心有大量骶骨肿瘤部分切除甚至全骶骨切除的病例，对骶骨解剖结构和手术入路较为熟悉，掌握了骨盆肿瘤累及骶骨的最佳手术方式。想要达到满意边界，术者不仅要按照规范化术式操作，还要根据肿瘤的位置及侵及范围不同做个体化调整。当然肉眼边界广泛并不能与镜下切缘阴性完全等同，临界情况下有必要要求病理科检视切缘，为患者预后提供评估依据。半骨盆离断术是某些复发病例的唯一选择，但没有证据显示半骨盆离断术能获得更好的外科边界。

表7-1 骨盆肿瘤累及骶髂关节手术切除所达到的外科边界

年份	作者	病例数	外科边界	
			满意	不满意
1998	Akira K.	26	4（15%）	22（85%）
2003	Ozaki T.	15	9（60%）	6（40%）
2006	Court C.	38	28（74%）	10（26%）
2009	Sabourin M.	24	11（46%）	13（54%）

重建方面，是否有必要行骨盆环的重建仍然存在一些争议。在儿童病例方面，有大量关于Ⅰ、Ⅳa区肿瘤切除后不行骶髂关节重建的先例。但有生物力学实验证实，骨盆Ⅰ区切除后行骨盆环重建具有重要意义，否则骨盆环会严重不稳。单纯Ⅰ、Ⅳ区肿瘤行钉棒系统重建可以达到良好的术后功能。本组病例在肿瘤切除后都尽可能重建骶髂关节及髋关节连续性，少部分病例出于观察肿瘤学疗效、减少并发症发生率的考虑，仅行旷置或行半骨盆离断。理论上，植骨是骨盆骶骨术后恢复骶髂关节连续性的一种尝试，以往有通过自体带蒂游离腓骨移植重建骨盆环的先例。本组研究试图通过自体股骨头、自体髂骨、自体腓骨或异体骨植骨等多种方法促进术后骨盆环的骨性愈合。其中自体股骨头植骨病例全部实现骨性愈合。这于松质骨接触面积大、螺钉加压紧密有关，但该重建只适用于连同骨盆Ⅱ、Ⅲ区一同切除后行髋关节重建的病例。

经典骨盆肿瘤Enneking分型中对于累及骶骨的Ⅳ型肿瘤研究并不足够深入。我们根据骨盆肿瘤对骶骨的侵犯范围不同，将骨盆原发恶性肿瘤累及骶骨者分为Ⅳa型（累及骶骨翼）、Ⅳb型（累及同侧骶孔）、Ⅳc型（累及半侧骶骨）和Ⅳd型（累及对侧骶孔）。该分型是对骨盆肿瘤Enneking分型的重要补充。不同亚型者采用特定的外科手段干预才有可能达到肿瘤的整块切除以及骶骨一侧的广泛边界。

（郭　卫　姬　涛）

延伸阅读

1. Steel HH. Partial or complete resection of the hemipelvis. An alternative to hindquarter amputation for periacetabular chondrosarcoma of the pelvis. J Bone Joint Surg Am，1978，60（6）：719-730.
2. Steel HH. Resection of the hemipelvis for malignant disease：an alternative to hindquarter amputation for periacetabular chondrosarcoma of the pelvis. Semin Oncol，1981，8（2）：222-228.
3. Enneking WF，Dunham WK. Resection and reconstruction for primary neoplasms involving the innominate bone. J Bone Joint Surg Am，1978，60（6）：731-746.
4. Eilber FR，Grant TT，Sakia D，et al. Internal hemipelvectomy–excision of the hemipelvis with limb preservation.An alternative to hemipelvetomy. Cancer，1979，43（3）：806-809.
5. Huth JF，Eckardt JJ，Pignatti G，et al. Resection of malignant bone tumors of the pelvic girdle without extremity amputation. Arch Surg，1988，123（9）：1121-1124.
6. Pring ME，Weber KL，Unni KK，et al. Chondrosarcoma of the pelvis：a review of sixty-four cases. J Bone Joint Surg（Am），2001，83：1630-1642.
7. Wirbel RJ，Schulte M and Mutschler WE. Surgical treatment of pelvic sarcomas. Clin Orthop，2001，390：190-205.
8. Windhager R，Karner J，Kotz R，et al. Limb salvage in periacetabular sarcomas. Clin Orthop，1996，331：265-

276.
9. Abudu A, Grimer RJ, Cannon SR, et al.Reconstruction of the hemipelvis after excision of malignant tumors. J Bone Joint Surg, 1997, 79B: 773-779.
10. Enneking WF, Menendez WK. Functional evaluation of various reconstructions after periacetabular resection of iliac lesions. //Enneking WF, ed. Limb salvage in musculoskeletal oncology. New York: Churchill Livingstone, 1987: 117-35.
11. Fuchs B, O' Connor MI, Sim FH, et al. Iliofemoral arthrodesis and pseudarthrosis: a long-term functional outcome evaluation. Clin Orthop, 2002, 397: 29-35.
12. Kusuzaki K, Shinjo H, Kim W, et al. Resection hip arthroplasty for malignant pelvic tumor: outcome in 5 patients followed more than 2 years. Acta Orthop Scand, 1998, 69 (6): 617-621.
13. Langlais F and Vielpeau C. Allografts of the hemipelvis after tumor resection. J Bone Joint Surg (Br), 1989, 71: 58-62
14. Harrington KD. The use of hemipelvic allografts of autoclaved grafts for reconstruction after wide resection of malignant tumor of the pelvis. J Bone Joint Surg, 1993, 74A: 331-341.
15. Langlais F, Lambotte JC, Thomazeau H. Long-term results of hemipelvis reconstruction with allografts. Clin Orthop, 2001, 414: 178-186.
16. Ozaki T, Hillmann A, Bettin D, et al. High complication rates with pelvic allografts. Acta Orthop Scand, 1996, 67: 333-338.
17. Mankin HJ, Hornicek FJ, Temple HT, Gebhardt MC. Malignant tumors of the pelvis: an outcome study. Clin Orthop, 2004, 425: 212-217.
18. Nieder E, Elson RA, Engelbrecht E, et al. The saddle prosthesis for salvage of the destroyed acetabulum. J Bone Joint Surg (Br), 1990, 72: 1014-1022.
19. Aboulafia AJ, Buch R, Mathews J, et al. Reconstruction using the saddle prosthesis following excision of primary and metastatic periacetabular tumors. Clin Orthop, 1995, 314: 203-213.
20. Aljassir F, Beadel GP, Isler MH, et al. Outcome after pelvic sarcoma resection reconstructed with saddle prosthesis. Clin Orthop, 2005, 438: 36-41.
21. Ozaki T, Hoffmann C, Winkelmann W, et al. Implantation of hemipelvic prosthesis after resection of sarcoma. Clin Orthop, 2002, 396: 197-205.
22. Uchida A, Myoui A, Araki N, et al. Prosthetic reconstruction for periacetabular malignant tumors. Clin Orthop, 1996, 326: 238-245.
23. Guo W, Li D, Tang X, et al. Reconstruction with modular hemipelvic prostheses for periacetabular tumor. Clin Orthop, 2007, 461: 180-188.
24. Ozaki T, Rodl R, Gosheger G, et al. Sacral infiltration in pelvic sarcomas: joint infiltration analysis Ⅱ. Clin Orthop, 2003, 407: 152-158.
25. Kollender Y, Shabat S, Bickels J, et al. Internal hemipelvectomy for bone sarcomas in children and young adults: surgical consideration. Eur J Surg Oncol, 2000, 26 (4): 398-404.
26. Kawai A, Healey JH, Boland PJ, et al. Prognostic factors for patients with sarcomas of the pelvic bones. Cancer, 1998, 82 (5): 851-859.
27. Court C, Bosca L, Le Cesne A, et al. Surgical excision of bone sarcoms involving the sacroiliac joint. Clin Orthop, 2006, 451: 189-194.
28. Sabourin M, Biau D, Babinet A, et al. Surgical management of pelvic primary bone tumors involving the sacroiliac joint. Orthop Traumatol Surg Res, 2009, 95(4): 284-292.
29. Schwameis E, Dominkus M, Krepler P, et al. Reconstruction of the pelvis after tumor resection in childeren and adolescents. Clin Orthop, 2002, 402: 220-235.
30. Guo W, Sun X, Ji T, et al. Outcome of surgical treatment of pelvic osteosrcoma. J Surg Oncol, 2012, 106 (4): 406-410.
31. Sakuraba M, Kimata Y, et al. Pelvic ring reconstruction with the double-barreled vascularized fibular free flap. Plast Reconstr Surg, 2005, 116 (5): 1340-1345.
32. Ji T, Guo W, Yang RL, et al. Modular hemipelvic endoprosthesis reconstruction- experience in 100 patients with midterm follow-up results. Eur J Surg Oncol, 2013, 39 (1): 53-60.

8 半骨盆截肢术

随着保肢术的出现，保留下肢的骨盆切除手术被称为内半骨盆切除术；不保留下肢的手术，称为外半骨盆切除术，也叫半盆截肢术。过去，半盆截肢曾是骨盆肿瘤的常规切除术式。随着肿瘤综合治疗技术的发展，特别是内半骨盆切除手术的应用和推广，多数患者能够得以保肢，半盆截肢术的应用日益减少。然而，遗憾的是，部分骨盆肿瘤患者（初治或保肢术后复发）只能通过半盆截肢术来获得良好的肿瘤切除边界，这就使得半盆截肢术依然在肿瘤截肢中有着重要意义。另外，对于那些肿瘤无法彻底切除、患肢疼痛经严格保守治疗无效或局部肿瘤体积巨大，严重影响患者的行动时，姑息性半盆截肢也是一种选择。除原发肉瘤外，半盆截肢术目前也被应用到盆腔局部晚期或复发性癌的治疗中。

术中大出血使得半盆截肢手术围手术期死亡率曾高达 5.6% 左右。随着各种外科技术的发展，特别是术前栓塞供瘤血管、应用腹主动脉临时阻断球囊等辅助技术的应用，半盆截肢术的死亡率目前已经明显下降。Grimer 2013 年报道的 157 例半盆截肢病例中，围手术期死亡率为 1.3%。

“经典或标准半盆截肢术”是指术中切断髂总血管，经耻骨联合和骶髂关节截断骨盆环，使用后筋膜皮瓣闭合伤口（图 8-1A）。

“改良半盆截肢术”指保留髂内血管，这样臀大肌的滋养血管得以保留，应用后肌皮瓣来覆盖伤口（图 8-1B）。同时这个名称也可用于经过髂骨翼截断骨盆的术式，也有人称此术式为部分半盆截肢术。这种半盆截肢术在临床上应用最多。

“扩大半盆截肢术”是指同侧骶髂关节被肿瘤侵润时，为了达到肿瘤切除边界，经过骶骨翼和骶孔切除半侧骨盆（图 8-1C）。手术需要切除骶骨，手术难度和风险较高。

“复合半骨盆截肢术”是指肿瘤同时累及内脏，如膀胱、直肠、前列腺或子宫，截肢时需要同时手术处理被肿瘤累及的脏器。手术需要相关科室配合。

半骨盆截肢的皮瓣选择取决于肿瘤的位置和肿瘤切除后残留皮瓣的血供情况。“后皮瓣半骨盆截肢术”最常用，这是基于臀大肌筋膜皮瓣或肌皮瓣的半骨盆截肢，上述经典或标准半骨盆截肢术或改良及各种扩大半盆截肢术均是通过后皮瓣来覆盖伤口的。少部分患者后皮瓣被肿瘤累及或放疗后无法应用，可以选择基于股血管的前方大腿肌皮瓣来覆盖伤口，这被称为“前皮瓣半骨盆截肢术”。极少数患者可能会用到基于闭孔血管的肌皮瓣。以作者的经验，半骨盆截肢术后闭孔血管肌皮瓣的坏死率较高。

后皮瓣半骨盆截肢术

后半骨盆截肢术中最常用的是改良半骨盆截肢术。而扩大半骨盆截肢术涉及骶骨切除，操作起来难度、风险较大，最好由熟悉骶骨肿瘤切除的医师实施此型半骨盆截肢术。

1. 适应证

保留的臀大肌筋膜皮瓣或肌皮瓣足以覆盖伤口。

2. 禁忌证

臀大肌筋膜皮瓣被肿瘤累及。

3. 麻醉

全麻。开放足够的输血补液通道。根据情况备血 3000ml 以上。

4. 体位

病人取侧卧位，用沙袋维持躯干姿势。侧卧

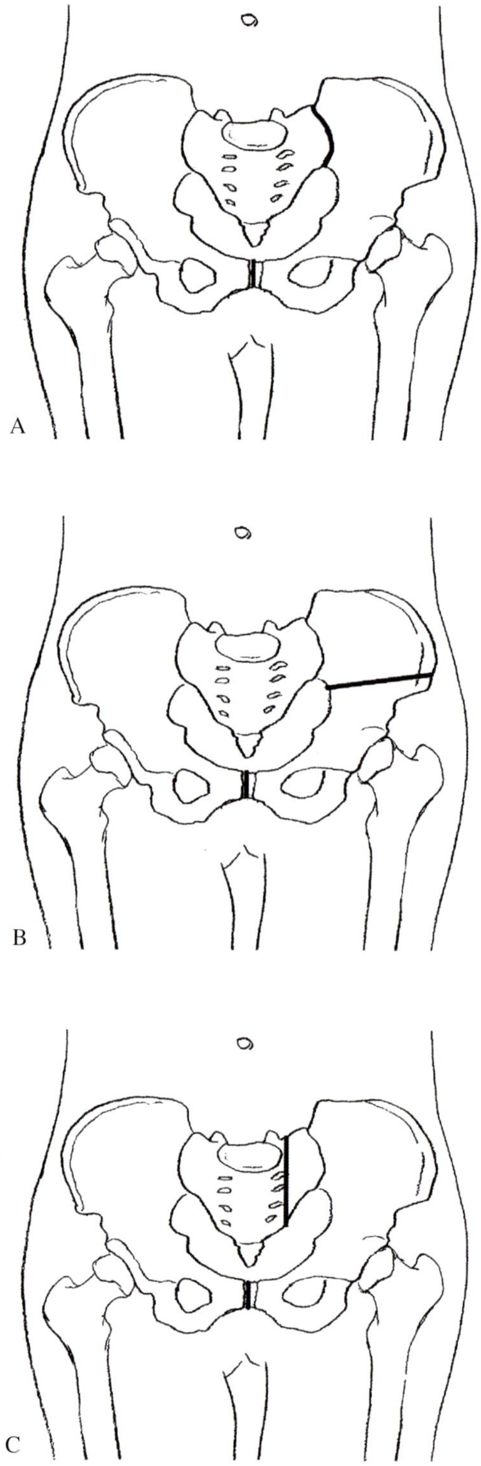

图 8-1 半骨盆截肢术 A：经典半骨盆截肢术，骨盆环截骨部位示意图；B：改良半骨盆截肢术截骨部位示意图；C：扩大半骨盆截肢术截骨部分示意图

位可使腹腔内脏器官自然垂向健侧，减少术中人为的牵拉刺激。建议健侧肢体穿抗栓袜。用缝线或胶布条把阴囊和阴茎固定在对侧大腿上。临时缝合肛门。术中安排一名助手牵引下肢，按手术医师要求移动肢体，以便在张力下切断所有组织。

5．操作步骤

（1）经典或标准半骨盆截肢术

前切口自髂嵴至髂前上棘前内侧，沿腹股沟韧带切至耻骨结节。在髂嵴和髂前上棘切断腹内外斜肌、腹横肌及腹股沟韧带。显露和分离精索，并用橡皮条将其拉向内侧。将腹肌牵向内上方。做腹膜后钝性剥离，将腹膜和腹腔内脏器推向内上方。自耻骨上缘和其结节处切断腹直肌和腹股沟韧带。钝性剥离膀胱前间隙或 Retzius 间隙，应用湿纱布垫开，暂时将膀胱保护在盆腔下部。此时可见到和触知随腹后壁向内侧移行的输尿管。

为了更肯定地明确是否宜行半骨盆切除术，必须探查肿瘤的边界。如瘤体巨大，超过同侧骶髂关节，则应考虑是否行超半盆切除，或必要时放弃半盆截肢。如决定半盆截肢则切断和双重结扎髂外动静脉，向远侧轻拉股神经，用锐利刀片将其切断。

助手用双手握患侧大腿，使髋关节外展。术者站于该下肢与手术台之间。会阴切口：自前切口的耻骨结节止点起，在大腿根部呈弧行沿耻骨和坐骨支向后下方切至坐骨结节。显露耻骨支，坐骨膜下剥离，即可将坐骨海绵体肌和会阴横肌自耻骨内缘分开。用手指自耻骨联合后侧触探该处的乳头状骨棘，而后用截骨刀或电刀切开耻骨联合，注意勿伤及后尿道。

在髋关节屈曲内收位，自髂嵴切至髂后上棘，而后切至股骨大转子，再沿臀皱襞下行，与第二切口的止点相连于坐骨结节处。按皮肤切口的形式切开臀大肌腱膜，自其止点处切断。在臀大肌深面作钝性剥离后，将该肌瓣翻向脊柱中线，即可清晰地露出臀中肌、髋外旋肌群，坐骨神经和臀上下动静脉。横断梨状肌，结扎臀上下动静脉，向远侧轻拉坐骨神经，用锐利刀片切断，任其自行回缩。而后切断臀上下神经。自髂嵴后部切断

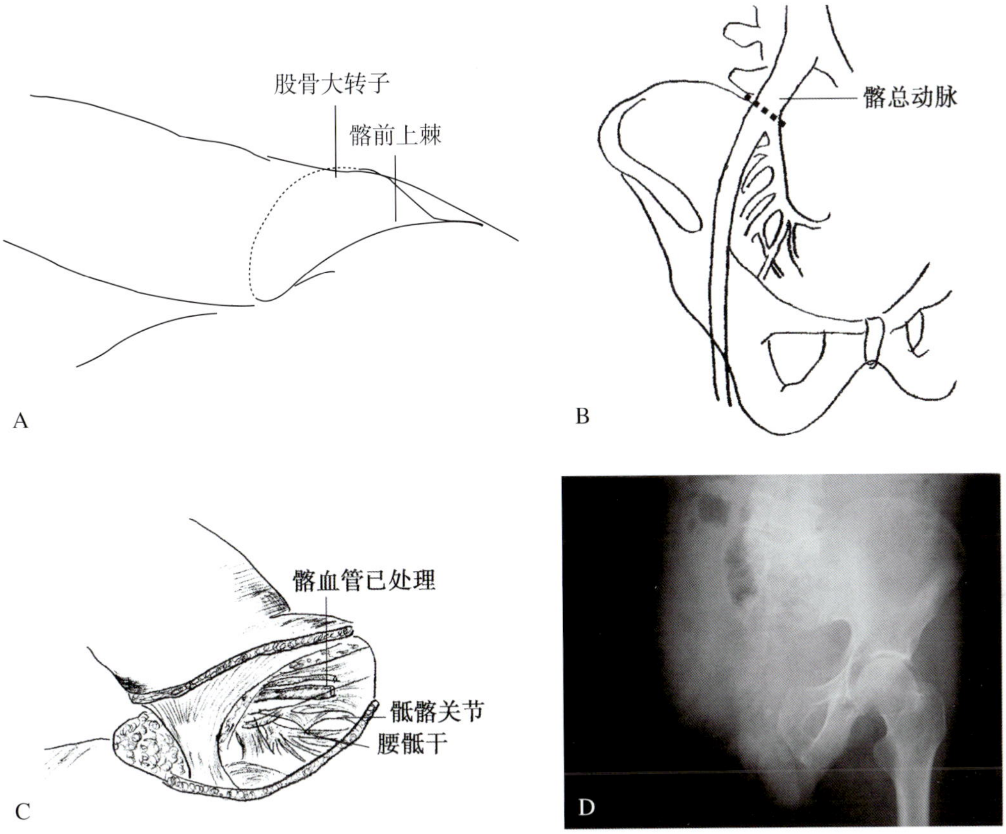

图 8-2 半骨盆截肢 A：切口设计；B：髂血管结扎水平；C：切断腰骶干，显露骶髂关节；D：经典半盆截肢后普通 X 线片

背阔肌、腰方肌后，向中线剥离并牵开臀大肌。自坐骨切迹通过一长止血钳，至盆腔内导出线锯，尽可能在接近骶髂关节侧，自下而上的方向将髂骨锯断或离断骶髂关节。使患肢和髂骨外旋后，可在盆腔内结扎切断闭孔动脉和闭孔神经。在骶髂关节平面切断腰大肌。自耻骨的骨盆侧切断提肛肌。在切断骶棘韧带和骶结节韧带后，患侧半骨盆即完全解离。

手术野留置引流管。将臀大肌瓣缝于腰方肌、腹内、外斜肌和腹直肌后，缝合皮瓣。

(2) 改良半骨盆截肢术

骶髂关节连接的部分髂骨翼不需要被切除时，可考虑行“改良半盆截肢术”，保留部分髂骨翼，切除部分半骨盆。这对术后安放假肢很有利。切口后半部分较标准半盆截肢术剥离范围小，保证肿瘤安全切除边界的前提下，通过坐骨切迹用线锯将髂骨从髂前上棘水平截断即可。

附：病例 1. 改良半骨盆截肢术

(3) 扩大半盆截肢术

肿瘤上缘靠近骶髂关节或累及骶骨翼时，需要在直视下探查骶髂关节前面。肿瘤累及骶髂关节，要实施“扩大半骨盆截肢术”，即在患者骶骨翼或骶孔截断骶骨。见图 8-4。与标准半盆截肢术相同的操作不赘述，不同之处在于以下骶骨部位的操作。

在标准半盆截肢的基础上需要将后方切口向内侧延长到后正中线（腰四、五脊突间）。掀开双侧骶棘肌，打开骶管、分离硬膜，切断患侧骶神经根。切断尾骨韧带、双侧骶棘韧带、骶结节韧带、患侧梨状肌，钝性分离前方直肠。

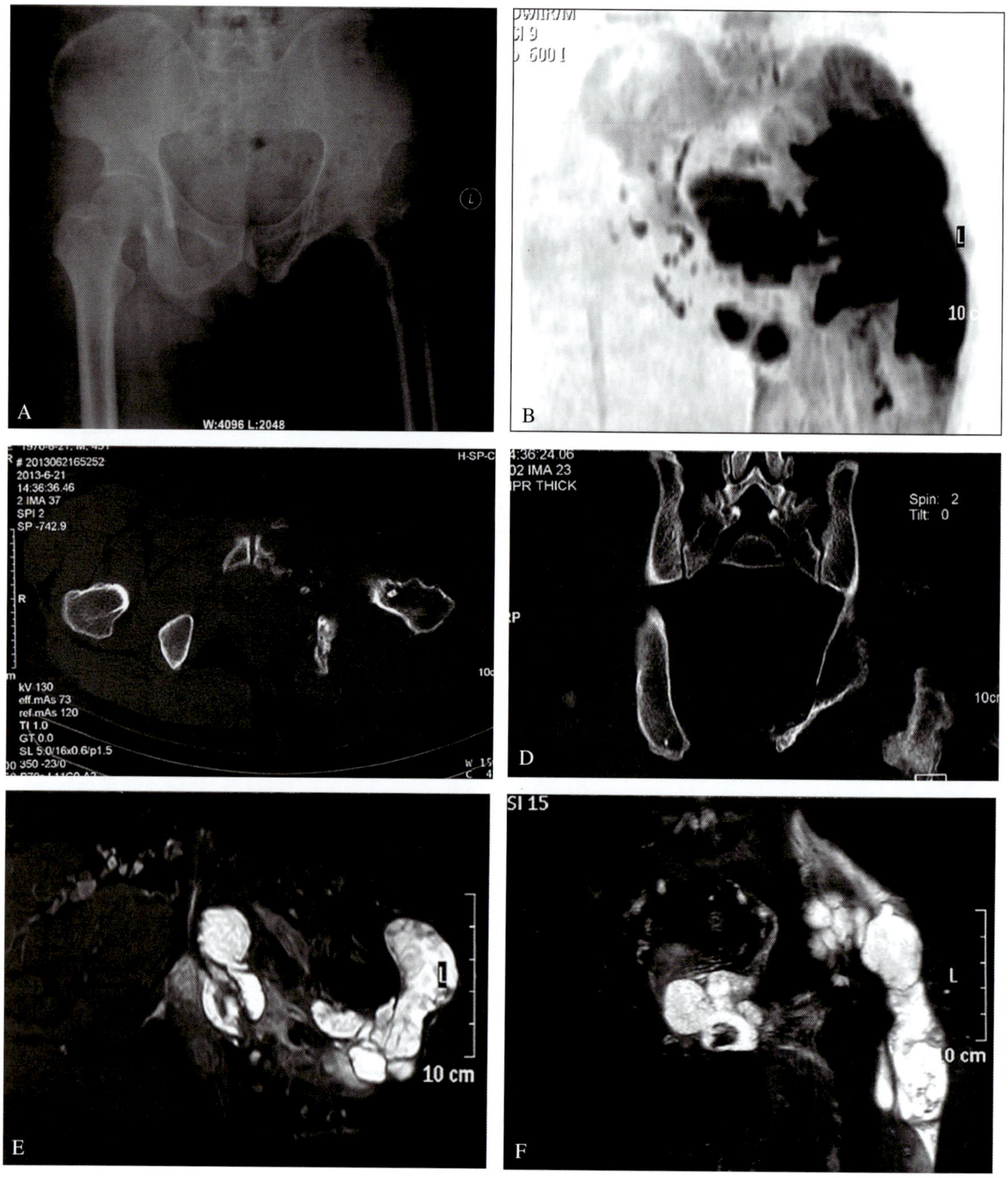

图 8-3　男性，43 岁。左半骨盆软骨肉瘤（Ⅱ级）多次手术后复发，决定行改良半盆截肢术。放疗导致臀部局部损伤　A ~ F：影像学检查示巨大肿瘤包块

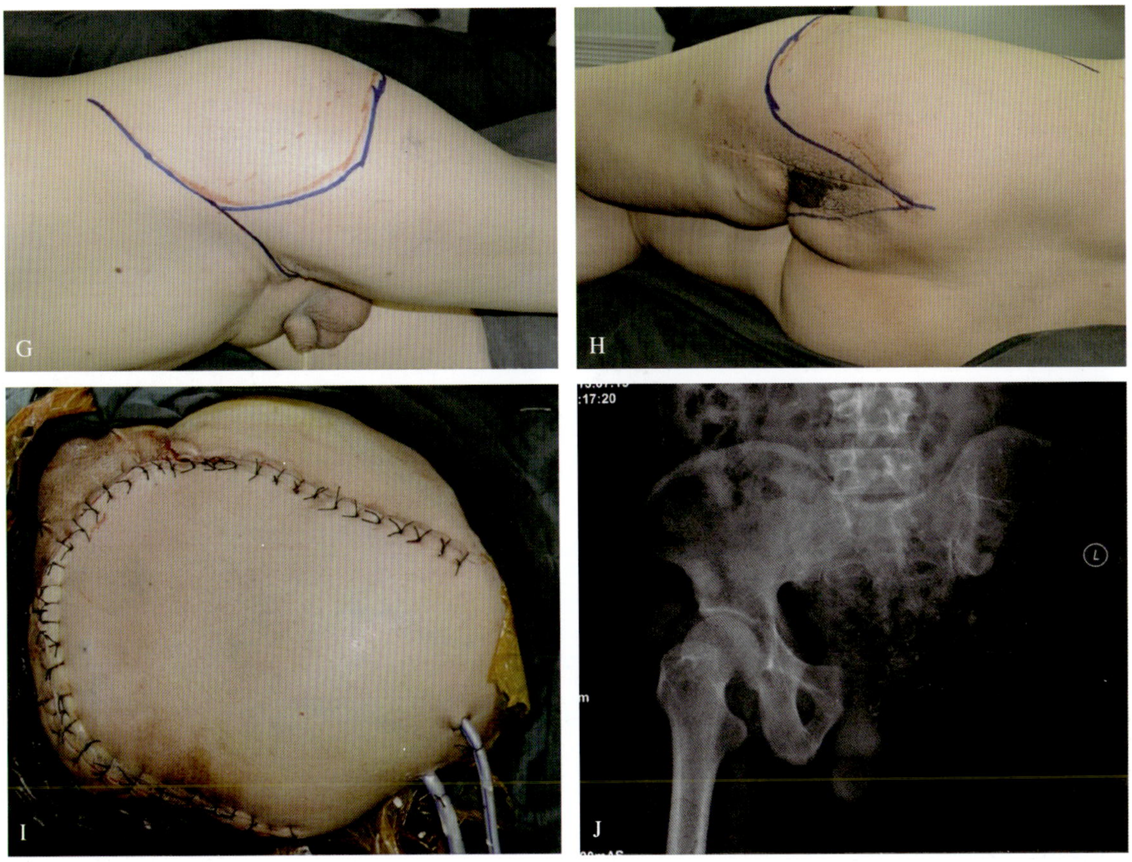

图 8-3 续　男性，43 岁。左半骨盆软骨肉瘤（Ⅱ级）多次手术后复发，决定行改良半盆截肢术。放疗导致臀部局部损伤　G、H：术中根据皮损范围设计了皮瓣；I：术中缝合后皮瓣；J：术后 X 线平片

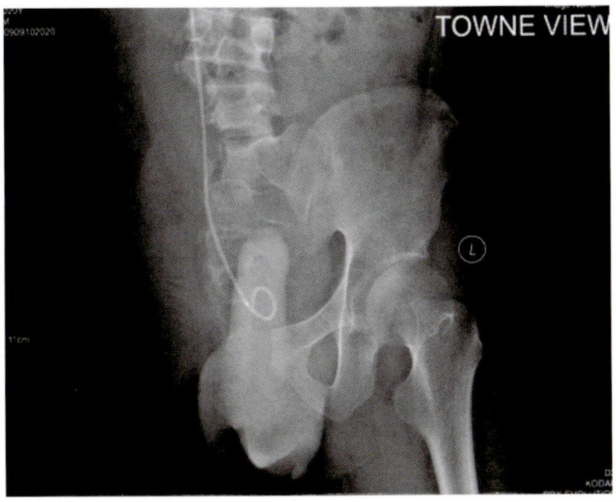

图 8-4　扩大半骨盆根治后 X 线片

通过髂肌前方，腹膜外分离至骶骨前方，分离结扎肿瘤表面的髂血管分支，结扎切断患侧髂总动脉及腰骶神经干。游离保护输尿管。在肿瘤骶骨侧的安全边界内侧显露骶骨前方，自前方最大可能切除 L5/S1 患侧半椎间盘。注意保护硬膜及健侧骶神经，在肿瘤骶骨侧的安全边界内侧纵向锯断骶骨，在安全边界内完成截肢。

由于骶骨部位出血明显，建议应用腹主动脉球囊控制出血。

6. 注意事项

根据肿瘤部位及出血情况，可以选择结扎切断髂总动脉，但术后皮瓣血运差，术后皮瓣坏死率增加 2.7 倍。

切断髂总血管时，髂总淋巴结随肿瘤一并切除。保留髂内动脉时，髂总淋巴结也随着保留，必要时需要清扫髂总淋巴结。

前列腺与膀胱周围有丰富的静脉血管，在切除标本前这些血管出血很难控制。切开耻骨联合时，需要保护好膀胱、前列腺和后尿道。

肿瘤累及臀肌时，只能保留后侧皮瓣，而不是肌皮瓣。有时深筋膜都需要与肿瘤一并切除。术后伤口并发症发生率相应增高。

部分患者需要在髂嵴水平切断腰骶神经干，在离神经孔 1 ~ 2cm 处切断并结扎骶神经。有条件时可考虑保留来自骶神经加入到盆腔神经丛的勃起神经。

在髂嵴水平切断髂腰肌时，需要对肌肉断端进行确切止血，否则会出现严重的术后出血。

7. 术后处理

根据病人在手术中的反应和失血量补足血液，继续输液。术后第 2 日，结合病人进食情况定出维持水电解质平衡计划。

手术切口靠近会阴部，易被尿、便污染，因此，术后包扎敷料应用胶皮薄膜及胶布封闭。术后低渣饮食 3 日。术后第 4 日可用缓泻剂或灌肠协助排便。

术后避免骶区和手术侧受压。卧床 7 ~ 10 日，至软组织愈合。女性病人术后可保留导尿管至下床。引流量明显减少时拔除引流管。

前皮瓣半骨盆截肢术

Frey 等于 1976 年首次报告采用基于股血管供应的股四头肌肌皮瓣覆盖创面的半骨盆截肢方法，并称其为前皮瓣覆盖创面的改良半骨盆截肢术。其后，Sugarbaker 等也报道了类似的手术。为了与经典的后皮瓣半骨盆截肢术相区别，这种手术被命名为前皮瓣半骨盆截肢术。其优点是肌皮瓣血运良好，能够修复臀部巨大的软组织缺损。术后伤口并发症发生率明显低于后皮瓣截肢者。目前有 1/4 半骨盆截肢病例为前皮瓣半骨盆截肢。

1. 适应证

臀大肌肌皮瓣受肿瘤侵及、手术污染或其他原因无法使用，经典半骨盆截肢术无法达到既广泛切除肿瘤又具有良好术后覆盖的效果。

2. 禁忌证

基于股血管供应的股四头肌肌皮瓣无法保留。

3. 麻醉

同后皮瓣半骨盆截肢术。

4. 体位

同后皮瓣半骨盆截肢术。

5. 操作步骤

确定肿瘤切除后臀部缺损的大小，根据缺损大小规划前肌皮瓣大小，保证前皮瓣能够覆盖髂嵴。前切口沿髂嵴向下至髂前上棘，转向大腿外侧至髌上囊上缘水平横过前方至大腿内侧，沿内侧中线向上至大腿根部，经耻骨结节向后至臀横纹。后切口自臀横纹沿肛门旁开 2 ~ 3cm 处，绕过髂后上棘，循髂嵴与前切口起始部相连。

自髂嵴上切断腹肌和背肌（竖脊肌、背阔肌、腰方肌）。切断臀大肌自髂骨及骶骨的起点。屈髋使臀纹下组织保持一定张力，自尾骨和骶结节韧带上切断剩余的臀大肌起点。切断骶棘韧带及梨状肌，钝性游离骶前组织，自直肠外侧向深方游

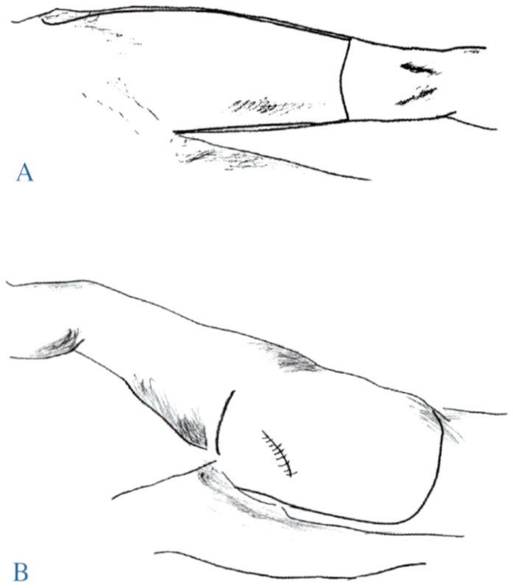

图 8-5 前皮瓣半盆截肢，前后（A、B）皮瓣设计

离坐骨直肠窝。

沿皮肤切口切断整个股四头肌，至股骨。纵行切开髂胫束，近段循阔筋膜张肌前缘切开。自股外侧肌后缘切开至股骨，用电刀自股骨掀起股外侧肌，保持肌皮瓣的肌肉与皮下组织及皮肤不分离。自内收肌管处找到并结扎股浅动、静脉。从股血管神经束深面进行游离。经股内侧肌后缘至股骨干。自股骨上整体掀起大腿前方股四头肌为主肌皮瓣直至腹股沟水平。自起点处结扎股深动脉。

自髂前上棘切断缝匠肌起点，自髂前下棘切断股直肌切点，在髋关节前方切开股鞘，自耻骨上缘切断同侧腹直肌。保护膀胱尿道，切开耻骨联合。找到髂总血管，在起始部结扎、切断髂内动脉和髂内静脉。在髂嵴水平切断腰大肌和闭孔神经，注意保留股神经。在靠近骶孔处结扎切断腰骶神经干和骶神经根。

抬高大腿，使组成盆膈的肌肉保持一定的张力，在靠近骨盆止点处切断泌尿生殖膈、提肛肌。注意保护盆腔脏器。

在同侧骶骨前孔外侧截骨。可以用骨刀或线锯截骨，注意肿瘤切除边界。骨蜡封闭骶骨松质骨截骨面。

彻底止血后，伤口深部留置引流管，应用前肌皮瓣覆盖伤口，逐层间断缝合伤口。

6. 注意事项

有些老年患者和糖尿病患者伴有隐性的股动脉粥样硬化，不适合这种手术。除常规检查外术前常规行动脉血管造影。

多数情况下，此术式需要在骶骨侧截骨，为“扩大的半骨盆截肢术”。

少有病例腹股沟部位皮肤无法保留，需要以股浅动脉为蒂的“岛状”皮瓣。

必要时后方皮肤切口需要绕过骶骨后正中线。

对于要获得安全切除边界的截肢病例，有作者强调先切开后切口，术中行冰冻病理判断肿瘤后方内侧的切除边界，如果冰冻切片未发现肿瘤细胞，再进行截肢。

本术式不常规清扫髂总淋巴结。部分患者需要清扫髂总淋巴结。

7. 术后处理

同后皮瓣半骨盆截肢。

半骨盆截肢术后自体小腿正常组织的再植利用

上述各种半骨盆截肢术的皮瓣无法闭合伤口的患者，可以考虑应用腹直肌肌皮瓣或背阔肌肌皮瓣来闭合伤口。但这会给患者带来额外的创伤。有人应用截下肢体的游离带血管蒂小腿肌皮瓣，通过显微外科技术来覆盖伤口。

Bramer 利用半盆截肢后截除肢体的胫骨与残留髂骨行融合术，重建患者坐骨结节，改善了患者的坐位稳定性和佩戴假肢后的功能。

（李大森　杜志业）

延伸阅读

1. Grimer RJ，Chandrasekar CR，Carter SR，et al. Hindquarter amputation：is it still needed and what are the outcomes? Bone Joint J，2013，95-B（1）：127-131.
2. Carter SR，Eastwood DM，Grimer RJ，et al. Hindquarter amputation for tumours of the musculoskeletal system. J Bone Joint Surg Br，1990，72（3）：490-493.
3. Chretien PA，Sugarbaker PH. Surgical technique of hemipelvectomy in the lateral position. Surgery，1981，90（5）：900-909.
4. Karakousis CP. The technique of major amputations for malignant tumors. J Surg Oncol，1983，23（1）：43-55.
5. Nielsen MB，Rasmussen P，Keller J，et al. Preliminary experience with external hemipelvectomy for locally advanced and recurrent pelvic carcinoma. Colorectal Dis，2012，14（2）：152-126.
6. Senchenkov A，Moran SL，Petty PM，et al.Predictors of complications and outcomes of external hemipelvectomy wounds：account of 160 consecutive cases.Ann Surg Oncol，2008，15（1）：355-363.
7. Frey C，Matthews LS，Benjamin H，et al. A new technique for hemipelvectomy. Surg Gynecol Obstet，1976，143（5）：753-756.
8. Sugarbaker PH，Chretien PA. Hemipelvectomy for

buttock tumors utilizing an anterior myocutaneous flap of quadriceps femoris muscle.Ann Surg，1983，197（1）：106-115.

9．Kulaylat MN，Froix A，Karakousis CP. Blood supply of hemipelvectomy flaps：the anterior flap hemipelvectomy. Arch Surg，2001，136（7）：828-831.

10．Bramer JA，Taminiau AH. Reconstruction of the pelvic ring with an autograft after hindquarter amputation：improvement of sitting stability and prosthesis support. Acta Orthop. 2005，76（3）：453-454.

9 骶骨肿瘤切除术

骶骨切除的手术入路

骶骨后侧入路

骶骨后侧入路用于以下两种情况，一种是结合前侧入路用于全骶骨切除。另一种情况用于S2以下的骶骨切除。这一入路适合于骶2以下的脊索瘤或其他恶性肿瘤。对于有经验的外科医生来讲，这一入路也可以进行包括骶2的切除。当进行骶骨切除时，在骶骨中线做一倒“Y”字形或“工”字形皮肤切口（图9-1）。

这一切口比较容易暴露骶骨侧方区域，包括骶结节韧带、骶棘韧带。这些韧带坚韧而且紧张，应当首先切断。必须充分暴露坐骨切迹以显示坐骨神经、梨状肌、臀上臀下动脉（图9-2）。

在需要切除的骶骨水平做椎板切除术显露椎

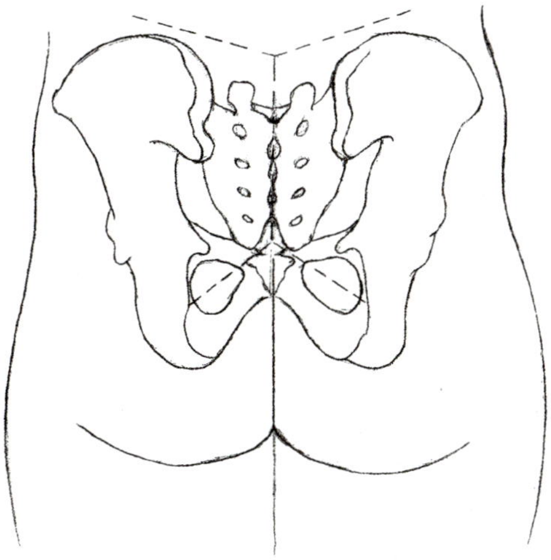

图9-1　骶骨后路切口

管，结扎并切断神经根。如果可能，一侧的S2神经根应予以保留，以防出现膀胱直肠功能障碍。在椎管内显露两侧的S2神经根，进行更广范围的椎板切除后可以显示神经孔。在骶骨后壁上确定截骨线。

骶骨前方可以通过逐渐的钝性分离得以显露。骶骨截骨线的前壁可以用椎板咬骨钳分块切除。因为骶骨中央较厚，在骶骨中线进行截骨比较困难。如果骶骨两侧的开槽范围足够，就可以在骶骨前面安全放入海绵或牵开器。骶骨中央部分可以用骨刀截断，从而完成骶骨截骨。可自远端掀起骶骨残端，小心钝性分离截骨水平骶骨与直肠之间的软组织。在骶骨和直肠之间通常有一些软组织，因此可以将直肠自肿瘤分离出来。由于髂内动静脉的分支位置较深，从前方入路进行处理有一定困难，但在这种特殊情况下处理起来却较容易。这样就完成了骶骨切除。

肿瘤切除后常存在较大的死腔，但并不需要特殊的重建步骤。在大多数病例，皮瓣可以直接缝合。在一些接受骶骨切除术的病人出现了排便困难，这是由于直肠在死腔内变得不稳定。骶骨截除可以经后入路进行。在术前应注意如下几点：采用影像检查和肛门指诊了解直肠和肿瘤之间的粘连情况；可请普外科医生会诊；如果怀疑存在粘连，则不应单纯采用后入路。

骶骨前侧腹膜外入路

采用前入路的目的是能够完全显露骶髂关节至坐骨大切迹的范围，也可用来显露高位的椎体截骨水平，包括L5/S1间盘或腰椎椎体。骶骨的切除主要依靠后入路，前入路的主要目的是显露和保护重

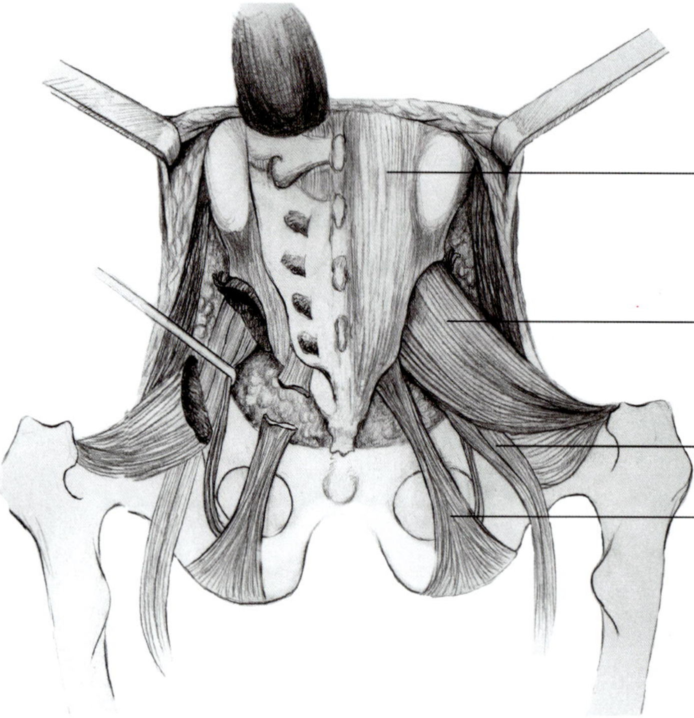

图 9-2 暴露骶骨后方

要的器官结构、血管神经以及间盘的切除。

应当常规进行血管造影来了解三个重要问题：①髂外血管是否可以保留？如果不能，必须准备血管置换。通常人工动脉血管可以达到良好的效果，但人工静脉却不能。可以采用对侧的大隐静脉移植来解决这一问题。②髂内动脉是否位于肿瘤部位？如果其位于肿瘤下方，那么前方入路第一步就需要完全结扎髂内动脉。如果必须牺牲两侧的髂内动脉，那就有可能影响盆腔脏器的血供，甚至需要切除膀胱、直肠和子宫，这可能是手术的禁忌证。只有完全游离肿瘤后才能结扎髂内静脉，否则将出现静脉充血导致的大出血。③是否有侧支血管？如果存在侧支血供，需要结扎或栓塞以减少出血。

手术步骤（图 9-3）：

术前需要进行肠道准备。病人仰卧位或截石位，取大 U 形 Stener 切口，接下来的操作在髂腹股沟入路部分有详细描述。小心切断腹肌，广泛暴露腹膜后空间。通常不需打开腹股沟管，可将精索牵向远侧。需要结扎切断腹壁下动静脉，游离保护髂外血管和输尿管。输尿管横跨于髂内外动脉的分叉处，通常较易辨认，但如果以前曾接受过手术治疗或放疗，由于粘连可使游离输尿管变得困难，这就需要进行输尿管插管。

随后需要显露的是髂外血管、髂内血管、髂总血管和腹主动脉。主动脉通常可以经此入路显露，并可进行血管阻断。如果需要可以用 Fogarty 血管夹临时阻断主动脉以控制出血。每次主动脉阻断时间不超过 90min。髂总动脉也可加以阻断。骶正中动脉需予以结扎。髂外血管应自肿瘤游离。当髂外血管被牺牲时，应首先进行重建。

髂内血管通常在髂外血管的下面，静脉比动脉位置更加深在。如果动脉位于肿瘤表面，可予以分离。如果不可能进行分离，则必须牺牲动脉。结扎单侧髂内动脉不会造成盆腔脏器缺血。侧支血管（髂骶、髂腰血管，臀上、下血管，闭孔血

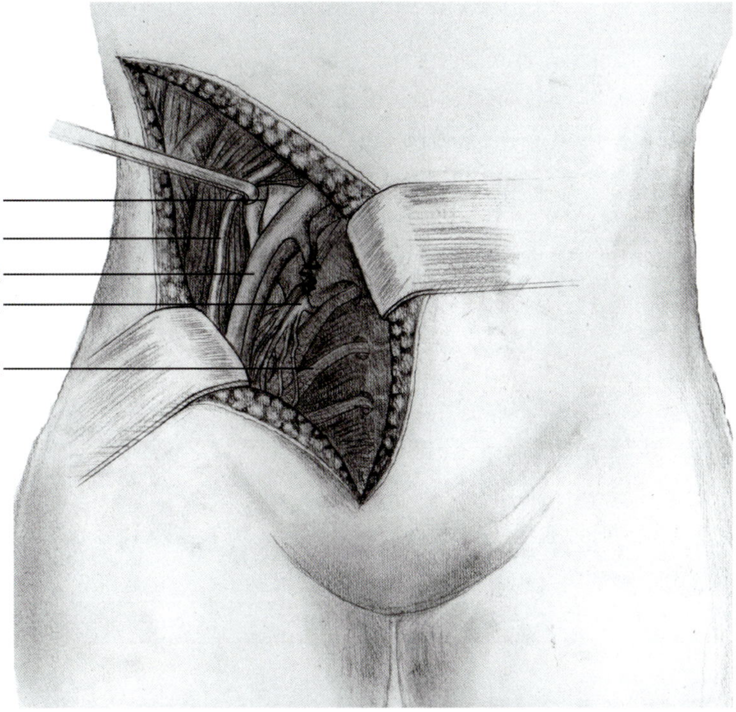

图 9-3 经腹膜外显露骶骨前方

管）应予以结扎。如果能够分离，有时应保留臀上血管。所有进入肿瘤的供支血管均应结扎。通常很难游离髂内动静脉的深部分支，特别是在较大的肿瘤。在这种情况下，可经后入路显露髂内动静脉。应小心分离臀上动脉，它比较容易被损伤，而且止血困难。如果自前方分离困难，就应从后方进入。

在髂内静脉周围有大量的网状静脉，使其容易出现损伤。如果出血难以控制，就必须停止手术，并向伤口内填塞大量止血海绵，这样手术的效果就不理想了。为了避免这种并发症的发生，建议进行较大的手术野显露。如果受损伤静脉的远近端都可进行压迫止血，血管撕裂是可以被修复的。

当沿髂内动脉分离至坐骨大切迹时，可以显露骶髂关节前面。可以不去处理深部的血管，而留待后方入路解决。如果需要可以切断髂腰肌。当有神经根受累时应予以切除，通常 L5 神经根从骶髂关节处经过。从后方入路很难确定准确的截骨线。前方入路截骨需要确定解剖标志。应在前方截骨线上放置海绵或硅板来保护血管。

之后就应分离位于 L5/S1 水平或更高的截骨线。结扎切断供应脊柱各节段的动静脉。位于前面的高位截骨线应予广泛分离。需要牺牲的神经根也应切除。在预计的切除水平尽可能地切除椎间盘，同时也需应用海绵或硅板。

全骶骨切除手术入路

前后路联合入路对于全骶骨切除来说是必须的。术中需要更换病人的体位。当前侧入路的伤口闭合包扎后，将病人翻身至腹卧位，而后按常规方法进行后路骶骨切除。

经腹前侧入路：下腹部正中切口，上至脐下下达耻骨联合，保留腹直肌。经腹显露盆腔，牵开肠管，在腹膜后解剖腰骶部及盆腔。解剖双侧髂动、静脉，结扎双侧髂内动脉、缝扎骶中动脉。将盆腔内的内脏及血管结构从肿瘤表面分开。探查肿瘤，必要时打开侧腹膜，术中注意保护肠系膜下动脉和输尿管，游离乙状结肠达肛管水平，保护肿瘤假性包膜完整。解剖直肠后，切断进入肿瘤体内的神经根，前路切除 L5 ~ S1 椎间盘，以及在腹侧进行部分的骶髂骨的截骨术（图 9-4）。在直肠的背侧放置无菌纱布将直肠与骶骨分开，关闭后腹膜，逐层关闭前路切口，行后路切口切除肿瘤。

后侧入路：应当充分显露骶骨的侧面和坐骨大切迹，自后方分段切断梨状肌。充分显露骶髂关节的后面，用沙布自坐骨切迹向前保护骶髂关节前方，而后就可以安全地在骶骨侧面或骶髂关

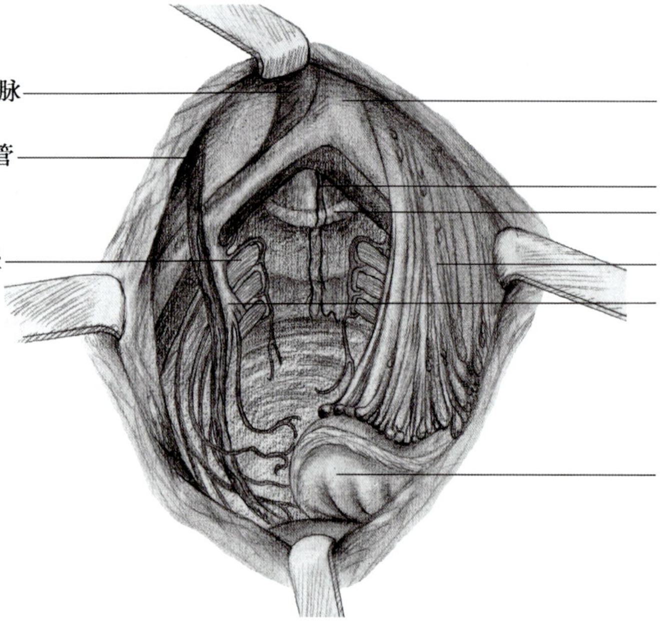

图 9-4　经腹骶骨前方入路显露骶骨

节进行截骨。切断附着于椎板的竖脊肌以显露 L5 后方。

按常规方法切除椎板。在预定的切除水平结扎切断硬膜。用骨刀或线锯沿 Kirschner 线做两侧骶骨或髂骨的截骨（图 9-5）。在完全切除骶骨前，需要在髂骨和脊柱之间安装临时内固定，否则将发生脊柱和骨盆的分离。内固定安装完成后，就可进行最后的切除步骤。在骶骨与脊柱和髂骨间的联系被切断后，自骶骨残端的近侧向后掀起并牵向远侧。向远侧钝性分离骶骨和直肠间隙，结扎切断髂内血管的深部分支血管，逐步将全骶骨切除完成。

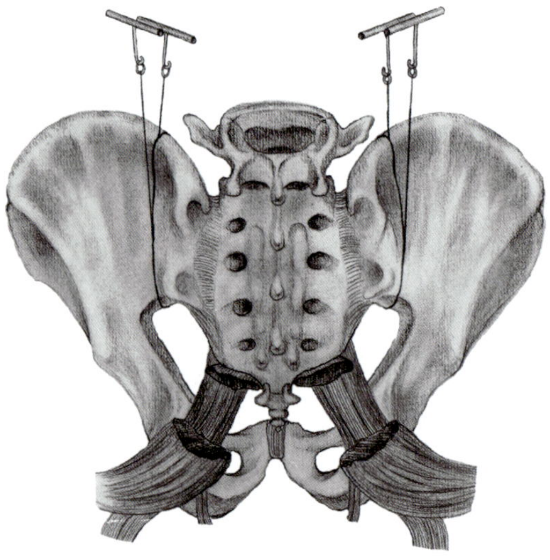

图 9-5　后路双侧髂骨截骨

部分骶骨及全骶骨切除术

骶骨切除术用于治疗骶骨的脊索瘤或累及骶骨的骨盆肿瘤，有时能够将肿瘤完全切除，有时由于神经根或脏器受到肿瘤浸润，不能将肿瘤完全切除。手术损伤支配肛门和尿道括约肌的神经以后，造成严重的功能障碍。肿瘤侵犯骶骨超过骶髂关节下缘以上，需要牺牲 S2、S3 神经根，甚至 S1 神经根。如果骶骨肿瘤靠前面，手术采取侧卧位或腹骶位，用联合腹外侧切口。如果骶骨肿瘤靠后面，手术采取俯卧位。有时需要同时整块切除直肠或直肠加肠管。阴部神经走行于坐骨棘后面，在坐骨直肠窝位于闭孔内肌表面。从骶骨边缘上切断臀大肌起点后，保护好阴部神经。

手术方法

体位和切口

1. 侧卧位

如果已经明确直肠受到肿瘤侵犯或高度怀疑直肠受到肿瘤侵犯，或者以前手术造成直肠和骶骨前面紧密粘连。最好用侧卧位。大多数情况下，患者右侧卧位，左侧在上面，这样分离直肠和乙状结肠比较容易。对腹部、左肋部、腰骶部消毒铺单。暴露左侧髂嵴，后面将整个骶骨暴露，前面过正中线从脐部到耻骨暴露。

如果术前肛诊或直肠内镜检查发现直肠受到肿瘤侵犯，最好先从腹部开始手术。用左肋缘到耻骨联合的斜切口，或者用从脐上到耻骨联合的正中切口。正中切口比较好，不仅切开及闭和较快，而且不影响乙状结肠造瘘。进入腹膜腔，探查腹腔除外转移瘤。

沿降结肠和乙状结肠切开“白”线进行游离，识别并沿着左侧输尿管到膀胱止点。把腹膜上的切口延长到直肠膀胱或直肠子宫部，然后到直肠和乙状结肠的右侧。在骶前区钝性分离结合锐性分离，从骶骨上部将直肠和乙状结肠分离比较容易。分离肠管时不要进入骶骨的肿瘤。尽量将直肠的外侧向下分离，前面与膀胱（女性为：子宫和阴道）上部分离。

一旦决定直肠、乙状结肠要与骶骨整块切除，就从适当部位切开肠系膜。首先切开腹膜，在适当水平从肠系膜任何一面切开肠系膜动脉和静脉分支，结扎血管注意保护肠管的血运。根据具体情况从乙状结肠中部或降结肠下端切断肠管。将远侧端留置于盆腔，近侧端拿出准备最后造瘘。

为了在切除骶骨过程中，经腹腔帮助分离，此时先不要闭合腹腔，保护切口免于受到污染。做骶部的切口，从皮下组织掀起皮瓣，分离到骶骨边缘，沿骶骨边缘切断臀大肌，接着切断骶结节韧带。切断肛管尾骨之间的组织，用手指钝性分离骶骨前面。如果要保留肛管，分离肛管齿状线以上的直肠，分离肠管的前面一直到前面经腹腔分离的范围。有时为了安全期间，另外一名术者可经腹腔切口引导帮助分离。

如果不保留直肠，就将会阴连同骶骨一起切除。向下延长骶骨中线切口环绕肛门，分离直肠下段前面与前列腺（女性为：阴道）之间的间隙，以及直肠侧方一直到前面经腹腔分离的范围。在这种情况下不用暴露骶骨的前面。

2. 首先仰卧位，然后侧卧位

在少数情况下，为了将腹腔内的肿块完全游离，需要在腹腔广泛分离。如果内脏受到广泛侵犯或者盆腔中粘连广泛，需要用仰卧位和腹正中切口，经腹腔分离完骶骨肿瘤的附着以后，将肿瘤标本留置在盆腔，将腹腔闭合。将患者改为侧卧位，一般左侧在上面，骶骨上缘的视野最好。可以根据肿瘤的软组织肿块靠骶骨那一侧做适当调整。

3. 俯卧位

如果骶骨肿瘤位于直肠后侧，并且不需要切除直肠就能获得阴性切除边缘，肿瘤位于骶 2 以下，预计出血量不会太大，则单纯采用后方入路可完成手术，就采用俯卧位。骶骨的原发性肿瘤如脊索瘤，如果直肠内镜检查和 CT 检查发现直肠没有受累及，之前没有做过手术（这会破坏直肠和骶骨之间的间隙），最好用后侧入路，对大多数患者可以完成骶骨切除术。基本切口位为后方正中切口，如果存在活检瘢痕，则一并切除。对于肿瘤仅位于骶骨上部或骶尾部的患者，切口呈Y形或倒置Y形，如病变累及髂骨者，则切口可循髂骨翼延伸。如果肿瘤蔓延到臀部的范围很大，或者复发性肿瘤有多个病灶，需要广泛暴露后面，最好用俯卧位。如病变范围巨大或预计肿瘤出血较多，则采用前后路联合切口。经前路腹膜外结扎髂内动脉，临时阻断腹主动脉，控制出血量。

后侧入路手术步骤

1. 掀起皮瓣

切开皮肤和皮下组织，一直到深筋膜下，从骶骨边缘或在肿瘤软组织肿块以外掀起皮瓣。切口远侧刚好在尾骨下。经切口切开深筋膜到达骶棘肌，游离牵起骶棘肌后能显露骶尾骨背面、双侧骶髂骨之间的韧带联合部、第5腰椎棘突。

2. 切断肛管尾骨肌、梨状肌、骶结节韧带和骶棘韧带

切断肛管尾骨肌进入骶前间隙，沿任一骶尾边缘分离，从外面摸着肿瘤的边缘进行分离。在少数情况下，从直肠内摸着肿瘤进行分离。

切断臀大肌纤维以后，可以摸到构成骶结节和骶棘韧带的厚层纤维束。切断纤维束进入坐骨直肠窝。在骶骨前面，此时软组织包块仍被骶旁筋膜包绕覆盖。自肿瘤钝性分离直肠，于直肠及骶骨间隙处填塞纱布，将直肠推向前方，分离过程中确认肠壁的完整性未遭到破坏。

3. 截断骶骨

分离了骶骨下部后，要将骶骨近侧截断完成切除术，保护好直肠。在肿瘤没有将骶孔掩盖的时候，识别和计数骶孔比较容易。根据术前放射检查，术者应该知道截骨水平。骶骨的截断水平非常重要，从S3椎体下缘截骨不会影响括约肌的功能。截骨水平太高损伤双侧S2、S3和S4神经根会引起尿失禁和大便失禁，男性还会出现阳痿。进行高位骶骨切除的患者术前应该清楚这种风险，手术需要获得无瘤的切除边缘。保留单侧S2、S3，对功能影响不大；只保留S2，括约肌力弱，但仍有括约肌功能。对此尚有不同看法，有的人认为保留单侧S2神经根，肛管直肠功能良好，而有的人认为即便是双侧S2得到保留，括约肌功能仍有轻度问题，但是可以恢复。由此可见，术后早期康复治疗，一年内可以恢复正常的膀胱功能。

骶骨两侧一旦分离完毕，就可以截断骶骨近侧。如果术者能够离肿瘤上缘一定距离截骨，那么截骨就很安全。换句话说，如果术者能够用线锯直接将骶骨截断，那么最好低于S2椎体的下缘（图9-6），通常低于S3椎体。在骶骨的外侧分离骶髂关节不能高于S3，除非术者用咬骨钳从骶骨任意一侧将骨咬到S1或S2，然后经中线将骨截断。

如果用骨刀截断骶骨近侧，这种方法不允许有丝毫偏差。通常截骨平面与阴部神经根之间只有1～2mm。而且，蛛网膜下腔达到S2水平，用骨刀截骨就进入其中，如果造成伤口中脑脊液漏，即便缝合硬脊膜，也有发生脑脊膜炎的危险。

4. 分离骶神经根

在截断骶骨近侧的时候，用宽骨刀或小咬骨钳从设计好的部位将后侧骶板截下来，进入骶管，将骶神经向外侧拨开，将硬脊膜向近侧拨开。如果术者已经分离了骶骨外的阴部神经，可以沿该神经找到S2神经根。下部的骶神经根很细，从肿瘤表面出来几乎呈直角加入阴部神经，靠近阴部神经切除这些骶神经根，尽可能保留S2和S3神经根（图9-7），至少保留一侧阴部神经的连续性。分离保护好骶神经根以后，用骨刀将骶骨体截断。

5. 闭合伤口

冲洗伤口后，放置较粗的引流管，确保引流通畅，闭合切口。由于临近肛门，这种伤口感染率较高。

相关讨论

除一些专业水平较高的医院外，在普通的医院，骶骨切除术很少做。其实，只要掌握局部解

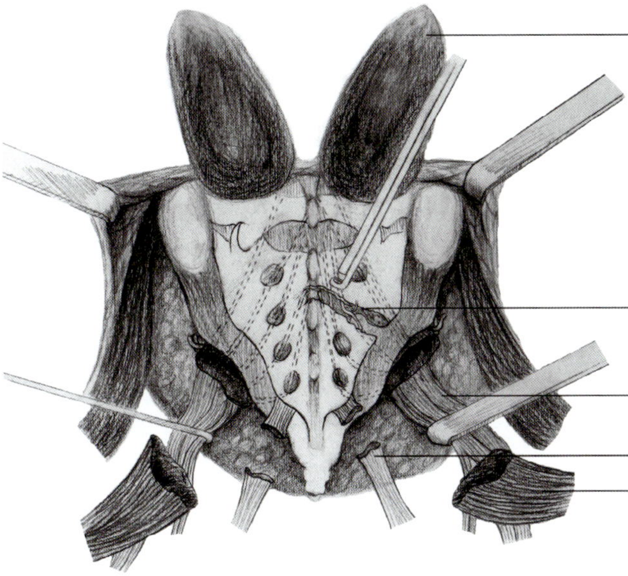

图 9-6 骶骨截骨示意图

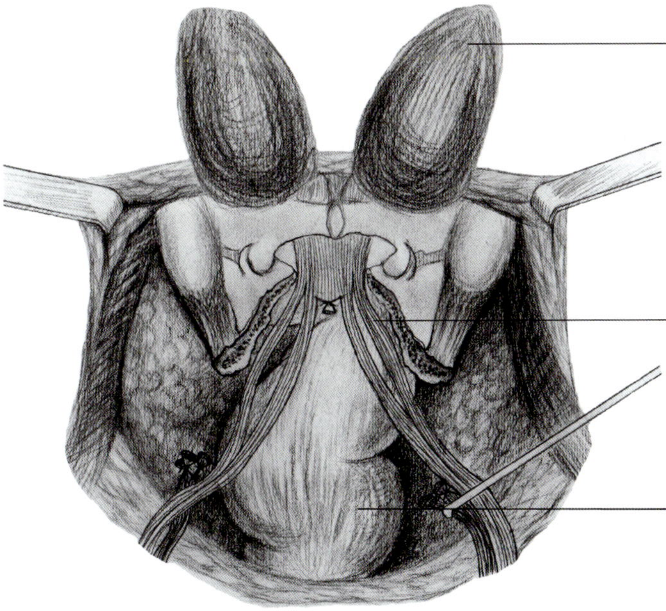

图 9-7 骶骨截骨肿瘤切除完成

剖和切除的原则，骶骨切除很安全。切除 S3 椎体以下的骶骨，不会引起大、小便失禁。只要不损伤骶神经根，用咬骨钳咬除后侧的骶板，进入蛛网膜下腔，可以安全地从 S2 椎骨截骨。在少数情况下，可以经 S1 椎骨截骨。进入骶管，对有的患者，可以识别、分离和保护没有受到肿瘤浸润的神经根。

我们遇到多例高位骶骨切除硬脊膜囊破裂的

病例。用骨刀截开骶骨后，切口中出现大量脑脊液，切除肿瘤标本以后，将硬脊膜囊缝合，术后伤口愈合良好，但是，术后伤口中引流大量脑脊液，需要伤口局部加压，抬高床尾，全身使用几周抗生素，防止硬脊膜囊内感染。

完全切除骶骨势必去除骶骨对脊柱的支撑作用，须行内固定手术进行支撑。坐骨神经包含L4～S3，腰骶干（L4、L5）经骶骨翼上走行，S1、S2和S3神经根经过三对骶前孔。显而易见，切除整个骶骨，会导致括约肌失禁以及双下肢受坐骨神经支配的肌肉的瘫痪。

骶骨切除术的术式选择

骶骨切除术式

许多骶骨切除手术需要前、后联合切口显露。如需切除直肠，手术则从前路开始，再进行后侧，手术最后在前路完成。如果直肠可以保留，手术从前路开始，在后路完成手术。在前路显露时，病人需要采用截石位，后路显露时病人则需俯卧位。

1. 手术方法一（Stener和Gunterberg）

先缝合肛门（保留直肠时为暂时闭合）。做横跨下腹部的半环形切口。在耻骨上1cm处切断两侧腹直肌。沿腹直肌鞘的侧缘切断两侧腹壁的其余肌肉。推开腹膜，显露髂总血管。从两侧的腹膜下继续游离，直到在直肠下会合，显露骶骨岬。

如切除直肠，从中线切开腹膜，分离结扎直肠上血管。然后，在直肠和乙状结肠交界处切断肠管，用套叠法缝合两断端。切断结扎直肠中血管，切开下腹膜返折部。从上面尽可能向远端游离直肠。绕肛门做一倒“U”形切口，在肛管下面、直肠前面及两侧尽可能向近侧分离。分离结扎髂内动静脉及骶外和骶中血管。如果切除水平在S1神经根以上，髂腰血管也需要分离结扎。在侧方分离出腰骶神经干，以便截骨时予以保护。若保留S1神经根，应在第一骶骨前孔出口处将其显露。在合适的水平截断骶骨前侧皮质，在侧方通过两侧的骶髂关节截骨。缝合前侧的切口，将病人改为俯卧位。

做一垂直的椭圆形切口，包括活检部位、肿瘤穿出的骶孔上皮肤和皮下组织。如直肠已经切除，切口应与原先的肛周倒“U”形切口相连。在预计切除皮肤上方向近侧延伸做成一中线切口，以显露L5椎体后面部分。向两侧牵拉皮瓣，尽量游离骶骨切断臀大肌。在肌肉和肌腱交界处切断梨状肌。然后结扎切断臀上、臀下血管。保护臀上神经。在坐骨结节处切断骶结节韧带。然后通过截断坐骨嵴，切断骶嵴韧带及尾骨肌。如直肠得以保留，松解肛管和尾骨之间的束带。如直肠切除，则切断双侧肛提肌。

在腰骶水平横行切断骶棘肌。如保留S1神经根，在L5和S1水平做部分椎板切除。如切断S1神经根，L5椎板完全切除，并切除腰骶的黄韧带。在合适的水平结扎切断硬膜囊。如保留S1神经根，在S1和S2之间做骶骨截骨，S1神经根管下半部分保留于肿瘤部分。触摸骶骨前方的截骨线，引导后方截骨。

如S1神经切除，在S1神经根管上通过S1截骨。于L5横突水平在髂骨翼做一深切迹，有利于从后方触及骶骨翼前上表面和骶髂关节。在此平面后下1cm处截骨并与该平面平行。触摸骶骨前面皮质和髂骨的截骨线同样也可指导确定截骨平面。然后切断骶神经，取出肿瘤。放置引流后，关闭后侧切口。如直肠已做切除，再将病人改为仰卧位，打开前侧切口。关闭盆腔内的腹膜，做乙状结肠造瘘术。可用乙状结肠的肠系膜修补小盆腔内的腹膜缺损。最后关闭腹部伤口。

2. 手术方法二（Localio，Francis）

通过左侧旁正中切口打开腹腔，切开腹膜，牵开结肠，寻找左侧输尿管。切开陷凹处腹膜，在L5和S1连接处向前翻转直肠-乙状结肠接合部。在肛提肌平面的远端显露肿瘤的上界，确定肿瘤向侧方生长的范围。结扎骶中血管和骶侧方静脉。将乙状结肠放回原位，关闭腹部切口。将病人改为俯卧位。在S4椎体水平于臀部做一横行切口。下方皮瓣分离至尾骨以下，上方皮瓣至L5水平。切断直肠尾骨韧带，向前翻转直肠，进入先前已打开的骶前间隙。确定肿瘤的下界。然后进行骶骨切除，切断骶骨的侧方韧带。利于骨凿在腹部显露后预定的水平截断骶髂关节。横断骶骨，从术野中取出。不必试图保留横断水平以下的骶神经。放置负压引流后，关闭后方切口。Localio 等建议病人可采用侧卧位，由两组手术人员同时做前后显露，这样可以减少术中出血，避免病人术中更换体位。

3. 手术方法三（MacCarty）

Mayo 医院的 MacCarty 等介绍了从后路对骶骨脊索瘤进行部分骶骨切除术。病人俯卧位，用肾拱桥垫高臀部（Kraske 位）。在骶骨和尾骨上做纵行正中切口。切除尾骨，在骶骨肿瘤前分离直肠。然后，剥离臀大肌、梨状肌和尾骨肌及骶结节韧带和骶棘韧带。切断两侧的 S4、S5 神经根，分离保护阴部神经。然后，从前后两侧劈开第三骶孔，这样可切除远侧的 3 节骶骨而不损伤阴部神经及其他的两个骶神经（S2、S3 神经）。在第 2，3 骶骨之间切断骶骨弓和骶骨体，切断终丝，取出骶骨的远侧部分和肿瘤。当肿瘤或切除的范围达到近侧骶骨、腰椎管或骶髂关节和髂骨时可能造成神经功能障碍，直肠壁如有穿孔需修补，如有向远侧延伸过长的硬膜囊时，可造成硬膜囊损伤，也应进行修复。残留较大的死腔需引流。臀大肌尽可能拉紧缝合。缝合皮下组织和皮肤。

4. 手术方法四（北京大学人民医院）

根据病人肿瘤情况，采用俯卧位或侧卧位，采用后方入路。基本切口呈纵形或倒置 Y 形（图 9-8），后方如果存在活检瘢痕，则一并切除。如病变累及髂骨者，则切口可循髂骨翼延伸。对于肿瘤累及骶 2 以下的患者均可采用该入路。

如病变范围巨大累及骶 1 或预计肿瘤出血较多，则采用前后路联合切口。经前路结扎瘤体较大的一侧髂内动脉，游离肿瘤的前方组织、临时阻断腹主动脉，或腹主动脉内植入球囊阻断血流，控制出血量。

经切口切开深筋膜到达骶棘肌（图 9-9），游离牵起骶棘肌后能显露骶尾骨背面、双侧骶髂骨之间的韧带联合部、第 5 腰椎棘突（图 9-10）。这样就可以自后方通过髂骨以及棘突显露切除病灶。

为了确认骶骨外侧缘，切除术自骶骨旁组织开始进行。除非切除范围非常广泛，一般不会遇到臀上或臀下动脉的主干。接下来，分离坚强的骶骨周围筋膜的外侧纤维，切除骶结节韧带和尾骨（如未被累及），直至暴露直肠，此时软组织包块仍被骶旁筋膜包绕覆盖。自肿瘤钝性分离直肠，

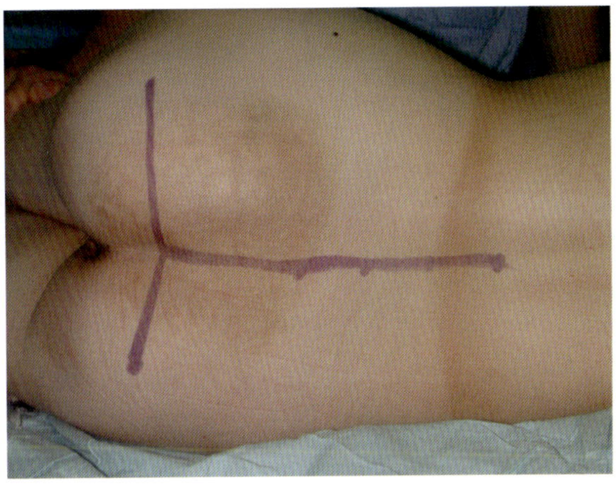

图 9-8　骶骨手术切口术前照片

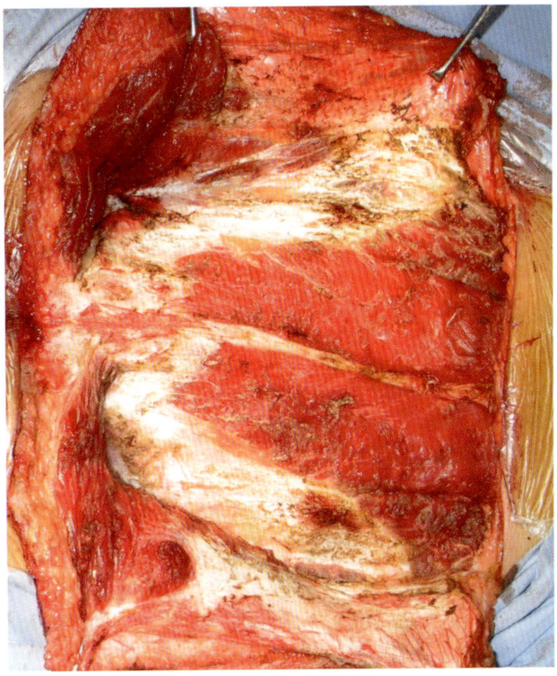

图 9-9　切开深筋膜，暴露双侧骶棘肌

于直肠及骶骨间隙处填塞纱布，将直肠推向前方，直至预计要截除的骶骨上缘水平，分离过程中确认肠壁的完整性未遭到破坏。自后方充分暴露拟行切除水平的椎板、棘突，用宽凿凿去骶骨棘突，进入骶管，显露硬膜囊及骶神经，小心牵开神经根，勿撕裂硬膜囊，切断、结扎骶 3 以远硬膜囊，尽量保护骶 3 以上神经。去除骶骨，仔细检查切缘，有无肿瘤残留（图 9-11）。

如果需要切除的骶骨水平较高（第 1 或第 2 骶骨水平），骶前分离较高水平时可能伤及骶正中动脉——主动脉的直接分支，引发较为猛烈的出血。另外切除高位骶骨时，需要切除部分髂骨及骶髂关节来显露骶骨前组织，或采用前后联合手术入路。对于病灶范围较广，累及上位骶骨或全骶骨的病例，因为需切除一侧或双侧骶髂关节，才能显露整个病灶，术后需行一侧或双侧骶髂部固定（图 9-12）。所有手术中，均尽力使肿瘤切除范围广泛而又尽可能多地保留神经根。

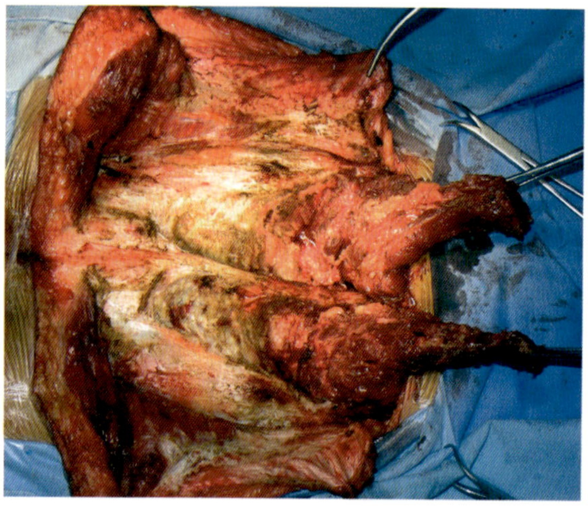

图 9-10　游离双侧骶棘肌起点向上翻起，暴露周围结构

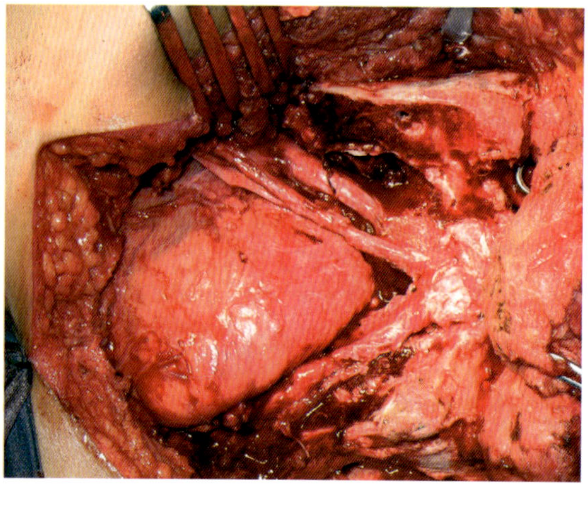

图 9-11　骶骨肿瘤切除后暴露前方的直肠和周围保留的神经根

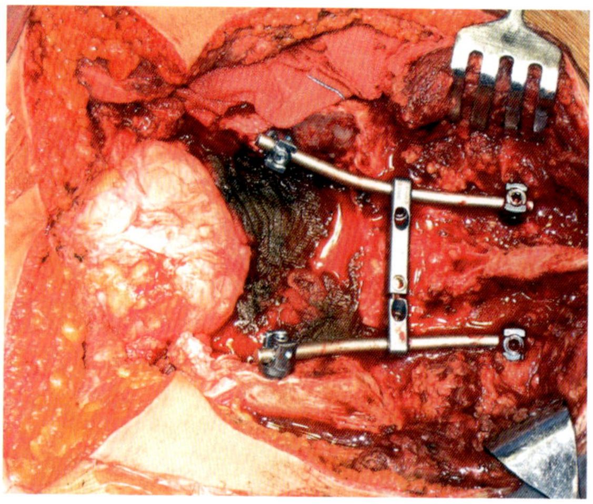

图 9-12　双侧腰椎椎弓根和髂骨行钉棒系统内固定

对于恶性肿瘤累及骶 2 的患者，自肿瘤前方钝性分离直肠，于直肠及骶骨间隙处填塞纱布，向上分离直肠达骶 1 下缘水平，侧方于骶髂关节外肿瘤外缘处截断髂骨，或为保护前方的骶神经及血管，可采用磨钻自后方截骨。后方凿除椎板显露骶管，小心分离骶 1 神经，于骶 1 神经下方结扎切断硬膜囊，如有可能尽量保留骶 2 神经。于骶 1 ~ 2 间椎间盘处截断骶骨。这样就可以完整地切除骶 2 以下骶骨了。对于切除一侧或双侧骶髂关节的病例需要进行腰骶部稳定性的重建，一般采用椎弓根钉棒系统完成。对于恶性肿瘤累及全骶骨的患者单纯通过后路一个切口完成全骶骨切除通常比较困难，需要医生有非常多的临床经验。

5. 一期前后路联合全骶骨切除术（Guo）

北京大学人民医院 2013 年在 Spine 杂志上介绍了一种一期前后路联合全骶骨切除方法。前方腹部双侧“倒八字”切口，经腹膜外间隙进入。结扎单侧或双侧髂内动脉并用“球囊”暂时阻断腹主动脉血流，游离双侧髂血管并结扎小分支。分离肿瘤前方软组织，尽可能切除 L5 ~ S1 之间椎间盘。分离坐骨大孔及骶髂关节上缘，分别于坐骨大孔及骶髂关节上缘用粗穿刺针向背侧导入硅胶管的两端，以备后路切除肿瘤时，经塑料管导入线锯（图 9-13）。后路切口为后方正中倒置“Y”形切口，如果存在活检瘢痕，则一并切除。经切口切开深筋膜到达骶脊肌，游离牵起骶脊肌后能显露骶尾骨背面、双侧骶髂关节及部分髂骨、第 5 腰椎棘突。

切除术自骶骨旁组织开始进行。切除骶棘韧带、骶结节韧带和尾骨韧带，直至暴露直肠，此时软组织包块仍被骶旁筋膜包绕覆盖。自肿瘤钝性分离直肠，于直肠及骶骨间隙处填塞纱布，将

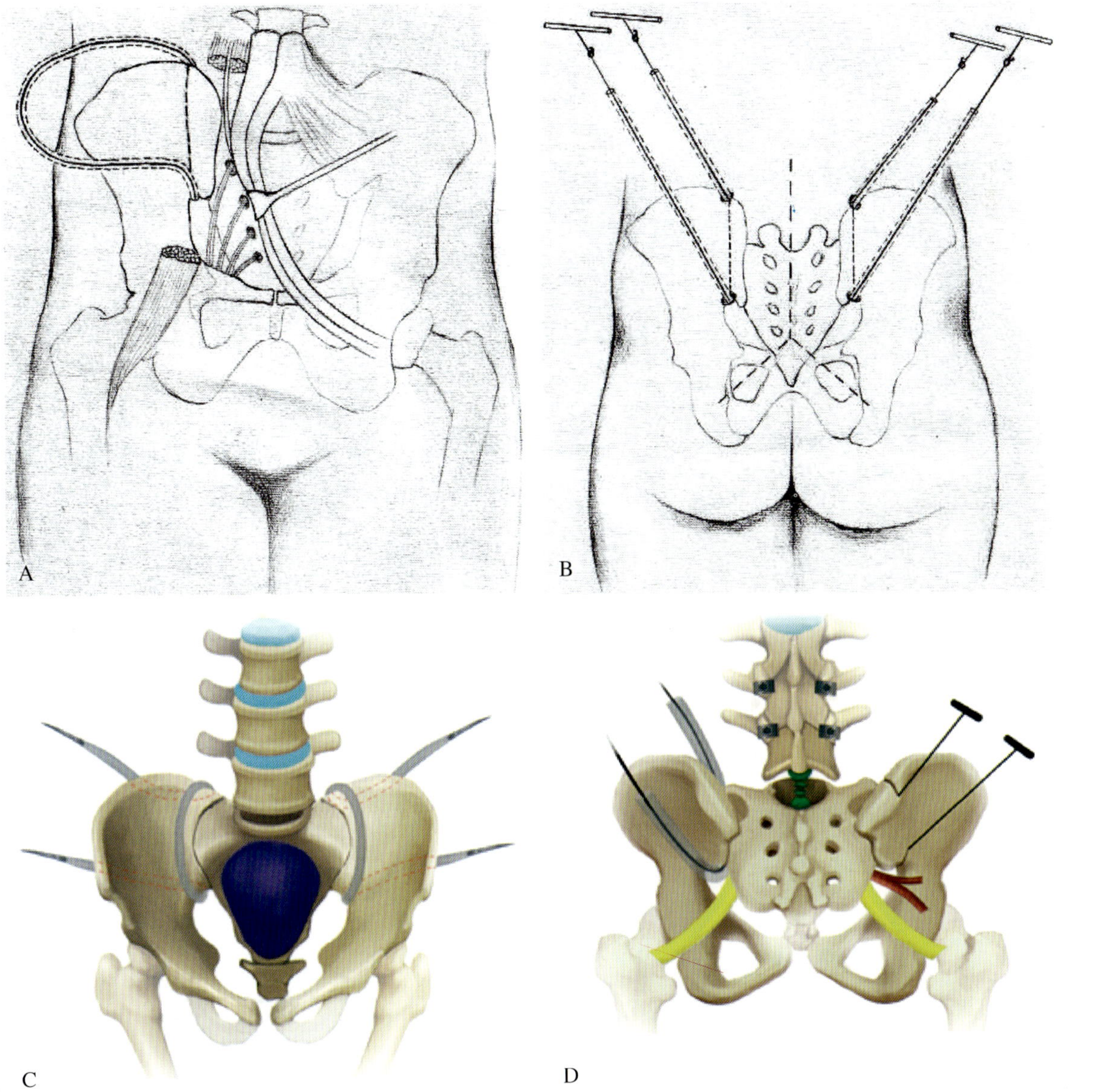

图 9-13　全骶骨切除术中放置线锯过程示意图　A、C：图为前面观，于骶骨前方向后导入硅胶管；B、D：图为后面观，经硅胶管向前导入线锯

直肠推向前方，分离过程中确认肠壁的完整性未遭到破坏。自后方充分暴露拟行切除水平的椎板、棘突，用宽凿凿去骶骨棘突，进入骶管，显露硬膜囊及骶神经，小心分离、牵开双侧腰5神经根。经置入塑料管将线锯导入骶髂关节前方，拔除塑料管，于骶髂关节外锯断双侧髂骨。仔细检查切缘，查有无肿瘤残留。如果遗留有小的肿瘤病灶，则仔细清除之。

6. 单纯后侧入路全骶骨切除（Guo）

一期经单纯后路进行全骶骨切除术已经被证明是可行的。在骶骨中线 做一倒“Y”字形或“工”字形皮肤切口。深筋膜下向两侧掀开皮瓣及臀大肌，显露骶脊肌。向两侧暴露骶骨侧方区域，包括骶结节韧带、骶棘韧带。这些韧带坚韧而且紧张，应当首先切断。充分暴露坐骨切迹以显示坐骨神经、梨状肌、臀上臀下动脉。应当充分显露骶骨的侧面和坐骨大切迹，自后方分段切断梨状肌。充分显露骶髂关节的后面，用沙布自坐骨切迹向上、向前保护骶髂关节前方。而后就可以安全地在骶骨侧面或骶髂关节进行截骨。向上掀开附着于椎板的竖脊肌以显露骶骨及L5后方。切除L5～S1之间的关节突、腰5脊椎的横突，切断腰骶之间连接的韧带，沿两侧髂骨上缘向外切开，寻找骶前间隙，塞入湿纱布，将髂血管自上向下推向腹侧。用两手示指沿骶髂关节上、下方钝性分离骶髂关节前方组织（9-14A），两示指会师后用长弯钳导入塑料管（9-14B），经塑料管导入线锯，这样可以安全地在骶髂关节外侧或骶髂

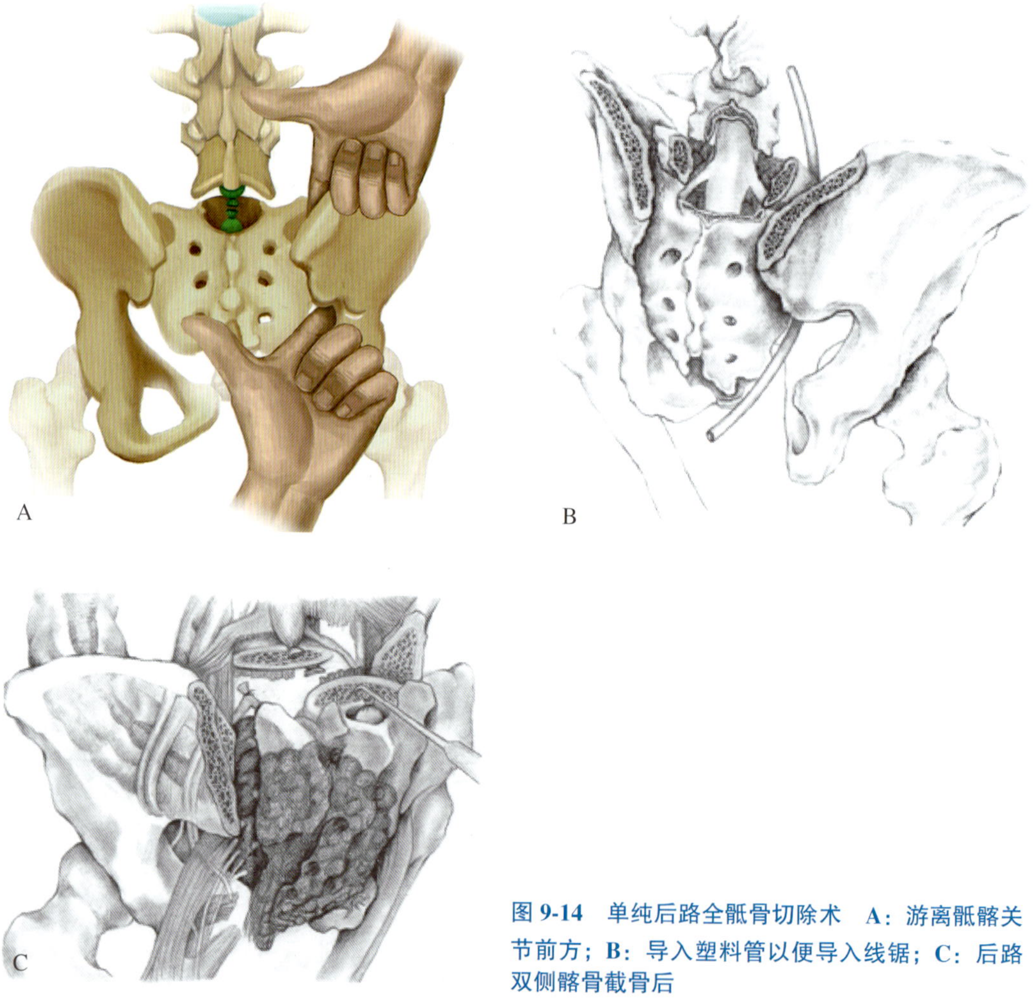

图 9-14　单纯后路全骶骨切除术　A：游离骶髂关节前方；B：导入塑料管以便导入线锯；C：后路双侧髂骨截骨后

关节进行截骨了。

按常规方法切除椎板。在预定的切除水平结扎切断硬膜。用线锯沿两侧骶髂关节外侧的髂骨截骨完成后，可将骶骨向后牵拉，进一步切除椎间盘、与骶骨相连盆底肌等软组织（图 9-14C）。在完全切除骶骨前，需要在髂骨和脊柱之间安装临时内固定，否则将发生脊柱和骨盆的分离。内固定安装完成后，就可以进行最后的切除步骤。在骶骨与脊柱和髂骨间的联系被切断后，自骶骨残端的近侧向后掀起并牵向远侧。向远侧钝性分离骶骨和直肠间隙。结扎切断髂内血管的深部分支血管。全骶骨切除就完成了。

手术经验探讨

骶骨肿瘤的分区与手术方法

骶骨肿瘤比较少见，原发肿瘤中以脊索瘤最多见，其次为骨巨细胞瘤。骶骨原发高度恶性肿瘤以骨肉瘤、软骨肉瘤及儿童的 Ewing 肉瘤多见。继发肿瘤中以转移癌最多，其次为多发性骨髓瘤。骶骨瘤因解剖部位复杂，手术比较困难。该部位手术后的局部复发率较高，约占手术病人的 1/4 ～ 1/3。北京大学人民医院近十余年来对 1000 余例骶骨肿瘤患者进行了外科手术切除，积累了丰富的临床经验，探讨了根据骶骨肿瘤的大小、累及骶骨的范围及位置（分区），设计恰当的手术入路，以规范化的手术方式切除肿瘤。

1. 外科分区

目前对于骶骨肿瘤，由于发病率低，很难在一个医院内积累足够多的病例，因而国内外尚无明确的分区或分型方法。我们以 S1/2 及 S2/3 椎间盘为界，将骶骨分为上位骶椎（Ⅰ）、中位（Ⅱ）及下位骶椎（Ⅲ）三个区；骶骨肿瘤累及到髂骨定义为Ⅳ区，骶骨肿瘤累及到腰椎骨定义为Ⅴ区。（图 9-15）骶骨肿瘤矢状位上又可分为两型。矢状位上肿瘤累及半侧骶骨及一侧骶髂关节的称谓Ⅰ型，矢状位上肿瘤累及超半侧骶骨及一侧骶髂关节的称谓Ⅱ型。（图 4）根据肿瘤累及骶骨的范围，采取不同的手术入路。神经纤维瘤经神经孔向骶骨前生长，肿瘤巨大，通常只有神经孔的扩大，骨质破坏范围小，可单独列为一种类型。

2. 手术入路

根据肿瘤累及骶骨的部位分区，确定手术入路。Ⅱ区（骶 2 以下）肿瘤采用单纯后方入路可满意地完整切除肿瘤（图 9-16）；对于肿瘤累及上位骶骨（S1 以下）的病例，对于有经验的医师来讲，也可尝试采用单纯后方入路（图 9-17）。通过切除骶结节韧带和尾骨，进入骶前间隙，自肿瘤钝性分离直肠，于直肠及骶骨间隙处填塞纱布，将直肠推向前方，向上分离直肠达骶 1 水平，切除一侧或双侧骶髂关节，才能显露整个病灶。侧方于骶髂关节外肿瘤外缘处截断髂骨，后方凿除椎板显露骶管，小心分离骶 1 ～ 2 神经，于骶 2 神经下方结扎切断硬膜囊。如有可能尽量保留一侧骶 3 神经。

对于病灶范围较广累及上位骶骨或全骶骨的恶性肿瘤病例（图 9-18），最佳的手术方式是采用前后联合入路切除肿瘤。前方于硬膜囊前方腰 5 骶 1 椎间盘处截断骶骨，后方凿除椎板显露骶管，小心分离腰 5 神经，于腰 5 神经下方结扎切断硬膜囊。累及腰椎肿瘤的切除方式与全骶骨切除方法相似（图 9-19）。

骶骨的神经源性肿瘤应该不属于起源于骶骨的肿瘤，肿瘤往往通过神经孔生长于骶骨前方，形成巨大肿物，因而不太适合于骶骨肿瘤的分型，我们根据骶骨部位神经源性肿瘤生长方式将其分为四种类型：Ⅰ型，肿瘤生长只限于骶管内、骶管膨胀扩大（图 9-20A）；Ⅱ型，肿瘤出骶神经孔向前生长，形成巨大骶前肿块（图 9-20B）；Ⅲ型，肿瘤向前、向后均生长，骶骨前后均形成肿块（图 9-20C）；Ⅳ型，肿瘤生长只限于骶前，骶管内没有肿瘤（图 9-20D）。巨大的骶前肿物适合经前路腹膜后切除，但是，椎管内的肿瘤部分必须从后路取出。因而，对于骶骨巨大的神经源性肿瘤，应该经前后路联合入路手术切除。但是对于向前生长（腹膜后）不是太大、太高（骶 1 水平以下）的病例，可以分块切除的方式，经过单

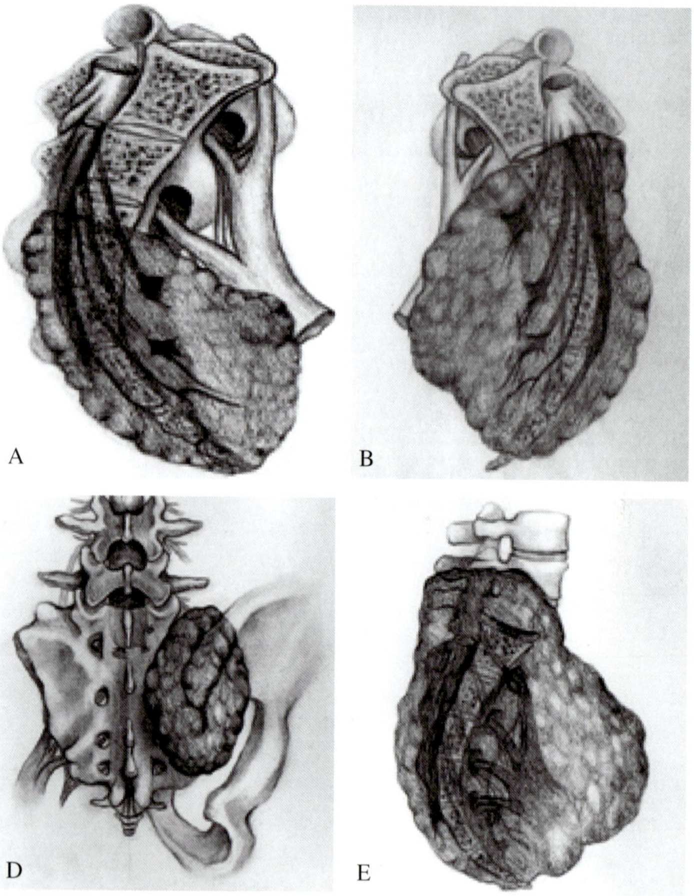

图 9-15 骶骨肿瘤分区 **A**：低位骶骨肿瘤（Ⅲ区）；**B**：中位骶骨肿瘤（Ⅱ区）；**C**：高位骶骨肿瘤（Ⅰ区）；**D**：累及髂骨的骶骨肿瘤（Ⅳ区）；**E**：累及腰椎的骶骨肿瘤（Ⅴ区）

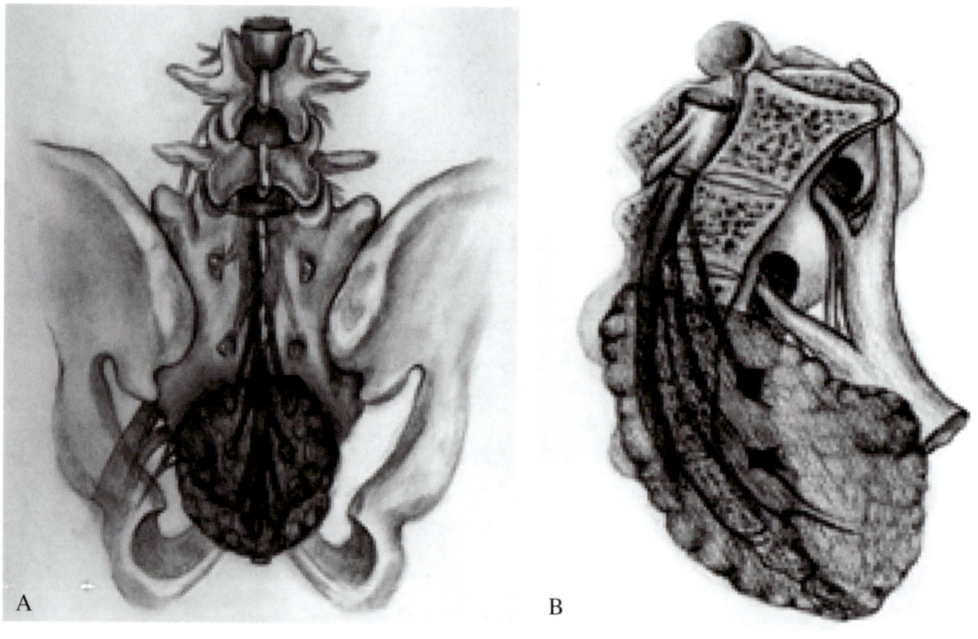

图 9-16 S2 以下肿瘤示意图

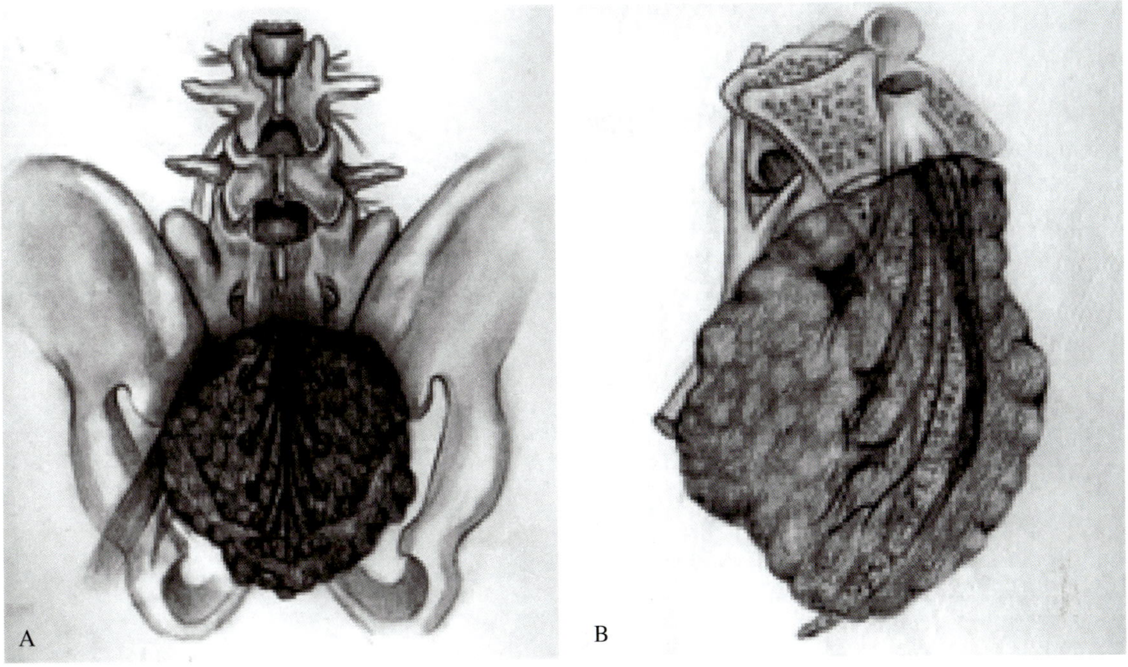

图 9-17 肿瘤侵及 S1 以下

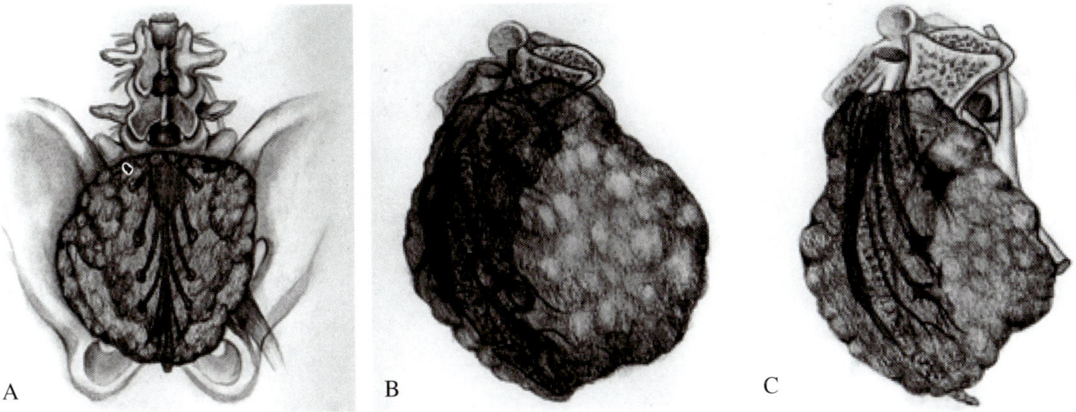

图 9-18 累及全骶骨的肿瘤示意图

纯后路切口进行切除。

外科团队的合作

骶骨肿瘤的治疗是一个复杂的过程，这包括外科手术、疼痛控制、病人安全、出血控制及伤口处理等关键步骤，这需要不同专业的专家分工协作。骶骨骨盆肿瘤解剖关系复杂，手术可能涉及骨骼肌肉、膀胱、输尿管、子宫、阴道、直肠、血管等组织结构，手术极为复杂，对机体循环、呼吸等重要系统影响大，需由资深的外科医师、麻醉师、护士等组成的外科团队来负责患者术前

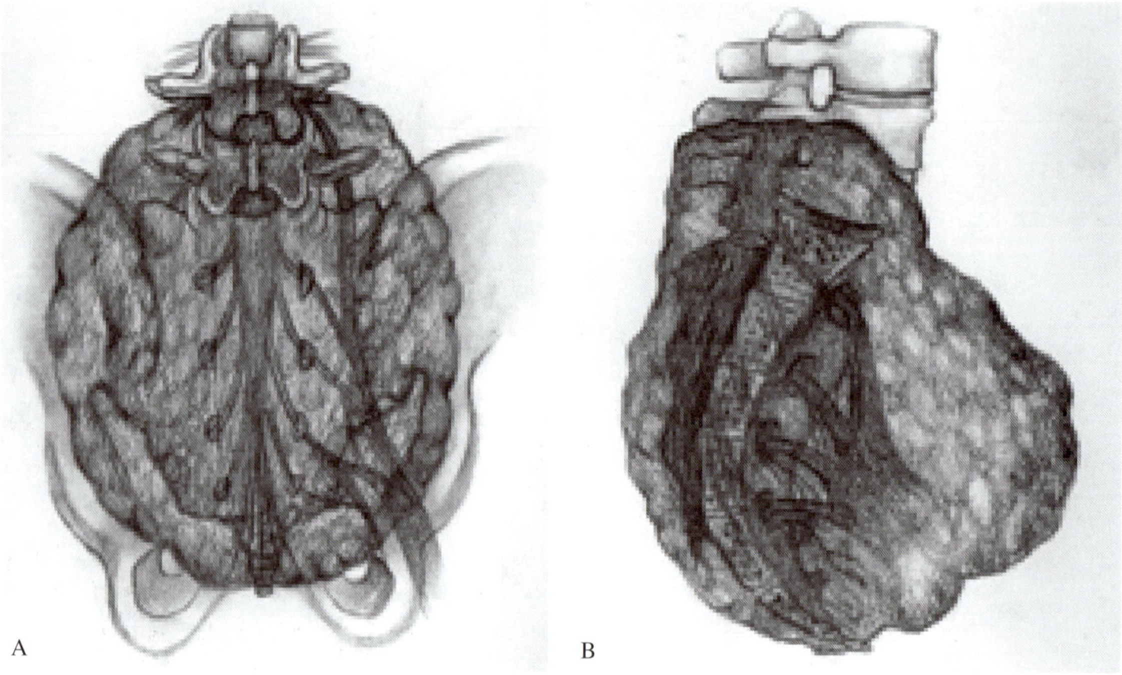

图 9-19　累及全骶骨和腰椎的肿瘤示意图

准备、围手术期（包括手术）以及术后康复过程。

麻醉医师负责术前、术中、术后病人的疼痛及生命安全，根据病情选择恰当的麻醉方法。麻醉医师术必须熟悉骨盆肿瘤手术过程和可能出现的意外情况，做好快速纠正失血性休克的准备，应用各种先进的麻醉监测技术尽可能地保证手术安全。

骨肿瘤科医师是外科团队的灵魂。必须是经过严格专业培训的骨肿瘤科医师才有资格实施骶骨肿瘤手术。这些医师不但要具备浑厚、扎实的骨科基本功，同时还掌握脊柱外科和肿瘤外科技术，熟悉脊柱内固定系统的应用。具备良好的心理素质、全局观念、较强的术中应变能力。

普通外科医师：多数骶骨肿瘤体积巨大，有时可以累及到肛门和直肠，这就需要普通外科医师共同参与制订手术方案并参与手术过程。有时为了保证肿瘤的切除边界，避免肠瘘等并发症，需要一期先行结肠造瘘手术，二期行骶骨肿瘤切除术。术前影像学或肛门指诊发现肿瘤与直肠关系密切时，应行肠镜检查。术前行严格的肠道清洁准备。术中切除肿瘤过程中一旦需要切除肠管或出现肠管损伤时，由普通外科医师根据情况实施修补、肠切除肠吻合或肠造瘘术。极少数的病例术后可能因缺血导致的肠管坏死或深部感染导致的肠瘘，这也需要普通外科协助处理。

泌尿外科医师：累及泌尿系统的骶骨肿瘤也不少见。膀胱与输尿管均可受累。必要时需要行膀胱镜检查，帮助确认肿瘤的累及范围。对于累及输尿管周围的肿瘤，术前留置输尿管插管对避免术中误伤输尿管具有帮助。有时需要泌尿科医生切除部分或全部膀胱来得以完整切除肿瘤，并根据情况实施修补或成形手术，必要时需要输尿管造瘘或膀胱造瘘。

血管外科医师：术前血管造影能够帮助诊断并预测术中出血量；术前栓塞瘤供血管或留置主动脉球囊能够帮助控制术中出血。骶骨肿瘤术后，即便是积极采取预防措施，有些患者也会出现下肢静脉血栓。血管外科医师能够帮助及时诊断和

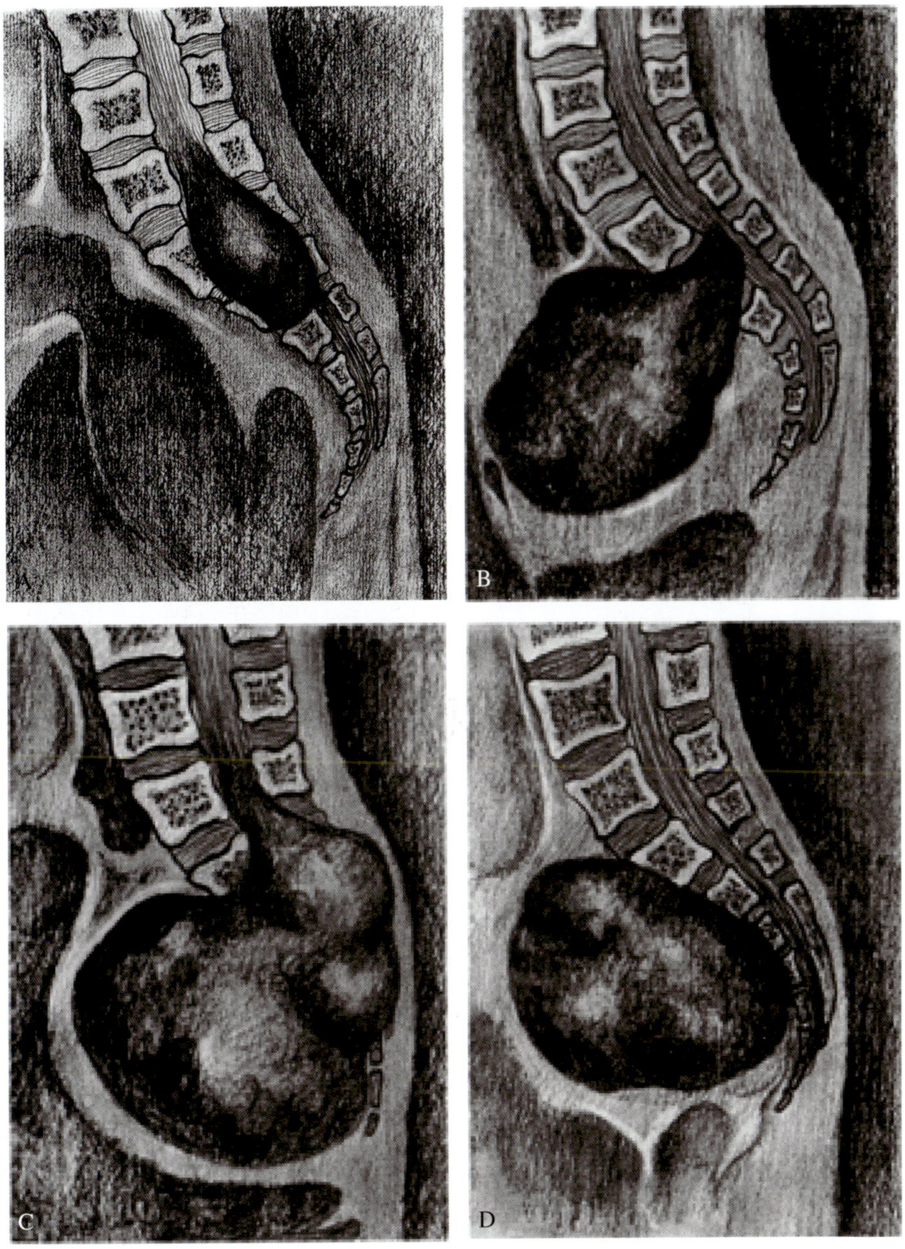

图 9-20 骶骨部位神经源性肿瘤生长方式

处理静脉血栓。通过血管技术留置下腔静脉滤网能够有效预防致命的肺梗死。

整形外科医师应用带血管蒂的皮瓣移植能够重建一些骶骨肿瘤切除后的巨大骨与软组织缺损，改善术后功能，减少切口并发症的发生率。

一方面，恰当的手术可以明显改善骶骨肿瘤病人的生存质量，甚至使部分患者得以治愈；另一方面，骶骨肿瘤手术风险极大，对于外科团队来讲是一种真正的挑战。这就决定了骶骨肿瘤手术最好在具有专业骨肿瘤治疗中心的大型综合医院实施。

矢状位部分骶骨及一侧骶髂关节切除术

单纯累及部分骶骨及一侧骶髂关节的恶性肿瘤少见。肿瘤可以起源于髂骨侧累及骶骨，但更多的是偏一侧的骶骨恶性肿瘤累及髂骨。该部位常见的肿瘤包括脊索瘤、尤文肉瘤、软骨肉瘤、骨巨细胞瘤、恶性神经鞘瘤及转移性肿瘤。多数肿瘤对放、化疗不敏感，手术完整切除是治愈肿瘤的唯一有效的手段。保留一侧骶神经孔的部分骶骨及骶髂关节整块切除是一个非常具有挑战性的手术，周围邻近的重要器官及组织包括直肠、膀胱、髂血管及骶神经。手术入路的选择及显露都比较困难，整块切除面临的困难包括脏器损伤、术中大出血、能否达到安全边界及如何手术操作。骶髂关节部位的恶性肿瘤通常难以达到广泛切除边界。

手术切除范围均为肿瘤侧的半侧或超半侧骶骨及骶髂关节外侧的部分髂骨，术中需要保留健侧骶神经根。该种术式排除了髂骨翼恶性肿瘤累及骶髂关节的患者（图 9-21），因为单纯累及骶髂关节或部分骶骨翼的病例可以采取不同的术式，无需打开骶管及切除患侧骶神经，这部分患者可以通过一个切口完成手术，于骶神经外侧切除部分骶骨翼，无需切除半侧骶骨。重建方式也完全不同，通常是沿耻骨及坐骨方向各拧入一枚螺钉，用两根金属棒连接于腰椎的螺钉上。

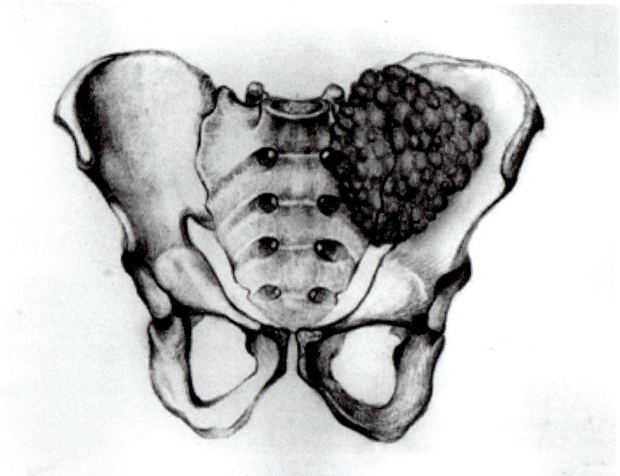

图 9-21　髂骨恶性肿瘤累及骶髂关节

分型：保留一侧骶神经孔的部分骶骨及一侧骶髂关节整块切除可分为两型，可分为半侧骶骨切除（Ⅰ型）及超半侧骶骨切除（Ⅱ型）。半侧骶骨切除是指沿骶管轴线切除半侧骶骨，超半侧骶骨切除是指仅保留对侧骶神经孔部分骶骨的大半个骶骨切除（图 9-22）。

手术入路及切除方法

切除范围包括半侧骶骨及部分髂骨翼。

患者先取平卧位，下腰及骶部后正中切口。先于 L4 ~ 5 或 L3 ~ 4 植入椎弓根钉，掀开双侧骶棘肌，打开骶管、分离硬膜，切断患侧骶神经根。切断尾骨韧带、双侧骶棘韧带、骶结节韧带、患侧梨状肌，钝性分离前方直肠，简单缝合皮肤。

患者再取侧卧位，患侧在上，重新消毒。切口起自腹股沟韧带下端，向上沿腹股沟韧带及髂嵴向后连至后方切口。腹膜外分离至骶骨前方，分离结扎髂血管分支，结扎切断患侧髂内动、静脉。游离患侧髂外及髂总血管。自前方最大可能切除 L5 ~ S1 椎间盘。拆除后方切口缝线，骨盆外剥离臀大肌至坐骨大孔。自坐骨大孔导入线锯，向头侧扇形锯断髂骨。于骶骨中线处纵向锯断骶骨，注意保护硬膜及健侧骶神经，整块切除肿瘤。

根据肿瘤的血供情况及侵及范围，可以在术前或术中进行髂内动脉栓塞或结扎、腹主动脉球囊临时阻断等辅助技术。

重建方法

肿瘤切除术后，应用钉棒系统重建骶、髂部肿瘤切除后的缺损，维持腰椎的稳定性。将钉棒系统中的四枚椎弓根镙钉固定于双侧的第 4，5 腰椎的椎弓根上，另外各两枚螺钉分别固定于健侧髂骨及患侧剩余髂骨。然后，应用两根钛棒分别

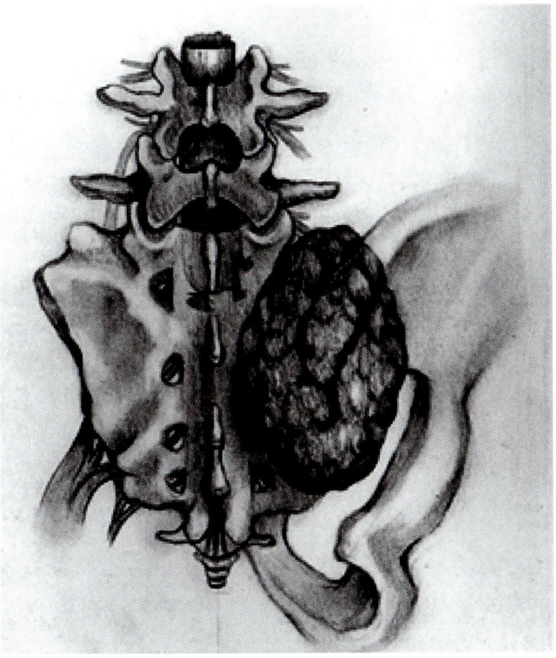

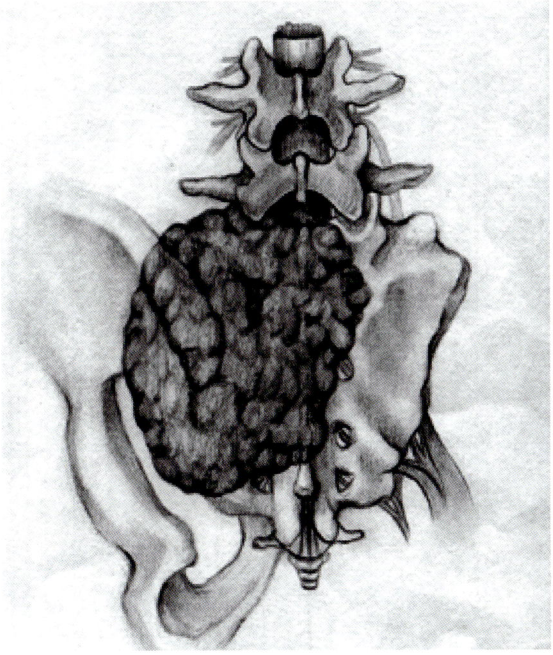

Ⅰ型　　Ⅱ型

图 9-22　骶骨肿瘤累及一侧骶髂关节分型：Ⅰ型为半侧骶骨切除；Ⅱ型为超半侧骶骨切除

连接于双侧的螺钉上。对于 3 例年轻患者采用自体腓骨植于骶骨和髂骨之间。在插入椎体松质骨之前，在每一段腓骨的两端开一个 5mm 深的交叉的裂口，这样可以增加皮质骨的表面积，以利于骨愈合。腓骨要插入骶骨和髂骨的松质骨中。

相关讨论

对于骶髂关节部位恶性肿瘤进行广泛性切除非常困难，要单纯通过后路一个切口矢状位切除半侧骶骨及邻近骶骨的部分髂骨几乎是不可能的。因而必须通过前、后路联合入路才能达到整块切除的目的。本组病例中排除了髂骨恶性肿瘤累及骶髂关节的患者，该类患者无需显露骶管及骶神经，只需切除骶神经孔外侧的骶骨翼即可。本文只探讨偏一侧的骶骨恶性肿瘤累及髂骨的手术入路及整块切除方法。在以往的国内外文献中未见相同报道。骶骨恶性肿瘤累及髂骨可以通过两种方式，一种方式是骶骨肿瘤的软组织肿块包裹骶髂关节及部分髂骨；另外肿瘤也可以直接破坏骶髂关节长入髂骨。通常是两种方式同时存在。切除过程中，通过坐骨大孔导入线锯锯断髂骨侧一面容易达到安全边界，在骶骨侧由于需要保留硬膜及健侧骶神经，需要打开骶管、显露硬膜、切断患侧骶神经根，有时不易达到安全边界，需要进行补充切除。有关骶髂关节周围恶性肿瘤整块切除的文献报道很少，公认对于累及骶髂关节的肿瘤难以达到足够的边界，这是由于该区域肿瘤多数体积较大，通常侵出间室，并且可能在 Batson 静脉丛产生瘤栓。Court 等在 1982 年至 2001 年的 20 年间对 40 例累及骶髂关节的骨盆肿瘤进行了手术切除，74% 的患者达到了足够边界，26% 的患者未达到足够边界。达到足够边界的一组中复发率为 7%，未达到足够边界一组 70% 复发。

有效控制术中出血是保障完整切除肿瘤的关键。对于巨大的骨盆肿瘤，可术中结扎患侧髂内动脉，临时阻断腹主动脉。这样，可以有效地控制术中出血。近年来发展的球囊阻断技术，控制腹主动脉血流，减少术中出血，也被证明是一种有效的方法。提高了手术的安全性。由于髂内动、静脉有供应骶骨的分支，有时还有新生的供瘤血管，术中即使结扎了髂内动脉，当分离骶骨前方时仍有连接，不易完全游离骶前肿瘤。因而建议切断、结扎患侧髂内动、静脉，完全游离骶前肿瘤，便于自中线纵向凿断骶骨。

骶骨切除术后的功能重建

随着外科技术、辅助化疗、术前影像技术和麻醉技术的发展，骶骨肿瘤已经可能被安全地完整切除了，但切除后骨缺损的重建技术仍在发展之中。有关骨盆后方稳定性的重建报道较少，是一项具有挑战性的工作。随着内固定器械的发展，重建技术也逐渐完善。重建的目的是稳定脊柱以达到坚强的髂腰部固定。

骶骨肿瘤往往体积较大，并位于重要解剖结构附近，使得手术具有相当大的难度。以前骶骨肿瘤切除后的局部复发率可以高达75%。这是由于诊断延误、肿瘤较大、切除边界不足、手术难度高或解剖复杂所造成。当切除骶骨肿瘤时，外科目标与其他部位肿瘤切除是一样的：在安全边界下切除肿瘤并最大限度地保留术后功能。保证局部控制的骶骨切除类型依据肿瘤的种类、部位、范围不同而有所不同。总体上说，分为骶骨部分骶骨切除（横断或/和矢状切除）和全骶骨切除。大多数部分骶骨切除不需要进行重建。

当恶性或良性侵袭性肿瘤侵犯骶骨近端时，就需要做全骶骨切除。如果获得满意的外科边界，全骶骨切除可以达到良好的效果。全骶骨切除后，通常需要进行某种形式的重建，当然这一点上仍存在争议。失去骶骨后，下肢力量向中轴骨的传导被打断。中轴骨失去了支撑，可以向任何方向活动，仅受到软组织的限制。当活动范围较大时，例如从直立位变成仰卧位时，可以导致疼痛或血管、内脏等机械性扭曲牵拉（图9-23）。仅依靠瘢痕连接中轴骨时，行走功能也会受到影响。因此全骶骨切除后应进行外科重建固定。

但是由于骶骨切除后，通常局部留有很大空腔，局部软组织条件较差，容易出现局部积液，甚至感染。对于全骶骨切除或双侧骶髂关节破坏的病人，如果条件允许，应进行内固定术，重建脊柱骶骨的稳定性（图9-24）。但一定要考虑到伤

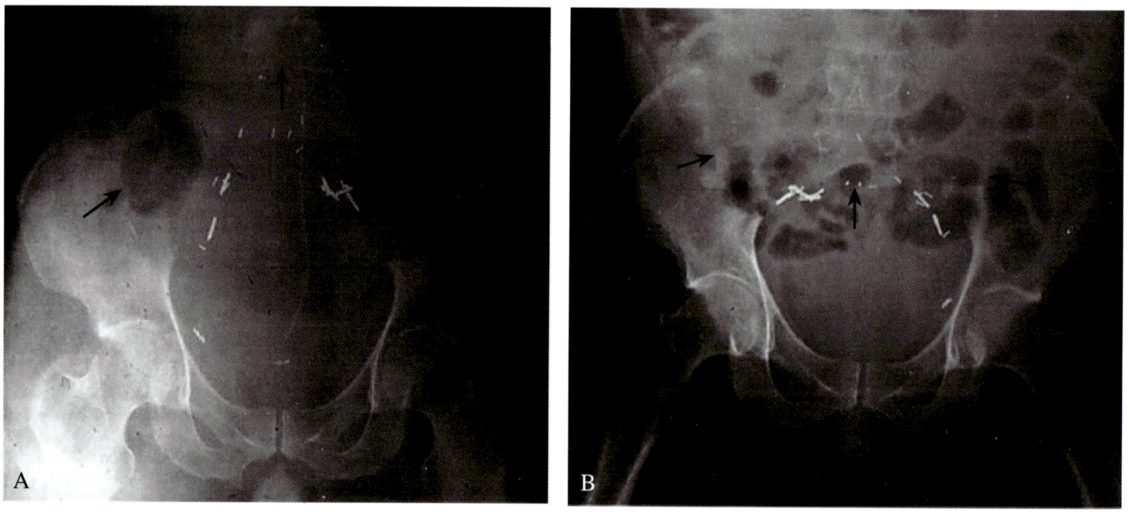

图9-23　骶骨瘤全切术后X线平片。A平卧位与B直立位比较，可见腰椎下沉，脊柱失去轴向稳定性（Dickey ID，Hugate RR，Fuchs B，et al. Reconstruction after total sacrectomy early experience with a new surgical technique. Clin Orthop Relat Res，2005，438：42-50.）

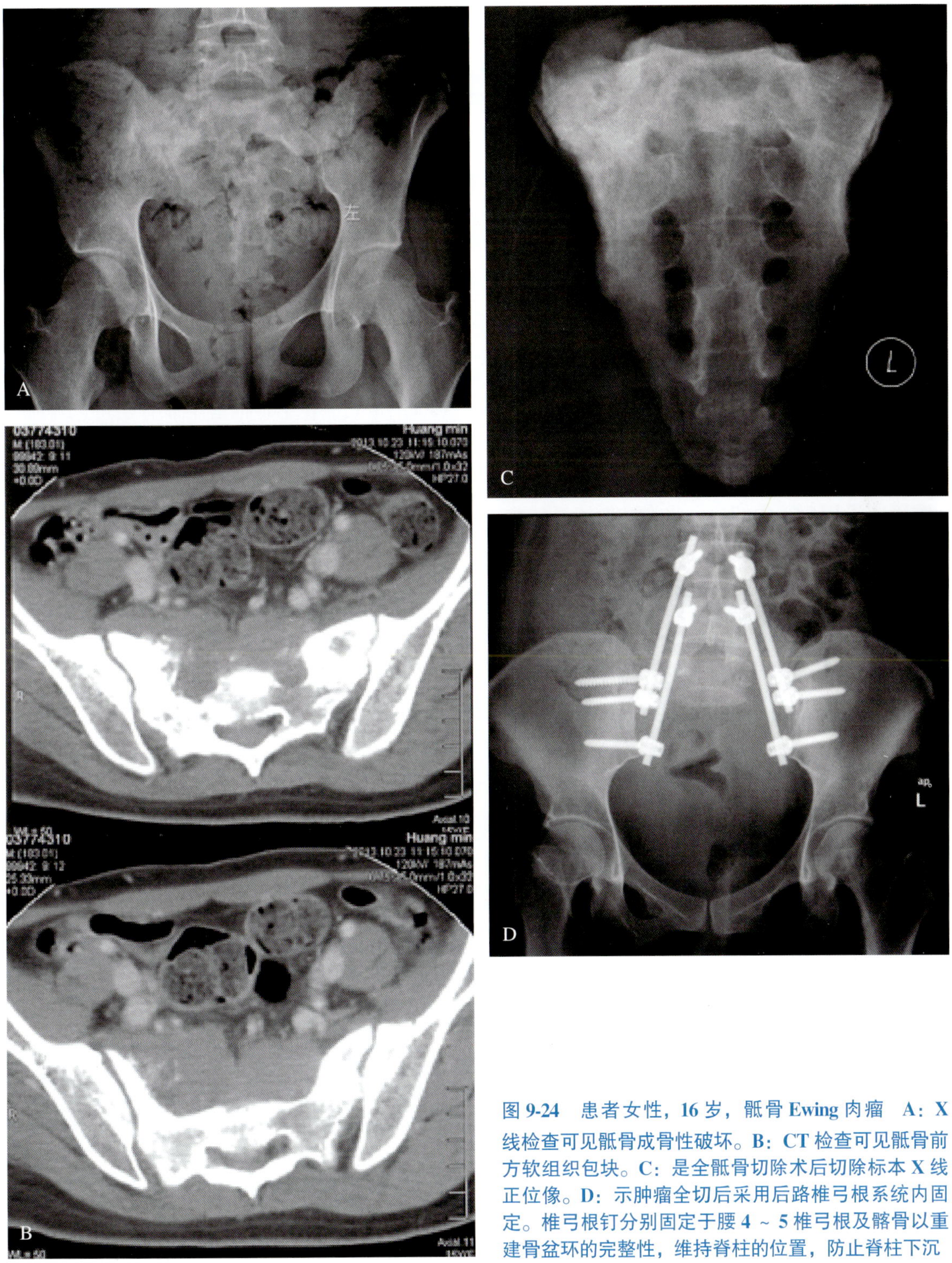

图 9-24　患者女性，16 岁，骶骨 Ewing 肉瘤　A：X 线检查可见骶骨成骨性破坏。B：CT 检查可见骶骨前方软组织包块。C：是全骶骨切除术后切除标本 X 线正位像。D：示肿瘤全切后采用后路椎弓根系统内固定。椎弓根钉分别固定于腰 4 ～ 5 椎弓根及髂骨以重建骨盆环的完整性，维持脊柱的位置，防止脊柱下沉

口感染的可能性。对于保留骶1或骶髂关节完整的病人，无须进行骶骨重建。为解决局部感染的问题，有报道采用前方腹直肌肌皮瓣转移的方法来填充骶骨切除后的空腔，但这种方法增加了手术时间，需要二次手术，其效果仍值得商讨。

1. 术前计划

骶骨全部切除以后造成的骨缺损或者是肿瘤已经侵犯了全部骶骨，会造成双侧骶髂关节的不稳定。病人主诉有躯干下沉至骨盆的感觉，同时不能站立和行走。这就需要进行双侧腰椎和髂骨的连续性和稳定性的重建。为了连接躯干和骨盆，设计一套详细的骨重建计划。对于切除一侧或双侧骶髂关节的病例必须进行腰骶稳定性重建。

2. 手术方法

后路固定采用后正中切口，将脊柱钉棒系统应用于骶骨肿瘤切除后的缺损重建中。将椎弓根螺钉分别固定于腰椎的椎弓根及双侧髂骨的临近骶髂关节下缘骨质较厚的部位。然后，应用恰当的棒连接同侧的两枚椎弓根钉，恢复骨盆环的完整性。

有报告应用两根Harrington棒，上面的钩分别插入双侧的L3椎板，棒的下方应用骶骨棒和螺钉固定于双侧髂骨。前路可以通过前方腹膜后切口行自体腓骨移植进行重建支撑。将腓骨一端插入L3椎体的前下角，切除部分L3、L4椎间盘，在L4椎体前方开槽以适应腓骨。将腰大肌牵拉向内侧，股神经牵拉向外侧，切断部分髂肌，暴露髂骨翼。应用2枚螺钉固定腓骨，上方的螺钉固定于L4椎体，下方的螺钉固定于骨盆。另一段较短的腓骨植于L4横突和后方的髂嵴之间，这可能需要切除部分的竖脊肌和髂腰肌的起点以及髂腰韧带。

应用钉棒系统或移植骨重建躯干和骨盆的连续性以后，可以避免术后出现躯干下沉。这一点从影像学上也可以得到证实。因为骨移植重建可以很好地支撑上部躯干的重量，术后病人可以不扶拐行走。

3. 相关讨论

上世纪80年代主要应用Harrington棒系统进行固定，但效果较差，不能进行牢固固定。Takahashi等人（1983年）报道了一个骶骨巨大骨巨细胞瘤行骶骨大部分切除后出现下腰椎和骨盆不稳定，应用自体骨移植进行重建的病例。术中前路应用双侧自体腓骨移植，插在椎体和髂骨之间；后路应用双侧Harrington分离棒重建。Shikita等（1988年）在骶骨全部切除以后，应用大块的髂骨和腓骨植于L3、L4椎板、横突和髂骨之间，应用Harrington分离棒和压力棒联合在一起。Sung等人（1987年）应用髂骨翼或者大块异体骨进行重建。

90年代主要应用Luque棒和钢丝进行髂腰融合。这项技术虽然提高了骨盆部分的固定效果，但脊柱近侧的固定仍然较为脆弱。Tomita和Tsuchya（1990年）报道了骶骨全部切除后，应用髂骨和高压灭活的骶骨移植填充死腔，并且应用腓骨植于第4腰椎的椎弓根和髂骨翼之间。Leung等（1992年）应用髂骨后部的骨瓣，连同肌肉的附丽一同转位至下腰椎下方，应用骶骨棒将其固定于双侧骶髂关节之间，在后方融合下腰椎以恢复骨盆环的完整性。

现代的脊柱骨盆固定采用了椎弓根钉棒系统。这种系统允许先将椎弓根钉独立地牢固固定，然后再以适当的角度安装连接棒，因此更安全、更牢固。用内固定器械进行脊柱骨盆稳定性重建可以达到初期固定的效果，但并不提供永久性的支撑。因此有部分报道在骶骨内固定的同时，采用自体腓骨移植或钛网植骨，以达到永久性的脊柱髂骨固定，并取得了较好的初期效果。Dickey和Sim等2000—2004年对9例骶骨原发肿瘤病例采用椎弓根钉棒系统联合自体腓骨移植进行骶骨重建（图9-25）。

骶骨肿瘤切除术的并发症

手术期间并发症

骶骨肿瘤切除术中的主要并发症为失血性休克，如不及时纠正，会导致一连串的并发症。包括凝血功能障碍；急性肾衰竭；多脏器功能衰竭（DIC）等。骶骨为中轴骨的尾端，血运非常

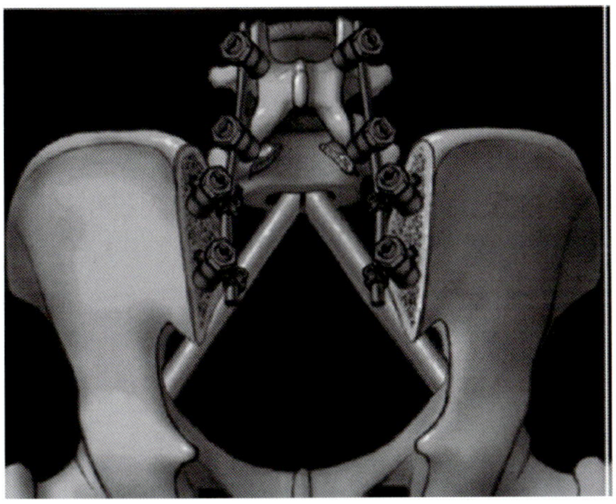

图 9-25 骶骨全切术后采用自体腓骨及钉棒系统内固定示意图

丰富，且骶骨的前方为交织成网状的骶前静脉丛，因此术中非常容易出血。其中尤以骨巨细胞瘤出血凶猛。因为骶骨肿瘤大部分只能行囊内切除，因此在进行肿瘤刮除时，出血是难以避免并且有时是难以控制的。出血量多时可以达到 10000 ~ 20000ml。因此，术中手术医生和麻醉医师的配合尤为重要。在没有进入肿瘤内部的时候，应适当地扩容并且稀释血液。并且尽可能地仔细操作，仔细止血。在行肿瘤刮除时，及时、快速、有效的补充血容量是唯一的可行的方法。只有这样才能够保证心、肾、脑等重要脏器的灌注，从而避免出现器官功能的受损。

预防的措施包括建立多个输液通道，快速输血，输血超过 4000ml 以上的患者，必须输血浆、血小板及凝血酶原复合物等；避免大剂量应用去甲肾上腺素等强烈的缩血管药物。

大量补充血液替代品而不输血来稳定循环的做法是不可取的。因为病人的循环功能会有相当强的代偿能力，尤其是在年轻病人中。这样会造成一定的假象，当病人的循环功能在代偿到极限的时候，会突然出现失代偿，血压会急剧地下降，有时会造成难以挽回的后果。因此必须保证输血量与出血量之间不能够有太大地差距，并且应尽量地及时补充。如果条件允许，大量失血时补充新鲜全血是最好的选择。其效果较成分输血要好。

在行骶骨肿瘤切除时，可以采取一些手段来减少和控制这种猛烈的出血。手术时可以首先显露髂血管和腹主动脉，结扎病变严重侧的髂内动脉可以减少术中出血和术后的渗血。但是这样只能控制一侧的血管，对侧的髂血管仍然会有代偿血供，仍然会造成术中和术后的出血。可以术中暂时阻断腹主动脉，这样可以大大地减少术中出血。现在又出现了一些新的方法。术前可以行选择性介入栓塞治疗，栓塞髂内血管，如果效果好可以起到与术中结扎相同的效果。还可以在手术中应用通过介入方法安装的球囊暂时阻断腹主动脉，起到与切开阻断相同的效果，同时避免了病人需要行前方手术的痛苦。这些新的方法的出现为进一步减少骶骨瘤术中出血量提供了可能。需要注意的是，在手术完成后放松腹主动脉阻断时，因为血容量的再分布，病人会有一过性的血压下降，麻醉医师应当有适当的准备措施。同时也可能有下肢血栓脱落，造成肺栓塞，应当警惕这一点。如果病人突然出现难以解释的低氧血症，应考虑肺栓塞的可能并尽快地采取措施。

肿瘤切除后的空腔可以应用可吸收的止血纱布、止血海绵等填充止血，尽可能地消除死腔。紧密地缝合筋膜层并且加压包扎伤口压迫止血。外科医生对于骶骨肿瘤切除术的熟练程度也是影响出血量的一方面因素。熟悉骶骨解剖，减少手术时间可以相对地减少出血量。同时对于位置相对比较低的肿瘤，如 S3 以下的肿瘤，尽可能地做到广泛或者边缘切除而避免进入肿瘤内部，也可以大大地减少术中出血。

术后仍然需要补充适当的胶体溶液和血液，直到手术 24h 以后，病人的循环相对稳定，全身血液再分布完成以后。术后需要监测病人的生病体征和血红蛋白的改变，适当地增减液体。同时术后需要病人尽量仰卧以压迫止血，并且观察引流量。

伤口愈合不良或者不愈合

切口感染、不愈合是常见的术后并发症。伤口并发症病人多数需要进一步手术引流、清创、二期闭合伤口。如出现皮肤缺损较大，需行局部皮瓣转移。出现伤口并发症病人多数术前接受过剂量为 50 ~ 60Gy 的放疗；或病人的年龄较大，营养状况不良；或肿瘤巨大，术后遗留大的空腔，靠血肿填充，容易发生感染。预防伤口并发症发生的措施包括改善营养状况；尽量减小切口；放置较粗的引流管，延长引留时间，可放置引流管一周以上；如不是必须，尽量不做内固定。

我们现在进行骶骨肿瘤切除采取骶尾部“工”字形切口或者“丁”字形切口。这两种切口均会造成角状切口，因此在切口设计时尽量保证两条切口互相垂直，避免形成锐角而不利于伤口愈合。并且缝合时尽量严密地闭合伤口，避免皮下死腔残留也是预防出现伤口不愈合的因素之一。

如果术中结扎了髂内血管，使得臀上、臀下动脉血供中断，结扎侧皮瓣血运较对侧差，则容易出现伤口愈合不良或者不愈合。因此外科医生术前应该对术中的出血量进行必要的评估，对于可能出血量较小的肿瘤，则可以不行前路的血管结扎，以利于术后伤口愈合。

骶骨肿瘤生长的方向也是影响伤口愈合的重要因素。如果肿瘤主要朝向骶骨前方生长，则对于后路的皮瓣影响较小，比较容易愈合。如果肿瘤主要朝向后方生长，将后方皮瓣顶起，甚至肿瘤侵及后方的骶脊肌和皮下组织和皮肤，在完整的切除肿瘤时，势必会将部分的皮下组织一同切除，会造成局部皮瓣过薄，血运差从而影响愈合。但是不能因为保留皮肤而牺牲了肿瘤的完整切除，必要时可以行转移皮瓣覆盖皮肤缺损。

术后需要仰卧压迫伤口止血，但是这样也会造成皮瓣的血运障碍，从而影响伤口的愈合。因此在术后第 2 天以后，应嘱病人适当翻身活动，避免长期压迫皮瓣。大部分的病例仅出现表皮的坏死，经过换药后基本可以痊愈并且不影响拆线时间。如果出现深层的皮瓣血运不良伤口不愈合，经过一段时间的换药后无明显好转者，则需要行清创术，切除没有血运的皮瓣边缘，清除陈旧肉芽组织，应用 7 号线全层闭合伤口。如果局部伤口张力过大，不能缝合者，可以选用臀肌转移肌皮瓣覆盖缺损处。

对于接受过放疗的病人，局部软组织条件较差，伤口愈合能力低。则更应该注意闭合伤口的技术，并且可以适当地延长拆线时间。

术后深部感染

骶骨肿瘤切除后，残存的空腔由腹膜向后方填充以及血肿填充。如果肿瘤巨大，切除后残存的空腔巨大者，则可能形成巨大的血肿，是非常好的细菌生长的培养基，发生深部感染的几率则会增加。因此需要在术中严格注意无菌操作，并且术后应用相对广谱的抗生素预防感染的发生。对于可能会累及直肠的肿瘤，术前应该进行严格的肠道准备，并在术前清洁灌肠。如果术中直肠损伤暴露肠腔，则需要修补直肠，并且可以应用苯扎溴铵以及稀释的聚维酮碘等冲洗伤口，术后应用对阴性杆菌比较敏感的抗生素，将发生感染的可能降到最低。术后建立通畅引流，避免巨大血肿形成也是预防感染发生的因素之一。

如果发生深部感染者，则应在加强全身支持疗法的同时，进行伤口引流液培养和药敏检测，选用敏感的抗生素进行治疗。如果感染没有局限的趋势，则需行清创术，彻底地清除坏死组织直至新鲜肉芽组织，并且应用生理盐水、过氧化氢溶液、苯扎溴铵和稀释聚维酮碘反复冲洗伤口，如果病人伤口内有内固定物，原则上应取出，否则感染不易控制。 建立通畅引流后，应用 7 号线全层缝合伤口。绝大多数病例可以愈合。

脑脊液漏也是术后常见的并发症。多是因肿瘤巨大，与神经根袖粘连。 切除肿瘤时，损伤神经根袖。一般经抬高床尾、应用抗生素等非手术方法治疗可愈合。

内脏并发症及术后疼痛

膀胱及直肠损伤并不少见，需要普通外科或泌尿外科进行相关治疗。

骶骨肿瘤切除术后的其他并发症还包括直肠损伤，术前应对每一例骶骨瘤的病例行直肠指诊，并且仔细地通过CT及MRI判断肿瘤与直肠的关系，如果可能会损伤直肠，术前应做完善的肠道准备。因为大部分骶骨瘤为囊内切除，因此术中切除肿瘤时，应尽可能不要牺牲直肠后壁的完整性。如果肿瘤已经侵犯直肠壁而无法保留者，对于小的缺损可以行直肠修补术。对于缺损过大、吻合张力过高者，不应强行修补，而应行临时性或者永久性直肠造瘘术，避免术后因为直肠瘘口而引起深部感染。

切除全部骶骨的病例，术后可能会造成腰5椎体下沉。骶髂关节连续性完全中断，骨盆环破坏的病例，术后由于不稳定可能会造成疼痛。对于这种病例可以选用适当的内固定进行骨盆环连续性的重建。

（郭 卫 董 森）

延伸阅读

1. Ozaki T，Hillmann A，Winkelmann W. Surgical treatment of sacrococcygeal chordoma. J Sur Oncol，1997，64（4）：274-249.
2. Samson IR，Springfield DS，Suit HD，et al. Operative treatment of sacrococcygeal chordoma. A review of twenty-one cases. J Bone Joint Surg Am，1993，75（10）：1476-1484.
3. Waisman M，Kligman M，Roffman M. Posterior approach for radical excision of sacral chordoma. Int Orthop，1997，21（3）：181-184.
4. Simpson A，Porter A，et al. Cephalad sacral resection with a combined extended illioinguinal and posterior approach. J Bone Joint Surg Am，1995，77A（3）：405-411.
5. Wuisman P，Lieshout O，Sugihara S，et al. Total sacrectomy and reconstruction-oncological and functional outcome. Clin Orthop Relat Res，2000，381（6）：192-203.
6. Eckardt JJ，Kabo JM，Delamater RB. Total sacrectomy endoprosthesis：Initial UCLA experience（C）. 10th ISOLCS Conference Proceeding Australia，1999：52-53.
7. 郭卫，汤小东，杨毅，等. 骶骨肿瘤的外科分区及手术方法探讨. 中国脊柱脊髓杂志，2007，17（8）：605-610.
8. Vanderschot P，Meuleman C，Lefevre A，et al. Trans iliac-sacral-iliac bar stabilisation to treat bilateral lesions of the sacro-iliac joint or sacrum：anatomical considerations and clinical experience. Injury，2001，32（7）：587-592.
9. Diel J，Ortiz O，Losada RA，et al. The sacrum：pathologic spectrum，multimodality imaging，and subspecialty approach. Radiographics，2001，21（1）：83-104.
10. Ozdemir MH，Gurkan I，Yildiz Y，et al. Surgical treatment of malignant tumours of the sacrum.Eur J Surg Oncol，1999，25（1）：44-49.
11. Perra JH. Techniques of instrumentation in long fusions to the sacrum. Orthop Clin North Am，1994，25（2）：287-299.
12. Jie Q，Wang Z，Wang L. Clinical application of universal spine system in reconstruction of lumbar sacrum joint after resection of sacrum tumor. Zhongguo Xiu Fu Chong Jian Wai Ke Za Zhi. 2003，17（1）：13-15.
13. Wenger M，Markwalder TM. Treatment of neoplastic diseases of the sacrum. J Surg Oncol，2002，80（3）：176.
14. Emami A，Deviren V，Berven S，et al. Outcome and complications of long fusions to the sacrum in adult spine deformity：luque-galveston，combined iliac and sacral screws，and sacral fixation.Spine，2002，27（7）：776-786.
15. Raque GH，Vitaz TW，Shields CB. Treatment of neoplastic diseases of the sacrum. J Surg Oncol，2001，76（4）：301-307.
16. Farcy JP，Rawlins BA，Glassman SD. Technique and results of fixation to the sacrum with iliosacral screws. Spine，1992，17（6 Suppl）：190-195.
17. 郭卫，徐万鹏，杨荣利，等. 骶骨肿瘤的手术治疗. 中华外科杂志，2003，41（11）：827-831.
18. Nader R，Rhines LD，Mendel E.Metastatic sacral tumors.Neurosurg Clin N Am，2004，15（4）：453-457.
19. Stener B. Resection of the sacrum for tumors. Chir Organi Mov，1990，75（1 Suppl）：108-110.
20. Stener B，Gunterberg B. High amputation of the sacrum

for extirpation of tumors. Principles and technique. Spine, 1978, 3 (4): 351-366.
21. Guo W, Tang X, Zang J, Ji T. One-stage total en bloc sacrectomy-A novel technique and report of 9 cases. Spine, 2013, 38 (10): 1-6.
22. Li D, Guo W, Tang X, et al. Surgical classification of different types of en bloc resection for primary malignant sacral tumors. Eur Spine J, 2011, 20: 2275-2281.
23. Guo W, Tang X, Yang Y, et al. Strategy of surgical treatment of sacral neurogenic tumors. Spine, 2009, 34 (23): 2587-2592.
24. Guo W, Tang X, Yang Y, et al. Outcome of conservative surgery for giant cell tumor of the sacrum. Spine, 2009, 34 (10): 1025-1031.
25. Doita M, Harada T, Lguchi T, et al. Total sacrectomy and reconstruction for sacral tumors. Spine, 2003, 28: E296-E301.
26. Fourney DR, Rhines LD, Hentschel SJ, et al. En bloc resection of primary sacral tumors: classification of surgical approaches and outcome. J Neurosurg Spine, 2005, 3: 111-122.
27. 郭卫，唐顺，董森，等. 髂骨翼肿瘤的切除重建. 中华外科杂志，2006，44：813-816.
28. 郭卫，杨荣利，姬涛. 累及骶骨的骨盆恶性肿瘤切除及重建. 中华外科杂志，47 (10)：766-769，2009.
29. Ozaki T, Rodl R, Gosheger G, et al. Sacral infiltration in pelvic sarcomas. Clin Orthop, 2003, 407: 152-158.
30. Mankin HJ, Hornicek FJ, Temple HT, Gebhardt MC. Malignant tumors of the pelvis: An outcome study. Clin Orthop, 2004, 425: 212–217.
31. Chhaya S, White LM, Kandel R, et al. Transarticular invasion of bone tumours across the sacroiliac joint. Skeletal Radiol, 2005, 34: 771-777.
32. Sabourin M, Biau D, Babinet A, et al. Surgical management of pelvic primary bone tumors involving the sacroiliac joint. Orthopaedic & Traumatology: Surgery & Research, 2009, 95, 284-292.
33. Mcloughlin GS, Sciubba DM, Suk I, er al. En bloc total sacrectomy performed. A single stage through a posterior approach. Neurosurgery, 2008, 63 (1 Suppl 1): 115-120.
34. Court C, Bosca L, Le Cesne A, et al. Surgical excision of bone sarcomas involving the sacroiliac joint. Clin Orthop Relat Res, 2006, 451: 189-194.
35. Tang X, Guo W, Yang R, et al. Aortic balloon occlusion decrease blood loss during sacral tumor resection. J Bone Joint Surg Am, 2010, 92 (8): 1747-1753.
36. Gennari L, Azzarelli A, Quagliuolo V. A posterior approach for the excision of sacral chordoma. J Bone Joint Surg Br, 1987, 69 (4): 565-568.
37. Shikita J, Yamamuro T, Kotoura Y, et al. Total sacrectomy and reconstruction for primary tumors. Report of two cases. J Bone Joint Surg Am, 1988, 70 (1): 112-115.
38. Sung HW, Shu WP, Wang HM, et al. Surgical treatment of primary tumors of the sacrum. Clin Orthop, 1987, 215: 91-98.
39. Tomita K, Tsuchiya H. Total sacrectomy and reconstruction for huge sacral tumors. Sprine, 1990, 15 (11): 1223-1227.
40. Dickey ID, Hugate RR, Fuchs B, et al. Reconstruction after total sacrectomy: Early experience with a new surgical technique. Clin Orthop, 2005, 438: 42-50.

10 骨盆环肿瘤切除术后的功能重建

概 述

骨盆肿瘤切除术后骨盆环的重建十分必要，这样可以将躯干的重量传导至下肢。无论是否需要如扶拐杖或架拐等特殊的支持，这种重建对于病人术后的坐立、站立和行走功能非常重要。本章将讨论我们对于骨盆重建的一些初步的经验。累及单侧或双侧骶髂关节的肿瘤，以及任何骶髂关节和髋关节之间的肿瘤切除术后的骨缺损，均需要进行重建，是需要骨移植或金属内支持物根据具体情况而定。对于耻骨联合的缺损，当双侧骶髂关节没有受到影响，骨性骨盆环保持完整的时候，则不需要骨重建。 本章将讨论肿瘤切除术后骨缺损的几种重建方法。

累及髋骨和骶骨的原发骨肿瘤的切除可以分为边缘性切除、广泛性切除、根治性切除和半骨盆切除（Enneking 和 Dunham 1978；Enneking 1983）。Enneking 和 Dunham 提出了良性和恶性肌肉骨骼系统肿瘤分期的概念，以帮助进行适当的治疗，以及对不同的治疗方法进行有意义的对比。Enneking 对于良性及恶性肌肉骨骼系统肿瘤的分期系统包括分级（G）、部位（T）和转移（M）。良性肿瘤分为 1、2、3 期，恶性肿瘤分为Ⅰ、Ⅱ、Ⅲ期。根据病的局部侵袭范围又进一步分为 A 和 B 亚期（Heare 等，1989）。随着解剖学分期成为可能以及有效的辅助化疗，现在外科切除的重点已经转移到保肢治疗上。在计划手术和活检以前，需要有肿瘤的精确的影像学检查以及解剖定位，以便得到准确的诊断和确定足够的手术边界。尽管 MRI 对于术前判断肿瘤的侵犯程度非常有帮助，术后仍然需要非常仔细地检查切除标本。Enneking 和 Dunham 提出了以下概念：囊内边界是在病变内切除肿瘤；边缘性边界是在与肿瘤相连的反应区内切除肿瘤；广泛性边界是在距离肿瘤一段距离的正常组织内切除肿瘤；根治性边界是将肿瘤累及整个间室的正常组织完全切除。不行截肢而切除肿瘤称为局部切除，是保肢治疗的方法。根据这一定义，局部切除依据达到的切除边界可以分为边缘性切除、广泛性切除和根治性切除。如果只能达到囊内边界，则称为刮除。

髋骨和骶骨的骨及软组织肿瘤可以如下分类。根据改良的 Enneking 髋骨分类，骨盆切除分为三个主要的解剖区域（Enneking 和 Dunham，1978；Enneking，1983；Campanacci 等，1987；Campanacci 1990）：（Ⅰ） 髂 骨；（Ⅱ） 髋 臼 周围；（Ⅲ）坐耻骨，累及骶骨定义为（Ⅳ）。大写的“A”表示更广泛的切除：（ⅠA）包括髂骨翼的臀部的整块切除；（ⅡA）股骨近端和髋关节囊随髋臼一同切除；（ⅢA）股神经束随同耻骨支一同切除。一些更广泛的切除包括髋骨和骶骨的一个以上的区域。髋骨每一区域的切除根据切除范围可以进一步分为四种亚型（Campanacci M 和 Capanna R，1991；Campanacci，1999）。

治疗骨盆肿瘤时，根据肿瘤的良恶性、对放化疗是否敏感以及肿瘤的侵袭范围，结合肿瘤病理，选择恰当的外科治疗、放疗或化疗。尽管术前放疗或者术后放疗对于一些肿瘤的控制，以及维持一些病例的生活质量非常必要，外科切除仍然是首选的治疗方法。任何骨盆肿瘤的切除均会造成骨缺损，大部分骨缺损需要进行重建以维持躯干和骨盆以及骨盆和下肢的连续性和稳定性。这样的重建可以使病人能够坐立、站立和行走，以维持日常生活的必要的活动。

肿瘤切除术后的重建方法根据病变的解剖部位和缺损的范围而定。Enneking 切除分类（Enneking 和 Dunham，1978）对于根据切除类型选择重建方法仍然十分有用。可以选用不同类型的髋关节假体、金属内固定物和脊柱支持装置，以及外固定系统等（Campanacci M 和 Capanna R，1991；O′Connor 和 Sim，1992）。

重建方法的选择必须根据每一个具体病人的缺损部位和性质决定。必须考虑到病人的生活质量，因此可能不得不选择边缘性切除方法切除骨盆肿瘤。重建不仅包括骨组织重建，而且还有软组织重建，包括皮肤和肌肉以及盆内脏器如泌尿生殖器官等。当骨科医生决定骨盆肿瘤及周围组织的切除范围时，必须在术前对可能造成的缺损的大小进行评估。回顾以前的重建的方法及结果对于制订新病例的治疗计划非常有帮助。

髂骨区肿瘤切除术后的重建

髂骨肿瘤的楔形切除（Ⅰ型切除），不影响骨盆环的连续性，因此不需要常规地进行骨移植重建。但是当全部的髂骨均被切除以后，骨盆环中断，或者是ⅠA 型切除后，造成的骨缺损则需要进行重建。

术前计划

髂骨或者骶骨，包括骶髂关节的肿瘤切除术后，如果骨盆环连续性中断，则必须重建骨盆环的完整性。如果没有骨盆环的完整性，病人将不能承担体重，并且行走的时候会产生疼痛。骶髂关节应当能够承担步态周期所造成的压力负荷，以及骨盆旋转造成的张力负荷。髂骨Ⅰ区切除后如果不进行重建，日后患者负重行走后，髋臼会出现内倾、上移。骨盆倾斜后会导致脊柱侧弯。为了能够重新获得骨的完整性，可行自体骨腓骨移植及 Harrington 压力棒（用于脊柱侧弯）以承担压力负荷，应用钩和螺母固定的骶骨棒来对抗张力负荷。今年来已多采用椎弓根钉棒系统进行腰骶部的稳定性重建。

重建方法

肿瘤切除术后，检查骨缺损的大小。在肿瘤累及Ⅰ区或Ⅰ、Ⅳ区的部分病例中，可应用钉棒系统重建髂骨肿瘤切除后的缺损。将钉棒系统中的两枚椎弓根镙钉固定于腰骶椎的椎弓根上，另外两枚固定于髋臼顶部。然后，应用两根钛棒连接固定相对的椎弓根钉，维持骨盆环的完整性（图 10-1）。这可以满足将力学负荷由躯干传导至下肢的需求。也可根据缺损的大小选择两段或三段腓骨，对角地植于 L3、L4、L5 和髂骨之间，或者植于骶骨和髂骨之间（图 10-2）。在插入椎体松质骨之前，在每一段腓骨的两端开一个 5mm 深的交叉的裂口，这样可以增加皮质骨的表面积，以利于再血管化。腓骨要插入骶骨和髂骨的松质骨中，并且与固定棒平行。移植的腓骨逐渐与骶骨和髂骨融合。此外，也可在对侧髂骨取骨或取切下髂骨翼上的残存骨，应用钢丝或螺钉固定于骨缺损区。病人术后 6 周开始部分负重行走，3 个月后完全负重。老年患者可采用斯氏针插入骶骨及坐耻骨，用骨水泥包裹，重建髂骨缺损（图 10-3）。

相关讨论

髂骨、骶髂关节和骶骨翼的切除会导致骨盆环的中断。如果没有骨盆环的完整性，病人将不能承担体重，并且行走的时候会产生疼痛。骶髂关节应当能够承担步态周期所造成的压力负荷，以及骨盆旋转造成的张力负荷。术前制订髂骨肿瘤切除后重建方案。为了能够重新获得骨盆环的完整性，可考虑行自体骨腓骨移植及钉棒系统内固定以承担压力负荷。楔型切除髂骨肿瘤不影响骨盆环的连续性，因此不需要常规地进行骨移植

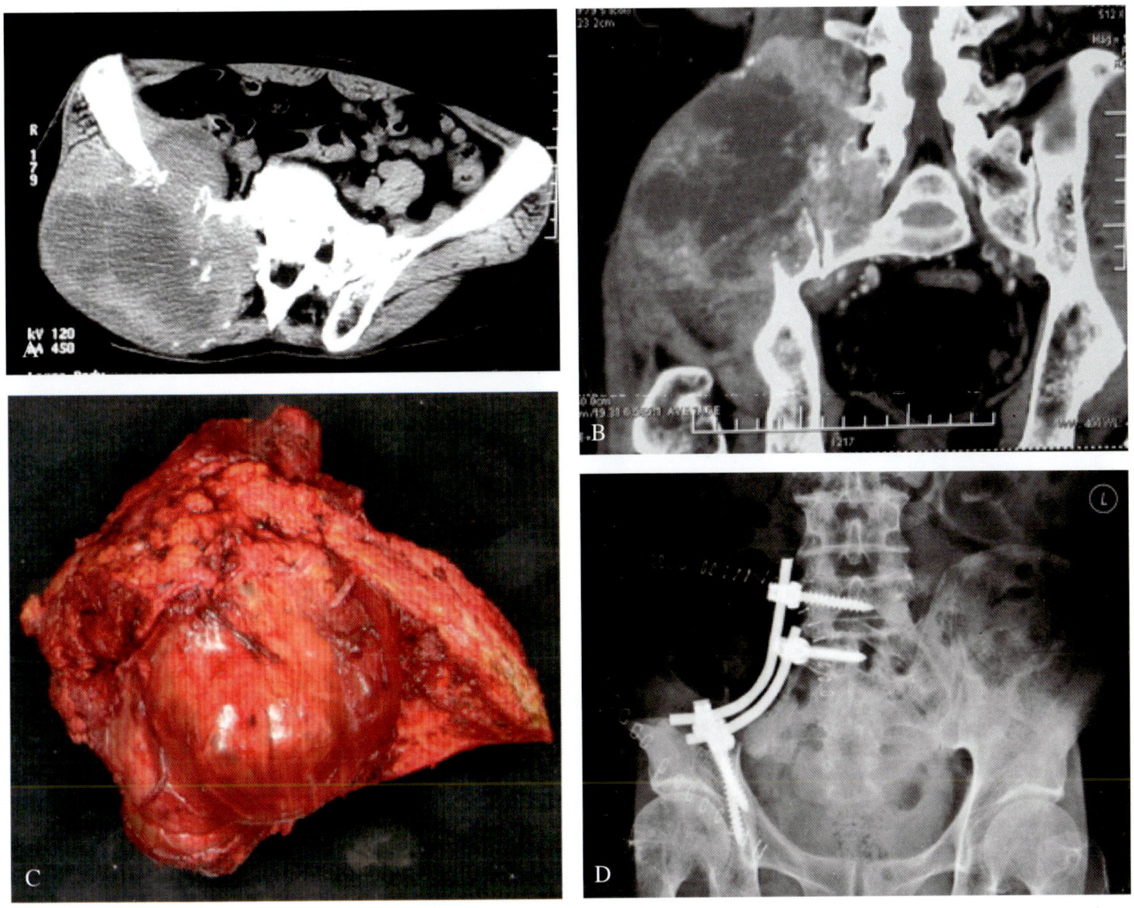

图 10-1 患者女性，72 岁，恶性骨巨细胞瘤，行肿瘤广泛切除，应用脊柱钉棒系统连接固定腰椎及残存髂骨
A、B：示术前 CT 片显示右髂骨破坏伴巨大软组织肿块，病变侵及骶髂关节；C、D：示手术切除肿瘤标本像及术后 X 线片

重建。但是当全部的髂骨均被切除或者是行 ⅠA 型切除后，骨盆环中断，造成的骨缺损需要进行重建。

我们将脊柱钉棒系统应用于髂骨肿瘤切除后的缺损重建中。应用钉棒系统连接固定腰骶椎及髋臼上方残留髂骨，在内固定物外面用骨水泥包裹，使之成为一个整体，维持骨盆环的完整。这可以满足将力学负荷由躯干传导至下肢的需求。应用钉棒系统重建髂骨肿瘤切除后缺损的优点在于，固定确实、坚强，术后可早期承重，术后一周即可下地进行功能锻炼。至今已应用该固定方法超过 100 例，随访中，至今尚未见钉棒系统松动的病例。钉棒系统周围的骨水泥及软组织瘢痕可以有助于维持钉棒内固定系统的长期稳定。

应用带血管蒂或不带血管蒂的游离自体腓骨移植是髂骨Ⅰ区肿瘤切除后重建骨盆环连续性最常用的方法。游离自体腓骨连接骶骨及髋臼上方残存的髂骨，骨愈合后可达到生物重建的效果。这种方法也存在许多缺点，包括固定不牢靠、不能早期下地、植骨端不愈合等。对于髂骨肿瘤切除后的骨缺损，术中游离移植自体腓骨后，同时行钉棒系统内固定，术后不需要额外的支持就可以获得满意的步态。

儿童髂骨肿瘤切除后行重建时，应考虑到儿童发育的问题。最好采用比较简单的固定方法。可将异体骨或自体髂骨（可以取自残存的部分髂

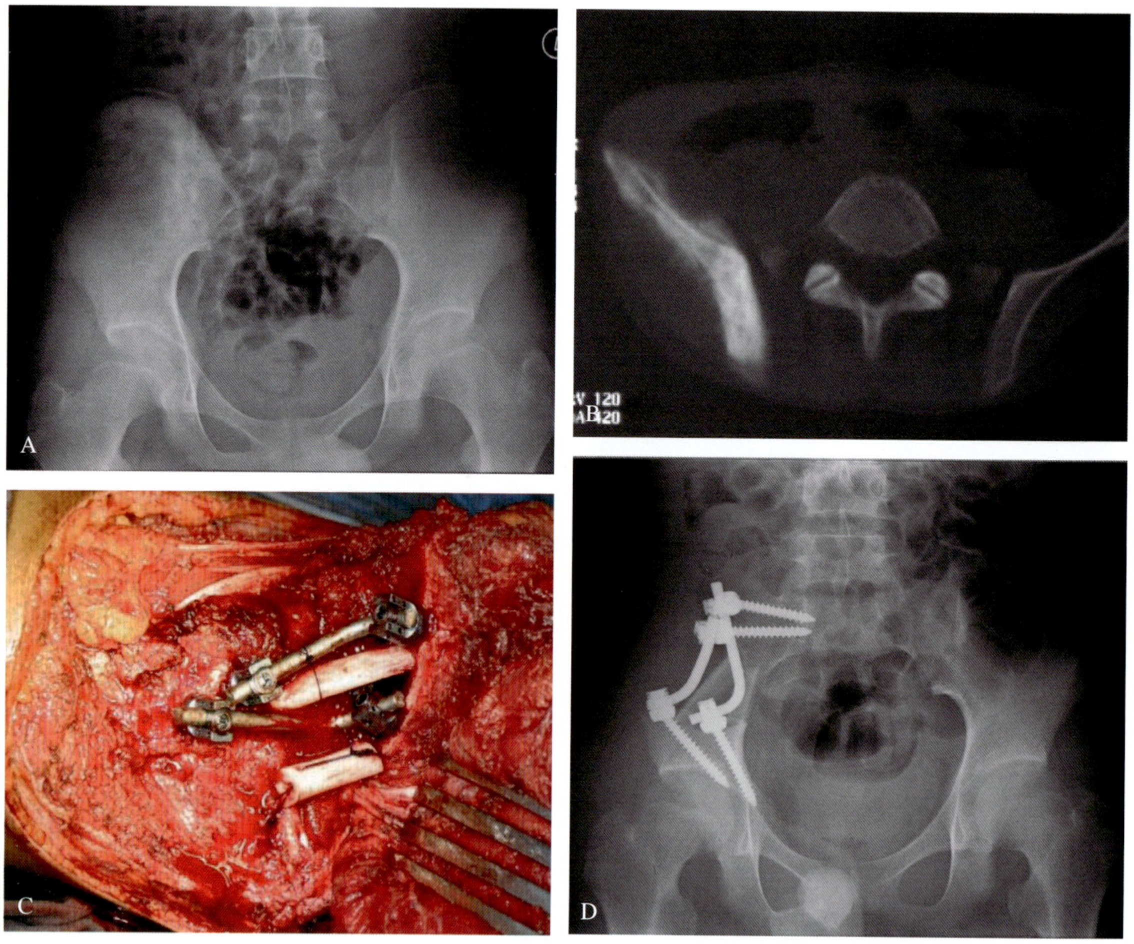

图 10-2　患者男性，14 岁，Ewing 肉瘤，行肿瘤广泛切除，应用脊柱钉棒系统连接固定腰椎及残存髂骨
A、B：示术前 X 线及 CT 片显示右髂骨破坏；C、D：示手术中行自体腓骨植骨及术后 X 线片

骨）植于髋臼上方残留髂骨与骶骨翼之间，用加压螺丝钉固定，以恢复骨盆环的连续性。儿童患者也可采用斯氏针插入骶骨及坐、耻骨，用骨水泥包裹，重建髂骨缺损。

Campanacci 等报道在儿童中完全切除髂骨，会造成进行性的短缩畸形，应该应用骨移植重建骨缺损。有时剩余的骨盆可以逐渐变形，耻骨联合处出现弯曲，患侧髋臼及残留的髂骨逐渐移位到达骶骨，形成相对无痛的状态。但患者会出现代偿性脊柱侧弯。Leung 等提倡在髋臼上方骶骨和髂骨之间应用带血管蒂的腓骨移植。

对于累及髋臼顶部的Ⅰ、Ⅱ区骨巨细胞瘤、动脉瘤样骨囊肿及骨转移瘤的患者，采取肿瘤病灶切刮术、钛网杯重建髋臼顶、骨水泥填充、人工髋关节置换手术，重建髋关节功能。对于累及髋臼顶部的Ⅰ、Ⅱ区骨原发恶性肿瘤，应考虑行广泛性肿瘤切除，髋臼重建术。

髋臼周围肿瘤切除术后的功能重建

当肿瘤累及髋臼区域时，有很多种重建方法。当仅是一部分髋臼被切除时，可以应用自体骨移植来重建骨缺损。当病变累及整个髋臼，则需要

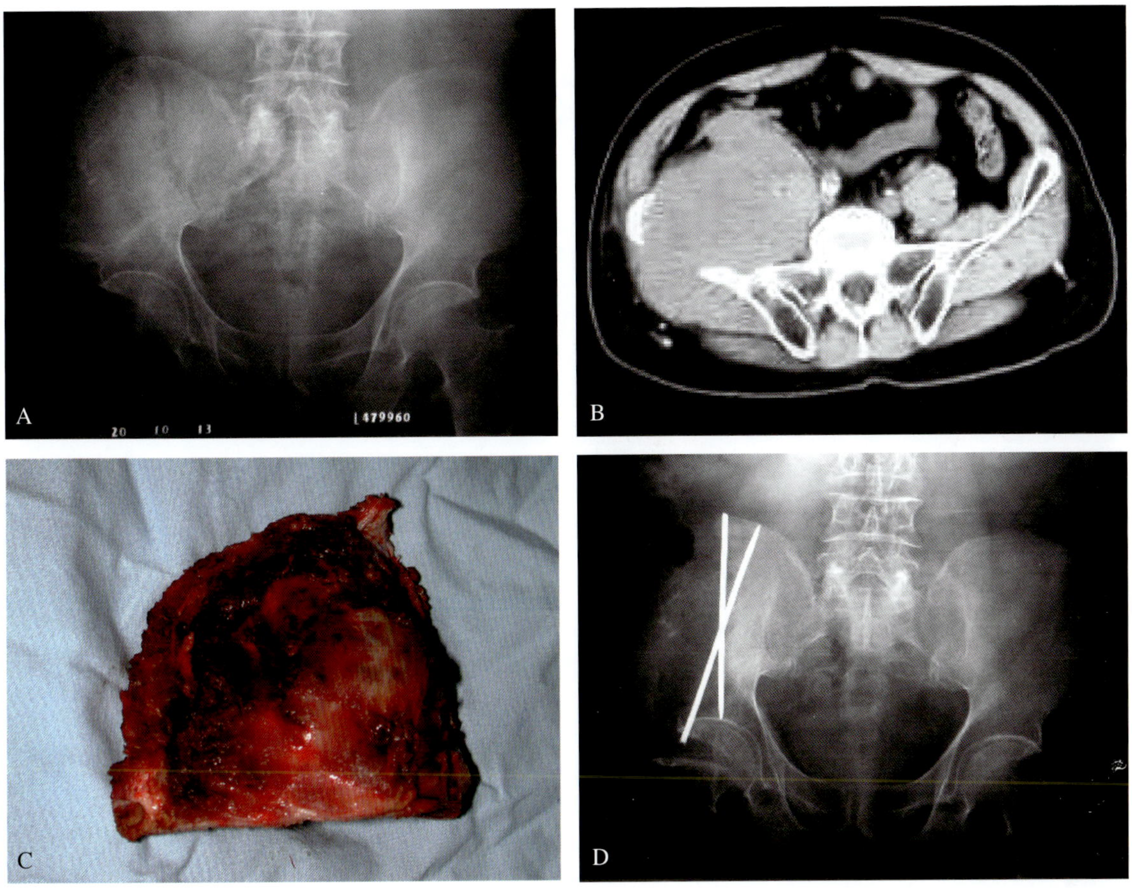

图 10-3 患者男性，58 岁，右髂骨骨髓瘤，行肿瘤切除、骨水泥、斯氏针内固定术 A、B：术前 X 线平片及 CT 显示右髂骨呈溶骨性破坏，可见较大软组织包块；C：术中大体标本像；D：术后 X 线平片（骨水泥未显影）

行全髋臼切除（Ⅱ型），或者是股骨近端和髋关节囊一并切除（Ⅱ A 型）。需要在关节融合、关节成形术和切除关节成形术间选择重建方法。

术前计划及术后处理

髋臼周围肿瘤的切除可以分为关节内切除和关节外切除。前者是将股骨头脱位切除髋臼，而后者是不打开关节囊，将髋臼及股骨近端一并整块切除。应通过 CT 及 MRI 评估髋臼病变的范围和性质，并且通过活检了解肿瘤的良恶性及侵袭性。要明确手术的适应证。在获得足够的切除边界的同时，必须保留主要的神经血管束，尤其是坐骨神经。在恶性肿瘤中，保肢手术常能够获得与截肢相同的足够的手术切除边界。

切除髋臼周围肿瘤时，需要根据病理诊断，病人的年龄和职业以及病人对于屈曲、稳定性及耐久性的不同要求考虑具体的方法。如果行关节内切除，需要环形切开关节囊并将股骨头脱位。如果行关节外切除，则可以在股骨头基底处切断股骨头，或者在粗隆下方截断股骨干，而不打开关节。对有需要屈曲关节功能的病人可以行人工假体置换。如果决定行关节融合术，可以考虑髂股融合，内侧应用螺钉钢板固定，也可考虑坐股融合。还可以采用髂股假关节，即切除关节成形术（图 10-4）。

关节融合术适用于需要体力工作，对于稳定性和耐久性要求高的病例。而人工假体置换术适

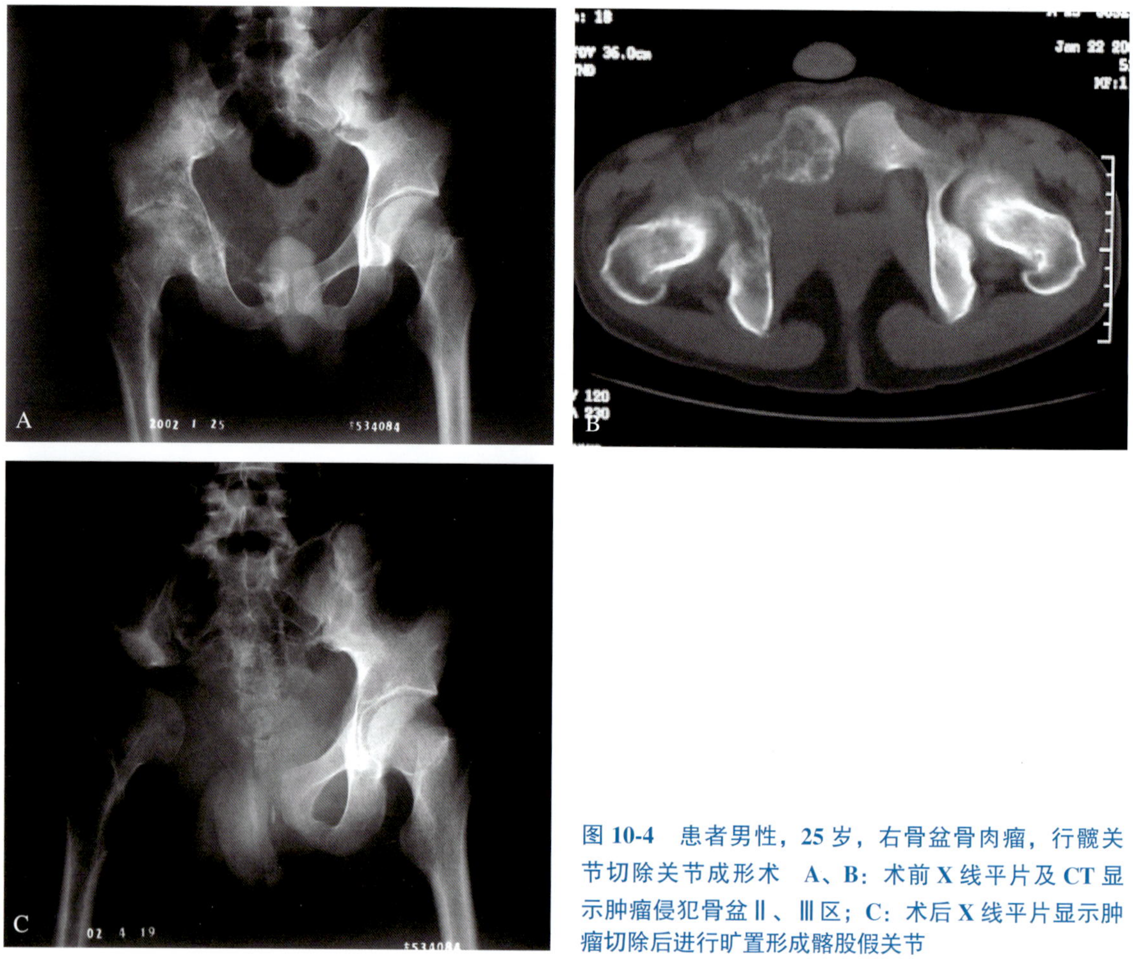

图 10-4　患者男性，25 岁，右骨盆骨肉瘤，行髋关节切除关节成形术　A、B：术前 X 线平片及 CT 显示肿瘤侵犯骨盆Ⅱ、Ⅲ区；C：术后 X 线平片显示肿瘤切除后进行旷置形成髂股假关节

用于需要长期坐立，保持髋关节屈曲的病人。

髋臼部位肿瘤多数为髂骨或耻坐骨连同髋臼同时受累。软骨肉瘤、骨巨细胞瘤多见，对化疗敏感的高度恶性肿瘤如尤文肉瘤、成骨肉瘤也不少见。肿瘤切除的范围有：耻坐骨、髋臼和部分髂骨；或大部分髂骨、髋臼和闭孔环。半骨盆截肢可以达到根治性切除的目的，但因为丧失了患侧肢体，患者难以接受。近 20 年来，随着诊断技术、新辅助化疗的发展及肿瘤外科切除原则的建立，骨盆肿瘤的切除及功能重建有了很大的进步。

骨盆肿瘤切除重建的原则为首先要完整切除肿瘤，其次才考虑功能的重建。在安全边缘进行肿瘤切除，即使是高度恶性肿瘤，尤其是对化疗敏感的肿瘤都能得到根治性切除效果。如果肿瘤巨大，无法做到广泛性切除，应选择半骨盆截肢术。否则，局部复发率很高。目前可选择的髋臼重建的方法有，瘤骨壳灭活再植、异体半骨盆移植及人工半骨盆假体置换等。

无论是异体半骨盆还是灭活再植的半骨盆，早期稳定性依靠外展中立位的矫形鞋或骨牵引，去牵引后的稳定性依靠周围瘢痕组织维持。另外再植骨盆与异体骨盆的爬行代替是一个长期的过程。人工半骨盆置换早期可达到比较可靠的稳定，后期由于螺钉松动可造成骨盆假体不稳定。虽然组装式人工半骨盆的稳定性较以往有了改善，但仍存在后期骨盆松动的可能。

异体半骨盆重建

在一些病例中可以应用异体骨移植。有报

道应用异体骨、高压灭活或者照射灭活的自体骨盆瘤骨进行髋关节重建，但是均需要很长时间的固定，直到移植物融合并且可以完全负重。Rosenberg 和 Mankin1986 年报道应用带关节软骨的异体骨盆进行重建，可以同时行半髋关节置换。这种方法可以获得非常好的功能，因为它恢复了髋关节的活动，并且没有肢体短缩的情况，但是这种方法感染的发生率非常高。因为移植的髋臼的关节软骨很快就会退变，后来应用全髋关节置换代替半髋关节置换。目前随着其他重建技术及方法的迅速发展，异体半骨盆因并发症发生率较高，应用已较少。

在对累及整个髋臼和邻近的髂骨、坐骨和耻骨支外侧的Ⅱ期低度恶性的骨内肿瘤进行切除时，建议将股骨头脱位并且保留股骨头（Enneking 和 Dunham，1978）。当肿瘤累及髋关节时，则需要行包括髋臼周围骨、髋臼、关节囊及股骨近端在内的髋关节广泛切除。

灭活半骨盆重建

肿瘤标本切下后，置于另一无菌台上，去除骨内外肿瘤及其周围软组织。如果肿瘤去除后，残余的骨壳尚有一定的强度，可以考虑将骨壳灭活，植回原位。将骨壳置于 20% 的高渗盐水中浸泡 20min，普通盐水冲洗后，再将骨壳置于 95% 的酒精中浸泡 20 分钟。浸泡完成后，用生理盐水反复冲洗后，纱布擦干。骨壳空腔内灌入骨水泥，将骨壳植回原位。在耻骨联合处及骶髂关节处用钢板螺丝钉固定。用髋臼挫磨去髋臼软骨，装入大小合适的骨水泥型人工髋臼。股骨侧植入相对应的股骨近端假体。术后抬高患肢，骨牵引 6 周后练习关节活动，扶双拐下地部分负重走路。瘤骨灭活再植的优点是大小、外形合适，无排异反应，愈合后能达到生物固定的效果，缺点是局部复发率相对较高，死骨引起的排异反应会导致伤口不愈、骨质吸收等（图 10-5）。

髋关节融合和旷置

髋臼周围肿瘤切除后可以只行旷置术，即形成连枷髋（图 10-6）。1903 年 Theodore Kocher 最先报道了该术式，1979 年 Eilber 报道了一种改进术式。这是与恢复骨盆环完整性截然相反的方法，由于没有恢复骨盆环的完整性，也就无法得到稳定的骨盆环。这种重建方法最主要的问题就是肢体短缩和较差的功能。有文献报道对于年轻患者，该方法可能达到较满意的术后功能，但需要术中很好地进行软组织重建和术后长期的康复锻炼（Schwartz 等，2009）。

近年来，有文献报道了另外一种改良旷置手术，髋关节上移术（Gebert 等，2011）（图 10-7），就是将一侧髂骨髋臼和耻坐骨全部切除后将股骨头移位到骶髂关节的位置。该技术通过在骶骨侧利用聚四氟乙烯补片重建出关节囊，将股骨头包裹在内，并通过周围软组织覆盖形成假关节。术后功能好于截肢手术。

对于部分进行髋臼周围肿瘤切除的年轻患者，可以考虑进行股骨近端与残存骨盆融合重建缺损。一种是股骨近端与残存髂骨融合，另外一种是股骨近端与残存坐骨融合。这种重建的优点是属于生物学的重建，一旦融合成功可终生使用，同时手术并发症少。由于无需使用假体或同种异体骨等昂贵材料，因而经济上花费也少。缺点是术后肢体短缩，而且部分病例难以融合成功，尤其是股骨近端与残存坐骨融合较困难。

对于骨盆恶性肿瘤保肢手术来说，髂股、耻股融合或假关节是较为经典的重建方法，该方法本质是恢复骨盆到股骨的连续性（图 10-8）。该方法的稳定性和术后功能取决于肿瘤切除后剩余骨盆的骨量。但该重建方法有着肢体短缩的问题，平均较健侧肢体短 3.5 ~ 6cm。近 20 年随着重建技术的改进，外科技术的提高，该重建方法已越来越少被使用。髂股融合或假关节主要适合于骨盆Ⅱ区，Ⅱ + Ⅲ区缺损的重建，并且截骨位置越接近髋臼顶部术后肢体短缩的程度越小，并且可

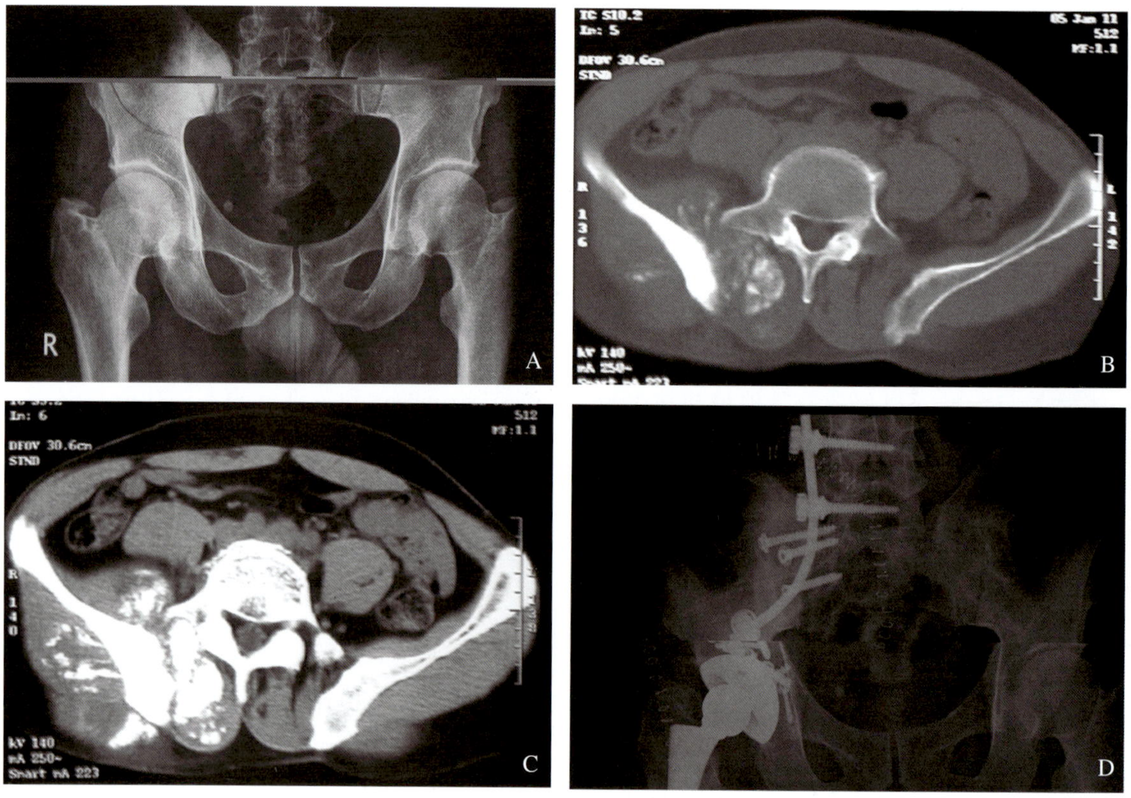

图 10-5　患者男性，46 岁，右骨盆软骨肉瘤，行肿瘤切除半盆灭活再植、全髋关节置换术　A、B、C：术前 X 线平片及 CT 显示肿瘤侵犯Ⅰ区及部分Ⅱ区；D：术后 X 线平片显示肿瘤切除、瘤骨灭活再植，截骨面采用钉棒系统及螺丝钉固定，采用骨水泥型全髋置换重建髋关节

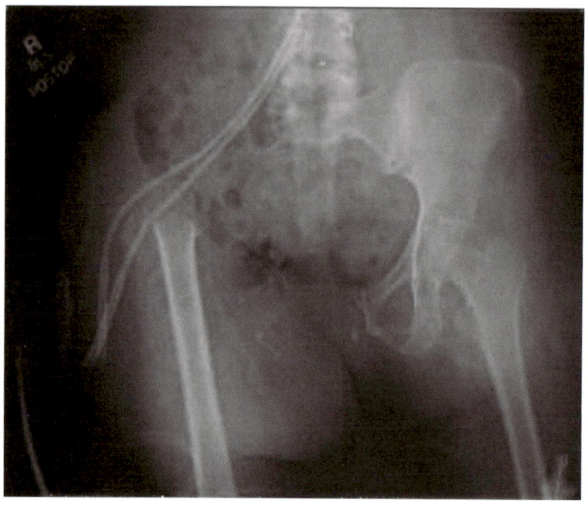

图 10-6　髋臼肿瘤切除术后旷置（连枷髋）

以进行较为牢固的关节融合。髂骨股骨融合主要适用于对于功能要求较高的年轻患者，因为该重建方法可以提供更为稳定持久的重建，髂骨股骨假关节主要适用于年龄偏大对活动要求不高的患者，并且假关节相对于融合来说，术中技术要求相对简单，术后并发症较低。如果髂骨截骨位置较高，剩余髂骨很薄，螺钉固定相对较短，较难实现牢固的关节融合。这种情况下应该考虑进行髂股假关节重建。如果肿瘤侵犯Ⅰ区较为广泛，切除后残留髂骨较少，不建议行髂股关节融合。文献报道的髂股融合率为 86%（Fuchs 等，2002）。

人工假体曾用于肿瘤切除后髋关节缺损的重建。Harrington1981 年报道了应用髋关节假体置换治疗转移癌的病例。Van der Lei 等 1992 年报道了

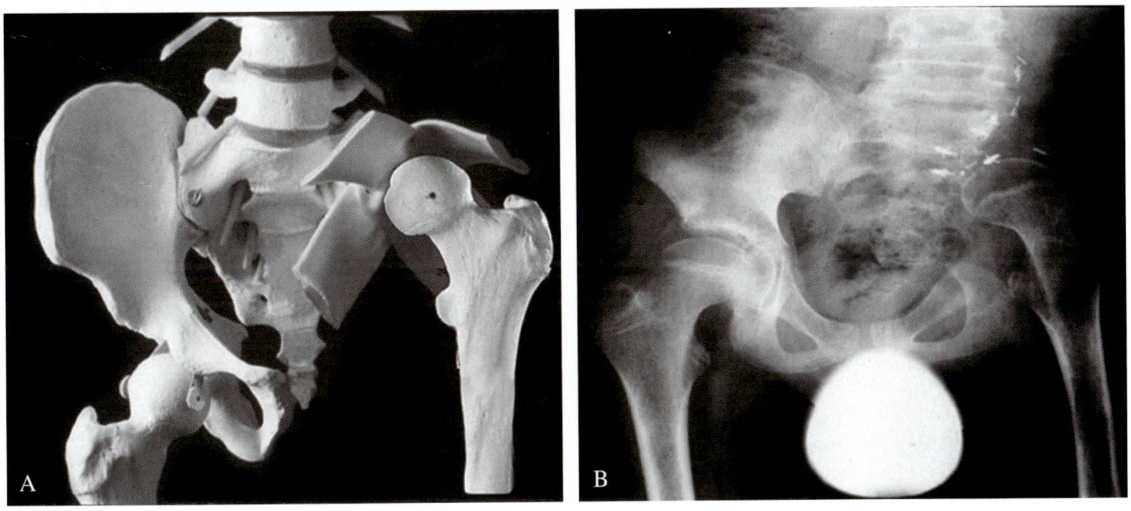

图 10-7 改良旷置，髋关节上移

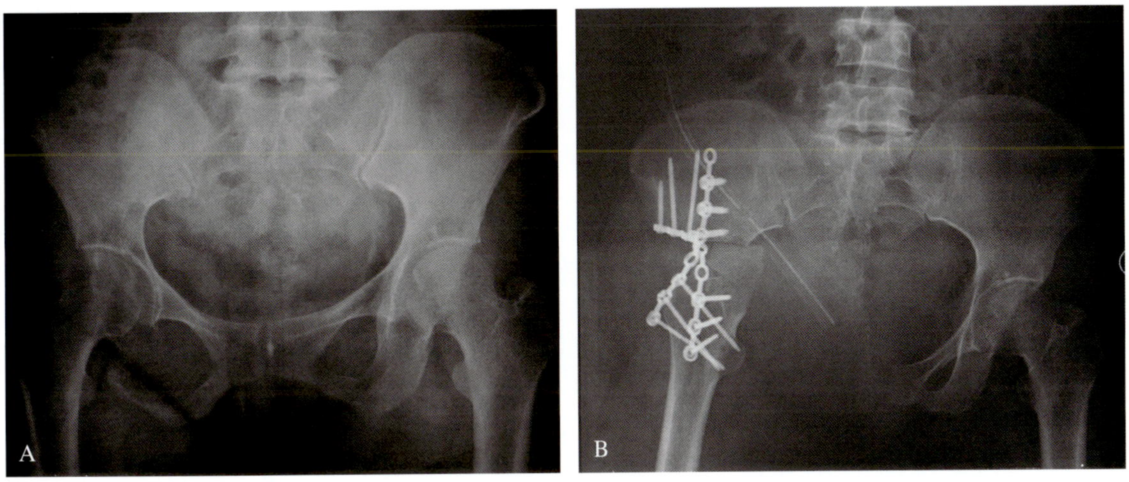

图 10-8 女性，30 岁，恶性神经鞘瘤。肿瘤整块切除后采用股骨近端与残存髂骨融合

软骨肉瘤切除术后应用马鞍假体置换。后来又有作者设计出了限制性髋关节假体，应用于软骨肉瘤、骨肉瘤、恶性纤维组织细胞瘤和转移癌切除术后的重建（Uchida 等，1996）。还有作者应用非限制性定制的骨盆假体和传统的 Stanmore 股骨假体进行重建（Abudu 等，1997）。Campanacci 和 Capanna1991 年报道了应用自体骨移植和股骨假体重建髋臼的骨缺损。

切除关节成形术曾被报道为一种截肢的替代方法（Steel，1978）。病人需要双髋人字形石膏固定 6 周。大多数病人可以不扶拐行走，但是有明显的肢体短缩，股骨来回滑动并且表现为 Trendelenburg 步态（Nilsonne 等，1982）。Kusuzaki 等 1998 年报道 5 例病例，行切除关节成形术，术后应用外固定器固定 6 周。由于术后肯定会造成肢体短缩，手术时同时行小腿延长术。切除关节成形术是一种很好的方法，但是这样的病例较少，而且随访的时间较短不足以更深入的评估。

每种方法均有其优缺点。瘤骨壳灭活再植有大小、外形合适，无排异反应，愈合后能达到生物固定的效果，缺点是局部复发率相对高、伤口感染、骨断端不愈合等。异体半骨盆移植有愈合后能达到生物固定的效果，但缺点是排异反应引起伤口不愈、感染、骨质吸收、骨断端不愈合等。人工半骨盆假体置换早期可达到坚强固定，但后期可出现迟发性感染、骨盆假体松动、关节脱位等并发症。

人工半骨盆重建术

近年来，对髋臼部肿瘤切除后重建的方式选择上，许多作者采用人工半骨盆重建髋臼部肿瘤切除后的骨缺损。相对于其他重建方法，人工半骨盆置换术后早期可达到比较可靠的稳定，能够保留较好的髋关节功能，但后期可能会出现松动，远期效果仍有待于观察。

Scales 和 Rodney 在 20 世纪 70 年代初期最早尝试应用人工内植物进行骨盆重建，他们用丙烯酸骨水泥和金属内植物重建了髂骨肿瘤切除后的缺损。第二例他们使用了假体重建，并用钢针和骨水泥进行固定，但是假体由于术后感染几个月后被取出（Dominkus，2011）。Schollner 和 Ruck 在 1974 年报道了第一例真正意义上的骨盆假体重建，患者是一位 53 岁男性骨盆软骨肉瘤的病例，肿瘤切除后一期进行进行了假体重建。他们根据患者术前 X 线片制订了截骨范围，之后制作了一个与患者骨盆尺寸相似的骨盆石膏模型，而后在石膏模型上标出截骨线然后根据缺损范围制作出金属假体。术中利用螺钉和假体表面的侧翼进行固定，髋是利用常规的 Charnley- Mueller 关节进行的重建。Johnson 在 1978 年对两例骨盆肿瘤患者进行了肿瘤切除，克氏针和克氏棒重建，其中一例患者术后 5 年仍可独立行走。由于早期人工半骨盆的制作和设计都不够完善，20 世纪 70 年代到 90 年代初期仍是以异体半骨盆重建为主，但随着人工半骨盆假体设计及制造的逐渐改进，从 20 世纪 90 年代起，人工半骨盆假体越来越多地被应用到骨盆肿瘤切除后的功能重建中，近年来随着设计改进，该技术日趋成熟。目前人工半骨盆假体重建的主要并发症包括感染、松动、假体断裂和局部复发。表 10-1 是近 10 年国际主要骨肿瘤中心报道的人工半骨盆假体的应用情况及常见并发症发生率。对于年龄小于 10 岁的儿童患者建议应用生物重建方法。Jeys 总结了文献中报道的 776 例假体并发症情况，其中骨盆假体的 10 年完好率是 59.9%，但是该研究中没有区分骨盆假体种类及固定方式。

目前所有报道的人工半骨盆假体的主要不同在于以下两个方面：

1. 组配式与订制式

至今为止，大多数人工半骨盆假体采用的是订制式设计，术前需要详细的解剖学资料，如 CT 或 MRI 扫描数据，通过计算机建模，模拟出实际骨盆及预计的缺损，并根据缺损进行订制式假体制作。通过表 10-1 可见，仅有少数一些假体实现了组配式，根据术中肿瘤切除的实际范围，进行相应的调节。在四肢，组配式假体已基本取代了定制式假体，同样对于骨盆假体，组配式假体也是将来的发展趋势。该类设计主要包括我中心设计的组配式半骨盆人工假体和各类马鞍式假体。

2. 骨性解剖恢复与关键力学恢复

大多数半骨盆假体设计初衷在于完整恢复骨盆的骨性解剖结构以及髋臼中心位置。但是这类假体的主要问题是体积较大，软组织覆盖困难，术后血肿和感染的发生率较高。坚强固定到对侧耻骨无法完全模拟行走状态下的耻骨联合关节微动，所以常会出现耻骨板的断裂，假体松动。对于仅恢复关键力学传到结构的假体常体积较小，软组织覆盖容易，术后感染发生率大大降低，但是该类假体重建效果取决于髂骨保留的程度，如果髂骨完全切除，可能重建较为困难。从并发症角度来说，仅恢复重要力学结构的人工假体更具优势，目前需要解决的问题主要在于髂骨完全切除的情况下，如何实现更为合理的重建。

表10-1 骨盆假体重建文献

Literature review of pelvic endoprosthetic reconstructions.

Study (Year)	Number of patients	Prosthesis used	Mean follow-up (month, range)	Died of disease	Function outcome	Major complications[a] (%)					
						LR	WH	DI	DL	AL	BR
Current study (2012)	100	Modular hemipelvic prosthesis	53 (24–103)	36%	MSTS 93 57.2% ± 16.0%	20	18	15	9	2	5
Guo et al[12] (2007)	28	Modular hemipelvic prosthesis	30 (10–59)	29%	MSTS 93 62% (range, 30–83)	25	17.9	14.3	3.6	–	3.6
Fisher et al[7] (2011)	27	Coned Hemi-Pelvis	39(18–80)	30%	TESS 69% (range, 52–90)	7.4	–	11.1	14.8	–	–
Dominkus[8] (2011)	39	Pedestal cup	Since year 2000	–	–	–	10	7	13	–	–
Witte et al[9] (2009)	40	Custom-made hemipelvic prosthesis	24(1–60)	18%	MSTS 93 50% ± 19%	18	42.5	7.5	2.5	15	5
Menendez et al[1] (2009)	25	Periacetabular reconstruction (PAR) endoprosthesis	29(13–108)	60%	MSTS 93 67%	20	12	24	12	–	–
Jaiswal et al[10] (2008)	98	Custom-made hemipelvic prosthesis	65(2–402)	32%	TESS 59.4% (range, 16.7–100)	31	12	18	20	13.7	–
Tunn et al[11] (2007)	24	Custom-made hemipelvic prosthesis	98	67%	MSTS good 40%, poor 60%	20.8	–	41.7	–	16.7	–
Ozaki et al[31] (2002)	12	Custom-made hemipelvic prosthesis	57(26–77)	25%	MSTS 87 37%	33	–	25	8.3	25	–
Muller et al[32] (2002)	9	Custom-made hemipelvic prosthesis	62(40–102)	33%	Excellent outcome with good function in 1 (11%) patients	0	22.2	55.6	11	22.2	–

[a] LR: Local Recurrence; WH: Wound Healing Disturbance; DI: Deep Infection; DL: Dislocation; AL: Aseptic Loosening; BR: Breakage.

订制型人工半骨盆重建

随着影像学和计算机辅助技术的进步，定制式半骨盆的精度越来越高，术前可以完全模拟出缺损的范围并根据缺损范围制作出相应的半骨盆假体（图 10-9）。Gradinger 在 1993 年报道了 25 例骨盆恶性肿瘤的病例，该组病例早期假体均是根据术前 X 线平片进行订制的，精确度不高，所以术中很难将人工髋臼安装在满意的位置。随着 CT 技术和计算机辅助设计的应用，Gradinger 设计出了新型解剖定制式假体，主要通过假体侧翼插入髂骨内外板之间髓内部分进行固定，侧翼可以通过螺钉进一步固定。为了降低侧方的剪切力，他们设计了一种模拟耻骨联合的微动关节并恢复了骨盆前环。该组病例中并发症的发生率为 80%，其中包括脱位、松动、感染等。Windhager 在 1996 年报道了 21 例骨盆恶性肿瘤通过人工假体进行重建的病例，其中 9 例病例进行了实体模型的缺损模拟，并制作了精度较高的定制式人工半骨盆假体，通过随访发现，该假体重建后功能好于马鞍式假体和异体半骨盆重建。Winkemann 在 2002 报道了 12 例订制式人工半骨盆重建的病例（图 10-10），所有假体均通过术前 CT 影像学资料进行缺损模拟，并通过计算机辅助设计制作假体，全部病例进行了人工关节囊的重建。术后平均随访 57 个月，假体的完好率为 42%，主要并发症是深部感染。Kotz 等在 2000 年之前主要应用定制式人工半骨盆进行重建，但由于感染、伤口不愈合和假体松动等并发症发生率较高，术后翻修率较高等原因，在 2000 年后他们改用台柱式臼杯（pedestal cup，Schoellner-cup，Zimmer）进行重建，该假体最初是为髋关节翻修严重骨缺损设计的。

组配式人工半骨盆假体重建

本书作者单位是目前国际上唯一使用真正意义上组配式人工半骨盆假体的骨肿瘤中心，临床效果满意。定制性人工半骨盆置换早期可达到坚

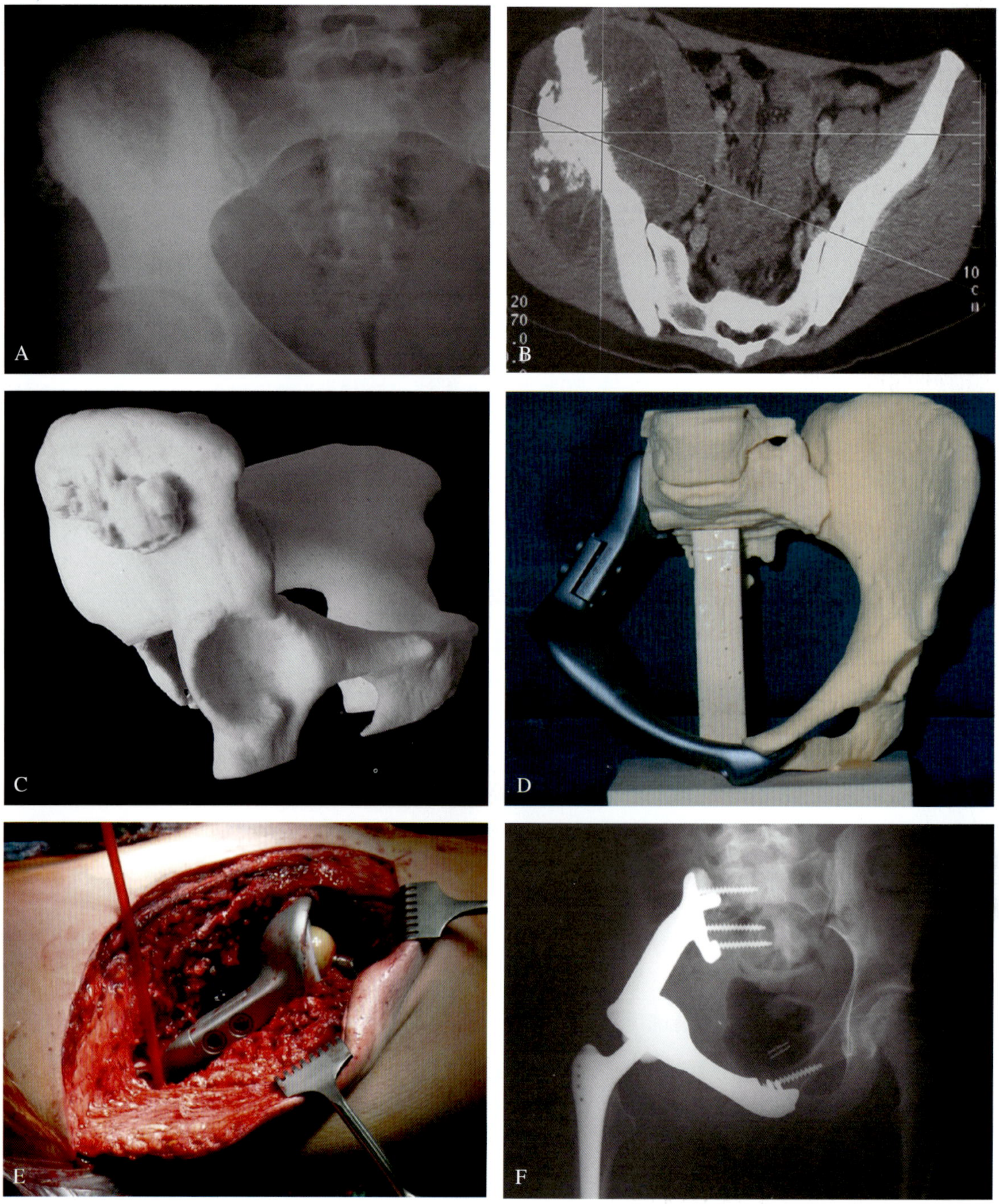

图 10-9　定制半骨盆假体重建病例

强的固定，但由于体积大，软组织覆盖困难，术后感染率较高。此外，术中肿瘤切除范围有着一定的不确定性，如术中切除范围稍有变化将会使定制式假体重建变得十分困难。与四肢肿瘤型假体重建相似，组配式假体有着无法替代的优势，即根据术中缺损范围进行临时组装，完成缺损重建。基于上述原因，北京大学人民医院在国际上率先设计出并应用了组配式人工半骨盆假体。该

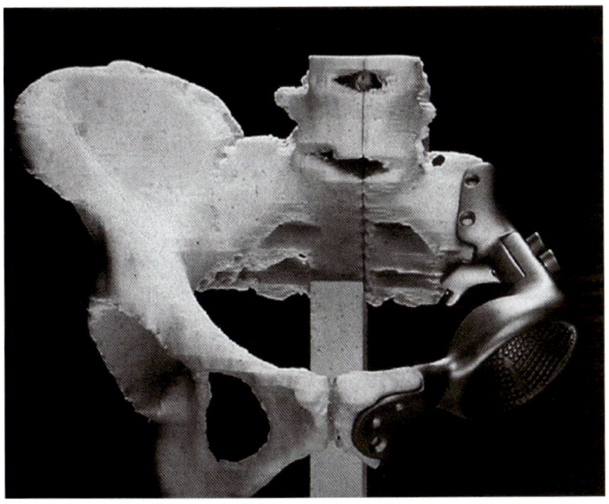

图 10-10 计算机辅助定制半骨盆假体

假体系统是由髂骨固定组件，人工臼杯和耻骨连接板组成，髂骨固定组件与人工臼杯之间通过锥度连接，最后通过主钉加强固定。髂骨固定组件由不同长度的套筒与人工臼杯连接，具体长度由术中缺损范围决定。最新的设计可以将髂骨固定组件与脊柱钉棒系统相连，满足髂骨完全切除情况下的重建。

该骨盆的优点是：

1）组配式，可根据病灶切除后的实际缺损大小进行现场组装，安装非常方便；

2）体积小，便于软组织覆盖，术后感染率低于定制式人工半骨盆假体；

3）固定牢，由于该骨盆的设计承重点是卡在剩余髂骨或（和）骶骨、腰椎上，因而有效地恢复应力传导，非常牢固，此外螺钉可以提供三轴立体固定，进一步增加了假体的初期和远期的稳定性，降低了松动等并发症的发生率（图 10-11）。

在 2007 年（Guo 等，2007），我们最先报道了一组 28 例组配式半骨盆假体的随访结果，2013 年（Guo 等，2013）发表的 100 例中期随访结果显示总体功能评分为 MSTS93 57.2%，深部感染率为 15%，伤口并发症发生率为 18%，髋关节脱位率为 9%，假体断裂为 5%。对于重建的髋关节可以考虑应用人工韧带或补片进行关节囊再造，提高髋关节稳定性。半骨盆置换术后早期仍须外展中立位的矫型鞋稳定，6 周后局部稳定性主要依靠周围瘢痕组织。人工半骨盆置换早期可达到比较可靠的稳定，后期由于螺钉松动可造成骨盆不稳定，但由于有周围瘢痕组织的限制，一般不会导致脱位。虽然组配式人工半骨盆的稳定性较以往有了改善，但仍存在后松动的可能。术中整个骨盆安装完成后，外面用骨水泥包裹，使之成为一个整体。术后 2 个月开始负重，站立时在健侧拄一手杖，减少对患髋关节的压力，保护重建的人工髋关节。不管采用何种重建骨盆的方式，术中均应注意保留髂腰肌及臀大肌，对于维持再造髋

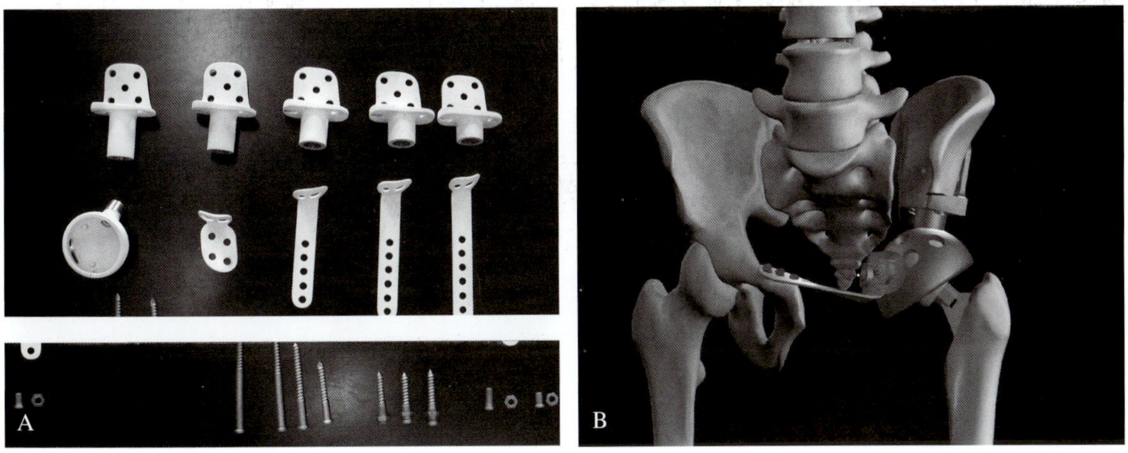

图 10-11 组装式人工半骨盆 图 A：假体的各种配件；图 B：假体安装后的三维示意图

关节的稳定是至关重要的。

半骨盆置换术后早期仍须外展中立位的矫型鞋稳定，六周后稳定性靠周围瘢痕组织维持。人工半骨盆置换早期可达到比较可靠的稳定，后期由于螺钉松动可造成骨盆不稳定，但由于有周围瘢痕组织的限制，一般不会导致脱位。虽然可调式人工半骨盆的稳定性较以往有了改善，但仍存在后期骨盆不稳定的可能。术中整个骨盆安装完成后，外面用骨水泥包裹，使之成为一个整体。术后2个月开始负重，站立时在健侧拄一手杖，减少对患髋关节压力，保护再造髋关节。不管采用何种重建骨盆的方式，术中均应注意保留髂腰肌及臀大肌，对于维系再造髋关节的稳定是至关重要的。

1. 骨盆Ⅰ＋Ⅱ区肿瘤切除后人工假体重建

累及骨盆Ⅰ＋Ⅱ区的肿瘤切除相对容易一些，但是由于切除了全部髂骨翼，人工半骨盆没有固定的部位。我们采取了将切下的股骨头颈修剪后移植于骶骨翼部位，用长螺丝钉固定于骶骨体。而后将人工半骨盆固定于骶骨及植骨块（图10-12）。

2. 骨盆Ⅱ＋Ⅲ区肿瘤切除后人工假体重建

累及骨盆Ⅱ＋Ⅲ区的肿瘤切除相对困难一些，由于坐骨部位位置深、坐骨上有大腿屈肌群的附丽，后方还有坐骨神经通过。但由于保留了全部髂骨翼，因而安装骨盆假体比较容易（图10-13）。

3. 骨盆Ⅰ＋Ⅱ＋Ⅳ区肿瘤切除后人工假体重建

由于术中不但切除了髂骨翼，还同时切除了部分骶骨，因而安装人工半骨盆假体就更加困难。我们设计了使用椎弓根钉棒系统连接人工骨盆假体，将人工骨盆假体固定于腰椎（图10-14）。

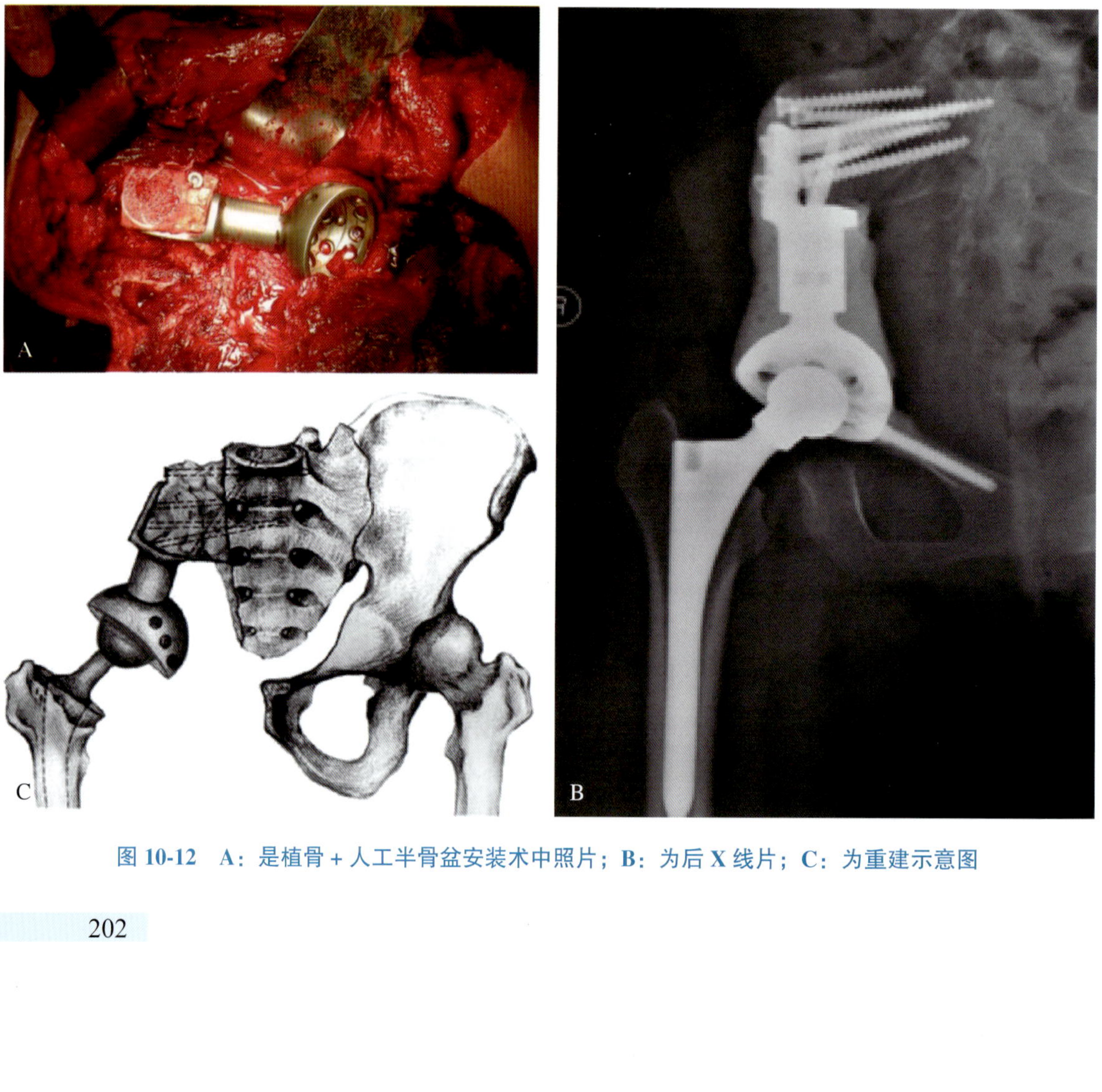

图10-12　A：是植骨＋人工半骨盆安装术中照片；B：为后X线片；C：为重建示意图

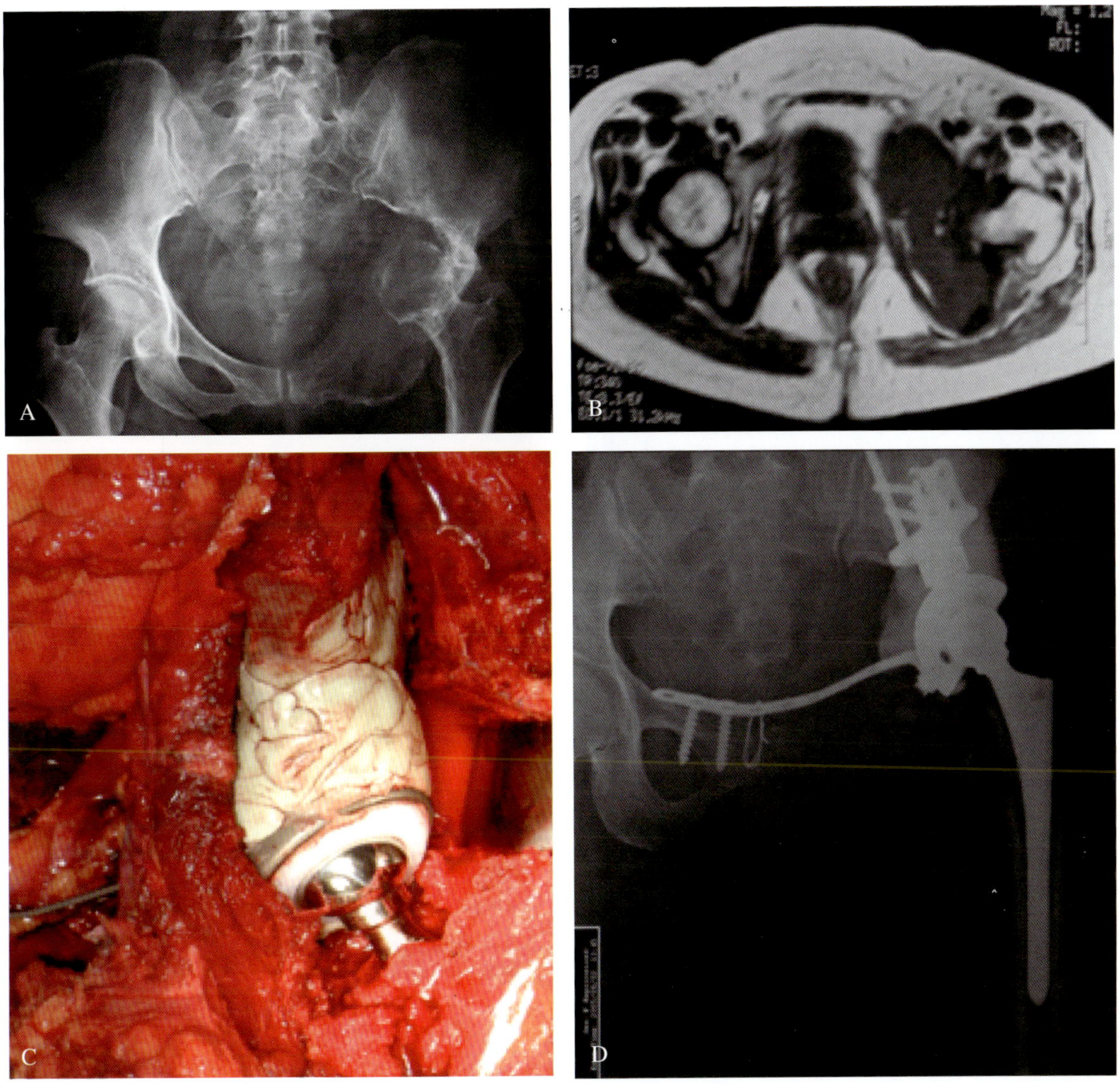

图 10-13 患者女性，49 岁，左骨盆骨巨细胞瘤，行肿瘤切除，组配式人工半骨盆假体置换 A、B：术前 X 线平片及 MRI 显示左侧髋臼及耻坐骨溶骨性、膨胀性破坏，股骨头中心型脱位；C：术中安装假体并用骨水泥覆盖；D：术后 X 线平片显示假体髋臼位置良好，固定牢靠

马鞍式假体重建

马鞍式假体最早在 1979 年由德国的 Nieder 设计（Nieder 等，1990）。最初的设计是为了对全髋关节置换后髋臼较大缺损进行重建。1984 年后该假体被逐渐应用于髋臼周围肿瘤切除后的重建。马鞍式假体重建的适应证包括髋臼周围恶性肿瘤切除后缺损，但是对于髂骨切除范围较大的病例，应谨慎选择。因为马鞍式假体需要一定厚度的髂骨来提供支撑，否则会有髂骨翼骨折的风险。外展肌缺损会增加脱位的风险，严重的骨质疏松病例可能出现假体上移或骨折（Cottias 等 2001）。

目前使用的马鞍式型假体是一种组配式假体（图 10-15），鞍状部件较宽，假体颈部的套筒能够自由旋转。术中使用方便，能够根据术中骨缺损选择相应的套筒长度。该假体的鞍形部件直接与

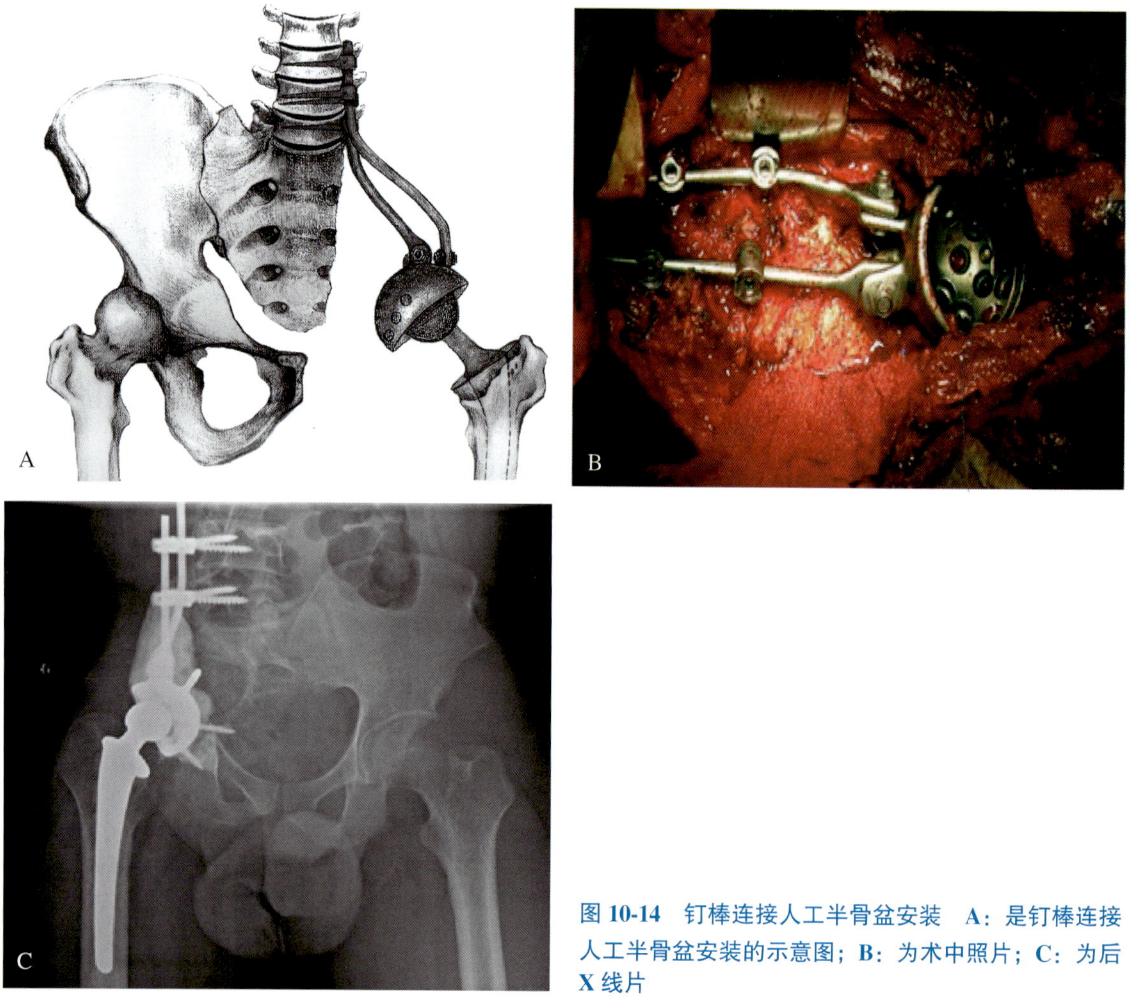

图 10-14　钉棒连接人工半骨盆安装　**A**：是钉棒连接人工半骨盆安装的示意图；**B**：为术中照片；**C**：为后 **X** 线片

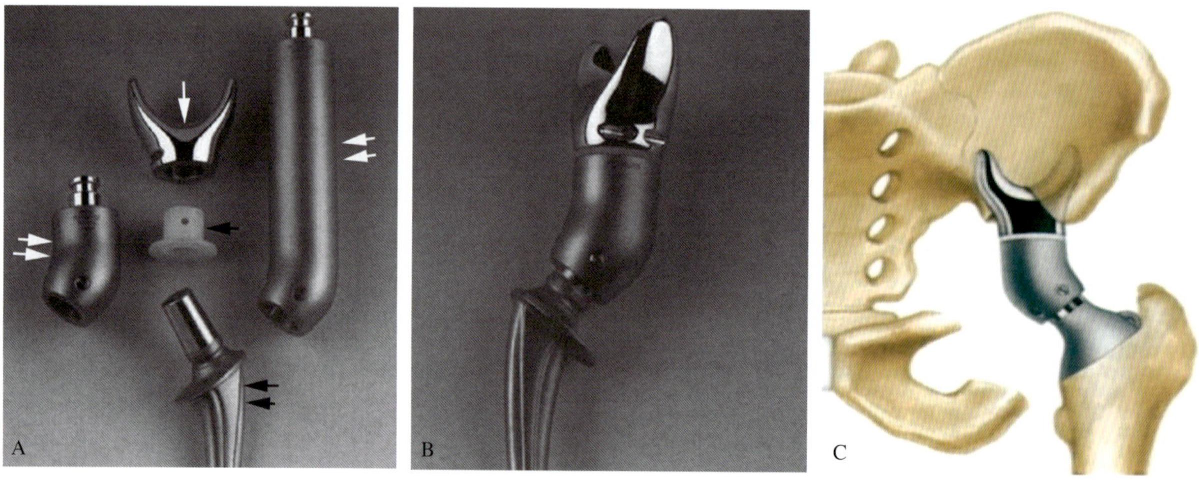

图 10-15　马鞍式假体及安装示意图　**A**，**B**：马鞍式假体；**C**：假体安装示意图

髂骨相连。基底部件与股骨假体柄的拔销相连接，套筒远端螺钉可以将套筒固定在股骨柄上端，防止鞍状件与基底部件脱离。假体鞍形部件安装在剩余髂骨切迹中，鞍的一角位于骨盆中，被髂腰肌覆盖，另一角在骨盆外，被臀中肌和臀小肌覆盖。马鞍式假体安装的要点：①切除肿瘤后要至少保留 2cm 的髂骨；②在剩余髂骨内侧最厚的部位上做切迹，与鞍形部件形成关节；③保留髂腰肌和外展肌，注意选择合适长度假体保持合适的肌肉张力。

切除肿瘤后，用磨钻或骨刀在剩余的髂骨上面做一个切迹，切迹应该位于髂骨最厚的部位。该切迹与鞍状假体的基底一致，深度匹配，形成稳定的关节结构。安装假体后，假体两个角之间的切迹应该与髂骨的人工切迹相垂直。人工切迹有助于假体与剩余髂骨相连接，使马鞍假体在髋关节活动时保持稳定。人工切迹不够深，或前、后骨量不足时，下肢旋转就容易导致鞍状部件移位。加深髂骨切迹或在关键部位植骨，能避免这种情况发生。还可用人工韧带把鞍状部件固定在髂骨上，但要注意这种固定必须做到既能阻止鞍状部件脱位又不限制活动（图 10-16）。试行复位后，活动髋关节，

应注意鞍状部件会不会过紧地卡到髂骨切迹

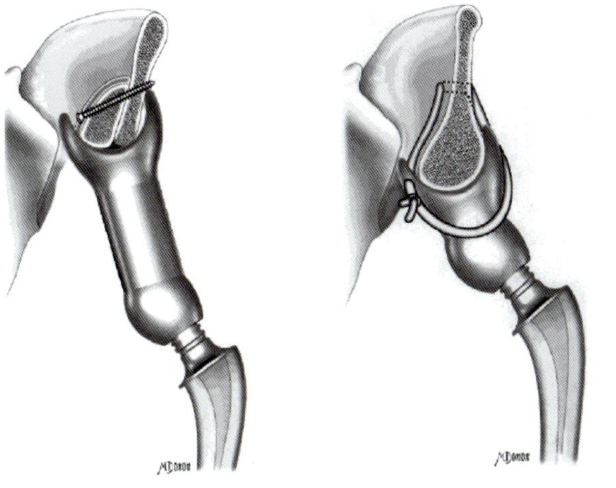

图 10-16　马鞍假体改良安装示意图

中。如果鞍状部件过紧地卡到髂骨的切迹中，要用磨钻进一步扩大切迹，否则会导致患肢活动受限或假体脱位。髋关节活动应达到屈曲 90° 以上、伸直 30°、外展 45°、内收到中立位，并能够旋转。外展肌装置重建完成后，再一次检查软组织张力和假体的稳定性。

术后，患者躺在牵引床上，抬高患肢，减少患肢活动。伤口愈合后，患者需佩戴外展支具 6 周，以便重建的外展肌愈合。术后在鞍状关节周围的瘢痕组织会形成一个假关节囊，后会出现骨化。骨化后马鞍关节很少脱位。如果马鞍假体鞍状关节面和髂骨关节前后有多余的骨质或过多的瘢痕组织，或关节周围软组织的张力不足，均会导致脱位。选择合适的安装部件及足够的软组织张力能在相当的程度上防止脱位。总之，如果发生假体脱位，解决的方法包括更换较长的部件、加深髂骨切迹、切除影响关节稳定性的骨质或（和）瘢痕组织、利用植骨或缝合材料增加鞍状部件的稳定性。

马鞍式假体的常见并发症包括脱位，假体组件分离，假体切割髂骨上移，髂骨骨折，异位骨化。脱位率文献报道 2% 到 22%，常见于术后早期。假体组件分离发生率为 0 ~ 12%，主要发生在假体延长部分与股骨柄的分离。进行性假体上移的发生率文献报道最高为 25%。髂骨骨折发生率为 20%。异位骨化发生率文献报道高达 35%。

由于马鞍式假体的脱位及上移发生率较高（图 10-17），近年出现了一类改进型的马鞍式假体应用于临床（图 10-18）。该假体髂骨固定部件可以通过螺钉固定于髂骨，大大提高了假体稳定性。Falkinstein 在 2008 年报道了 21 例应用该类假体重建的病例，2 例患者因术后跌倒导致脱位，总的并发症发生率为 66%。

术后处理：术后，患者躺在牵引床上，抬高患肢，减少患肢活动。等切口愈合，引流拔除后，患者继续戴 6 周外展支具，直至外展肌和重建的肌肉愈合为止。在鞍状关节周围的瘢痕组织会形成一个假关节囊，后会出现骨化。骨化后鞍状关

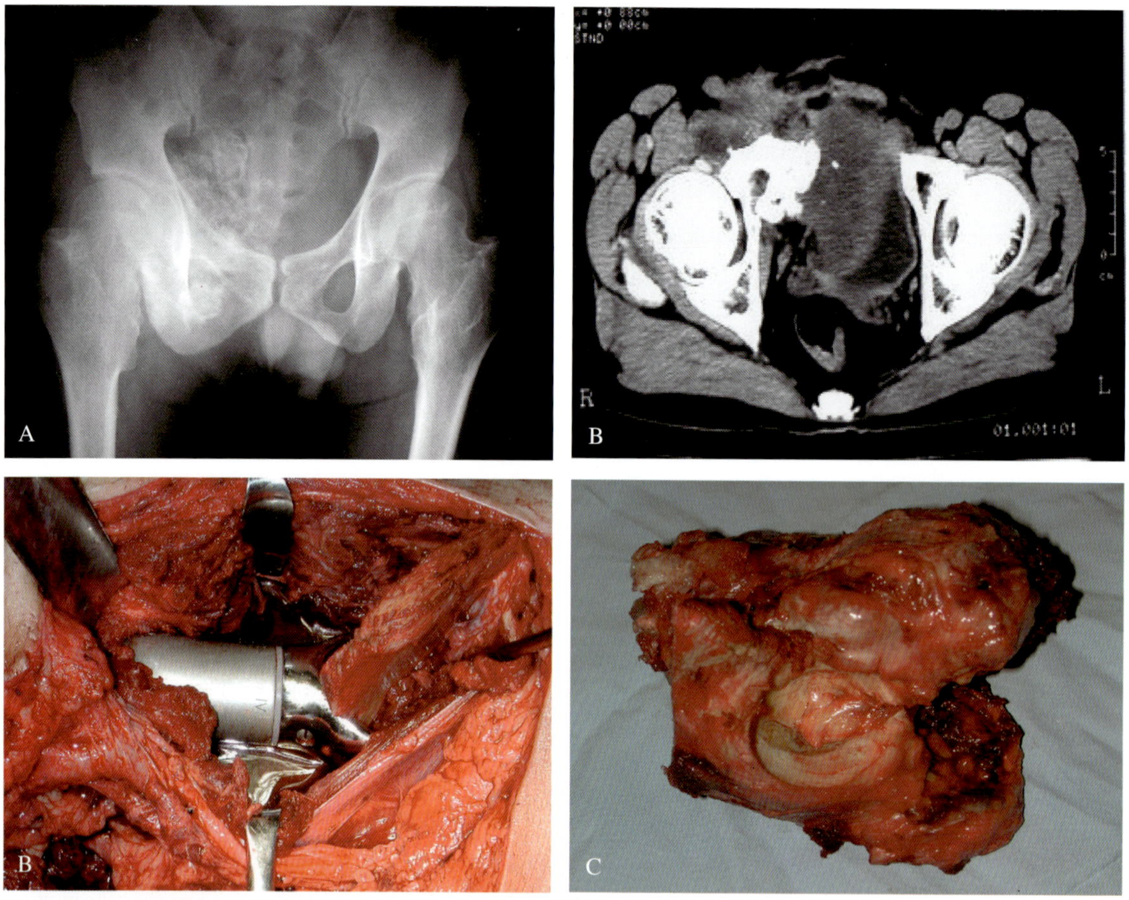

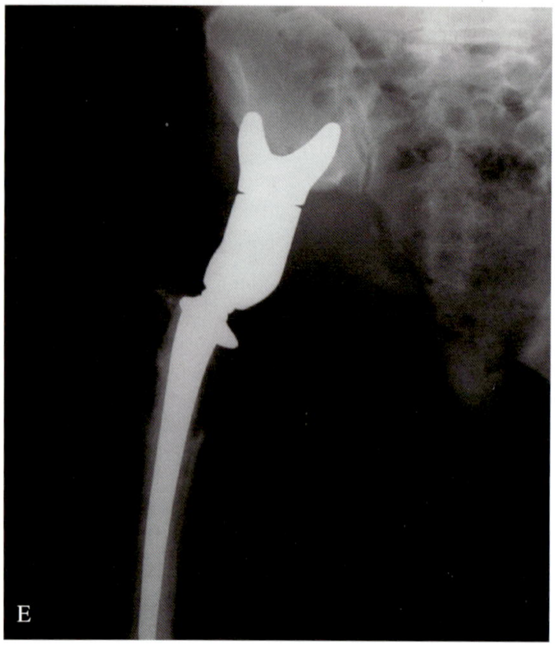

图 10-17　患者男性，34 岁，右髋臼及耻坐骨软骨肉瘤
A、B：术前 X 线平片显示左骨盆巨大肿瘤，侵犯骨盆Ⅱ，Ⅲ区，可见软组织包块突入盆腔，其中钙化明显，CT 显示肿瘤压迫盆腔脏器；C、D：术中所见，安装马鞍式假体情况及完整切除肿瘤的标本像；E：术后 X 线片显示马鞍式假体安装于残存的髂骨切迹中

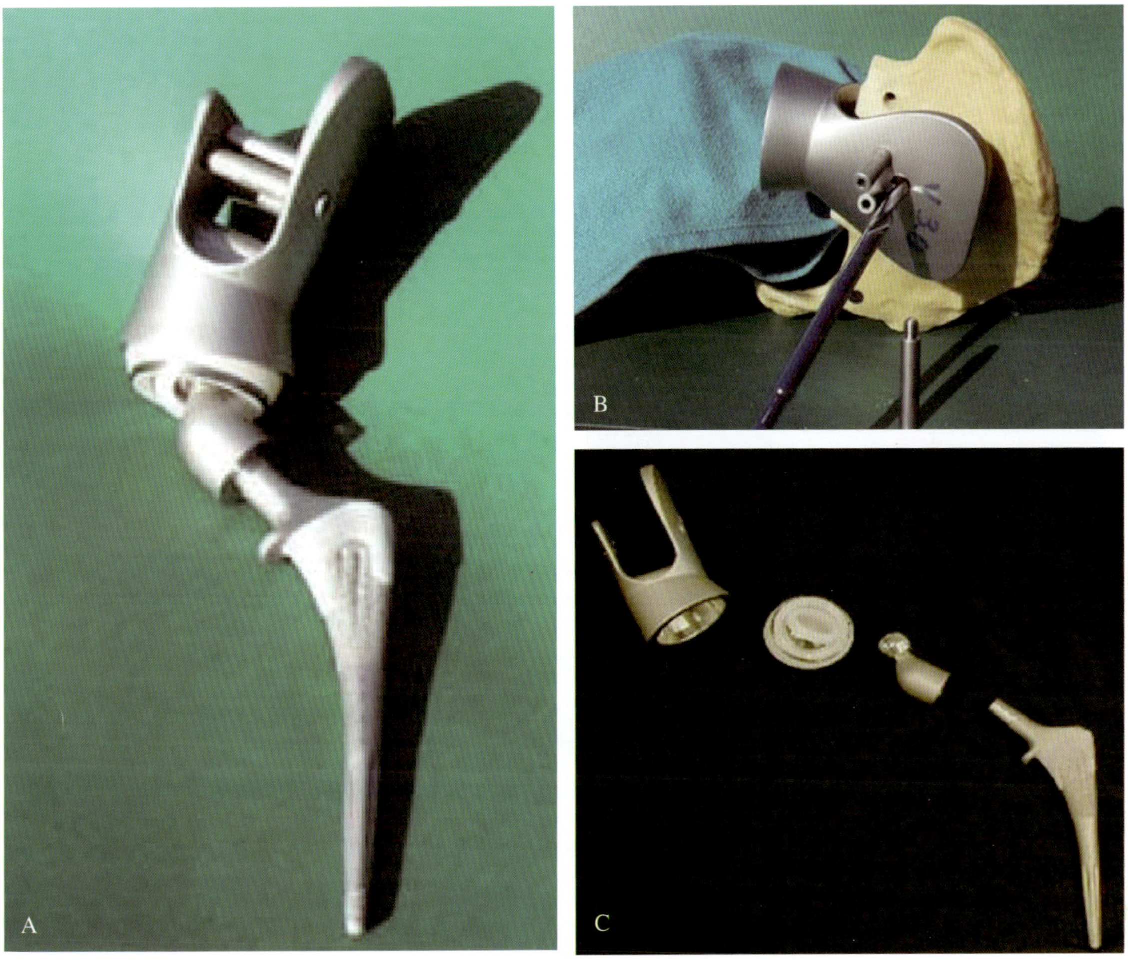

图 10-18 改良式马鞍假体

节很少脱位。

假体的鞍状部件和髂骨之间脱位指鞍状部件出现移位或脱钩。如果鞍 - 髂关节前面或后面有多余的骨质或过多的瘢痕组织，或者该关节周围软组织的张力不足，均会导致鞍状部件脱位。假体移动的距离大于或等于马鞍的深度时，就可能会发生脱位。选择合适的基底部件以及足够的软组织张力，能防止这种脱位。

人工切迹不够深，或前、后骨质不足时，下肢旋转就容易导致鞍状部件移位。加深髂骨切迹或在关键部位植骨，能避免这种情况发生。还可用 Dacron 带把鞍状部件固定在髂骨上，但要注意这种固定必须做到既能阻止鞍状部件脱位又不限制活动。

总之，如果发生假体脱位，解决的方法包括更换较长的基底部件、加深髂骨切迹、切除起支点作用的骨或瘢痕组织、植骨、用缝合材料固定鞍状部件等。

"冰淇凌"假体重建

由于定制式假体体积较大，软组织覆盖困难，术后深部感染发生率较高，Kotz 等在 2000 年改用台柱锥形髋臼重建假体，由于外形与冰淇凌筒相似，所以也被称为"冰淇凌"骨盆假体（图 10-19），该假体最初用于髋关节翻修后大范围骨

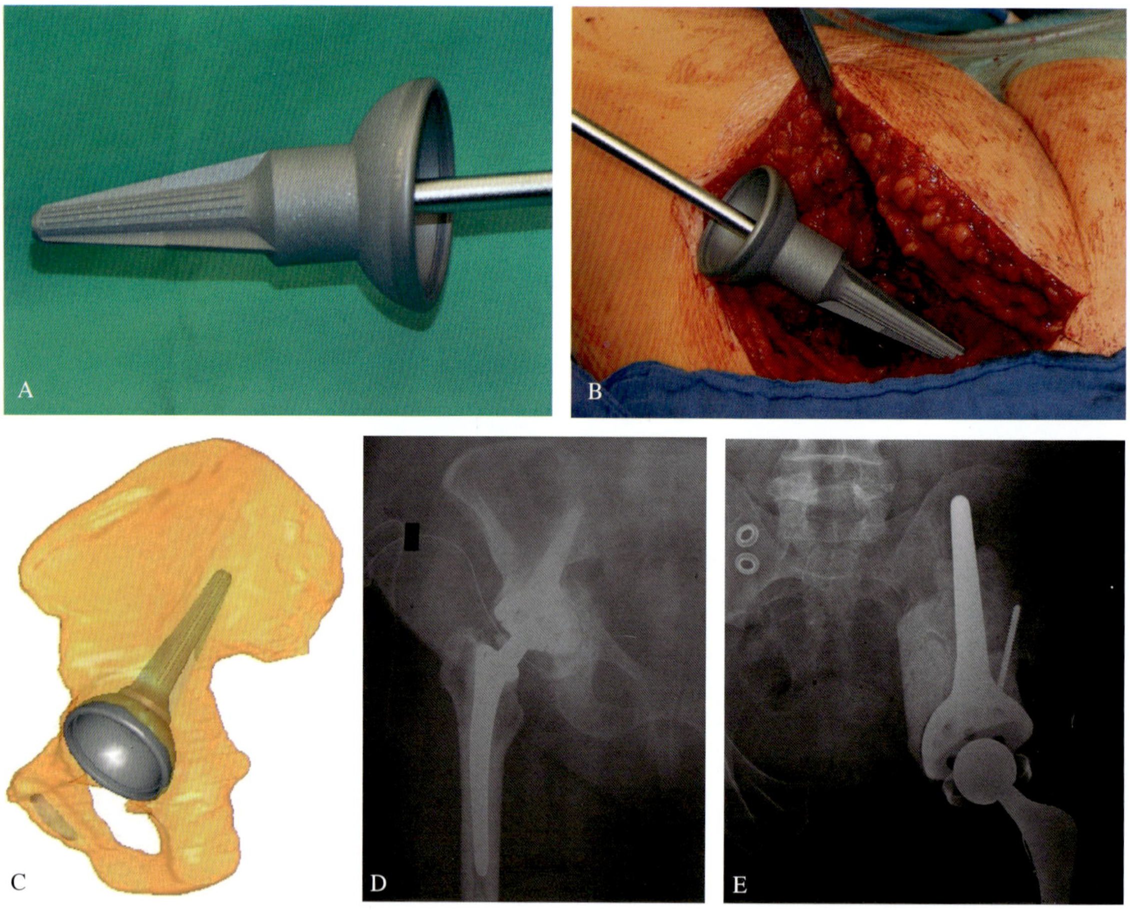

图 10-19　假体重建　A：假体实物图；B：术中安放假体；C：假体安装示意图；D、E：重建后 X 线片

缺损的重建。Kotz 对 94 例患者应用了该假体重建，其中 39 例肿瘤切除后重建，45 例为髋关节翻修后重建。在 39 例肿瘤病例中因并发症需要再次手术的有 13 例（33%），其中脱位 13%，血肿 / 坏死 10%，感染 7%。最初脱位发生率较高，但应用人工材料重建关节囊后脱位率大大降低。英国伯明翰皇家骨科医院报道了类似假体的应用效果（Fisher 等，2011），他们是在老式 McKee-Farrar 假体基础上进行改进，假体安装后在周围用抗生素骨水泥加强，从 2004 年至 2009 年共 27 例患者接受了该假体重建，本组病例的并发症发生率为 37%，脱位发生率为 14.8%，深部感染发生率为 11.1%。

坐骨耻骨区肿瘤切除术后的重建

骨盆坐骨耻骨区的肿瘤切除术后，从传导体重的角度讲，不必进行重建（Enneking 和 Dunham，1978）。如果骶髂关节是完好的，即使骨盆环在耻骨联合处失去骨连续性，病人髋关节的负重能力是没有问题的。不需要进行骨重建。

如果保留外生殖器及耻骨联合和耻骨下支表面的肌筋膜皮瓣，通常能够闭合伤口，不需要特殊的软组织重建。如果只是膀胱壁的一部分被切除，行单纯缝合并放置导尿管就可以了。如果肿瘤或者其反应区累及到尿道或者膀胱，必须切除以获得广泛的边界，则需要进行多次分期的泌尿生殖系统重建。如果切除了全部的膀胱，可以将输尿管转移至皮下或者与肠管吻合。当肿瘤切除后软组织条件较差时，需要进行皮肤覆盖和皮下供养筋膜瓣的重建或者应用人工补片修补重建。从大腿外侧取阔筋膜张肌肌瓣，填补缺损并且与周围的组织缝合。可以应用人工补片代替自体组织移植。也可以转移局部皮瓣覆盖伤口，如腹股沟皮瓣，或者游离带血管蒂皮瓣。

有时为了防止脏器疝出并且保护盆内脏器，包括膀胱，尿道，及其他脏器，耻骨联合处的肿瘤切除术后的骨缺损也可以考虑骨重建。这对于老年患者尤其重要，由于后者腹部肌肉薄弱，常出现下腹部疝，因而建议重建耻骨联合处骨缺损。常采用钢板螺钉固定于对侧耻骨及同侧髋臼部（图 10-20），内固定物周围可用骨水泥包裹。

累及骶骨的骨盆恶性肿瘤切除后功能重建

原发骨盆肿瘤同时累及骶骨者较少，以往的研究报告并没有对大宗病例进行系统分析，也没有对累及骨盆Ⅳ区肿瘤的规范化手术切除及功能性重建进行过总结。我们通过对大宗病例的中期随访进行总结，对骨盆肿瘤同时累及骶骨的病例进行了细化分型，对不同亚型的手术及重建方法

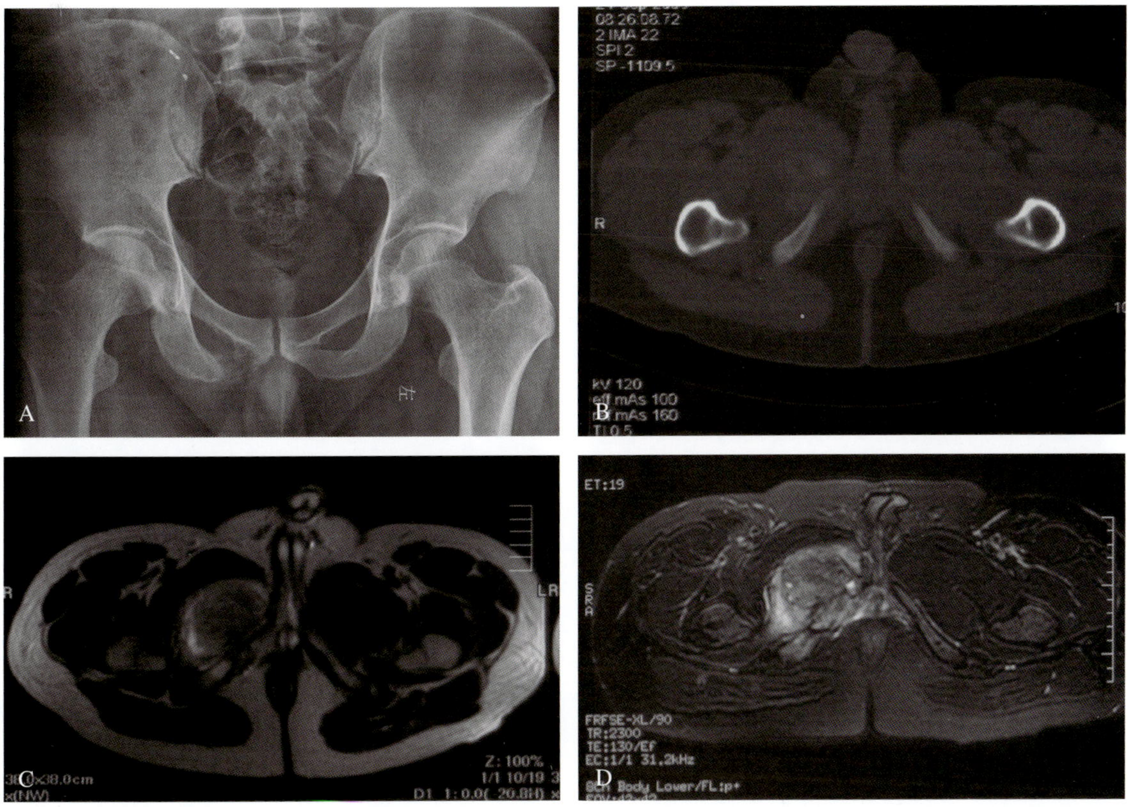

图 10-20　患者男性，35 岁，右耻坐骨骨肉瘤，经术前化疗后，切除骨盆Ⅲ区，并行钢板螺丝钉内固定　A、B：X 线平片及 CT 显示右耻骨下支部位溶骨性破坏，周围边界不清，伴软组织肿块；C、D：MRI 检查显示肿瘤 T1 加权像中等信号，T2 加权像及抑脂像呈高信号

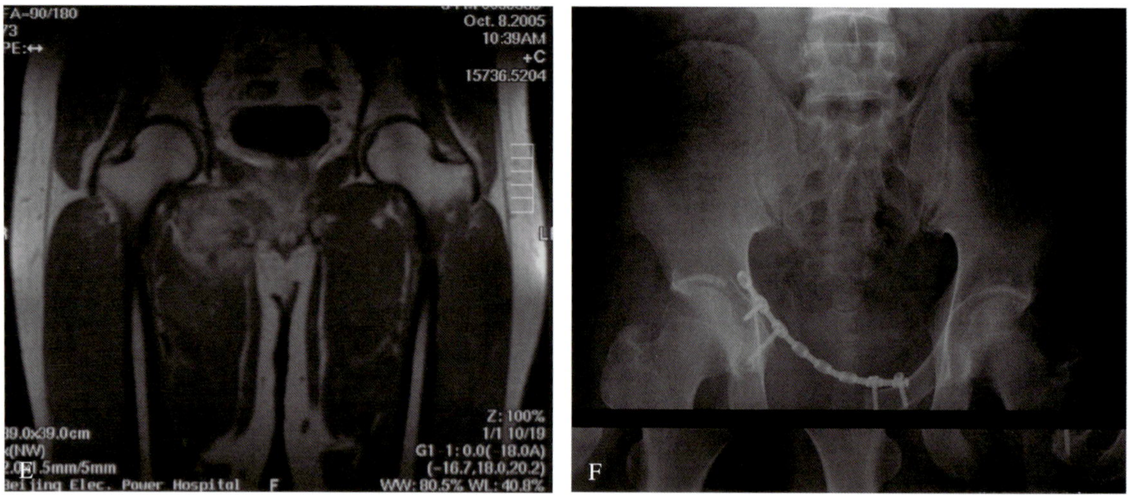

图 10-20 续　患者男性，35 岁，右耻坐骨骨肉瘤，经术前化疗后，切除骨盆Ⅲ区，并行钢板螺丝钉内固定
E：MRI 检查显示肿瘤 T1 加权像中等信号，T2 加权像及抑脂像呈高信号；F：术后 X 线平片

进行了规范（见图 7-4）。

基本的功能重建方法包括钉棒系统重建、植骨 + 人工半骨盆置换、钉棒系统连接人工半骨盆置换、钉棒系统带翼网杯全髋重建，灭活再植重建也会应用于合适的病例。其中钉棒系统用于肿瘤累及骨盆Ⅰ区及Ⅳ a、b、c、d 区的病例，其中累及Ⅳ b、c、d 区者有必要行双侧钉棒系统重建骶髂关节稳定性。植骨 + 人工半骨盆置换用于累及Ⅰ、Ⅱ（Ⅲ）区和Ⅳ a 区的病例（图 10-21），而且由于Ⅳ区部分缺损，必须行自体股骨头回植，才能满足人工半骨盆重建所需的骨量及骨质强度。累及Ⅰ、Ⅱ（Ⅲ）区同时Ⅳ a 区缺损过大或者累及Ⅳ b、c、d 区的病例（图 10-22 和图 10-23），单纯人工半骨盆置换已无牢固重建可能，钉棒系统连接人工半骨盆置换是其最佳的重建方法。

髋臼周围肿瘤切除后是否必须进行骨盆环的重建仍然存在一些争议。在儿童病例方面，有大量关于Ⅰ、Ⅳ a 区肿瘤切除后不行骶髂关节重建的先例。但有生物力学实验证实，骨盆Ⅰ区切除后行骨盆环重建具有重要意义，否则骨盆环会严重不稳。单纯Ⅰ、Ⅳ区肿瘤行钉棒系统重建可以达到良好的术后功能。本组病例在肿瘤切除后都尽可能重建骶髂关节及髋关节连续性，少部分病例出于观察肿瘤学疗效、减少并发症发生率的考虑，仅行旷置或行半骨盆离断。理论上，植骨是骨盆骶骨术后恢复骶髂关节连续性的一种尝试，以往有通过自体带蒂游离腓骨移植重建骨盆环的先例。我们尝试通过自体股骨头、自体髂骨、自体腓骨或异体骨植骨等多种方法促进术后骨盆环的骨性愈合。其中自体股骨头植骨病例全部实现骨性愈合。这与松质骨接触面积大、螺钉加压紧密有关，但该重建只适用于连同骨盆Ⅱ、Ⅲ区一同切除行髋关节重建的病例。

骶骨切除术后的功能重建

随着外科技术、辅助化疗、术前影像技术和麻醉技术的发展，骶骨肿瘤已经可能被安全地完整切除了，但切除后骨缺损的重建技术仍在发展之中。有关骨盆后方稳定性的重建报道较少，是一项具有挑战性的工作。随着内固定器械的发展，重建技术也逐渐完善。重建的目的是稳定脊柱以达到坚强的髂腰部固定。

骶骨肿瘤往往体积较大，并位于重要解剖结

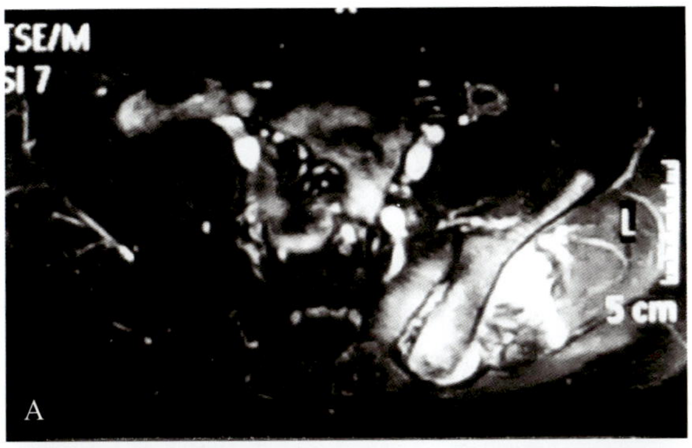

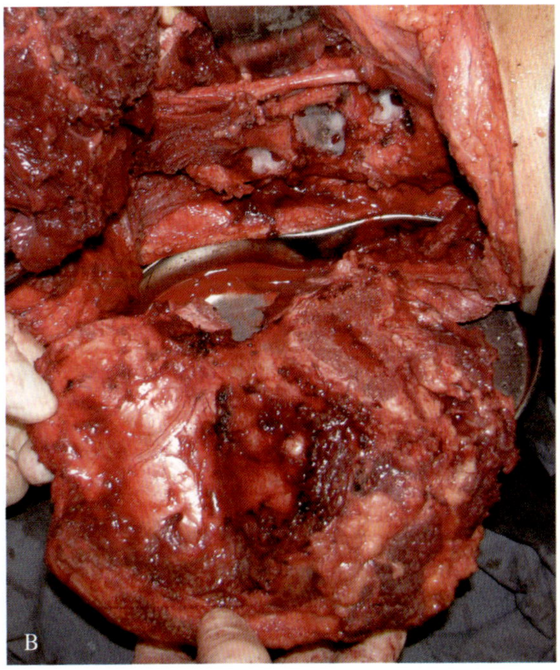

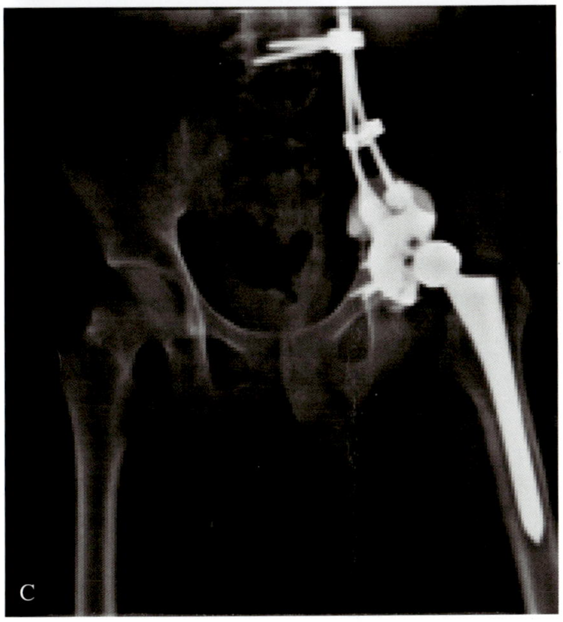

图 10-21 A：一名 25 岁骨盆骨肉瘤患者，肿瘤累及骶骨Ⅳ a 区；B：术中完整切除肿瘤，可见骨残端及腰骶干；C：术后平片显示骶骨翼已完整切除

构附近，使得手术具有相当大的难度。以前骶骨肿瘤切除后的局部复发率可以高达 75%。这是由于诊断延误、肿瘤较大、切除边界不足、手术难度高或解剖复杂所造成。当切除骶骨肿瘤时，外科目标与其他部位肿瘤切除是一样的：在安全边界下切除肿瘤并最大限度地保留术后功能。保证局部控制的骶骨切除类型依据肿瘤的种类、部位、范围不同而有所不同。总体上说，分为骶骨部分骶骨切除［横断或（和）矢状切除］和全骶骨切除。大多数部分骶骨切除不需要进行重建。

当恶性或良性侵袭性肿瘤侵犯骶骨近端时，就需要做全骶骨切除。如果获得满意的外科边界，全骶骨切除可以达到良好的效果。全骶骨切除后，通常需要进行某种形式的重建，当然这一点上仍存在争议。失去骶骨后，下肢力量向中轴骨的传导被打断。中轴骨失去了支撑，可以向任何方向活动，仅受到软组织的限制。当活动范围较大时，例如从直立位变成仰卧位时，可以导致疼痛或血管、内脏等机械性扭曲牵拉（图 10-24）。仅仅依靠瘢痕连接中轴骨时，行走功能也会受到影响。因此全骶骨切除后应进行外科重建固定。

但是由于骶骨切除后，通常局部留有很大空腔，局部软组织条件较差，容易出现局部积液，甚至感染。这样内固定物就必须取出，同时给病人造成较大痛苦。因此对于全骶骨切除或双侧骶髂关节破坏的病人，如果条件允许，应进行内固

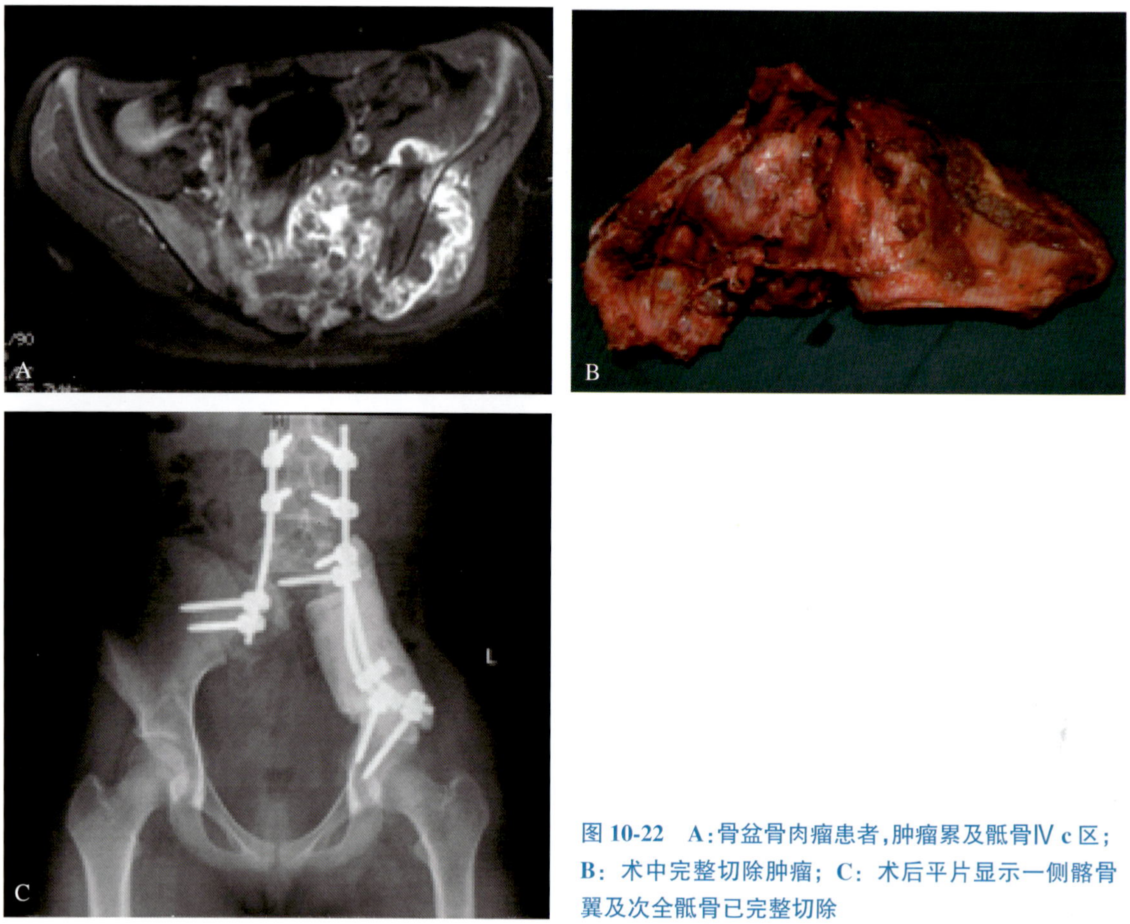

图 10-22　A：骨盆骨肉瘤患者，肿瘤累及骶骨Ⅳ c 区；B：术中完整切除肿瘤；C：术后平片显示一侧髂骨翼及次全骶骨已完整切除

定术，重建脊柱骶骨的稳定性（图 10-25）。但一定要考虑到伤口感染的可能性。对于保留骶 1 或骶髂关节完整的病人，无须进行骶骨重建。为解决局部感染的问题，有报道采用前方腹直肌肌皮瓣转移的方法来填充骶骨切除后的空腔，但这种方法增加了手术时间，需要二次手术，其效果仍值得商讨。

术前计划

骶骨全部切除以后造成的骨缺损或者是肿瘤已经侵犯了全部骶骨，会造成双侧骶髂关节的不稳定。病人主诉有躯干下沉至骨盆的感觉，同时不能站立和行走。这就需要进行双侧腰椎和髂骨的连续性和稳定性的重建。为了连接躯干和骨盆，设计一套详细的骨重建计划。

手术方法

后路固定采用后正中切口，将脊柱钉棒系统应用于骶骨肿瘤切除后的缺损重建中。将椎弓根螺钉分别固定于腰椎的椎弓根及双侧髂骨的临近骶髂关节下缘骨质较厚的部位。然后，应用恰当的棒连接同侧的两枚椎弓根钉，恢复骨盆环的完整性。

有报告应用两根 Harrington 棒，上面的钩分别插入双侧的 L3 椎板，棒的下方应用骶骨棒和螺钉固定于双侧髂骨。 前路可以通过前方腹膜后切口行自体腓骨移植进行重建支撑。将腓骨一端插入 L3 椎体的前下角，切除部分 L3、L4 椎间

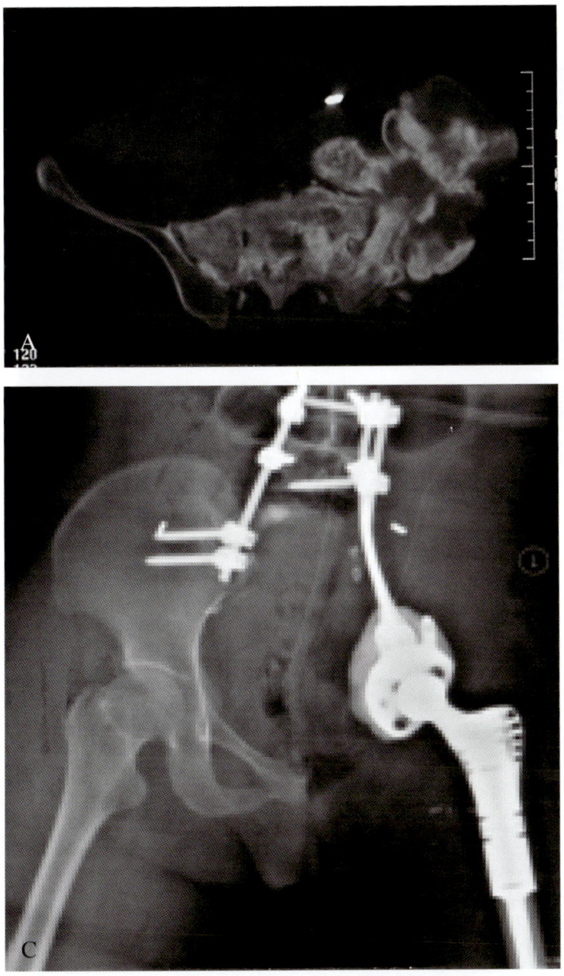

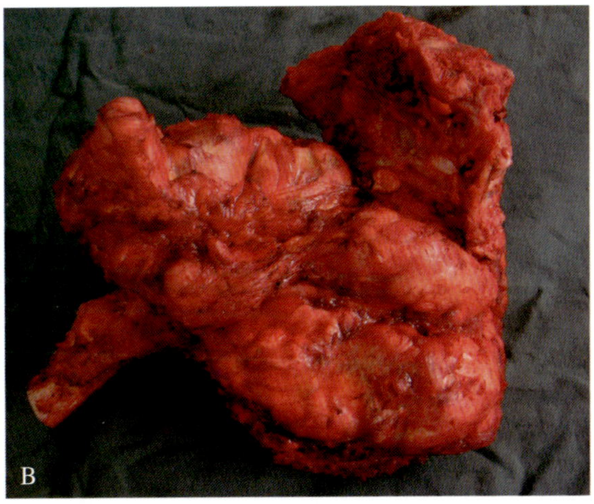

图 10-23 A：一名 33 岁骨盆骨肉瘤患者，肿瘤累及骶骨Ⅳ d 区及股骨上段；B：术中完整切除肿瘤，可见周围边界满意；C：术后平片显示骨盆、骶骨及股骨上段肿瘤完整切除

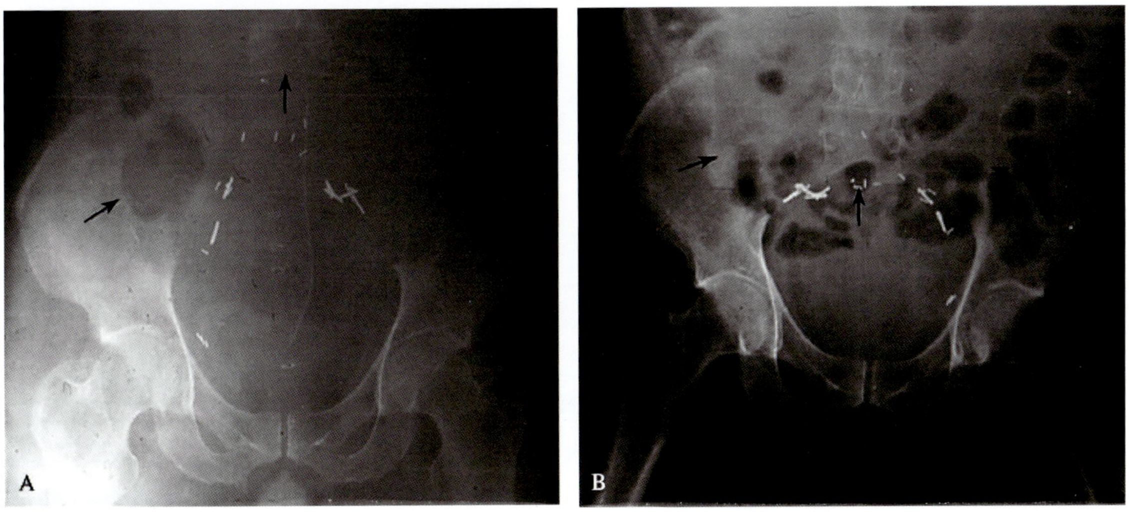

图 10-24 骶骨瘤全切术后 X 线平片 A：平卧位与 B：直立位比较，可见腰椎下沉，脊柱失去轴向稳定性

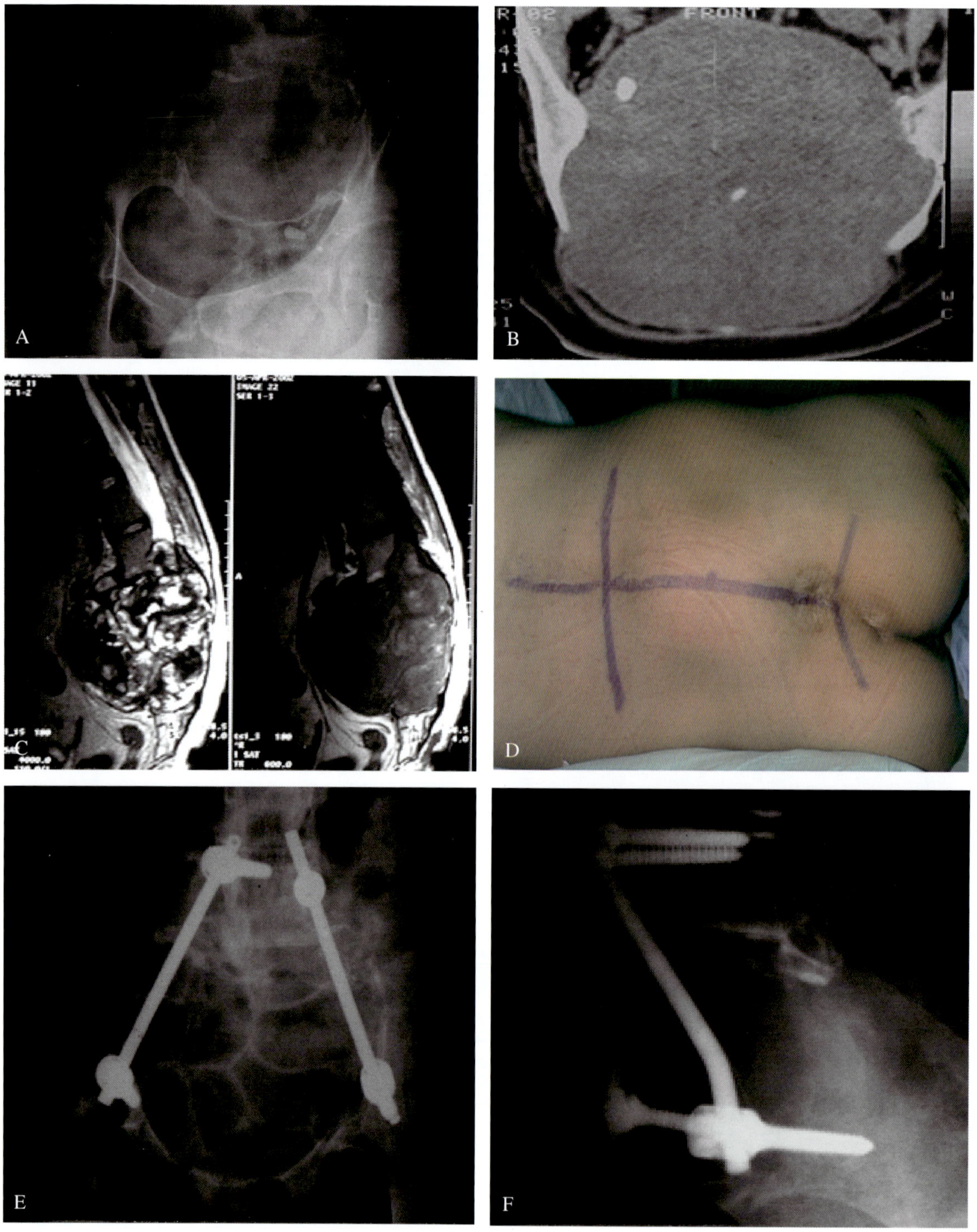

图 10-25 患者男性，43 岁，骶尾部巨大神经鞘瘤 A：X 线检查可见骶骨膨胀性骨破坏，累及整个骶骨，病灶周围可见硬化边缘；B：CT 检查可见该节段骶骨完全被肿瘤组织侵蚀，其中散在可见斑块状矿化灶。病灶周围骨质明显硬化；C：MRI 检查 T1 像可见肿瘤呈混杂信号，以低信号为主，病灶向上累及腰 5 椎体后缘并侵入椎管内，T2 像可见肿瘤表现为高信号为主的混杂信号，以高信号为主；D：患者体位像可见肿瘤明显向后方突出，形成巨大的肿块。皮肤的标志线为手术切口示意；E、F：术后 X 线正侧位表现，肿瘤全切后采用后路椎弓根系统内固定。椎弓根钉分别固定于腰 5 和髂骨以重建骨盆环的完整性，维持脊柱的位置，防止脊柱下沉

盘，在L4椎体前方开槽以适应腓骨。保留生殖股神经，将腰大肌牵拉向内侧，股神经牵拉向外侧，切断部分髂肌，暴露髂骨翼。应用2枚螺钉固定腓骨，上方的螺钉固定于L4椎体，下方的螺钉固定于骨盆。另一段较短的腓骨植于L4横突和后方的髂嵴之间，这可能需要切除部分的竖脊肌和髂腰肌的起点以及髂腰韧带。

应用钉棒系统或移植骨重建躯干和骨盆的连续性以后，可以避免术后出现躯干下沉。这一点从影像学上也可以得到证实。因为骨移植重建可以很好地支撑上部躯干的重量，术后病人可以不扶拐行走。

相关讨论

Guntergerg等对15例尸体标本进行了骶骨大部分切除后骨盆环强度的研究。他们发现，如果在S1和S2之间切除骶骨，特别是涉及骶骨翼时，脊柱骨盆节段对垂直应力的承受能力明显降低，骨盆环强度减弱近30%；而如果在骶骨岬下方1cm切除骶骨，骨盆环强度将会减弱50%。Guntergerg等人认为：即使是仅仅保留一半的S1，骶骨大部分切除的病人术后的早期完全负重站立是安全的。Simpson等人支持这一观点，他们报道骶骨大部分切除后，未出现骨盆或者脊柱的不稳定的病例。对于行半侧骶骨切除术的病人，可以应用自体骨移植重建骨盆环的连续性。

上世纪80年代主要应用Harrington棒系统进行固定，但效果较差，不能进行牢固固定。Takahashi等人（1983年）报道了一个骶骨巨大骨巨细胞瘤行骶骨大部分切除后出现下腰椎和骨盆不稳定，应用自体骨移植进行重建的病例。术中前路应用双侧自体腓骨移植，插在椎体和髂骨之间；后路应用双侧Harrington分离棒重建。Shikita等（1988年）在骶骨全部切除以后，应用大块的髂骨和腓骨植于L3、L4椎板、横突和髂骨之间，应用Harrington分离棒和压力棒联合在一起。Sung等人（1987年）应用髂骨翼或者大块异体骨进行重建。

90年代主要应用Luque棒和钢丝进行髂腰融合。这项技术虽然提高了骨盆部分的固定效果，但脊柱近侧的固定仍然较为脆弱。Tomita和Tsuchya（1990年）报道了骶骨全部切除后，应用髂骨和高压灭活的骶骨移植填充死腔，并且应用腓骨植于第4腰椎的椎弓根和髂骨翼之间。Leung等（1992年）应用髂骨后部的骨瓣，连同肌肉的附丽一同转位至下腰椎下方，应用骶骨棒将其固定于双侧骶髂关节之间，在后方融合下腰椎以恢复骨盆环的完整性。

现代的脊柱骨盆固定采用了椎弓根钉棒系统。这种系统允许先将椎弓根钉独立地牢固固定，然后再以适当的角度安装连接棒，因此更安全、更牢固。用内固定器械进行脊柱骨盆稳定性重建可以达到初期固定的效果，但并不提供永久性的支撑。因此有部分报道在骶骨内固定的同时，采用自体腓骨移植或钛网植骨，以达到永久性的脊柱髂骨固定，并取得了较好的初期效果。Dickey和Sim等2000～2004年对9例骶骨原发肿瘤病例采用椎弓根钉棒系统联合自体腓骨移植进行骶骨重建（见图9-25）。

骨盆肿瘤切除后的生物学重建

骨盆是全身最大的骨。重建骨盆环的连续性对维持躯干与下肢之间的力学传递意义重大。躯干通过骶髂关节与骨盆相连，骨盆环通过髋关节将重量传递给下肢。

来源于骶骨的局部侵袭性肿瘤，比如脊索瘤或软骨肉瘤，可累及单侧或双侧的骶髂关节。广泛或根治性切除以上肿瘤时，可能需要离断单侧或双侧的骶髂关节，这时需要行骨重建。在骨盆区域广泛切除恶性肿瘤如Ewing’s肉瘤时，可在同侧骨盆残留较大的骨缺损。对于这些恶性肿瘤，一种手术方法是半盆截肢术，包括切除整个同侧下肢，这时只需要良好的软组织覆盖伤口，不需要行骨重建。另一种方法是内半盆切除术，术中在保证肿瘤切除边界的前提下，保留肢体。内半盆切除术后，可用各式各样的定制假体来进行骨关节重建。然而这种重建方法可能导致松动、深部感染等并发症。如何对骨盆环骨缺损实施生物重建一直是人们关注的焦点。

软组织重建在骨盆肿瘤切除治疗中具有极其重要的意义。无论实施何种骨重建，合理的软组织重建都是手术成功的保证。骨盆肿瘤切除后的软组织重建主要包括术中巨大软组织缺损的重建和巨大感染伤口的软组织覆盖两个大方面。

骨盆环重建

稳定单侧或双侧骶髂关节的方法：可以用内固定物，如骶骨棒来稳定骶髂关节，在脊柱和骨盆之间传导应力。在重建骶髂关节稳定性的手术中，这种方法是最简单的。然而，内固定物的松动率较高，这对于丧失双侧骶髂关节稳定性的患者来讲，尤其不能接受。应用内固定物与同时移植带血管蒂的腓骨来重建骶髂关节（图 10-26，图 10-27）。应用骶骨棒的同时，游离移植带血管蒂的腓骨，可以减少上述术后松动率。腓骨是由腓血管供应的长骨，移植时最长可取长度为 28cm。取出的腓骨可分为两段，将两段腓骨并列移植。也可将取出的腓骨分为三段，骨膜下去除中间的一段在骨膜下剥离并取出。这样在将剩余的两段腓骨移植到下位腰椎与残留骶骨间时可以获得一个较长的血管蒂。众所周知，腓动脉作为腓骨的血管蒂，血流通畅。可以将另一移植物的血管蒂（动脉）吻合在其远端。应用这项技术，移植过程中可以将双侧腓骨移植物的腓动脉串联起来，甚至为增加软组织覆盖，还可以将第三个组织瓣，如背阔肌肌皮瓣的血管蒂串联起来。

重建单侧骶髂关节时，也可以应用另外一种不同的方法。即应用两段腓骨并列移植的同时，应用骨外固定器。这是因为仅单侧骶髂关节遭到破坏时，稳定性丧失的程度较小。两段腓骨并列移植的方法可以重建最宽约 13cm 的骨缺损，然而双侧腓骨移植的技术可以重建最宽约 28cm 的骨缺损。骨愈合后，移植腓骨会增生肥大，这体现了移植腓骨在新的应力环境中的重塑形。

异体骨移植、自体骨移植以及灭活骨移植是目前生物重建骨盆环缺损常用的方法，这些方法已有描述。生物重建中还有一种方法是髋关节旋

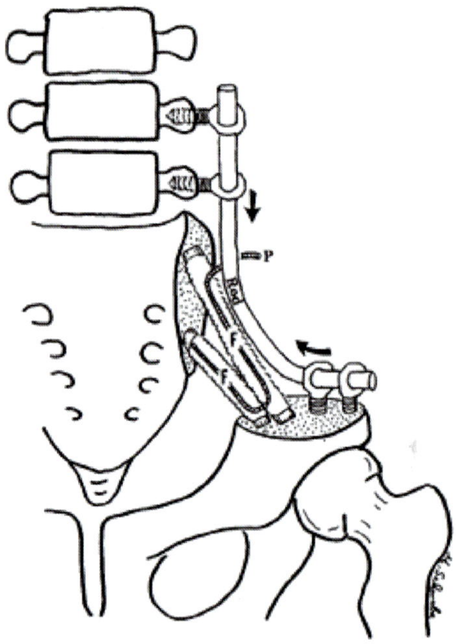

图 10-26　髂骨肿瘤切除后及重建示意图（摘自 Sakuraba M，Kimata Y，Ⅱ da H，et al. Pelvic ring reconstruction with the double- barreled vascularized fibular free flap. Plastic Reconst Surg，2005，116（5）: 1340-1345.）

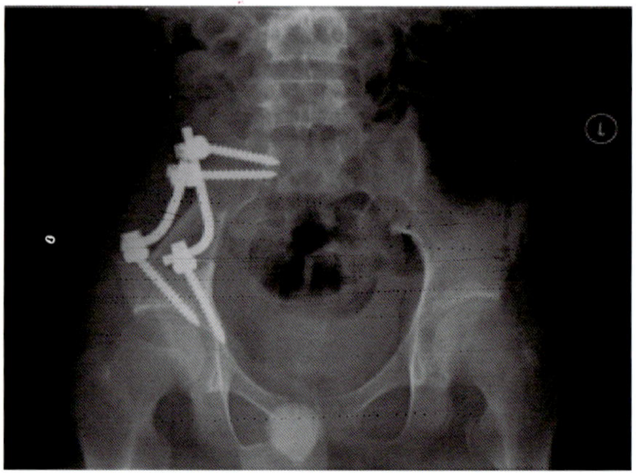

图 10-27　右髂骨肿瘤切除后采用钉棒系统内固定及自体腓骨移植重建骶髂关节稳定性

转成形术，这种方法适用于肿瘤累及股骨近段的病例。这种方法中，用膝关节代替髋关节。术中将近段股骨残端固定在骶骨上。

巨大软组织缺损的重建

当组织缺损巨大时，随机转移局部皮瓣来闭合伤口是不可靠的。然而，当局部皮瓣的脂 - 筋膜蒂中包含有皮肤穿血管时，可以应用带蒂组织瓣来覆盖相对较大的伤口。这样的大组织瓣可以部分去上皮化来填充组织缺损。常用的有基于臀血管的臀肌肌皮瓣和阔筋膜张肌肌皮瓣（图 10-28）。然而，与游离皮瓣相比较，应用这类皮瓣所受的限制较多。带血管蒂的组织瓣，如带有腹壁下动脉蒂的腹直肌肌皮瓣同样可以用来覆盖以上伤口。

游离中厚皮片闭合伤口也是一种办法。这种移植方法要求仔细伤口换药，直到伤口底部全部被干净的肉芽组织填充时才可实施。

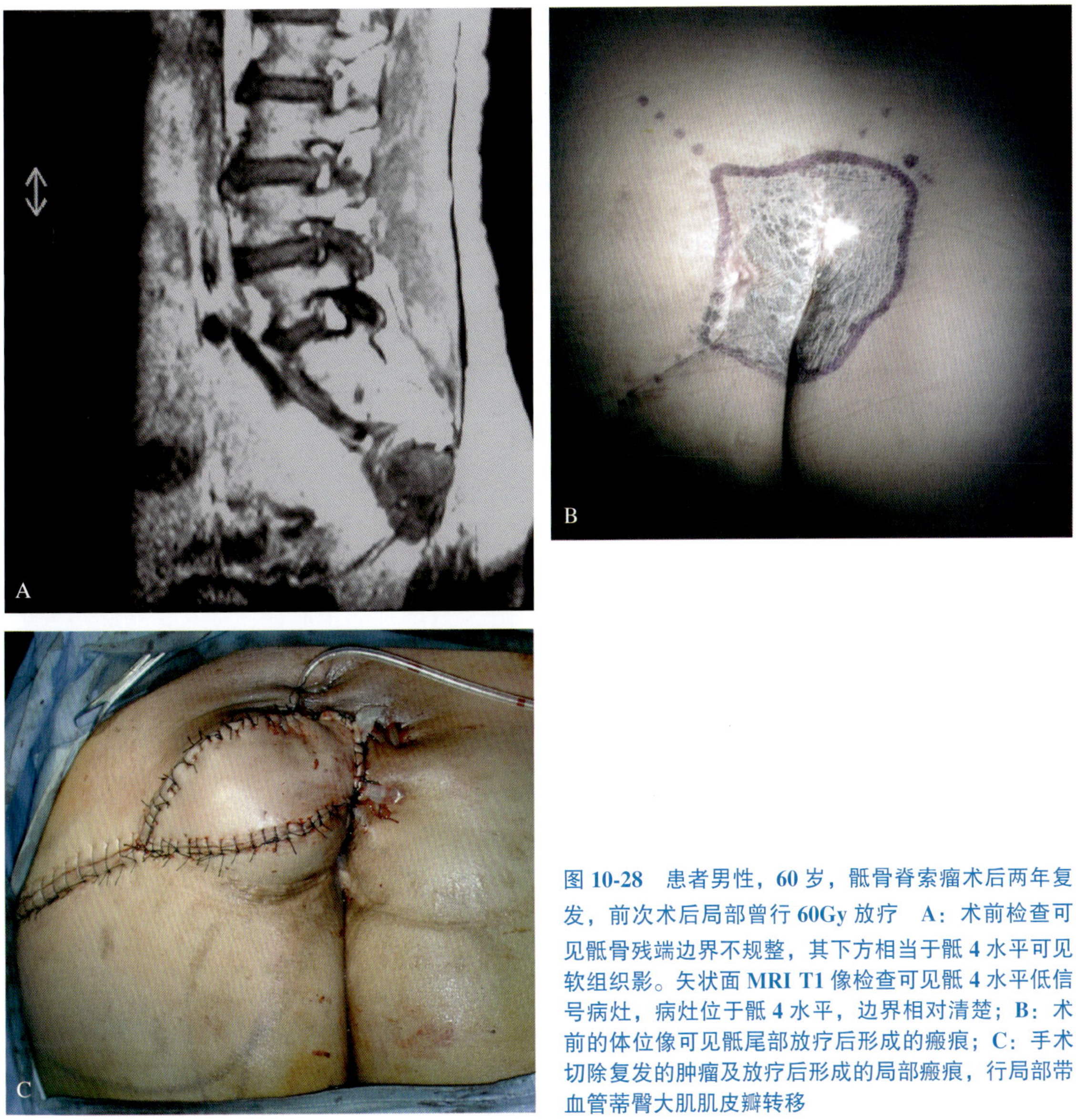

图 10-28 患者男性，60 岁，骶骨脊索瘤术后两年复发，前次术后局部曾行 60Gy 放疗 A：术前检查可见骶骨残端边界不规整，其下方相当于骶 4 水平可见软组织影。矢状面 MRI T1 像检查可见骶 4 水平低信号病灶，病灶位于骶 4 水平，边界相对清楚；B：术前的体位像可见骶尾部放疗后形成的瘢痕；C：手术切除复发的肿瘤及放疗后形成的局部瘢痕，行局部带血管蒂臀大肌肌皮瓣转移

巨大感染伤口的软组织覆盖

骨盆肿瘤手术后感染发生率较高，这是由于伤口较长，手术时间长，手术后存在巨大的死腔，以及重建过程中应用内固定物等原因。治疗这些难治的感染时，经常需要敞开伤口，间断刮除冲洗坏死、感染组织。手术后可间断应用温热生理盐水热疗或行放疗来杀灭可能残留的肿瘤细胞。所有以上处理均可导致一巨大的慢性溃疡。最终消灭感染，需要足够的血供良好的组织来填充缺损处，覆盖伤口。由于溃疡周围均为致密的瘢痕组织，这就需要移植带血管蒂的组织。这些致密的瘢痕使得显微外科医师几乎不可能在伤口周围找到理想的、可供吻合血管蒂血管。

可以选择整个背阔肌及其表面足够的皮肤来做组织移植。由于作为背阔肌肌皮瓣血管蒂的胸背动脉口径较粗，其移植成功的可能性也较高。手术医师共分为两组。一组取背阔肌肌皮瓣，另一组清理骨盆伤口，并取双侧小隐静脉。

所取的背阔肌表面带有足够的皮肤来闭合伤口。自背阔肌前缘开始游离。仔细辨认并保护胸背血管。充分游离肌肉的起点，游离后的肌皮瓣由其血管蒂供血，暂保留肌肉支点不被切断。在取组织瓣的手术区与感染伤口区之间打一隧道备用。将取自下肢的一段长约 33cm 的小隐静脉倒置后，延长近端胸背动脉，吻合过程中不要旋转移植物。吻合血管时，血管口径可能不一致，可以通过做斜行或鱼嘴形切口来调节血管口径。用另一段小隐静脉延长近端胸背静脉。放开血管夹后，确认移植物血运良好后，切断背阔肌止点。这时，移植物仅靠延长了的血管蒂供血。将移植物通过上述皮下隧道牵到准备接受移植物的区域。留置负压引流后，逐层闭合伤口。

讨论

由于近期化疗、外科技术及影像学技术的发展，应用内半盆切除术治疗骨盆恶性肿瘤已被广泛接受。内半盆切除术后，共有 4 种功能重建方法：人工假体、同种异体移植物、带蒂腓骨移植物以及髋关节旋转成形术。人工假体有着良好的近期效果，但存在较多的远期并发症。随着患者生存期的明显延长，骨盆环骨缺损的生物重建愈发引起人们的重视。由于骨盆环肿瘤一般较大，切除后的骨缺损巨大，目前临床实践中生物重建的效果常不尽人意。同种异体骨重建。由于异体半骨盆移植骨块巨大，可能出现严重排异反应，导致伤口不愈、窦道形成。还存在骨质吸收、接点不愈合等长期并发症。实际上，应用同种异体骨重建一个能活动的髋关节的可能性很小。内半盆切除范围广泛，移植带血管蒂的腓骨难以填充术中巨大的骨缺损。髋关节旋转成形术重建的关节无外展活动是一个缺点，手术后外观也较差，部分患者心理上无法接受这种手术。随着生物工程技术的发展，骨盆环巨大骨缺损的生物学重建难题有可能会得以解决。

在骨盆肿瘤手术中，为了取得更好的效果，需要多学科合作，制定周密的计划，实施复杂的软组织移植。例如，骨盆原发骨肿瘤或盆腔内脏器肿瘤浸润骨盆实施放疗后，有时可导致迁延不愈的溃疡。应用局部转移皮瓣的方法常难以奏效。在手术治疗这些难度较高的骨盆肿瘤时，肿瘤外科医师与显微外科医师必须通力合作。肿瘤外科医师在手术中关注获得一个安全的切除边界的同时，也要考虑为切除后重建创造条件。具体地说，肿瘤科医师如果能在保证安全切除边界的同时，注意在操作中辨认、“轻柔”处理并标记神经血管束，在结扎血管时能保留 5mm 长的蒂以利于血管吻合等，将会给显微外科医师进行重建创造极为有利的条件。

骨盆环部分切除及完整性重建的生物力学

累及髋臼恶性肿瘤的切除与重建一直是骨肿瘤外科领域的难点。重建的合理性将直接影响患者术后功能以及生活质量，髋臼的重建有着重要的生物力学意义。从生物力学角度来说，自体或异体骨重建最接近生理状态的骨盆生物力学环境，但术后骨不愈合严重影响了术后患者功能。金属假体重建术后即刻稳定，功能满意，但感染是金属假体的主要并发症。Insall 曾提出“假体符合机械力学因素优于解剖复制正常的关节活动”。目前组配式假体中期随访结果满意。

我们曾对重建后骨盆的力学分布进行了系统研究，分别通过离体及模拟实验方法进行研究，研究结果发现重建后健侧骨盆应力分布基本与生理状态基本一致（图 10-29），说明人工假体重建基本恢复了健侧骨盆生物力学分布特点，重建不仅恢复了骨盆结构的完整性，同样基本恢复了骨盆力学结构，说明人工假体重建是较为合理的。

髂骨截骨处内外侧皮质应力分布研究发现，内侧皮质与生理状态一致，而外侧皮质在假体固定部位应力值可以达到生理状态的近 20 倍，这种力学传导特点提示主要应力通过外侧皮质向下传递至人工髋臼（图 10-30），这可能是造成假体下

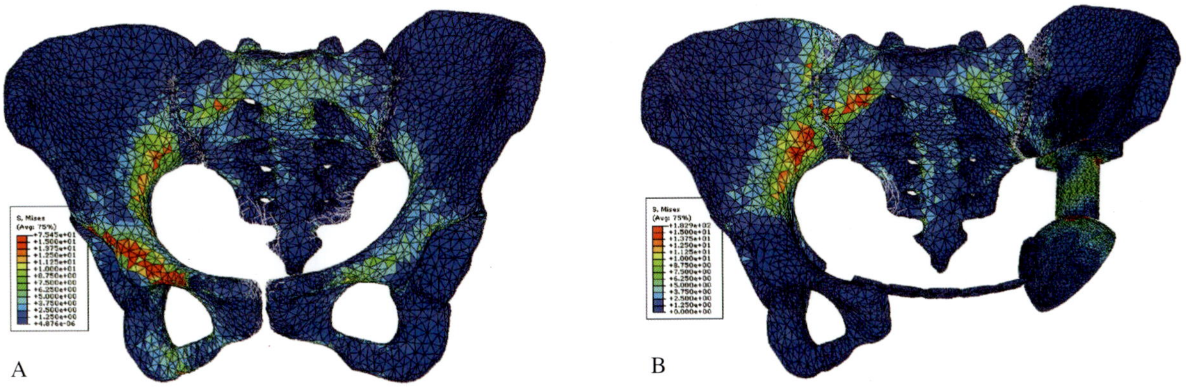

图 10-29　A：模拟站立位骶 1 椎体上终板 600N 载荷下，正常骨盆 Mises 应力分布云图；B：人工半骨盆假体重建后同样载荷下全场 Mises 应力分布云图

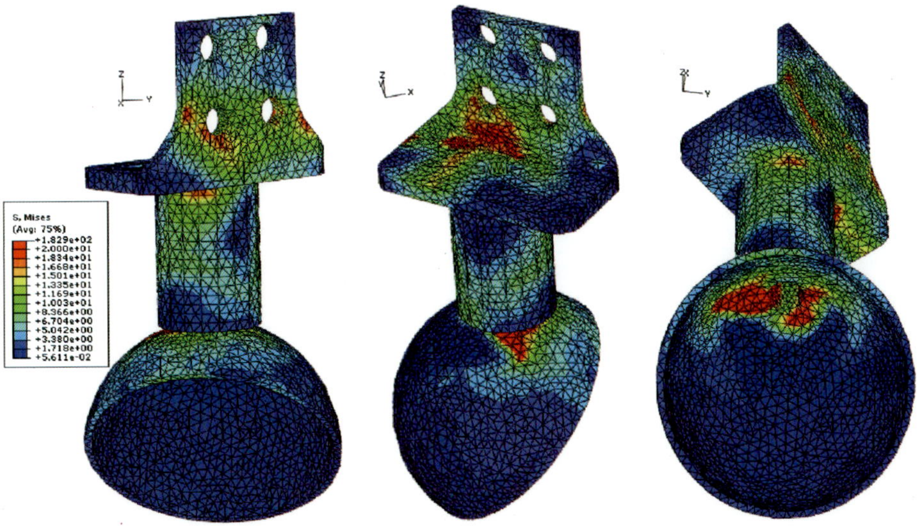

图 10-30　骶 1 椎体加载 600N 压力时组配式人工半骨盆假体 Mises 应力分布云图，红色区域显示为应力集中部位

排钉孔应力集中的原因，内侧皮质虽然不存在明显的应力遮挡，但如果可以起到与外侧皮质相等的应力传导作用，不仅更符合生理状态的应力传导，此外对于消除假体表面应力集中，改善固定效果均有重要的意义。

由于不同肿瘤累及范围差别不同，组配式假体是否能够合理重建不同范围的骨盆缺损对于组配式设计来说至关重要。通过模拟不同截骨位置分析骨盆假体应力情况我们发现，随着截骨水平上移，内固定的稳定性下降，系统应力增加。较为明显的是②、③截骨平面固定效果明显好于④、⑤截骨平面（图 10-31）。

可能因为髂骨形态由髋臼上缘至髂骨内外骨板之间逐渐变薄，一方面截骨面面积减少，固定坚固程度受到影响，另一方面髂骨厚度降低后，横向的 4 枚螺钉固定的牢固程度也逐渐降低。如在④、⑤截骨平面，应力传导主要通过邻近骨质较厚的坐骨切迹的横向螺钉。另外分析截骨面与水平成角可以看出，②、③截骨平面基本与水平面平行，而④、⑤截骨平面与水平面成角，且逐渐增大，截骨平面与水平面夹角也可能是影响内固定稳定性的另一重要因素。当截骨面与水平成角时，截骨面处出现部分剪切力，而非水平截骨面下全部为压应力。将后方螺钉看作是支点，则髋关节接触力存在转动力矩，这也能在一定程度

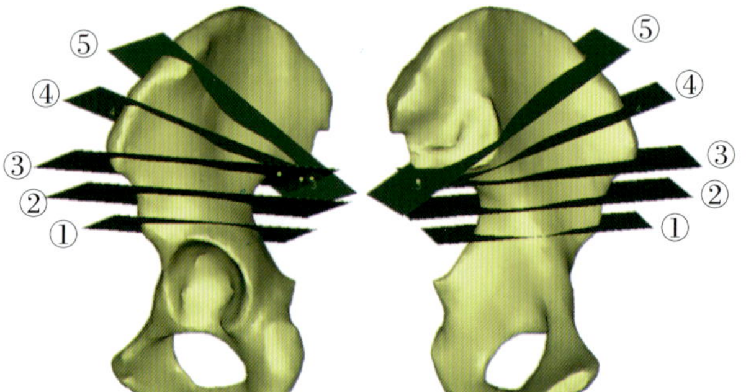

图 10-31　截骨平面分别定义为：①髂前下棘水平截骨；②1、3 截骨线中间位置；③髂前上棘水平截骨；④3、5 截骨位置角平分线；⑤髂结节与骶髂关节下缘连线，实际应用中很少使用截骨位置①

上解释后方两颗螺钉应力明显高于前方的原因。

骨科内固定失效主要有松动和折断两种形式。断裂是由疲劳引起，疲劳多起源于高应力或高应变的局部，静载下的破坏，取决于结构整体；疲劳破坏则是由应力或应变较高的局部开始，形成损伤并逐渐累积，导致破坏发生。疲劳破坏是在足够多次的扰动载荷作用下形成裂纹或完全断裂。从裂纹产生到扩展到最后的断裂标志着疲劳过程的终结，一般骨科内固定的疲劳多为高周疲劳，即疲劳寿命 Nf 大于 10^4 次。通过了解应力集中部位及应力峰值，可以预测内固定系统寿命；此外可以通过设计改进，或安装方式的调整来降低应力峰值，延长假体系统寿命。对于人工半骨盆假体在截骨面与水平平行情况下，系统应力峰值低于钛合金疲劳强度，满足重建要求。但随着截骨位置升高，截骨角度增加，系统应力峰值急剧升高，特别是在横行固定螺钉上，如缺损进一步增大，可能需要其他辅助固定方法增加内固定重建系统的稳定程度。

截骨水平决定半骨盆假体固定的稳定性和内固定系统的应力峰值，随着截骨位置的上移，半骨盆假体的最大位移逐渐增大，即稳定性下降，同时系统应力峰值逐渐增加。在特定的缺损范围内半骨盆假体重建可以获得较好的稳定性。

静载荷能明确内固定系统应力集中部位，应力集中部位多是裂纹萌生的部位，对于研究内固定疲劳失效是十分重要的。虽然降低应力峰值可以延长使用寿命，但对于金属内固定假体来说，周期动态载荷下的应力情况对于计算疲劳寿命更为重要，特别是与真实情况较为接近的载荷谱对于疲劳分析十分重要。目前运动周期的研究多通过在同一模型上模拟步行周期中不同时相的载荷，分别进行静态载荷分析。得到的结论并不能完全反映载荷谱，我们通过加载随时间变化的动态载荷，得到较为准确的步行周期下半骨盆假体及重建骨盆环力学响应（图 10-32）。通过分析我们发现在整个步行周期下，假体系统应力及位移峰值均出现在单腿负重期，即步行周期的 17% ~ 36%。耻骨板可以使步行周期的 17%（患侧站立中相）及 86%（健侧站立中相）骨盆环应力分布更为均

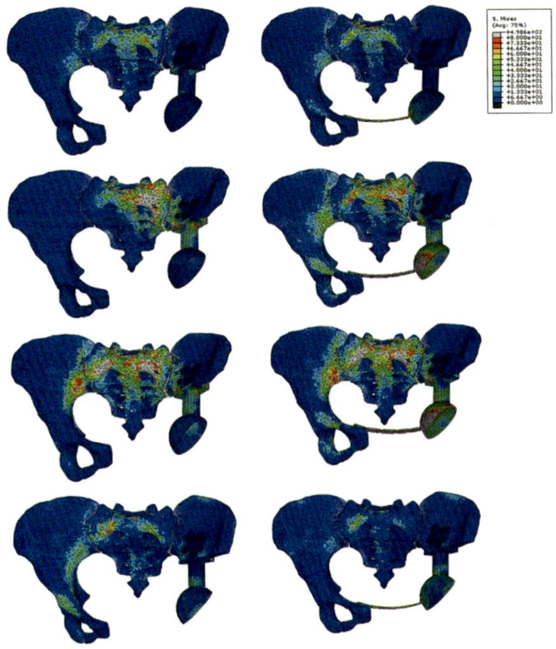

图 10-32 步行周期下重建骨盆的 von Misess 应力云图（MPa），左侧为不带耻骨连接板重建，右侧带耻骨板重建，如图在步行周期 36% 时，耻骨板重建可以更好地恢复骨盆前环应力分布。在步行周期 86% 时，健侧单腿负重，可见耻骨板恢复了骨盆前环完整性，使应力分布更为均匀

匀。髂骨固定部件在有、无耻骨板重建的情况下应力峰值平均为 148.5MPa 及 270.1MPa；在两种情况下，髂骨固定部件绝对位移平均为 9.3mm 及 11.7mm。耻骨板可以降低髂骨固定部件应力水平约 50%，降低螺钉应力水平 24%。半骨盆假体在整个步行周期中稳定性较好，可以满足日常行走功能要求。耻骨板对于整个半骨盆系统的稳定性起着十分重要的作用，可以有效地降低整个系统的应力峰值。通过研究发现，耻骨连接板并没有降低髂骨固定部件的微位移，也就是说，耻骨板并没有增加半骨盆假体系统的稳定性，而是可以通过降低内固定系统的应力水平从而从理论上延长了假体的寿命，但真实情况可能会有松动等因素，致使分析更为复杂，在假体重建时应注意耻骨板的意义。

（郭 卫 姬 涛）

延伸阅读

1. Eilber FR, et al. Internal hemipelvectomy—excision of the hemipelvis with limb preservation. An alternative to hemipelvectomy. Cancer, 1979, 43（3）: 806-809.
2. Schwartz AJ, et al. The Friedman-Eilber resection arthroplasty of the pelvis. Clin Orthop, 2009, 467（11）: 2825-2830.
3. Gebert C, et al. Hip transposition as a limb salvage procedure following the resection of periacetabular tumors. J Surg Oncol, 2011, 103（3）: 269-275.
4. Fuchs B, et al. Iliofemoral arthrodesis and pseudarthrosis: A long-term functional outcome evaluation. Clin Orthop, 2002, 397: 29-35.
5. Dominkus M. Pelvic prosthesis, in orthopedic oncology and complex reconstruction. //CF. Sim FH, Weber KL, Editor. Wolters Kluwer, Lippincott Wiliams & Wilkins, 2011.
6. Johnson JT. Reconstruction of the pelvic ring following tumor resection. J Bone Joint Surg Am, 1978, 60（6）: 747-751.
7. Ozaki T, et al. Implantation of hemipelvic prosthesis after resection of sarcoma. Clin Orthop, 2002, 396: 197-205.
8. Jeys LM, et al. Endoprosthetic reconstruction for the treatment of musculoskeletal tumors of the appendicular skeleton and pelvis. J Bone Joint Surg Am, 2008, 90（6）: 1265-1271.
9. Windhager R, et al. Limb salvage in periacetabular sarcomas: Review of 21 consecutive cases. Clin Orthop, 1996, 331: 265-276.
10. Guo W, et al. Reconstruction with modular hemipelvic prostheses for periacetabular tumor. Clin Orthop, 2007, 461: 180-188.
11. Ji T, et al. Modular hemipelvic endoprosthesis reconstruction—experience in 100 patients with mid-term follow-up results. Eur J Surg Oncol, 2013, 39（1）: 53-60.
12. Falkinstein Y, Ahlmann ER, and Menendez LR, Reconstruction of type pelvic resection with a new peri-acetabular reconstruction endoprosthesis. J Bone Joint Surg Br, 2008. 90（3）: 371-376.
13. Enneking WF, Dunham WK. Resection and reconstruction for primary neoplasms involving the innominate bone. J Bone Joint Surg Am. 1978, 60（6）: 731-746.
14. Enneking WF, Menendez WK. Functional evaluation of various reconstructions after periacetabular resection

of iliac lesions. //Enneking WF, ed. Limb salvage in musculoskeletal oncology. New York: Churchill Livingstone, 1987: 117-135.
15. Gennari L, Azzarelli A, Quagliuolo V. A posterior approach for the excision of sacral chordoma. J Bone Joint Surg Br, 1987, 69 (4): 565-568.
16. Guest CB, Bell RS, Davis A, et al. Allograft-implant composite reconstruction following periacetabular sarcoma resection. J Arthroplasty, 1990, 5 (Suppl): 25-34.
17. Gunterberg B, Romanus B, stener B. Pelvic strength after major amputation of the sacrum. An experimental study. Acta Orthop Scand, 1976, 47 (6): 635-642.
18. Harrington KD. The management of acetabular insufficiency secondary to metastatic malignant disease. J Bone Joint Surg Am, 1981. 63A: 635-664.
19. Harrington KD, Johnston JO, Kaufer HN, et al. Limb salvage and prosthetic joint reconstruction for low-garde and selected hige-grade sarcomas of bone after wide resection and replacement by autoclaved (corrected) autogenic grafts. Clin Orthop Relat Res, 1986, 211: 180-214.
20. Johnson JT. Reconstruction of the pelvic ring following tumor resection. J Bone Joint Surg Am, 1978, 60 (6): 747-751.
21. Kusuzaki K, Shinjo H, Kim W, et al. Resection hip arthroplasty for malignant pelvic tumor: Outcome in 5 patients followed more than 2 years. Acta Orthop Scand, 1998, 69 (6): 617-621.
22. Langlais F, Vielpeau C. Allografts of the hemipelvis after tumor resection.Technical aspects of four cases. J Bone Joint Surg Br, 1989, 71B: 58-62.
23. Leung PC. Reconstruction of the pelvic ring after tumor resection. Int Orthop, 1992, 16 (2): 168-771.
24. Mnaymneth W, Lane J, Malinin TI, et al. Pelvic allografts in surgery of pelvic bone tumors. Chir Organi Mov. 1997, 75 (1 Suppl): 255-257.
25. O' Connor MI, Sim FH. Salvage of the limb in the treatment of malignant pelvic tumors. J Bone Joint Surg Am, 1989, 71 (4): 481-494.
26. O' Connor MI, Sim FH. Pelvic tumors. // Lewis MM, ed. Musculoskeletal oncology. A multidisciplinary approach. Philadelphia: WB Saunders, 1992: 253-264.
27. Shikita J, Yamamuro T, Kotoura Y, et al. Total sacrectomy and reconstruction for primary tumors. Report of two cases. J Bone Joint Surg Am, 1988, 70 (1): 112-115.
28. Simpson AH, Porter A, Davis A, et al. Cephalad sacral resection with a combined extended ilioinguinal and posterior approach. J Bone Joint Surg Am, 1995, 77 (3): 405-411.
29. Steel HH. Partial or complete resection of the hemipelvis. An alternative to hindquarter amputation for periacetabular chondrosarcoma of the pelvis. J Bone Joint Surg Am, 1978, 60 (6): 719-730.
30. Stener B, Gunterberg B. High amputation of the sacrum for extirpation of tumors. Principles and technique. Spine, 1978, 3 (4): 351-666.
31. Sung HW, Shu WP, Wang HM, et al. Surgical treatment of primary tumors of the sacrum. Clin Orthop, 1987, 215: 91-98.
32. Tomita K, Tsuchiya H. Total sacrectomy and reconstruction for huge sacral tumors. Spine, 15 (11): 1223-1227.
33. Uchida A, Myoui A, Araki N, et al. Prosthetic reconstruction for periacetabular malignant tumors. Clin Orthop, 1996, 326: 238-245.
34. Yajima H, Tamai S, Mizzumoto S, et al. Vascularized fibular graft for reconstruction after resection of aggressive benign and malignant bone tumors. Microsurgery, 1992, 13 (5): 227-233.

11 骨盆环肿瘤手术并发症及其防治

骨盆环肿瘤切除及重建过程的复杂性及高风险，造成了其术后并发症的发生比率远高于其他部位肿瘤，并且处理并发症的难度也极高。由于骨盆环肿瘤临床上较为罕见，鲜有诊断骨盆环肿瘤术后并发症防治策略的报道。作为国内骨盆环肿瘤的治疗中心，我们的团队多年来处理了大量骨盆环手术后并发症，总结了一系列骨盆环肿瘤手术并发症的防治经验。

骨盆环肿瘤手术所面对的最严重的问题是难以控制的大出血。相对于骨盆肿瘤而言，由于位置更为深在及周围解剖结构复杂，骶骨肿瘤手术术中出血更加凶险。经过总结多年来的经验教训，我们已经摸索出一套能够有效控制骶骨、骨盆肿瘤手术术中出血的办法。

我们将在本章总结骶骨伤口并发症的应对策略。完整切除骶骨肿瘤在技术上已经不再困难，但却很难避免骶神经根的损伤或是缺失。牺牲高位骶神经后，虽然对患者的行走功能影响不大，但势必带来大小便失禁和性功能问题。如何能提高这些患者术后的生活质量，需要进一步探讨。

输尿管损伤是骨盆肿瘤手术的一个难点，术前或术中行输尿管插管可以有效降低输尿管损伤发生率。

组配式人工半骨盆已经被广泛应用，相比较其他重建方式，假体松动、折断等并发症的发生率并不高。但是由于术中切除范围较大，髋关节周围肌肉力量不足，如何防止脱位是需要重视的问题。

特殊的解剖部位使得骨盆环肿瘤手术的完成及术后并发症的处理通常需要多学科外科团队合作。因此，骨盆环肿瘤手术最好在有相当实力的综合医院开展。

骶骨肿瘤切除术的并发症

术中出血和失血性休克

失血性休克为骶骨肿瘤切除术中主要的并发症之一。如处理不当，会出现凝血功能障碍、急性肾衰竭、多脏器功能衰竭，甚至患者死亡。解剖上骶骨为中轴骨的尾端，松质骨内血运丰富。骶骨的前方为交织成网状的骶前静脉丛，因此手术时极易出血。同时，由于缺乏特异性症状，骶骨肿瘤在临床发现时经常体积巨大，与盆腔内脏器及血管、神经粘连，游离并切除肿瘤时会出血汹涌。部分高血供肿瘤，如骨巨细胞瘤等，出血尤为猛烈。骶骨肿瘤手术出血量难以预测。在大规模应用腹主动脉球囊阻断技术以前，我们时常可以遇到出血量达到10000ml以上的病例。

充分的术前准备和选择恰当的方法控制术中出血方法是预防失血性休克的关键。必须注意，术后出现失血性休克的可能性依然不小。

■ 术前措施

1. 术前行肿瘤增强CT或血管造影检查，明确肿瘤血供情况。预计出血量。

2. 充分备血。预计输血超过4000ml以上的患者，必须与血库沟通，备足量红细胞、新鲜冰冻血浆、新鲜血小板及凝血酶原复合物等。

3. 经股动脉穿刺导管行肿瘤供血动脉栓塞。1975年Feldman等就提出可以应用血管栓塞技术控制骶骨肿瘤术中出血，术前通过血管造影栓塞髂内动脉可以有效减少骶骨肿瘤的术中出血。目前术前经股动脉穿刺导管行肿瘤供血动脉栓塞已成为控制血供丰富的骶骨肿瘤术中出血的常规方法。术前的动脉栓塞能够有效减少术中出血，并使肿瘤发生缺血坏死，边界清楚，有利于肿瘤的彻底切除。

在实际操作中，如遇到髂内动脉与髂外动脉夹角很小的情况，常需行双侧股动脉穿刺置管，才能够顺利进入双侧髂内动脉。如骶正中动脉为肿瘤的主要供血动脉，栓塞此动脉技术上存在一定难度。

栓塞术后并发症较多，较轻的并发症如局部烧灼感，栓塞部位的疼痛、肿胀可以通过对症处理逐渐缓解；严重的并发症主要是由于异位栓塞造成的局部组织缺血性改变，如局部伤口周围皮肤坏死、神经缺血造成相应区域的麻痹等，影响患者治疗及生活质量。

术中措施

1. 麻醉医师与手术医师默契配合

手术开始前，建立多个输液通道，保证能够快速输血。切除肿瘤前，需要适当的扩容并且稀释血液。切除肿瘤时，及时、快速、有效地补充血容量，保证心、肾、脑等重要脏器的灌注从而避免出现器官功能的受损。

尽量避免大剂量应用去甲肾上腺素等强烈的缩血管药物。大量补充血液替代品而不输血来稳定循环的做法也是不可取的。因为病人的循环功能会有相当强的代偿能力，尤其是在年轻病人中。这样会造成一定的假象，当病人的循环功能在代偿到极限的时候，会突然出现失代偿，血压会急剧地下降，有时会造成难以挽回的后果。因此必须保证输血量与出血量之间不能够有太大的差距，并且应尽量地及时补充。

腹主动脉临时阻断结束（见下文）时，因为血容量的再分布，病人会有一过性的血压下降，麻醉医师应当同步迅速补充血容量。

2. 临时阻断腹主动脉

骶骨肿瘤主要的血液供应来自双侧的髂内动脉、骶正中动脉、髂腰动脉等。早期尝试过结扎病变严重侧的髂内动脉的办法来减少术中出血和术后的渗血。实践证明这样只能控制一侧的血管，对侧的髂血管仍然会提供足量的血供，造成术中和术后的出血。而有效的方法是在肾动脉开口水平以下临时阻断腹主动脉。

（1）直接阻断法

手术需要采用侧卧位，经腹膜外显露腹主动脉，应用阻断带或阻断钳临时阻断肾动脉开口水平以下腹主动脉。其缺点是，需要腹部切口，增加了手术时间及创伤；侧卧位限制骶骨肿瘤显露，增加骶髂关节重建的难度。

（2）介入法

应用血管介入法，通过腹主动脉球囊阻断腹主动脉血流。术中允许患者采用俯卧位，利于显露肿瘤。在控制术中出血方面疗效满意，可提供清晰术野，且术后留置动脉鞘管 6 h，可以作为术后手术区域活动性出血的诊断治疗通路，避免了盲目的二次手术探查。我中心在血管外科及介入科的协助下，最早尝试此项技术并大量应用于骶骨肿瘤手术。相关文章 2010 年发表在美版 JBJS 上。目前我中心骶骨肿瘤切除手术中，约 60% 的病例实施腹主动脉球囊置入。

适应证。术前辅助检查提示骶骨肿瘤体积大、血运丰富；术前增强 CT 或 MRA 显示腹主动脉、双髂动脉无瘤样改变、无严重动脉硬化性狭窄；术前多普勒超声提示穿刺侧股总动脉直径 $>$ 5 cm，近端血流通畅；穿刺侧腹股沟区皮肤软组织无感染灶。

操作步骤。造影：采用 1% 利多卡因浸润麻醉，不能平卧者采用静脉复合麻醉。Seldinger 法穿刺股总动脉，置入 11F 动脉鞘管。经鞘管送入 5F 猪尾导管至第 12 胸椎水平，行腹主动脉造影，显示双侧肾动脉及双髂动脉位置，记录骨性标志，明确腹主动脉、髂动脉无瘤样扩张和重度硬化狭窄。下撤导管至腹主动脉下段，造影显示骨盆肿瘤血供情况。球囊导管置入：在导丝引导下送入 25mm × 40mm 腹主动脉阻断球囊导管至腹主动脉内，如患者腹主动脉偏细，则选用直径 20mm 球囊导管。根据造影情况确定球囊导管放置部位，使其位于肾下腹主动脉内，在导管侧孔内注入稀释的造影剂，使球囊导管扩张，直至球囊不随血流移动。在球囊导管端孔注入造影剂，证实腹主动脉血流被完全阻断，双肾动脉显影良好。回抽侧孔内造影剂，并精确记录造影剂剂量。缝线固定动脉鞘管及球囊导管，在透视下再次确认导管位置无误后，转至骨科手术室行手术治疗。在切除肿瘤或分离过程中遇到出血较多时，则在球囊导管侧孔内注入定量生理盐水，使球囊扩张，完全阻断肾下腹主动脉主干血流，使肿瘤血供和术野出血减少。肿瘤切除后或术野出血减少时，注射器回抽出导管侧孔内生理盐水，恢复腹主动脉血流。手术结束后即拔除球囊导管，6h 后拔除股动脉鞘管，穿刺部位压迫 30min，局部无菌敷料加压包扎，穿刺侧髋关节制动 24h。整个操作过程不使用肝素抗凝治疗。

并发症：球囊移位或肾动脉开口异常偏低，球囊可堵塞肾动脉引起急性肾功能不全；腹主动脉存在基础疾病或球囊压力过大，腹主动脉破裂出血；导管断裂破损；下肢动脉血栓形成；股动脉穿刺点假性动脉瘤。

注意事项。需要根据患者具体血管条件选择是否行腹主动脉球囊植入。特别是 50 岁以上的病例，如入路动脉和靶血管动脉硬化严重，则术中血栓形成和动脉斑块栓塞的概率显著提高；整个过程中应避免暴力操作，特别是术后拔除球囊导管遇到阻力时，应轻柔旋转，防止球囊刮伤髂股动脉；球囊阻断时间理论上应尽可能短，大多数学者建议间断阻断，每次阻断时间控制在 40min 内，间歇期间阻断球囊放松 10min，避免阻断部位以远组织缺血时间过长；术后需密切观察双下肢血运情况、伤口引流量和复查血常规。为预防股动脉穿刺点假性动脉瘤，可以在拔除股动脉鞘管后切开缝合血管裂口。

3. 肿瘤切除后确切止血

肿瘤切术后的创面缝扎止血。肿瘤切除后的空腔可以酌情应用可吸收的止血纱布、止血海绵等填充止血。伤口留置大口径引流管（24F 或以上），必要时可留置两根引流管，保证充分引流。紧密地缝合筋膜层，加压包扎伤口压迫止血。

术后措施

术后继续补充适当的胶体溶液和血液，直到手术 24h 以后，病人的循环相对稳定，全身血液再分布完成。大量失血、输血的患者，特别是老龄患者，术后 3 ~ 5 天内可能会出现呼吸功能不全，需要呼吸机辅助呼吸，待各项指标达标后再脱机拔管。

术后监测病人的生病体征，每 4 ~ 6h 监测血红蛋白等的改变。密切观察引流量、尿量、患者生命体征及血色素情况。如果引流过多，考虑存在活动性出血可能，可以经留置的股动脉鞘管行血管造影明确有无动脉出血，必要时可行相应动脉栓塞。

深静脉血栓

Virchow 提出深静脉血栓形成基本要素为血流缓滞、血管壁损伤、血液成分改变。骶骨肿瘤患者通常同时存在上述三个因素，因此深静脉血栓是骶骨患者围手术期常见并发症，少部分患者甚至会出现肺栓塞。低分子肝素可将大大降低外科手术后深静脉血栓的发生率。然而，在脊柱手术领域，由于考虑到低分子量肝素可能导致蛛网膜下腔以及硬膜外血肿、马尾综合征等并发症可能带来的严重后果，围手术期是否抗凝存在争议。为此，美国胸科医师学会（American College of Chest Physicians，ACCP）提出了以下择期脊柱手术的深静脉血栓预防指南：除早期、持续活动外，对没有其他危险因素的患者无需常规采取血栓预防措施；对于有其他危险因素的患者可采取下列任意一种预防措施、术后单用低剂量普通肝素、单用低分子肝素或单用物理方法，如下肢充气加压装置等；对有多个危险因素的患者推荐联合使用肝素和物理方法。

我们认为骶骨手术创面较大，且术后伤口出血风险较高，术后 12 ~ 24h 内，可先行物理方法预防血栓。以后可根据伤口引流量，以及是否存在高龄、恶性肿瘤病史、存在神经损伤、既往有静脉血栓病史、长期卧床等均为高危因素综合决定是否应用低分子肝素。

盆腔脏器及血管、神经损伤

■ 肠管损伤

骶骨肿瘤与直肠关系最密切。骶骨肿瘤向前方形成软组织包块时，多数可以经肛门指诊触及。要求所有骶骨瘤病例行术前直肠指诊，后者可明确肿瘤包块与直肠的关系：是否与之存在粘连或已侵犯直肠壁。进一步结合术前 CT 及 MRI 判断肿瘤与直肠的关系。

如果从肿瘤学角度上直肠难以保留，即为了获得广泛切除边界需要同肿瘤一并切除直肠，建议先由普通外科行永久性结肠造瘘术；然后一并切除骶骨肿瘤同直肠。如果直肠可以保留，则术前也应按照普通外科的要求进行清洁灌肠等完善的肠道准备。术中切除肿瘤时，在保证切缘的前提下，应尽可能不要损伤直肠。肿瘤完整切除后，检查直肠后壁的损伤情况。肠壁损伤或缺损范围大，无法修补者，建议切除直肠，行结肠永久造瘘。肠壁损伤可以修补者，修补直肠，同时行结肠临时性造瘘，待直肠破口愈合后，考虑再次手术还纳造瘘的结肠。肠道准备充分、肠壁破损较小，有时可以单纯修补直肠缺口，周围留置充分引流，术中暂时不考虑结肠造瘘。术后警惕患者可能发生的肠漏，注意患者体温及伤口引流物性状。一旦发生发热、引流液浑浊、引流袋充气等肠漏证据，立即行局部清创及结肠造瘘术。直肠漏，粪便污染伤口可能会导致致命的脓毒血症。

■ 输尿管损伤

输尿管在髂血管前方，后路骶骨肿瘤手术不易损伤。前路切除复发性肿瘤时，也可伤及输尿管。详见骨盆肿瘤并发症部分。

■ 腰骶干及坐骨神经损伤

骶骨肿瘤切除术中，腰骶干及其延续部分紧贴骶髂关节前方，术中损伤或随肿瘤一并切除，术后会出现相应的坐骨神经功能障碍。

■ 髂血管损伤

后路手术时，骶骨肿瘤与髂血管粘连紧密，游离肿瘤时可损伤粘连的血管。术中大出血导致视野不清，盲目缝扎止血，也容易误扎髂总动脉、髂总静脉，最终可导致单侧下肢缺血或充血水肿。

伤口并发症

巨大的死腔、邻近会阴部、局部皮瓣血供差以及骶尾部皮肤失神经性营养不良四个因素使骶骨肿瘤患者容易出现术后伤口并发症。骶骨肿瘤发现时往往体积巨大，切除肿瘤后缺乏足够的软组织覆盖，因此术后伤口内一般存在体积较大的死腔。随访 MRI 和 CT 发现上述死腔最终被膨隆的直肠和瘢痕组织所占据，但术后短期内被血肿和渗出液填充，这些均是细菌良好的培养基。骶骨伤口的远端距离肛门近，术后患者可能会出现永久或一过性括约肌功能障碍，致使伤口很容易被排泄物浸泡污染。切除肿瘤过程中，大量正常深筋膜、肌肉组织随肿瘤一并切除，加上术前栓塞等因素，伤口皮瓣血运不佳，术后可以出现愈合延迟，如同时出现骶尾部压疮，很容易导致伤口感染。另一个常被忽略的因素是伤口周围皮肤失神经性营养不良，是由于骶骨肿瘤手术剥离过程中无法保留骶神经的背支所致，这些神经的丧失使得术后伤口局部出现失神经性营养不良。另外骶骨连接脊柱其余部分与骨盆，在力学传导上具有重要作用。许多骶骨肿瘤手术为重建脊柱 - 骨盆的连续性，必须采用内固定物。重建过程一方面延长了手术时间，另一方面增加了伤口内异物，因此也是伤口并发症的一个因素。

伤口感染

预防伤口感染所采取的措施。所有患者术前行肠道准备。术前预防性应用抗生素，手术超过4h追加抗生素。肿瘤累及直肠，或术中游离肿瘤过程中或术后出现直肠破裂，则根据情况实施一期或二期结肠造瘘术。术中紧密缝合深筋膜，以降低伤口感染率。术野留置1根或2根24 F或28 F硅胶引流管，日引流量< 30 ml时拔除引流管。全身应用抗生素直至拔除引流管。术后护理过程中避免粪便污染伤口。应用气垫床或加强按时翻身预防骶尾部褥疮。注意引流物性状，如引流液混浊或体温> 38.5℃即行引流液细菌培养甚至血培养。

根据Horgan1992年提出的伤口感染诊断标准，我们回顾总结了2010年前的462例骶骨肿瘤切除病例，结果发现57例（12.3%）出现伤口感染。伤口感染患者一旦确诊，进行伤口引流液培养和药敏检测的同时，行清创术。术前根据经验选用敏感抗生素。术中彻底清除坏死组织直至新鲜肉芽组织，并且应用生理盐水、过氧化氢和稀释聚维酮碘反复冲洗、浸泡伤口，建立通畅引流后，应用7号线全层缝合伤口。术后加强全身支持治疗。根据细菌培养及药敏检测结果，选用敏感的抗生素进行治疗。伤口感染患者静脉应用细菌敏感抗生素3周以上。部分患者根据病情长期应用口服抗生素。57例中34例的伤口内有内固定物，11例为控制感染取出内固定物。57例中19例需再次清创，6例经三次或多次清创后伤口愈合。

57例感染伤口中，52例伤口细菌培养阳性，其中17例为混合细菌。脊柱肿瘤（不包括骶骨肿瘤）术后感染中，金黄色葡萄球菌是最常见的致病菌。我们的病例回顾发现94.2%的伤口中分离出革兰阴性菌，其中最常见的是大肠埃希菌。这与Ruggieri等报道的骶骨肿瘤术后伤口感染的最常见细菌一致。究其原因，可能与骶骨伤口邻近会阴、肛门有关。围手术期应用抗生素时应考虑这些易感菌群。

多因素分析发现糖尿病史、手术区曾接受放疗、术中术后直肠破裂、手术时间、术后脑脊液漏均是发生伤口感染的独立危险因素。在制定骶骨肿瘤切除计划以及治疗骶骨伤口感染的过程中需考虑这些危险因素。

伤口愈合延迟

除了伤口感染外，部分骶骨伤口会出现愈合延迟。我们观察到髂内动脉栓塞后，出现骶尾部皮瓣缺血问题的概率明显增高（图11-1）。因此要慎重选择病例进行术前栓塞。对于需要栓塞的病例，最好高选择性栓塞肿瘤供血血管。仰卧压迫伤口有助于减少术后渗血，但是这样也会造成皮瓣的血运障碍，从而影响伤口的愈合。推荐腹带加压伤口，定时翻身，有条件时应用防褥疮气垫。

我们回顾总结了2009年前的387例骶骨肿瘤切除病例，结果发现62例（16.0%）出现伤口愈合延迟。其中21例为伤口液化坏死，加强引流、及时更换伤口敷料后愈合。41例为缺血导致的皮肤和皮下组织坏死，再次手术清创，广泛切除坏死组织，直接缝合伤口或必要时应用臀大肌皮瓣覆盖伤口。

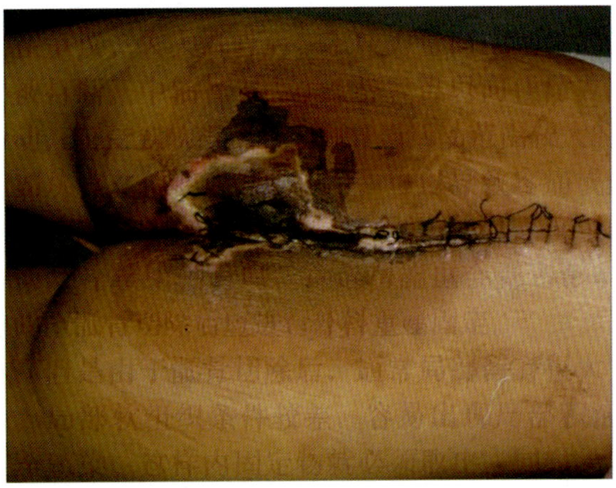

图11-1 髂内动脉栓塞后，相应臀血管供血障碍，相应皮瓣出现坏死

多因素分析显示糖尿病史、手术区曾接受放疗、曾接受过骶尾部肿瘤手术、术中术后直肠破裂、肿瘤长轴大于 10cm 是发生伤口愈合延迟的独立危险因素。在制订骶骨肿瘤切除计划需考虑这些危险因素。对于接受过放疗的病人，局部软组织条件较差，伤口愈合能力低。则更应该注意闭合伤口的技术，并且可以适当地延长拆线时间。存在多种危险因素的患者可以考虑行带蒂腹直肌肌皮瓣填充修补骶骨肿瘤切除后的巨大空腔及皮肤缺损。

脑脊液漏

硬膜囊远端止于骶 2 水平，所以这段硬膜囊在患者坐或站立时承受最高的压力。骶骨肿瘤切除后局部软组织缺损巨大，硬膜囊周围缺乏肌肉等软组织包被，手术中出现硬膜囊破裂，传统的应用肌肉、脂肪等组织瓣填塞的办法难以奏效，所以术后脑脊液漏的发生率较高。多因素分析，我们发现再次手术或放疗后骶骨瘤患者脑脊液漏者发生率高，这部分患者围手术期需要特别重视。

预防策略：骶骨瘤的切除过程中，结扎切断的神经根近端；切断硬膜囊时，双重结扎硬膜囊残端；硬膜囊撕裂，5 ~ 0 无损伤线修补；无法修补者，也不能强行修补，否则容易造成神经损伤或使硬膜腔狭窄。骶骨肿瘤切除后空腔巨大，缺乏足够的软组织填充，为了促使伤口如期愈合，在伤口内留置通畅引流，密闭缝合深筋膜。保证伤口渗液（包括可能漏出的脑脊液）经引流管流出。引流管需要在竖脊肌或臀大肌内潜行一段距离。拔管后引流管通道腔隙即被丰富的肌肉组织所封闭，可防止脑脊液从引流口漏出。使得皮肤切口能得以保持干燥，如期愈合。考虑到直肠后壁占据大半手术野，引流不建议加负压。

治疗策略：所有骶骨瘤术后出现脑脊液漏后应立即给予保守治疗。大部分患者能够得以治愈。去枕卧位，抬高床尾 5 ~ 10cm。腹带或软腰围压迫伤口，减少死腔。给予白蛋白支持治疗。应用抗生素。伤口引流量在 14 天内逐渐减少到 30ml 以下，拔除引流管。术后两周伤口引流无减少，但伤口愈合好　行伤口引流液细菌培养，夹闭引流管 24h：无脑脊膜刺激征，伤口局部无渗漏，拔除引流管；体温增高，放开引流管，给予静脉抗生素，根据细菌培养结果调整抗生素，隔日行伤口引流液培养，当连续两次培养阴性，再次夹闭引流管 24h，无发热，拔除伤口引流管。极少数患者需要行腰大池脑脊液外引流术。一般不需要行开放手术修补漏口，当然，合并伤口感染的患者应及时行清创手术。开放手术修补漏口时，必要时可考虑取自体阔筋膜瓣应用显微技术修补硬膜囊。

另外，骶骨段硬膜囊在患者坐或站立时承受最高的压力。脑脊液通过硬脊膜裂口漏出到周围的软组织中，形成“假性脊膜膨出”。可无任何临床症状和体征，真实发生率无法统计。鼓励患者下床时佩戴腹带或腰围以加强局部压迫以缩小局部空腔体积，避免此类情况发生。

术后疼痛

骶骨肿瘤术前压迫神经根，产生疼痛、麻木等症状。术中可以解决压迫问题，给神经恢复创造条件，但神经是否恢复则取决于压迫的时间长短和严重程度。神经是一个非常复杂的结构，减压之后未必能够恢复正常，部分患者的疼痛症状可能无法缓解。

骶骨内有众多的骶神经根穿行。游离骶骨肿瘤时不可避免地会切除或损伤受累的骶神经根，部分患者会出现术后疼痛。然而，患者术后是否出现疼痛麻木和肿瘤切除范围大小没有直接关系。全部骶神经随肿瘤切除的患者可以没有疼痛症状，而保全了大部分骶神经的患者可以主诉疼痛剧烈。手术中切断骶神经时给予局麻药物封闭可能会有一定效果。但要注意不能将药物注入硬膜腔内。

腰骶干紧邻骶髂关节前方走行，肿瘤切除过程中损伤腰骶干的患者同样可以出现 L4、L5 神经根损伤症状。行腰骶部骨关节重建时，内固定物直接损伤或压迫神经，或神经直接与金属内固定物接触，也可能导致疼痛。可以应用肌肉筋膜组织隔离神经与金属植入物。

术后疼痛需要系统内科药物治疗。即三阶梯止痛药，部分患者需要配合加巴喷丁或卡马西平及抗抑郁药物。部分患者术后疼痛顽固，需要疼痛科专科医师的协助治疗。

切除全部骶骨的病例，重建稳定的脊柱 - 骨盆连续性比较困难。术后脊柱与骨盆之间无法稳定连接，脊柱会逐渐下沉或随着体位的变化出现较大的移位。这就可能会使腰椎的神经根受到牵拉，出现疼痛。这种病例除了内固定外，还需要长期或终身佩戴较为坚强的外支具。

骶骨肿瘤术后的神经功能损伤的评估、检测方法及康复指导

骶骨肿瘤生长部位深在，早期症状隐匿且不典型，不易早期诊断。骶骨肿瘤所以发现时肿瘤往往较大，通常易累及骶神经根甚至累及骶管内马尾神经。在骶骨肿瘤手术切除过程中需要考虑是否或是如何保留高位骶神经根的问题，这与患者术后的生活质量密切相关。骶骨肿瘤的特点使得其在手术切除的过程中，往往难以彻底显露，而且不易完整切除，即使能完全切除或刮除，但不可避免地要损伤到直、结肠等腹部脏器，而且手术过程中对骶神经的牵拉或是切除，都可能造成术后的神经功能损伤。而骶骨肿瘤切除术后影响生活质量的重要问题就是盆腔功能障碍，通常表现在大小便功能障碍及性功能障碍。这就意味着患者的术后生活质量显著下降。

对于不同部位、不同生长方式的骶骨肿瘤，可根据需要选择不同的手术方式。低位骶骨肿瘤，呈良性的可按照传统观点选择切刮术或边缘切除术；对于高度恶性肿瘤，以达到完整切除肿瘤的目的，同时尽量保存骶神经。

本节着重探讨骶骨肿瘤术后的神经功能损伤的评估与检测方法，并且分享我们的经验。

支配盆腔器官功能的神经解剖

支配直肠肛门及膀胱的神经分为自主神经和躯体神经。

自主神经分为交感神经和副交感神经。副交感传出纤维起自 S2 ~ S4 后根神经节，经张力感受器后分布于盆腔器官的黏膜下及肌层中，感受机体张力反应，传导尿急、便急冲动，引起平滑肌的反射性收缩及大脑意识性警觉。交感神经节前纤维由腰髓发出，经腹下神经支配膀胱及直肠。

躯体神经发自骶髓 1 ~ 2 节段，走行于 S2、S3 神经根，由躯体运动神经和躯体感觉神经纤维组成。躯体运动纤维组成阴部神经，支配尿道外括约肌、肛门外括约肌和其他盆底横纹肌，该神经纤维同时也加入臀下神经及坐骨神经以支配下肢肌肉。躯体感觉纤维起自 S2 ~ 4 后根神经节，主要存在于阴部神经中，传导盆底皮肤感觉及性冲动。对盆腔器官功能而言，少数情况可高至 S1 节段或低至 S5 或 C0（尾）节段。上述神经的完整性是直肠肛门及膀胱功能正常的根本保证。

神经是骶丛的重要组成部分，来自第 2 ~ 4 骶节，其神经纤维随马尾在骶管内移行一段，从相应的骶前孔发出后汇合，经梨状肌下缘出骨盆，跨坐骨棘后弯向前下，经坐骨小孔入会阴。在坐骨直肠窝分成直肠下、阴茎背和会阴神经三支。阴茎背神经支配海绵体和阴茎背部、包皮和龟头皮肤。会阴神经分布于阴囊、泌尿生殖三角区皮肤并支配阴茎勃起所必需的会阴横肌、球海绵体肌、坐骨海绵体肌等几块肌肉的运动。有报道证实，犬科动物阴部神经损伤会彻底抑制机械刺激的勃起反应。

骶神经对盆腔器官功能的选择性支配

对骶神经根进行电刺激（机制及参数不同），可以观察不同的骶神经根对盆腔器官、盆底横纹肌及下肢肌肉的影响，为深入研究不同骶神经根的功能支配特点提供了条件（见表 11-1）。

表11-1 不同的骶神经根对盆腔器官功能的支配特点

骶神经根	神经纤维成分及支配肌类型	膀胱逼尿肌	尿道括约肌	直肠逼粪肌	肛门括约肌	性功能（勃起）
S2	阴部神经 支配外括约肌	±	+++	++	++ 耻骨 直肠肌	+++
S3	盆神经 支配逼出肌	+++	++	+++	++ 提肛肌	±
S4	支配逼出肌 及外括约肌	++	+ ±	++	++ 提肛肌	-

■ 电刺激骶神经根对膀胱-尿道的影响

张世民等对10例植入骶神经前根电刺激电极患者的术中电刺激膀胱测压结果发现，在支配频率方面S3 > S4 > S2（S3 100%；S4 90%；S2 25%）；在支配效能方面S3、S4所产生的膀胱压力占膀胱总压力的97%，且均有右侧压力大于左侧压力的现象。Juenemann等对5例圆锥上脊髓损伤患者骶神经根进行电刺激，并观察其对尿道括约肌的影响，发现约有70%的尿道压力由S3神经前根提供，主要是通过尿道横纹肌及肛提肌实现；另有30%的压力则是由S2或是S4提供。

■ 电刺激骶神经根对直肠-肛门的影响

MacDonagh等对12例圆锥上脊髓损伤患者进行研究，发现S3对乙状结肠及直肠运动功能起着主要的支配作用，并提供了约60%的腔内压力，各骶神经根效应关系为S3 > S4 > S2。Schurch等通过对10例圆锥上脊髓损伤患者进行研究，发现S3对肛门外括约肌支配功能的影响最为显著，其次是S4，而S2最弱。

■ 电刺激骶神经根对性功能的影响

Huang等在通过电刺激阴茎（蒂）背神经根对105位患者成功进行了S1 ~ S3背根神经的传入动作电位定位图记录，发现阴茎（蒂）感觉动作电位经S1 ~ S3传入的占25%，经S2 ~ S3传入的占57%，单独经S2传入的占18%；在传入神经数量分布上，约有60%的感觉冲动经S2传入，37%的感觉冲动经S3传入，仅有3%经S1传入；而且左右两侧骶神经根的阴茎（蒂）感觉传入冲动并不对称，右侧感觉冲动较左侧显著。另外在进行骶神经试验性刺激时，患者可以明确说出刺激不同神经根所引发的感觉反应，如刺激S2可引起男性阴茎（龟头）震颤感，女性阴道内震颤感；刺激S3可引起男性阴囊区震颤感，女性阴道内震颤感，并伴有直肠牵拉感；刺激S4仅可引起直肠牵拉感。

总地来说，S3似乎是盆腔器官所有逼出肌的主要支配神经，而S2是尿道或肛门括约肌的主要支配神经，同时也是性功能（勃起）的主要支配神经，且均有右侧强于左侧的分布特点。而当患者在发生骶神经根损伤后，其剩余的神经根的代偿支配作用及功能均显著增强。

骶骨肿瘤手术方式的选择

手术切除是目前骶骨肿瘤治疗的重要手段。切除骶骨肿瘤应该在不影响切除彻底性的条件下，尽可能保留神经根。对于恶性肿瘤应该完整切除，必要时牺牲相应的骶神经，以达到根治地目的。在美国及欧洲进行高位骶骨肿瘤切除同时，由于骶神经切除常需要进行直肠及膀胱造瘘，病人术后生活质量较低。在国内，由于病人通常难以接受膀胱及直肠造瘘，因此骨肿瘤医生对骶神经根的处理更为慎重。骶骨肿瘤切除后影响生活质量的一个重要问题就是大小便功能障碍。

骶神经根切除对功能的影响

控制括约肌的功能与被保留的骶神经根数目密切相关。Samson 认为若术中仅保留两侧 S1 神经根，将丧失控制括约肌的功能；若术中同时将两侧 S2 神经根保留，50% 的患者可恢复括约肌功能；若再保留一侧 S3 神经根，多数患者可控制大小便功能。Cheng 等则认为若保留双侧 S3 神经根，患者大小便功能基本正常；保留一侧 S3 神经根，66.7% 的患者小便功能正常，33.3% 的患者大便功能正常；如果双侧 S3 神经根切除，所有患者大小便功能障碍。若双侧 S2 神经根切除，患者均大小便功能失禁。因此保留一侧 S1 ~ S3 神经根对患者大小便功能的恢复是必要的。单侧骶神经切除虽然可引起切除侧会阴部麻木、大小便费力，但多数患者仍可保留大小便功能。保留的神经根数目与肛门直肠及膀胱括约肌的功能密切相关。Franklin H.Sim 认为单侧骶骨切除术后，87% 的患者保留正常的直肠功能，89% 的患者保留膀胱功能。切除双侧的 S2 ~ S5 神经根，所有的患者将丧失排便排尿功能。切除双侧的 S3 ~ S5 神经根，只能保留 40% 的排便功能和 25% 的排尿功能。切除双侧 S4 ~ S5 神经根，保留双侧 S3 神经根，将全部保留直肠肛管功能，但将丧失部分排尿功能。保留至少一侧的 S3 神经根，只能维持 67% 的正常的排便功能和 60% 的排尿功能。

骶骨肿瘤术后盆腔器官功能的评估

判断大小便功能正常的标准：无大便困难、大便失禁和其他大便功能障碍可认为大便功能正常。 无排尿困难、尿失禁和其他排尿障碍则认为小便功能正常；性功能的评估以主观感受为主。

排尿功能的评估

首先通过临床病史、体格检查及影像学检查了解病情，明确术中神经根损伤及保留情况，并且通过专科检查（如尿常规、尿细菌培养、肾功能检查、膀胱镜检等）及尿动力学检查排除其他疾病引起排尿功能障碍，如老年女性常见的压力性尿失禁、老年男性前列腺增生症等。相应的尿道动力学检查包括逼尿肌功能检查及排尿功能的检查。

1. 逼尿肌功能检查

①膀胱测压：又称充盈期膀胱测压，即在膀胱充盈过程中测定膀胱内压力。为了鉴别正常与神经源性膀胱，尚应采用电刺激脊髓反射试验，以证实有无神经病变，这类患者的逼尿肌不能收缩，排尿须用腹压，常有排尿困难或尿潴留症状；②排尿期膀胱测压：当膀胱充盈后自行排尿时测定膀胱内压。

2. 尿道功能检查

①储尿期压力测定（UPP）：主要用于评估尿道关闭功能，特别是膀胱颈关闭功能，此检查称为尿道压力图测量（ urethral pressureprofilometry），简称为尿道测压。测量储尿期尿道压力以及不同尿道位点压力与膀胱压力之间的相互关系。②排尿期压力测定（MUPP）：主要用于评估尿道梗阻及其位置，测量排尿期尿道压力以及不同尿道位点压力与膀胱压力之相互关系。特别适用于前列腺增生（BPH）所致的 BOO 以及神经源性膀胱所致的排尿困难的诊断。③括约肌肌电图：此检查常与膀胱压力、尿流率等检测同步进行，以测定外括约肌有无功能亢进或减退以及有无逼尿肌外括约肌功能的协同失调。神经功能障碍的患者外括约肌活动可出现不同程度的亢进或减退，与逼尿肌的活动发生协同失调。

3. 排尿功能的检查

①尿流率测定：是尿动力学最基本的检查，主要用于下尿路梗阻的诊断。 ②压力 - 流率测定：尿流率与排尿期逼尿肌压力同步测定。③压力 P 流率、外括约肌肌电图同步检查：用于检查上运动神经元病变所致的神经源性膀胱。可发现在尿流出现时，外括约肌肌电活动不消失，呈现不规则的肌电活动和不规则尿流率曲线。④多道程尿

动力学与下尿路影像学联合同步检查：该检查可同时提供下尿路尿动力学的功能变化与影像学形态资料有重要诊断价值。多道程同步检查包括膀胱容量、充盈期和排尿期膀胱总内压、腹腔内压、逼尿肌压、尿道内压、尿流率、外括约肌肌电图和排尿期膀胱尿道影像。

排便功能的评估

骶神经根的损伤可使肠蠕动、肛门括约肌功能及肛门反射、直肠感觉、排便协调性等发生改变，出现便秘、腹胀、大便失禁、排便耗时延长、饮食受限、户外活动受限、精神压力增加等一系列问题，其中排便功能障碍已成为影响患者生活质量的主要原因之一。

骶骨肿瘤切除后，局部解剖位置的改变、术中对直肠或是括约肌的损伤及神经的损伤都会造成术后排便功能的障碍。明确排便功能受损程度是评估的重要方面。直肠指诊是最简便有效的肛管直肠测压。肛管直肠腔内B超可检测肛管括约肌的形态完整性，可测量肛管前后侧壁内外括约肌的厚度，是目前诊断括约肌损伤的重要方法。肛管直肠测压可鉴别神经性排便失禁，可判断括约肌损伤部位。括约肌MRI可以清晰地显示内外括约肌的松弛、紊乱及缺损等病变。盆底肌肌电图对检测盆底功能十分重要，通过检测动作电位和肌纤维密度可鉴别神经性排便失禁，多电极检测可判断括约肌损伤部位。还有一些检查可以帮助揭示直肠肛管功能失常的病生理过程，如阴部神经刺激试验、造粪造影及结肠运输时间测定等。

性功能的评估

由于国人的传统观念，骶骨肿瘤患者的性功能问题常被羞于提及。而且由于患病，一般患者无性活动，短期内性功能障碍不能体验。其实部分患者在术前就存在性功能障碍，尤其是男性患者的勃起功能障碍最为常见。而骶骨肿瘤手术中对骶神经的损伤，尤其是双侧S2神经的损伤，必将影响阴部神经功能，造成阴茎、阴囊及阴道麻痹和男性勃起障碍。

而性功能的评估多为主观感受，并且要首先排除职业因素、理化因素、药物因素及社会心理因素、个人隐私、宗教信仰等诸多因素引起的性功能障碍，有关评价需十分慎重。评价项目一般包括精液分析、血中性激素水平测定、性功能状况评估及妊娠结局的观察等。近年来如免疫学检查、性染色体检查及染色体核型分析、免疫细胞化学等技术的应用亦提供了监测的依据。其中性功能评价是通过细致的询问病史、认真的体检检查、必要的实验室检查及试验结果，进行综合分析。

神经功能的恢复

肛门直肠及括约肌功能

肛门直肠及膀胱括约肌功能的恢复时间每个患者有所不同。神经功能在术后早期有一个逐步恢复过程，而神经功能的评估需要至少术后6个月。肛门直肠及膀胱括约肌功能多数患者于术后3个月内恢复，少数6个月内恢复。骶骨肿瘤术后早期尤其3个月内加强大小便功能的训练以最大限度保留肛门直肠及膀胱排便功能。对于骶骨肿瘤术后的康复性训练可以从下几个方面进行：

1. 行为管理

每日定时进食进水，定时排便排尿。排便时可用Valsalva法（患者取坐位或卧位，躯干向前屈，屈髋双手抱膝，可防止腹壁突起，以增加腹内压）加强患者的主动排便训练。小便采用间歇性清洁导尿，同时鼓励患者应用Valsalva法或是Crede法（双手拇指置于髂前上棘，其他四指置于耻骨上下腹部，用双手指轻揉腹部，双手重叠压于腹部，压力可达膀胱及盆腔）自行排尿，并且嘱患者充分利用每次排便的机会加强自主排便练习，从而促进患者排便反射弧的重新建立。

2. 神经营养及药物治疗

给予维生素B_1、B_2及其他药物促进神经肌肉细胞代谢和神经肌肉接头功能的药物治疗，辅以开塞露和杜密克等通便措施。开塞露为甘油制剂，甘油直接刺激肠壁，促进肠蠕动通过神经反射引起排便；与此同时反射性兴奋盆腔神经，引起膀胱逼尿肌强有力收缩及膀胱括约肌松弛，加之排便时腹直肌及膈肌收缩，通过一系列神经反射，使腹内压及膀胱内压增高，促进尿液排出。

3. 饮食管理

每日应多食高纤维素食物，多食用水果，如香蕉、芹菜等，少食无渣食物。

4. 手术治疗

①排尿功能可以通过无菌性间歇性导尿术、耻骨上膀胱造瘘术、尿道硬化剂治疗、可植入性膀胱刺激装置、经尿道电切术、经尿道膀胱颈切开术、尿流改道术、人工尿道括约肌植入术、骶神经及骶髓刺激装置埋入术、建立人工反射弧（体神经与支配内脏的自主神经吻合，形成体神经 - 内脏神经反射弧，搔抓相应的皮肤区域，达到定时控制排尿的目的；或是利用健存的体反射，通过硬脊膜内脊神经前根交叉吻合术，将体反射的传出冲动引向膀胱平滑肌，建立人工反射弧以重建膀胱功能，如膝腱反射 - 脊髓中枢 - 膀胱平滑肌）等手段进行功能恢复。②排便功能可以通过结肠造口术、骶神经刺激治疗等进行治疗。

5. 传统中医治疗及其他物理治疗

针灸、按摩刺激法等。

6. 心理治疗

增强患者信心，经常给予鼓励，并且循序渐进，持之以恒。

7. 并发症的治疗

对尿路感染、尿路结石、压疮等对症治疗。

性功能

一般说来，保留一侧 S2 神经根，术后 1 年后性功能多能全部或部分恢复。

勃起功能分为反射性勃起和心理性勃起：反射性勃起由副交感神经系统完成，心理性勃起原因则很复杂，涉及大脑皮质刺激交感和副交感神经中枢的活动，尤其是骶骨肿瘤患者，他们对性的态度往往关系到他们对未来生活的整个态度。骶神经根的损害对性有着长期持续的影响，而性的适应与患者的全面康复和工作效率又有着直接的关系。

让患者全面认识术后性活动变化情况。虽然骶神经根损伤给性的正常生理反应造成巨大破坏，但可以通过性觉区特殊机制，即神经根损害平面以上躯体部位，对刺激的敏感性增强作为性刺激来源，达到性满足。男性患者的性活动方面，由健康时的支配地位变为消极被动地位，盆部充血和阴茎勃起功能遭到巨大破坏，性生活和性满足需要配偶更多更积极的配合。部分患者的心理适应能力丧失、抑郁及对自我价值的贬低，这些对性都有明显的影响。

帮助患者树立正确的性观念，消除心理障碍性是生物、心理、社会、文化背景等因素密切相结合，相互作用的高度复杂的系统，受到各方面的影响，如果这些因素本身发展不平衡，造成系统内部的冲突、紊乱或失调，就会发生性问题。因此，康复人员要和患者及其配偶多沟通，态度诚恳，增强患者的信心，从心理上予以治疗；患者因肢体活动障碍而对自己的性能力失去信心，可引起勃起中枢的抑制，因此精神因素在治疗中占有重要地位，少部分患者的勃起功能障碍是由精神因素造成的。因此帮助患者消除心理障碍、了解手术对性功能的影响，使患者达到整体康复。但骶骨肿瘤术后骶神经根损伤的患者由于是神经源性勃起功能障碍，万艾可类药物对其不起作用。可采用海绵体内注射、尿道用药及骶神经刺激治疗等辅助治疗。

经验分享

回顾性研究 2000 年 3 月至 2011 年 12 月共 599 例在北京大学人民医院骨与软组织肿瘤治疗中心接受骶骨肿瘤切除手术的患者术前及术后肛门直肠、膀胱排便功能，以期比较不同水平的骶神经根切除与排便功能之间的关系，为骶骨肿瘤手术方式的选择提供依据。

根据患者筛选标准：①患者接受部分或是全部骶骨切除术；②手术记录明确切除或保留神经根水平；③明确记录术前及术后膀胱直肠功能；④ 至少 6 个月的随访时间；⑤ 除外有其他直肠、泌尿系统疾病的患者；⑥术后有明确病理诊断。

所有 599 例患者中，只有 15 例患者接受切除全部骶神经根或只保留了双侧 S1 神经根的手术，术后大小便功能基本全部丧失；27 例患者保留了双侧 S2 神经根术后，其中约 30% 的患者保留正常的排便功能，1/4 的患者保留正常排尿功能；近一半的患者保留双侧 S3 神经根，其中超过 3/4 的患者能够恢复排尿便功能；保留一侧 S3 神经根患者中 50% ～ 60% 术后没有大小便功能障碍；而只保留一侧的 S1 ～ S2 的 15 例患者只有 3 例能恢复正常的排便功能，但是仍存在尿失禁的问题。根据统计学研究，骶骨肿瘤切除手术时，至少保留一侧 S3 神经根的患者术后排尿及排便功能明显好于没有保留 S3 神经根的患者。（见表 11-2）

表 11-2　骶骨肿瘤切除术后的排便排尿功能恢复情况

保留骶神经根水平	正常排尿功能	正常排便功能
无骶神经根保留	0/15	0/15
双侧 S1	0/27	0/27
双侧 S2	18/84（22.2%）	25/84（29.6%）
双侧 S3	184/235（78.5%）	208/235（88.6%）
单侧 S1	0/8	0/8
单侧 S1 ～ S2	0/15	3/15（20.0%）
单侧 S1 ～ S3	44/62（70.0%）	31/62（50.0%）
单侧 S1 ～ S5	15/29（51.7%）	19/29（65.5%）

不同的神经损伤程度对术后二便功能的影响是显著的（排尿 F=9.195，$P < 0.001$；排便 F=5.254，$P < 0.01$）。

通过随访数据发现直肠肛管功能及膀胱功能恢复时间有所不同。根据统计学计算，患者术后 6 个月时排尿功能恢复情况有一定好转，但是与术后 3 个月时的排尿恢复情况相比，两者差异没有显著性；但术后 6 个月以上时排尿功能情况就有所改善，明显好于术后 3 个月时。而对于排便功能的恢复情况，总体上恢复的比例要稍好于排尿功能的恢复，在术后 3 个月时，一半以上的患者已经完全恢复正常的排便功能；术后 6 个月时，2/3 的患者已经没有排便困难或是排便失禁等问题。随着术后恢复时间的延长，术后 6 个月以上的患者通过训练肛门功能，还能部分恢复到正常。

骶骨肿瘤患者术后的大小便功能恢复情况不相同，恢复时间越长，功能恢复得越好。这其中有一部分是由于一些患者进行了合适、正规的大小便功能训练，如进行饮食管理、行为管理、物理或中医治疗，这样既缩短了恢复时间，又进一步恢复了大小便功能。所以骶骨肿瘤术后早期尤其 3 个月内加强大小便功能的训练以最大限度保留肛门直肠及膀胱排便功能。

我们的经验是，对于良性肿瘤，术中骶神经根的处理应结合肿瘤性质在不影响肿瘤较为彻底切除的条件下尽可能保留一侧 S1 ～ S3 神经根。骶骨恶性肿瘤本身肿瘤学预后较差，多数恶性肿瘤累及神经血管，尽管手术中勉强保留部分或全部骶神经根，但考虑生存时间、肿瘤复发转移、反复手术、术后放化疗导致盆腔脏器功能受损、肿瘤恶病质表现导致胃肠功能减弱、或长期留置尿管导致膀胱收缩功能障碍等因素，影响骶骨肿瘤切除术后盆腔脏器神经功能恢复，从而恶性肿瘤患者的大小便功能预后也较差于保留同等水平骶神经根的良性肿瘤患者。故应通过健康组织连同骶神经一并切除骶骨肿瘤，以达到根治目的。

总而言之，骶骨肿瘤行根治性切除比较困难。术中骶神经根的处理应结合肿瘤性质在不影响肿瘤较为彻底切除的条件下尽可能保留一侧 S1 ～ S3 神经根。保留一侧 S3 神经根尤其重要，它对患者术后肛门直肠及膀胱排便功能的恢复密切相关。如果在术中不可避免地造成了骶神经根的损伤，只要不是切除全部双侧的骶神经根，术后经过仔细的评估各项神经功能及指导患者进行合理的康复训练，就有可能恢复部分神经功能以提高患者的生活质量。

骨盆肿瘤切除术后的并发症

骨盆肿瘤手术的并发症和骶骨肿瘤有相同之处，也有很多不同之处。预期出血量大、难以取得理想肿瘤切除边界的病例可以考虑半盆截肢。骨盆手术中困难的是功能学重建，术后的并发症也多源自于功能学重建。

术中出血和失血性休克

半盆截肢手术的平均出血量可以达到3000ml。内半盆切除术时，出血可以更多。巨大的骨盆肿瘤可有严重的出血，尤其是髋臼的巨大肿瘤累及髋臼下缘，需要切除全部坐骨的手术，从前方入路切口进入，在切除坐骨结节处时显露较为困难，此时出血量会相当大。对于部分行肿瘤内姑息性半盆截肢的患者，由于肿瘤创面止血困难，术中出血可以达到8000ml以上。

骨盆肿瘤的入路多为侧卧位腹膜后入路。术中可以显露髂血管甚至是腹主动脉，可用无创血管钳或阻断带临时阻断髂总动脉或腹主动脉来控制大出血。与骶骨肿瘤相比较，骨盆肿瘤手术的术中出血是相对可控的。为预防静脉淤血，Hata等建议不结扎髂内静脉。

为了控制术中出血，骨盆肿瘤手术遇到以下情况可考虑术前置入行腹主动脉球囊。肿瘤巨大，遮挡、包绕大血管，术中难以显露并控制腹主动脉及髂血管；复发性肿瘤，粘连紧密，术中游离大血管困难；肿瘤累及骨盆Ⅳ区，骶骨部位控制出血困难；肿瘤巨大，姑息性肿瘤内截肢，由于手术切面在肿瘤内，术中肿瘤创面止血困难。我中心目前约有20%的骨盆肿瘤病例需要腹主动脉球囊置入。

骨盆肿瘤切除后，因为切除后缺损的前方是推开的后腹膜，限制局部血肿的能力较骶骨肿瘤切除术后差，因此必须确切缝扎止血，建立通畅的引流防止巨大血肿形成。

深静脉血栓

介入法下腔静脉滤网置入

骨盆肿瘤压迫髂静脉，很多患者术前即存在下肢深静脉血栓。围手术期，特别是术中游离肿瘤时，血栓脱落可导致肺动脉栓塞时。后者因局部血流阻断可引起肺组织出血或坏死，导致肺梗死，其死亡率高达20% ~ 40%。为了预防肺动脉栓塞与肺梗死，传统的外科手术方法是行下腔静脉缝合滤网术或用滤网夹行紧急下腔静脉滤网术，此手术需要全身麻醉，手术病死率高。采用介入方法在局麻下经皮穿刺植入下腔静脉滤网，可有效截获来自下腔静脉系统的栓子，并可保持下腔静脉通畅，其并发症的发生率亦较低。

介入法下腔静脉滤网置入是目前防治致死性肺栓塞最有效的办法，但滤网昂贵，放置过程有一定的并发症。下腔静脉滤网置入术的并发症分为早期和远期并发症。早期并发症有穿刺部位出血及血肿形成、肺梗死、滤网释放失败等。远期并发症有滤网位置偏移、游走、成角及滤网穿孔、升结肠穿孔、滤网内血栓形成等。因此，下腔静脉滤网植入需要严格适应证，术前应对下肢深静脉血栓和可能存在的肺栓塞做出明确的诊断。术前检查包括血管超声多普勒检查、CT血管造影及静脉造影检查。静脉造影检查准确性最高，可明确病变累及的范围及程度，但对于浅静脉穿刺困难者，顺行造影常有困难。发现深静脉血栓等证据后，由血管外科医师评估是否需要放置滤网。髂、股、腘静脉存在漂浮血栓，或广泛大面积髂-股静脉血栓形成者，建议放置滤网。滤网放置后需要长时间抗凝治疗及门诊随访。对于年轻患者，根据病情尽量考虑放置临时滤网。

全身抗凝治疗

切除骨盆肿瘤过程中，往往需要游离并反复牵拉髂、股血管，术后下肢深静脉血栓形成的风险极大。由于患者卧床时间长，半骨盆置换术后甚至康复期内深静脉血栓的发生率应高于髋关节置换术，术后积极防治深静脉血栓的形成不可忽视。

一般预防包括术前详细询问病史，查找患者有无高危因素，指导之后的防治工作；术中操作轻柔、尽量减少静脉内膜损伤；术后按摩双下肢腓肠肌和比目鱼肌；术后鼓励患者尽早开始足踝关节的主动规律活动，并多做深呼吸及咳嗽动作，增加膈肌运动，促进静脉回心血流。

机械性预防包括间歇充气加压泵及抗血栓加压弹性袜。间歇充气加压泵是一种序贯地从踝、小腿至大腿加压的装置，包括足底静脉泵、小腿-足底静脉泵、小腿静脉泵及小腿-大腿静脉泵。通过可充气的气囊间歇性充气，可增加下肢静脉的血流量，防止血液淤滞。梯度减压弹力袜可以限制下肢静脉过度曲张，防治血流淤滞。研究发现膝上或膝下弹力袜的应用效果并没有统计学上的差异。弹力袜的禁忌证包括：严重大腿水肿；肺水肿；严重外周动脉硬化性闭塞症；严重的大腿畸形或皮炎。

与常规髋关节手术不同，药物预防骨盆肿瘤手术后静脉血栓需要谨慎。这是由于骨盆肿瘤手术创面大，术中出血多，凝血底物消耗大；术后创面渗血较多，抗凝治疗势必导致引流量增加，可能进一步导致局部血肿形成，增加伤口并发症（伤口不愈合、伤口坏死、感染等）发生比率。确切结论需要前瞻性研究。目前，对于肿瘤较小、伤口渗出较少的病例，我们也尝试给予抗凝治疗。

盆腔脏器、血管及神经损伤

巨大的骨盆肿瘤可能会向盆腔内生长，推挤或者侵犯盆腔脏器如输尿管、膀胱、结直肠，女性病人还可能会累及子宫、附件和阴道。术前评估发现如果脏器受侵，需要多学科联合讨论确定手术切除范围。必要时，为了获得良好的肿瘤切除边界，需要有计划地将部分受累脏器连同肿瘤一同切除，再行相应的修补术或是造瘘术。

膀胱损伤

原因包括骨盆肿瘤侵犯膀胱；二次或多次手术，膀胱移位或形成瘢痕粘连；盆腔放疗膀胱周围致密粘连。

处理原则为留置导尿管，充分引流；修复膀胱壁缺损；膀胱周围及其他尿外渗部位充分引流。

手术中发现膀胱不慎撕破或切开者，可以行修补术，用3～0的可吸收线分两层缝合。如损伤区域位于膀胱三角区周围，则需要行膀胱修补的同时，放置输尿管支架。

手术后发现的膀胱损伤，通过膀胱造影仅发现少量尿外渗、症状较轻者，可采取非手术治疗。导尿管持续引流10～14天，并保持通畅，破裂可自愈。膀胱尿外渗严重者，应尽早施行手术，手术方式可以采用开腹和腹腔镜手术，若发生膀胱颈撕裂，必须用3～0可吸收线准确修复，以免术后发生尿失禁。损伤部位难以查找时，可以通过膀胱镜进行检查，必要时应通过尿管注入亚甲蓝液查找，找到后予以修补。探查时应充分引流膀胱周围、腹腔尿液，使用足量抗生素预防并控制感染。术中根据损伤周围情况及修补情况，酌情行耻骨上膀胱造瘘术。

出现膀胱阴道瘘时，根据瘘孔部位、大小、周围组织情况和妇科、泌尿科医师的经验选择修补措施。瘘孔位置较低，较小，组织较软，宜行经阴道膀胱阴道瘘修补术；瘘孔位置较高，瘘孔偏大，宜行经腹或腹腔镜膀胱修补术；对于损伤部位周围组织关系复杂，粘连紧密分离困难时，可经膀胱修补。术中应特别注意瘘孔与输尿管开口的关系，切勿损伤。修补时要求分离出正常膀胱黏膜、肌层及其瘘孔周围正常组织，剪除瘘孔周围炎性组织，用可吸收线逐层缝合，修补后留置导尿管，注水观察有无外漏。给予抗感染治疗，避免进行使腹压增加的活动，禁止性生活半年，同时加用雌激素类制剂，以促进黏膜的生长愈合。实际上，出现膀胱阴道瘘的几率很小，但一旦出现，修补比较困难。

输尿管损伤

损伤原因主要有：输尿管受骨盆肿瘤推移变位、肿瘤浸润或二次手术时局部粘连导致解剖关系不清；患者放疗后，局部组织炎症反应和纤维化；术中发生大出血时盲目钳夹或缝扎；术中大段游离输尿管，引起输尿管缺血坏死；手术剥离时损伤输尿管的神经，使输尿管蠕动无力，管腔扩张，内压增大导致缺血而形成尿漏；常采用电凝、电切割方法处理血管及组织，特别是用单极电凝止血时，热能传导导致输尿管损伤；输尿管重复畸形。

术中发现输尿管损伤可立即处理。此时损伤组织尚无水肿或粘连，手术修复简单易行，术后恢复好。对手术中未能及时发现，术后72h内及时发现并明确诊断的输尿管损伤，应立即处理。对延迟发现或发生的输尿管损伤，若超过3天，一般认为不宜立即修复，因为尿外渗引起局部组织充血、水肿及炎症反应，输尿管及周围组织的修复能力差，手术成功的机会减小。但也有文献报道手术后2～3周内发现的输尿管损伤均可早期手术治疗。

如何治疗输尿管损伤，目前尚无统一的治疗标准和策略。一般认为，对于输尿管挫伤或术后早期发现的输尿管损伤，若输尿管的完整性未被破坏或瘘口较小，且血供良好者，首选经输尿管镜逆行插管，留置双J管引流即可；对于输尿管结扎者，可解除结扎线，行双J管插管引流术。若输尿管部分断裂或完全断裂，但无明显缺损者，行修补或端端吻合术，内置双J管引流。发现较晚（超过72 h）的输尿管损伤患者，此时若有肾积水，主张行经皮肾穿刺造口引流术，无肾积水者，定期严密随访观察，3个月后再行手术。若损伤部位距输尿管膀胱开口5cm以内的，可考虑输尿管膀胱吻合术；缺损距输尿管膀胱开口在5～9cm的患者，采用输尿管膀胱瓣（Boari膀胱瓣）吻合术；缺损较长者，考虑回肠代输尿管术。对梗阻时间长，患肾功能丧失而对侧肾功能良好者可行患侧肾切除术。

术中粘连严重的骨盆肿瘤患者出院前最好复查泌尿系B超，以明确是否存在输尿管损伤。

子宫、卵巢及阴道损伤

根据肿瘤累及的情况，必要时可切除受累的子宫、卵巢或部分阴道壁。根据患者的年龄、月经等情况，决定是否行阴道重建或修补手术。

肠道损伤

处理原则与骶骨肿瘤相同。

血管损伤

骨盆肿瘤切除过程中，血管无法自肿瘤剥离者可根据情况做半盆截肢术，或将肿瘤和血管一并切除，由血管外科协助重建血管达到保肢目的。

神经损伤

肿瘤累及骨盆Ⅲ区，闭孔神经一般随肿瘤一并切除，术后功能损失不大。股神经位于髂肌表面，一般可以保留。肿瘤粘连严重，巨大或复发性肿瘤时，可以被切除或损伤，术后出现股四头肌功能障碍。肿瘤软组织包块，累及骨盆出口时，有时坐骨神经及其组成部分难以保留或完整保留，术后出现腓总神经和（或）胫后神经功能障碍。

伤口并发症

半骨盆截肢术

由于骨盆肿瘤而实施的半盆截肢术时，必须根据肿瘤大小和部位设计皮瓣。部分患者可能接受过手术治疗、甚至放疗，设计皮瓣时还要考虑切口瘢痕的走行方向和可能放疗区域活力不足的区域。实际上，很多病例无法应用标准前皮瓣或后皮瓣，只能根据个体情况和医师的临床经验设计个体化的切口和皮瓣。Apffelstaedt 在 1996 年报道了 68 个半骨盆截肢病例，其中 11 例（16%）出现了皮瓣坏死，24 例（35%）出现了伤口感染。总之，在这项研究中，50% 的半盆截肢手术患者出现了伤口并发症。

伤口并发症与皮瓣血运情况相关。术中注意保护皮瓣血运，后皮瓣手术保护臀上动脉、前皮瓣手术注意避免股动脉被缝扎。尽量避免应用闭孔血管皮瓣。术后避免压迫皮瓣，导致其缺血坏死。感染患者需要清创手术，少部分皮瓣坏死患者需要转移皮瓣。

累及Ⅱ区的骨盆肿瘤保肢手术

除极少部分患者肿瘤切除术后，未做骨盆重建，将股骨头旷置外，多数累及Ⅱ区的骨盆肿瘤切除后的重建目前多采用人工半骨盆置换。半骨盆手术时间较长，手术区域毗邻会阴部，加上半骨盆假体体积较大，肿瘤切除后软组织条件差，故伤口并发症发生率较高。我们对 2001 年 6 月到 2010 年 3 月间的 100 例骨盆肿瘤切除、人工半骨盆置换的患者进行了中长期随访，结果发现 11 例患者出现伤口浅部感染，7 例患者出现皮瓣坏死。这 18 例患者中，3 例局部伤口换药后愈合，其余 15 例手术清创后愈合。

另有 15 例患者出现了深部感染。其中 3 例深部感染在术后三周以内出现。所有 15 例患者共接受了 27 次清创手术。其中 4 例经清创、局部持续灌洗、全身应用抗生素后感染控制、伤口愈合。6 例患者取出假体，行旷置术。其余 5 例患者（3 例接受过放疗）伤口感染难以控制，行半盆截肢术。

为减少深部感染概率，建议在半骨盆重建过程中应用抗生素骨水泥。半盆置换手术入路在髂前上棘正下方会形成一个逆行皮瓣，这个皮瓣的角部容易出现缺血坏死。术中不要自深筋膜游离此皮瓣，缝合时注意减少其张力。

未累及Ⅱ区的骨盆肿瘤保肢手术

单纯Ⅲ区或Ⅰ区骨盆肿瘤切除术，肿瘤切除后的创面相对小，皮瓣血运好，伤口并发症发生率低。即便出现伤口愈合延迟或感染，处理起来也相对比较容易。

组配式人工半骨盆假体相关并发症

假体松动

组配式人工半盆假体依靠螺钉固定在残余髂骨、骶骨甚至腰椎上。长期的应力理论上可以导致螺钉出现疲劳断裂，因此这种固定的长期稳定性曾令手术者担忧。然而，我们的长期随访发现其松动率其实很低。在上述 2001 年 6 月到 2010 年 3 月间接受骨盆肿瘤切除、人工半骨盆置换的 100 例患者中，只有两例患者发生了假体松动，其中 1 例因为继发人工髋关节脱位需实施手术治疗。考虑与坚韧的瘢痕形成和骨在应力下塑形有关。实际上，由于少部分病例因感染必须取出假体，我们也有机会确认人工半骨盆的牢固性。术中发现，所有 6 例因感染需要取出的假体均牢牢固定在骨盆上，没有丝毫松动迹象，导致术中取出极为困难。

假体断裂

上述 100 例患者中，3 例出现耻骨板断裂，两例出现髂骨部螺钉断裂。其中两例耻骨板断裂者出现疼痛，再次手术取出断裂的耻骨板及螺钉。其余三例症状不明显，对功能影响不大，继续随诊。

人工髋关节脱位

髋臼周围骨盆肿瘤切除 + 人工半骨盆置换术是一个高难度手术。肿瘤彻底切除后，髋臼及同侧半骨盆骨质大范围缺失，术中缺乏骨性解剖参照物，人工髋臼方向难以精确定位，这样就容易出现人工髋臼角度偏差。另外，切除骨盆肿瘤时，髋关节囊及包括部分臀肌、髂肌在内的髋关节周围肌肉随肿瘤一并切除，这必然导致髋关节周围肌肉肌力下降，甚至髋关节周围缺少充分的软组织覆盖。在某些病例，即使肌肉得以大部分保留，但臀神经在术中可随肿瘤切除或因牵拉受到损伤，术后同样出现髋关节周围肌肉肌力不足，最终使得髋关节无法维持正常张力而脱位。以上两因素综合在一起，可能是人工半骨盆置换术后6个月以内早期髋关节脱位的概率较高的原因。

我中心2003年7月到2011年12月间为169个患者实施了人工半骨盆置换术，其中14个患者术后6个月内出现了髋关节脱位。脱位距离手术的中位时间为16天（范围0～94天）。5例闭合复位成功，9例切开复位。所有患者在复位过程中均未出现人工半骨盆松动及坐骨神经损伤。两例闭合复位患者出现二次脱位。本研究中所有病例的人工髋臼外展角均不小于30°。脱位组中，5例患者髋臼外展角大于55°，未脱位组中有50例患者髋臼外展角大于55°（Fisher精确概率 P=0.773）。在我中心，似乎髋关节脱位与人工髋臼外翻角关系不大。

术中预防措施：彻底切除肿瘤后，修整残留髂骨及相邻骶骨。确定髋臼的位置后，选用长短合适的组配式人工半骨盆底座。调节人工半骨盆金属髋臼杯外展角为45°，前倾角为15°。应用5～7枚螺钉将其固定在残留的骨盆骨之上。为进一步减少术后髋关节脱位的概率，术中选用与人工半骨盆配套的防脱位人工全髋关节。再次确定髋臼的前倾角及外展角，这时，如果必要，还可在人工半骨盆的金属臼杯内微调全髋关节聚乙烯髋臼杯的角度。应用PALACOS（德国LINK）抗生素骨水泥将高分子聚乙烯髋臼被固定在人工半骨盆的金属髋臼上。同时，应用骨水泥加固人工半骨盆在残留骨盆骨的附着，并有效防止人工半骨盆的固定螺丝退钉或移位。部分患者肿瘤切除后可能能够保留部分髋关节囊。对于这些患者，在固定髋臼的骨水泥硬化前，可以考虑在骨水泥中预留肌腱缝合线。复位髋关节后，应用这些缝线拉紧缝合股骨近段残留的髋关节囊，可以有效恢复人工髋关节周围的静态张力。目前我们已经开始应用LARS韧带来加强软组织重建，相关结果在随访中。骨水泥硬化后，切除股骨头，更换配套的股骨头假体。复位髋关节，确认患肢长短满意后，应用残留的髂肌、臀中肌，股直肌包绕缝合半骨盆假体，消灭手术野内的死腔。将残留臀大肌、缝匠肌及阔筋膜张肌与腹肌紧缩缝合，闭合伤口的同时，尽量恢复髋关节周围肌肉张力。

术后人工髋关节脱位的预防：术后将患侧肢体置于旋转中立、外展15～30°位。仰卧位时应用丁字鞋，侧卧位时双腿间应用大棉垫维持患肢外展。由专业护士或经过培训的家属辅助患者翻身，在变换体位的过程中维持患肢旋转中立、外展25°位。由于髋关节周围肌肉张力弱，变换体位过程中避免牵引患肢。双下肢常规应用梯度抗血栓袜。双下肢应用静脉循环泵。常规应用低分子肝素抗凝五周。指导患者术后第一天即开始进行双下肢功能锻炼，特别是患肢股四头肌等长收缩训练。术后六周，考虑软组织瘢痕愈合后，患者可以开始下床站立，扶助行器练习行走。以后逐渐过渡到扶双拐、单拐，部分患者术后6个月时可以根据复查情况考虑弃拐。

早期脱位的诊断：早期脱位定义为术后6个月以内发生的髋关节脱位。术后患者突发患侧髋关节疼痛，追问病史多发生在翻身等变化体位后。查体可发现患肢外旋、短缩畸形。如果推拉患肢出现“打气筒征”，即高度怀疑脱位。确诊需要拍摄骨盆X线片。

处理原则：无论住院还是出院患者，一旦发现髋关节脱位，立即安排复位手术室腰麻下复位。为了避免暴力复位导致坐骨神经损伤或人工骨盆松动。先在X线透视下以轻柔手法尝试复位髋关节3次。如未成功，即实施开放手术，直视下复位。开放手术时要尽量减少术后伤口感染。采用同肿瘤切除手术时一样严格的体位及消毒铺巾程序，同时精心选择切口位置，尽量缩短切口长度。一般将复位切口选在原手术切口之髂前上棘到股骨大粗隆的部分，在正对人工股骨颈的部位切开4～6cm，依次切开各层组织即可直视下看到聚乙烯髋臼杯，清理髋臼内积血及可能嵌入的软组织。确认人工半骨盆及聚乙烯髋臼杯牢固可靠后，助手协助牵引患肢，直视下准确复位人工髋关节。轻轻牵引患肢，并检查人工髋关节的各方向活动范围，确认人工髋关节防脱位机制完好，必要时X线透视下确认髋关节复位满意后，逐层缝合伤口。患者髋关节复位后的体位同第一次手术（图11-2）。尽管采用了各种预防措施，髋臼肿瘤切除、人工半骨盆置换术依然具有较高的髋关节脱位率。这与人工髋关节周围肌肉张力低下和不正确的体位变化有关。大部分脱位患者需要切开复位。

髋关节脱位是人工全髋关节置换术后比较常见的手术并发症。对于非创伤后初次全髋置换的病例，术后6个月内髋关节脱位的发生率为3.1% ~ 3.9%；对于髋关节翻修病例，其发生率可达2.6% ~ 14.4%。人工半骨盆置换术后人工髋关节脱位的发生率理论上会更高。与此相符，在我中心169例接受人工半骨盆置换的患者中，尽管术中、术后采取了种种措施来避免出现术后人工髋关节脱位，依然有8.3%的患者在术后早期出现了这一重大并发症。

术后疼痛

幻肢痛

临床观察发现，肢平面愈高，幻肢痛发生率愈高。半盆截肢后的幻肢痛是一个较棘手的问题。其发病机制尚无定论，研究表明幻肢痛可能与感觉传入的各个环节发生变化有关，同时幻肢痛与心理因素及过去生活的经验有关。消极情绪因素

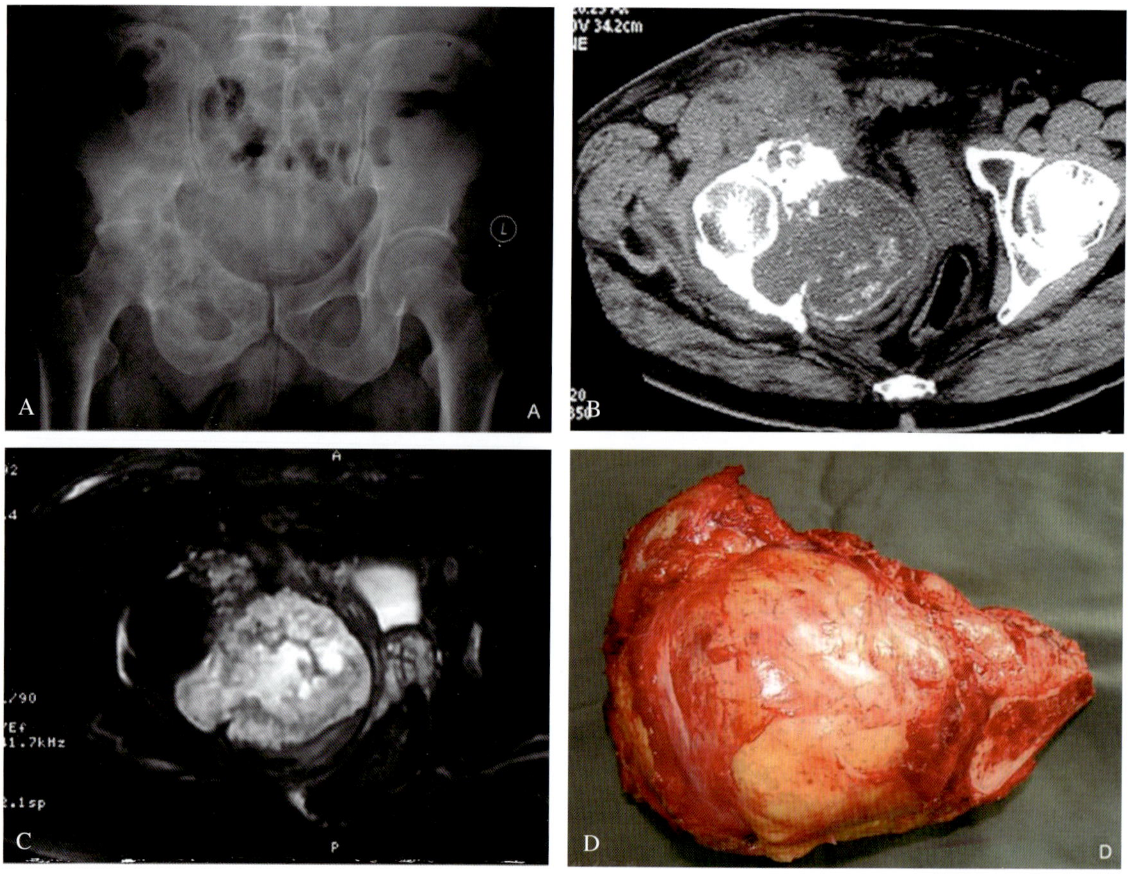

图 11-2　患者男性，49 岁。右髋臼周围软骨肉瘤肿瘤切除和人工半骨盆置换　A、B、C：可见肿瘤体积较大。广泛切除肿瘤，行人工半骨盆置换；D：肿瘤及其周围部分肌肉完整切除

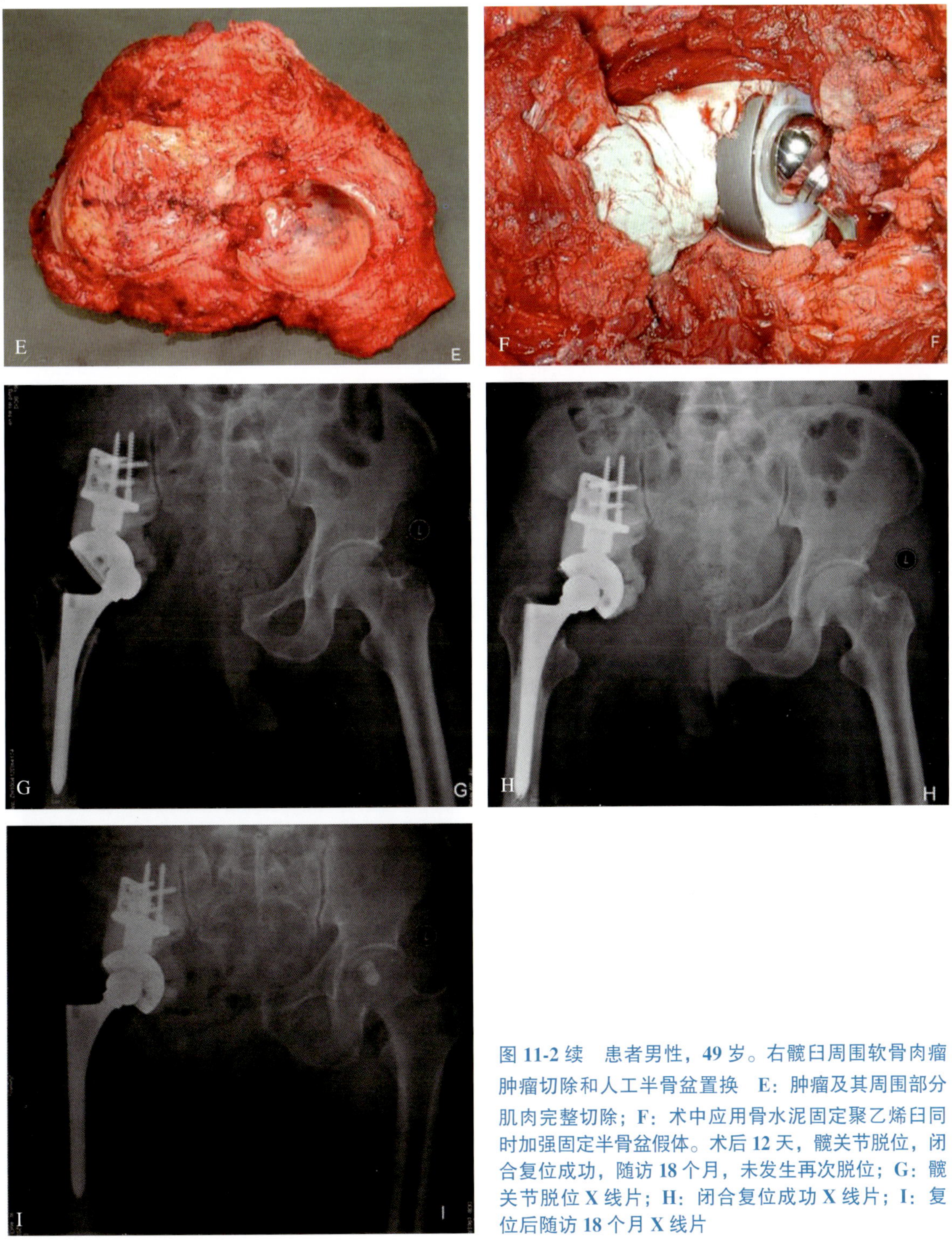

图 11-2 续　患者男性，49 岁。右髋臼周围软骨肉瘤肿瘤切除和人工半骨盆置换　E：肿瘤及其周围部分肌肉完整切除；F：术中应用骨水泥固定聚乙烯臼同时加强固定半骨盆假体。术后 12 天，髋关节脱位，闭合复位成功，随访 18 个月，未发生再次脱位；G：髋关节脱位 X 线片；H：闭合复位成功 X 线片；I：复位后随访 18 个月 X 线片

是幻肢痛产生的重要心理原因。幻肢痛的特点为疼痛通常在截肢后就出现，部位主要在截除的肢体远端，实际上这一部分肢体已被截除；疼痛的程度和性质变化很大，可为搏动性痛、烧灼样痛、针刺样痛、钻孔样痛或压迫感、强直感、痒感等；疼痛大多阵发性出现或加重，常于安静时或夜间发作，情绪变化、气候改变、疲劳或其他疾病可以诱发或加重疼痛。另外，截肢残端可有瘢痕硬结或神经瘤，局部皮肤感觉过敏，轻轻触摸即可引起整个肢体的放射性疼痛。

防治方法：术中局麻药物封闭神经残端可能会有一定的预防效果。术后出现幻肢痛可采取以下措施：应用镇痛药、抗惊厥药、三环类抗抑郁药、麻醉药；拍打残肢残端；早期安装合适的假肢并有针对性地进行假肢功能训练；催眠疗法、行为疗法等。残端神经瘤引起的幻肢痛需要手术治疗。

神经刺激疼痛

人工半盆置换术后的患者出现人工髋关节脱位时，脱位的股骨头可以压迫坐骨神经引起放射痛。治疗措施为出现坐骨神经放射痛时要考虑到人工髋关节脱位的可能，及时诊断及处理。

Ⅰ、Ⅱ、Ⅲ、Ⅳ区肿瘤切除后，需要行腰椎椎弓根钉棒系统联合组配式人工半骨盆内固定术，复杂的内固定物系统毗邻腰4、5神经根及坐骨神经各组成部分，存在压迫神经引发相应神经刺激症状的可能。实施这种复杂的重建不但要注意神经的走行，避免卡压神经的同时，还要避免金属内固定物与神经直接接触。

外科团队的合作

与常规骨科手术相比，骨盆环肿瘤手术复杂，手术时间长，出血多，术中可能应用腹主动脉球囊临时阻断等特殊技术，患者的循环、呼吸存在较大的变数，需要熟悉骨肿瘤手术的资深麻醉师完成麻醉。就手术的骨科部分而言，其涉及骶骨、腰椎、骨盆、髋关节等部位切除与重建，台上需要高年资骨肿瘤科医师和熟悉骨肿瘤科手术器械的专科护士。除此之外，骨盆环肿瘤可以侵犯相邻盆腔脏器，涉及泌尿系统、男、女生殖系统，肠管，血管等重要组织结构，这就需要普通外科、血管外科、泌尿外科、妇科、介入科、整形外科等多学科配合。骨盆环肿瘤患者围手术期还需要高度专业化的护理队伍完成术前准备和术后护理、康复。

上述各方面成员组成一个专业、精干、团结、协作的手术团队，才可能顺利完成骨盆环肿瘤手术。团队所有医生需要在术前共同讨论，制订详细而周密的手术计划，完善术前准备，术中、术后默契地分工协作。骨肿瘤科医师是团队的灵魂，必须具备良好的心理素质、全局观念、较强的术中应变能力。

手术方案的制订

外科团队的合作最重要的是术前病例讨论，制订手术策略，完善术前准备。收治后的病例首先明确诊断，完善术前影像学检查，明确病变累及的范围及肿瘤临床分期。由整个外科团队共同制订手术方案。

外科团队共同确定肿瘤切除范围，以及相应的重建方法。估计术中的出血量，通知血库备足够的血、血小板、凝血因子。决定术前是否由介入科行供瘤血管栓塞；确定术中是否行腹主动脉球囊置入，是否结扎髂内动脉。

肿瘤切除涉及直肠时，首先由团队决定是否行结肠造瘘术。确定需要行造瘘术时，建议普外科先完成造瘘手术，患者恢复后，再行骨盆环肿瘤手术。患者条件许可时，也可同期完成结肠造瘘和肿瘤切除、重建术。

肿瘤切除涉及输尿管、膀胱时，泌尿科医师评估泌尿系统受累情况及术中可能切除、损伤范围，同时评估肾术前分肾功能及肾积水情况。术前经膀胱镜留置输尿管插管（双J管）。留置双J管失败者考虑经皮肾盂造瘘术。必要时，手术当日留置三腔尿管。

肿瘤切除涉及子宫、卵巢及阴道时，由妇科医师决定相关的切除范围，根据患者年龄、月经情况决定阴道（部分）切除后的（修补）重建方式。指导术前阴道准备。

肿瘤累及髂血管，骨肿瘤科医师、血管科医师共同决定是否保肢。保肢的患者需要制订可能的血管切除、重建计划。对可能存在深静脉血栓、有肺栓塞风险的患者，由血管外科医师决定是否行下腔静脉滤网植入术。

血供丰富的肿瘤，需要介入科医师在术前24h内行血管栓塞术。需要留置腹主动脉球囊的患者，在栓塞结束后考虑保留股动脉穿刺工作鞘管，利于术中留置腹主动脉球囊。保留动脉鞘管时，要保持穿刺侧髋关节伸直，并警惕腹膜后血肿形成的可能。

麻醉医师掌握患者一般情况（包括有无基础病、心肺功能评估和动脉血气指标）和手术方案后，预测手术风险和相应对策。重症监护室医师应与麻醉师共同参与上述方案制订及术前准备过程。

除此之外，涉及皮瓣覆盖伤口时，还需要整形科医师参与确定手术体位、手术切口，并协助完成假体周围软组织覆盖及关闭伤口。

团队中的专科护士应对患者及家属进行术前教育，并根据手术计划嘱咐患者进行术前卧位咳痰、卧位排便等训练。

术中合作

外科团队的术中合作主要分为两种情况，一种是根据术前制订的手术计划，团队中不同的专科依次或共同手术切除肿瘤、重建组织、器官。以骶尾部巨大放疗后脊索瘤为例，理想的手术过程应该是这样的：先行前路手术游离直肠、处理肿瘤前方供血血管，这部分手术可以由普通外科、血管外科完成（在我中心由骨肿瘤科医师完成），由整形外科医师游离带蒂腹直肌瓣，自盆底留置到直肠旁边；然后行后路手术，自后路完整切除肿瘤，应用腹直肌皮瓣填充骶尾部巨大软组织缺损，同时修补因放疗缺损的皮肤。这部分手术由骨肿瘤科医师完成。当然，训练有素、熟悉专业器械的手术室护士是手术顺利进行的保障。

另一种是台上急会诊，即根据术中探查的情况及是否出现脏器、血管损伤随时要求团队内相关科室医师上台协助手术。比如肿瘤游离过程中损伤或必须整段切除髂外血管时，需要血管外科医师上台决定是否能够重建血管，共同决定是否需要半盆截肢。外科团队进行术前病例讨论可以最大限度地减少台上急会诊的情况。然而，骨盆环肿瘤常体积巨大或粘连严重，出现台上急会诊的情况是经常的。这可能是骨盆环肿瘤手术需要在有相当实力的综合医院才容易开展的主要原因。

麻醉医生需要在熟悉骨盆环肿瘤手术操作，能够提前判断手术大量出血等危险步骤，合理用药，协助患者平安度过手术。

肿瘤切除时要考虑到可能的后续治疗。例如，肿瘤切除边界不满意的地方放留置钛夹标记，有助于术后放疗定位。

有时需要整形外科医师应用带血管蒂的骨移植和皮瓣移植能够重建一些骨盆肿瘤切除后的巨大骨与软组织缺损，改善术后功能，减少切口并发症的发生率。

手术结束，拔除腹主动脉球囊，但保留股动脉工作鞘管。术后患者出现大出血征象时，血管科或介入科可通过工作鞘管给以相应微创诊疗。

术后并发症需要外科团队来应对

有些盆腔脏器，如输尿管、肠管损伤轻微，术中团队相应的专科医师判断暂术中无需特殊处理、术后需要严密观察。术中未发现脏器损伤，术后也可突发尿漏或肠漏。出现上述情况需要及时发现，并请团队专科医师即时处理。

除了静脉血栓外，血管修补重建以及留置腹主动脉球囊的患者需要时可注意双下肢的动脉供血的情况。动脉血栓形成需要急诊处理，处理不及时会导致肢体坏死。

术中出血较多的患者会出现呼吸功能不全，术后可能需要在重症监护室给予较长时间的呼吸机辅助呼吸。

富有责任心、业务精湛的专科护士不但能够提供综合护理，避免并发症的发生，还能够协助医师指导患者进行康复训练，提高患者生活质量。

少数脑脊液漏患者需要神经外科行腰大池引流术。

外科团队随诊患者

骨盆环肿瘤术后患者的随诊过程仍然需要团队合作。随访内容不但包括肿瘤预后，还涉及患者生活质量情况。

尿失禁的患者是否需要膀胱造瘘，双J管的随访、拔除或更换均由团队内泌尿外科医师负责。骨盆肿瘤切除术后可能出现性功能障碍，为提高生活质量，部分男性患者需要男性科处理。

造瘘的结肠是否能还纳，以及还纳时机由骨肿瘤科医师和外科医师共同决定。

下腔静脉滤网抗凝，是否要取出，以及血管重建后的随访由血管外科医师负责。

（李大森　孙　馨）

延伸阅读

1. 陈仲武，陈济铭，官怀文等．骨盆肿瘤术前介入治疗的临床价值．中国临床医学影像杂志，2005，16（6）：332-334.
2. 董军，孙成良，李栋等．骶骨肿瘤术后并发症分析及处理．脊柱外科杂志，2012，10（3）：169-171.
3. 郭卫，徐万鹏，李南等．骨盆原发恶性骨肿瘤的手术治疗．中华骨科杂志，2005，25（5）：276-279.
4. 郭卫，徐万鹏，杨荣利等．骶骨肿瘤的手术治疗．中华外科杂志，2003，1（11）：827-831.
5. 蒋京军，张小明，张学民等．腹主动脉阻断球囊在骨盆肿瘤手术中的应用及其相关血管问题的处理．中华普通外科杂志，2012，27（10）：802-804.
6. 廉士海，屠重棋，段宏，等．组合式半骨盆置换后康复干预8例报告．中国组织工程研究与临床康复，2008，12（30）：5886-5889.
7. 曲华毅，郭卫，杨荣利等．骶骨肿瘤伤口相关并发症的危险因素分析与对策．中国矫形外科杂志，2010，18（3）：212-215.
8. 孙伟，蔡郑东，华莹奇等．骨盆肿瘤复发患者再次手术方法及并发症防治．中国骨与关节杂志，2013，（5）：259-264.
9. 孙馨，郭卫，杨荣利等．骶骨肿瘤术后残留骶神经功能的评估．中国肿瘤临床与康复，2010，（2）：111-114.
10. 唐顺，董森，郭卫等．腹主动脉球囊阻断控制骶骨肿瘤切除术中出血的效果．中国脊柱脊髓杂志，2009，19（2）：85-89.
11. 杨荣利，郭卫，汤小东等．骶骨骨巨细胞瘤的外科治疗．中国骨与关节杂志，2012，01（2）：111-114.
12. 游木荣，俞光荣．骨盆恶性肿瘤保肢术并发症防治．国际骨科学杂志，2007，28（4）：242-244.
13. 俞猛，徐万鹏，张林等．骶骨肿瘤术后切口并发症的相关因素分析．中国骨肿瘤骨病，2009，8（6）：321-323.
14. 张晓庆，刘健慧，郁庆等．骨盆和盆腔肿瘤无血手术技术的临床应用．同济大学学报（医学版），2008，29（2）：53-56.
15. 郑瑾，孔健，朱杰诚等．球囊导管腹主动脉阻断术在骶骨肿瘤术中的并发症及其预防．中国骨肿瘤骨病，2003，2（4）：212-214.
16. Abdul-Jabbar A，Takemoto S，Weber MH，et al. Surgical site infection（SSI）in spinal surgery：description of surgical and patient-based risk factors for postoperative infection using administrative claims data. Spine，2011.
17. Chen KW，Yang HL，Lu J，et al. Risk factors for postoperative wound infections of sacral chordoma after surgical excision. J Spinal Disord Tech，2011，24（4）：230-234.
18. Guo W，Li D，Tang X，et al. Reconstruction with modular hemipelvic prostheses for periacetabular tumor. Clin Orthop Relat Res，2007，461：180-188.
19. Guo W，Li D，Tang X，et al. Surgical treatment of pelvic chondrosarcoma involving periacetabulum. J Surg Oncol，2010，101（2）：160-165.
20. Guo Y，Palmer JL，Shen L，et al. Bowel and bladder continence，wound healing，and functional outcomes in patients who underwent sacrectomy. J Neurosurg Spine，2005，3：106-110.
21. Horan TC，Gaynes RP，Martone WJ，et al. CDC definitions of nosocomial surgical site infections，1992：

a modification of CDC definitions of surgical wound infections. Infect Control Hosp Epidemiol, 1992, 13 (10): 606-608.

22. Li D, Guo W, Tang X, et al. Surgical classification of different types of en bloc resection for primary malignant sacral tumors. Eur Spine J, 2011, 20 (12): 2275-2281.
23. Omeis IA, Dhir M, Sciubba DM, et al. Postoperative surgical site infections in patients undergoing spinal tumor surgery: incidence and risk factors. Spine, 2011, 36 (17): 1410-1419.
24. Ramamurthy R, Bose JC, Muthusamy V, et al. Staged sacrectomy—an adaptive approach. J Neurosurg Spine, 2009, 11 (3): 285-294.
25. Ruggieri P, Angelini A, Pala E, et al. Infections in surgery of primary tumors of the sacrum. Spine, 2012, 37 (5): 420-428.
26. Sciubba DM, Nelson C, Gok B, et al. Evaluation of factors associated with postoperative infection following sacral tumor resection. J Neurosurg Spine, 2008, 9 (6): 593-599.
27. Tang X, Guo W, Yang R, et al. Use of aortic balloon occlusion to decrease blood loss during sacral tumor resection. J Bone Joint Surg Am, 2010, 92 (8): 1747-1753.
28. Turley GA, Ahmed SM, Williams MA, et al. Establishing a range of motion boundary for total hip arthroplasty. Proc Inst Mech Eng H, 2011, 225 (8): 769-782.
29. William HG, Heather M, Martin O, et al. Proceedings of the Seventh ACCP conference on antithrombotic and thrombolytic therapy: evidence- based guidelines.Chest, 2004, 126 (Suppl 3) : 172- 696.

12 骨盆原发肿瘤的外科治疗

骨盆并不是肿瘤的常见发病部位，骨盆肿瘤约占全身原发骨肿瘤的3% ~ 4%。由于骨盆肿瘤发生位置深在，周围解剖结构复杂，常累及重要的组织器官，并且其组织来源及病理分型多样，临床诊断及治疗极具挑战。外科手术切除是治疗骨盆肿瘤的主要方法。随着手术技术的不断提高，从早期的单纯切除和半骨盆离断术，发展到目前较为成熟的切除重建保肢技术，部分患者在长期生存的同时还可以获得更好的生活质量。但是与其他部位的骨肿瘤相比，骨盆肿瘤患者需承受骨盆切除重建手术的巨大风险，术后并发症更为常见，而且肿瘤学预后仍稍逊于其他部位。

原发在骨盆的肿瘤的良恶性比例约为1 ∶ 2。软骨系统肿瘤最为常见；转移癌也可发生在骨盆；腹膜后盆腔内最常见是神经源性肿瘤。骨盆肿瘤最常见于髂骨，其次为髋臼周围区域。可能因为骨盆中的髋臼相当于长骨干骺端的部位，此处骨质生长活跃，肿瘤易累及该区域。

对于骨盆肿瘤的手术需要重点考虑以下几个方面问题：手术入路的选择、预期的肿瘤切除边界情况、围手术期及术中风险的控制以及重建方式的选择。由于常见的骨盆肿瘤体积较大、累及范围较广，使得以上问题的解决均十分棘手。有研究发现患者在专业骨肿瘤中心就诊之前曾先在其他医疗机构进行初次手术是导致预后不良的因素之一，差异具有统计学意义。我们赞成大多数学者所提出的观点：对于骨盆肿瘤的治疗，必须在设有骨肿瘤专业的综合医疗中心进行；术前需要缜密的计划，草率或是勉强的手术可能会带来灾难性的后果；术中常需要普通外科、血管外科、泌尿外科及整形外科的医生协助切除、修补或重建盆腔内重要组织器官；围手术期的管理及术后功能锻炼需要在专业的医生指导下及专业的护士护理下进行。

我们统计了2003年6月至2013年6月在北京大学人民医院骨与软组织肿瘤治疗中心诊治的1035例骨盆肿瘤患者及239例腹膜后盆腔软组织肿瘤的完整资料。骨盆肿瘤中良性肿瘤160例，恶性肿瘤686例，其余为瘤样病变或是其他病变。良性肿瘤中骨巨细胞瘤47例；原发恶性肿瘤中软骨肉瘤190例、骨肉瘤68例；转移癌185例、骨髓瘤或浆细胞瘤25例。接受外科治疗的骨盆肿瘤患者共925例，其中切除肿瘤后不同方式重建的患者共631例。腹膜后盆腔肿瘤中恶性肿瘤共85例，其中69例为软组织肉瘤，最常见的是恶性外周神经鞘瘤。

我们将在本章分别对骨盆软骨肉瘤、骨肉瘤、骨巨细胞瘤及发生于腹膜后盆腔的软组织肉瘤的外科治疗方法进行介绍。

骨盆软骨肉瘤

软骨肉瘤是罕见的恶性肿瘤。这种肿瘤可表现为原发恶性肿瘤或是继发于良性软骨来源肿瘤的恶性转变。软骨肉瘤是骨盆部位最常见的恶性肿瘤之一。文献报道，约25%的软骨肉瘤发生于骨盆。年龄、性别、肿瘤部位、肿瘤大小、外科分期及手术边界、肿瘤组织学分型及病理学分级都是影响肿瘤预后的因素。而发生在骨盆上是软骨肉瘤预后不良因素之一。骨盆软骨肉瘤的预后也受这些因素影响。Deloin等报道59例骨盆软骨肉瘤，平均随访94个月，局部复发率31%，转移率20%，无复发生存率51%，生存预后的独立危险因素包括切除边界、肿瘤级别和累及髋臼。Mavrogenis等回顾215例骨盆软骨肉瘤患者，研究显示病理分级是影响生存最重要的因素。

由于生长缓慢、血运不丰富、大量基质包绕肿瘤细胞，使得软骨肉瘤对放化疗等辅助治疗不敏感，尤其是典型中心型软骨肉瘤及透明细胞软骨肉瘤。到目前为止，手术切除仍是治疗骨盆部位软骨肉瘤的主要方法。

作为骨肿瘤的专科医生，我们希望恶性肿瘤都能够达到广泛乃至根治性的切除边界。术前根据骨盆肿瘤的部位、累及的范围，确定切除的范围及切除的方式。但是对于骨盆软骨肉瘤来说，确诊时通常体积巨大，且毗邻或是侵犯周围重要组织器官，使得切除手术极为困难。有时根据术中情况，为了降低手术风险、保障患者生命安全，不得不退而求其次选择边缘切除或是囊内切除。对于低级别软骨肉瘤（软骨肉瘤Ⅰ级）的患者，局部复发率及远处转移率均不足10%。体积小、仅限于骨内的低级别软骨肉瘤，也可以采取囊内刮除、残腔灭活的治疗方式以保全患者肢体功能及提高生活质量。但是肿瘤巨大、皮质破损、形成软组织包块的软骨肉瘤，无论恶性程度高低，都应将广泛切除作为首选的治疗方案。

近10%的软骨肉瘤会在复发后恶性程度进级，甚至转变为去分化软骨肉瘤，这种情况更易发生在骨盆上。而软骨肉瘤的病理学分级不同，患者的预后也大相径庭。因此，对于骨盆软骨肉瘤的外科治疗的首要目的就是如何降低局部复发率，避免肿瘤进一步恶化，提高患者的生存率。

临床资料

我们回顾了近10年间在北京大学人民医院骨与软组织肿瘤治疗中心接受治疗的190例骨盆软骨肉瘤患者，这些患者均接受了手术治疗。其中男性119例，女性71例；平均年龄44.5岁（13～75岁）。根据软骨肉瘤病理学分级，其中高分化软骨肉瘤（软骨肉瘤Ⅰ级）21例，中分化软骨肉瘤（软骨肉瘤Ⅱ级）89例，低分化软骨肉瘤（软骨肉瘤Ⅲ级）19例，间叶性软骨肉瘤14例，去分化软骨肉瘤（去分化成分为骨肉瘤、恶性纤维组织细胞瘤或是纤维肉瘤）38例，透明细胞软骨肉瘤4例，以及黏液型软骨肉瘤5例。其中4例高分化软骨肉瘤继发于骨软骨肉瘤、内生软骨瘤，1例中分化软骨肉瘤继发于多发性骨软骨瘤病。术前所有患者均常规行骨盆X线平片、骨盆CT、MRI明确肿瘤部位、性质及累及周围组织情况。典型中心型软骨肉瘤，影像表现为虫蚀样或地图样溶骨型骨改变，可见病灶内句逗样或是散点状钙化灶。明确为软骨肉瘤的患者需接受肺部CT、骨扫描或PET-CT检查以明确全身情况。如果病史、影像学等表现不能明确诊断的患者，接受穿刺或切开活检得到病理确诊。如透明细胞软骨肉瘤可以有清楚的肿瘤边界，而去分化软骨肉瘤或是间叶性软骨肉瘤溶骨性骨破坏界限不清，且少见或无钙化灶。根据术前CT及MRI检查，发现190例软骨肉瘤平均直径为14cm；高分化软骨肉瘤通常体积较小，多局限于骨内，最小者为3cm；有些软骨肉瘤生长缓慢，患者就诊时可见肿瘤充满整个盆腔，甚至占满腹部，最大者为41cm。

初次在我院就诊患者共149例。41例曾在外院接受过手术治疗后出现局部复发或转移。

根据Enneking骨盆分区，Ⅰ区17例，Ⅰ+Ⅳ区12例，Ⅰ+Ⅱ区47例，Ⅱ+Ⅲ区39例，Ⅰ+Ⅱ+Ⅲ区34例，Ⅲ区8例，Ⅰ+Ⅱ+Ⅳ区19例，Ⅰ+Ⅱ+Ⅲ+Ⅳ区6例，骨盆肿瘤同时累及股骨8例。

手术切除范围参照Enneking分区进行。主要累及Ⅰ区、Ⅳ区的患者以切除、钉棒内固定为主；Ⅲ区的肿瘤以切除为主，只有2例进行了钢板重建；髋臼受累的患者根据肿瘤大小及累及范围，以可调式半骨盆假体重建为主，部分整个髂骨切除的患者采用钉棒半骨盆置换术；累及股骨的肿瘤患者同时需要接受股骨假体置换，其中1例接受了半骨盆+全股骨假体置换术。1例去分化软骨肉瘤患者原发肿瘤累及左侧骨盆，在切除并置换左侧半骨盆后，右侧骨盆1年后出现转移病灶，再次手术切除肿瘤并同时置换了右侧骨盆。共有19例患者选择了半骨盆离断术。

软骨肉瘤血运并不十分丰富，但是有些肿瘤巨大，或累及周围组织器官，手术仍有大量出血风险。我们常规在切除肿瘤前，进行腹主动脉球囊或患侧髂总动脉临时阻断及髂内动脉结扎。术中平均失血850ml（400～3500ml）。

142例患者接受广泛性切除，16例患者由于肿瘤累及范围广、周围组织器官受累，同时在术中接受结肠造瘘、输尿管造瘘、膀胱部分切除、子宫切除、髂血管置换等手术。由于肿瘤巨大或是累及范围过广，15例患者接受边缘性切除。由于存在远处转移或是不可切除的肿瘤，其余33位患者选择了病灶内切除，以减少肿瘤负荷。

骨盆不同部位肿瘤的切除重建方式可参见第六章（骨盆环的外科手术入路）、第七章（部分半骨盆切除重建术）、第八章（半骨盆截肢术）、第九章（骶骨肿瘤切除术）及第十章（骨盆环肿瘤切除术后的功能重建）内容介绍，在此不再赘述。

结果

骨盆软骨肉瘤术后随访时间为7～116个月。术后平均随访45.1个月。

1. 局部复发情况

原发初治的骨盆软骨肉瘤的患者手术后共有39例（26.2%，39/149）患者出现局部复发；复发后而行手术的患者15例（36.6%，15/41）再次出现复发，其中9例（22.0%，9/41）在复发后肿瘤恶性程度进级，由Ⅱ级升至Ⅲ级，或是转变为去分化软骨肉瘤。广泛切除的142例患者中只有23例复发（16.2%）；边缘切除的15例患者中6例（40.0%）发现骶髂关节周围、髋臼周围或是皮下软组织复发；33例病灶内切除的患者在生存期内发现复发25例。对于复发2次以上的肿瘤很难行广泛切除，且术后复发率极高。多次手术只能造成患者更大痛苦，功能损失更为严重，放疗、微波射频消融、冷冻等姑息治疗可以在一定程度上延缓肿瘤进展。局部复发均出现于术后2～36个月之间，中位复发时间6个月。

2. 转移情况

软骨肉瘤最常发生的转移部位是肺部。36例患者不同时段出现肺转移（18.9%）；18例（47.4%，18/38）去分化软骨肉瘤患者术后3～19个月内出现肺转移病灶；低分化软骨肉瘤及间叶性软骨肉瘤患者肺转移比率分别为21.1%（4/19）及21.4%（3/14）。9例（4.7%）患者在随访期内出现骨转移（不包括骨软骨肉瘤病其他病灶恶变）。另有1例间叶性软骨肉瘤患者肿瘤巨大，累及腹腔内，术中发现大网膜及结肠系膜转移。肿瘤组织学分类是软骨肉瘤转移的决定性因素之一。去分化软骨肉瘤及间叶性软骨肉瘤恶性程度较高，转移发生比率远高于其他类型。

3. 生存情况

骨盆软骨肉瘤的患者中，随访期间由于疾病死亡的患者43例（22.6%），带瘤生存34例（17.9%），无病生存113例（59.5%）。根据Kaplan-Meier曲线分析总体5年生存率为69.7%（图12-1），5年无病生存率为43.4%（图12-2）。43例患者中29例死于肺转移引发的呼吸衰竭，13例死于肿瘤晚期恶液质，另1例间叶性软骨肉瘤患者在接受术后化疗期间合并肺栓塞死亡。9例复发后肿瘤恶性程度升级的患者，再次手术也未能控制肿瘤的快速进展，均在随访期内死亡。

4. 术后功能

术后功能随访采用国际保肢学会功能（MSTS）评分系统，该评分共六项，分别是疼痛、整体功能、接受程度、支持物和手部活动及行走能力及步态（下肢）。每项0～5分，六项满分共30分。147例存活患者MSTS 93功能评分为22.1±2.4分。接受钉棒系统内固定的患者术后2周下地活动，术后功能评分为23.3±3.2分。接受可调式人工半骨盆重建患者，一般于术后6周开始扶拐行走，3个月后可去拐行走；多数患者仍可以自助驾车；功能评分为18.6±4.6分；我们指导同时接受半骨盆+股骨假体置换的患者术后8周开始下床行走，建议扶单拐或是手杖行走半年以上，功能

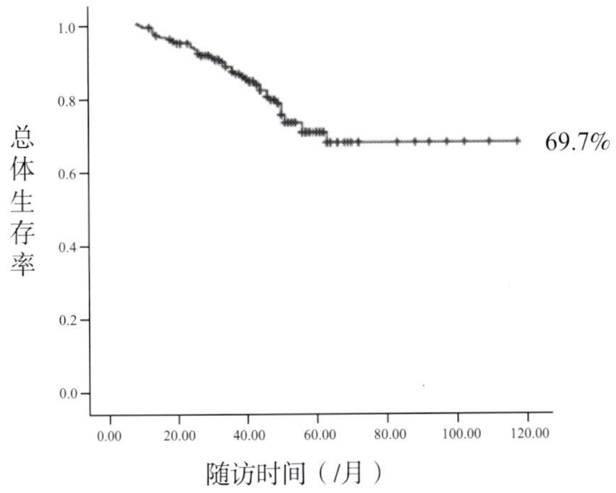

图 12-1 骨盆软骨瘤患者的总体生存情况

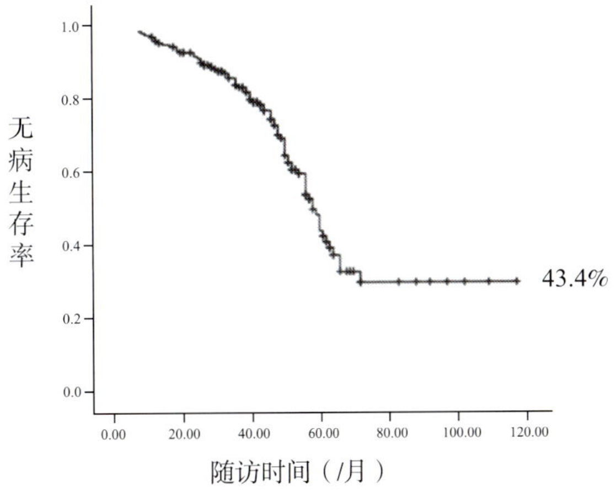

图 12-2 骨盆软骨瘤患者的无病生存情况

评分 18.2±2.5 分；接受钉棒半骨盆置换的患者需要术后佩戴人字形支具活动，3 个月以上可以去拐去支具行走，功能评分 20.2±2.9 分。本组双侧骨盆置换患者二次手术后 8 周佩戴特制腰部及骨盆支具下地，3 个月后能依靠助行器行走，功能评分 18 分。

5. 并发症

25 例患者术后出现伤口并发症（13.2%），主要为伤口延迟愈合、伤口周围脂肪液化，部分患者接受了二次手术清创、引流及缝合伤口，其余患者定期换药、应用抗生素、卧床制动等休养后自行好转。7 例（3.7%）患者术后出现迟发性假体排异、或是假体松动折断，最终将假体取出。接受半骨盆置换的患者 2 位（1.1%）出现了远期髋关节脱位，并且最终发展为习惯性脱位。3 例（1.6%）患者出现了淋巴瘘，通过局部加压包扎后好转。4 例（2.1%）患者出现了患侧深静脉血栓，主要发生在出院休养期间，考虑骨盆肿瘤切除重建患者下床活动较晚，患肢制动时间较长有关。另有 1 例行半骨盆置换患者术后服用抗凝药物 1 周后出现伤口内出血，及时手术止血后，患者情况平稳。

6. 辅助治疗

我们建议去分化软骨肉瘤及间叶性软骨肉瘤患者术后接受辅助化疗。间叶性软骨肉瘤的化疗方案为 VAC+IE 的小细胞恶性肿瘤方案。去分化软骨肉瘤中去分化成分主要为骨肉瘤及恶性纤维组织细胞瘤，化疗方案采用骨肉瘤的 APMI 方案。根据患者耐受及病情发展情况决定化疗周期，建议化疗周期在 4 个周期以上。

结论

骨盆软骨肉瘤的最有效治疗手段是外科手术治疗。相比其他恶性肿瘤，软骨肉瘤切除的外科边界对患者预后起到决定性的影响。骨盆软骨肉瘤无论病理级别高低，手术应选择广泛性切除，即使可能牺牲重要的组织器官或是肢体。只有广泛切除才能降低局部复发率，避免复发和恶性病理进级，提高患者生存率。

在不影响肿瘤局部控制率的条件下，需要根据患者病情、肿瘤位置、化疗效果等情况，合理地选择切除重建的方式方法，有利于提高患者的术后功能及生活质量。

对于不可切除、或是反复复发的骨盆软骨肉瘤，尤其是间叶性、或是去分化软骨肉瘤，化疗也是一种姑息性治疗的选择。也可以在手术后选择辅助治疗以提高患者生存率。间叶性软骨肉瘤的患者可以选择小细胞恶性肿瘤的化疗方案，以利于降低转移风险；同时局部放疗已被证实有效降低复发率。去分化软骨肉瘤需要根据去分化成分选择辅助化疗方案。

骨盆骨肉瘤

骨肉瘤是最常见的原发恶性骨肿瘤，发生在骨盆上的骨肉瘤并不常见，文献报告骨盆骨肉瘤约占全身骨肉瘤的 7% ～ 9%，部分骨盆骨肉瘤为继发于 Paget 病或是其他肿瘤放疗后肉瘤变。

由于骨盆深在且周围结构复杂，难以早期发现，发现时往往体积较大。加之肿瘤本身供血丰富，周围解剖结构复杂，骨盆骨肉瘤手术切除技术要求高、难度大且术后并发症发生率较高。有文献报告骨盆骨肉瘤的手术治疗所占比例为 50% ～ 70%，远低于四肢肿瘤的手术比例（90% 以上）。

有报道的骨盆骨肉瘤手术后的局部复发率为 20% ～ 72%，远高于四肢骨肉瘤保肢术后的局部复发率（低于 10%），考虑与骨盆肿瘤切除边界不足有关。骨盆骨肉瘤的肺转移率为 16% ～ 78%，高于四肢骨肉瘤的 30% 左右，考虑与肿瘤负荷大、术后复发率高及辅助治疗延迟等原因相关。骨盆骨肉瘤总的生存率约在 20% ～ 47%，无瘤生存率为 16% ～ 27%，最差的报道 5 年生存率仅为 4%，远低于四肢骨肉瘤的生存率。Fuchs 等对 43 例骨盆骨肉瘤患者进行回顾性分析，结果经过平均 3.5 年随访，复发率 35%，13 例患者无瘤生存，5 年总体和无瘤生存率分别为 38% 和 29%，肿瘤累及髂骨、直径大于 10cm、局部复发是影响预后的危险因素。Song 等对 20 例骨盆骨肉瘤与 38 例肢体骨肉瘤患者进行比较，结果显示体积相同的骨肉瘤，无论部位，具有相同的生存率和对化疗的敏感度，骨盆骨肉瘤预后差是由于肿瘤负荷重所造成的。因此只有化疗反应良好、体积较小、能够达到广泛性切除的骨盆骨肉瘤患者，才有治愈的希望。

临床资料

我们回顾了在北京大学人民医院骨与软组织肿瘤治疗中心接受治疗的 68 例骨盆骨肉瘤患者，这些患者均接受了手术治疗。其中男性 40 例，女性 28 例；平均年龄 33.1 岁（11 ～ 68 岁）。根据 Enneking 骨盆分区，Ⅰ区 8 例，Ⅰ+Ⅳ区 9 例，Ⅰ+Ⅱ区 11 例，Ⅱ+Ⅲ区 7 例，Ⅰ+Ⅱ+Ⅲ区 13 例，Ⅲ区 3 例，Ⅰ+Ⅱ+Ⅳ区 8 例，骨盆肿瘤同时累及股骨上段 9 例。其中髓内高分化骨肉瘤 8 例、高级别经典骨肉瘤 60 例。初次在我院就诊患者 57 例；11 例曾在外院接受过手术治疗后出现局部复发或转移。初诊患者根据病史资料及影像学特点做出初步诊断，并接受穿刺或切开活检得到病理确诊。所有患者术前均行 X 线平片、CT 及 MRI 检查，确定肿瘤大小及切除的范围，并接受肺部 CT、骨扫描或 PET-CT 检查以明确全身情况。影像学检查显示骨盆骨肉瘤通常瘤体较大，多数病灶内有可见成骨性骨破坏，并突破骨皮质形成软组织包块，并且累及范围较广。根据术前 MRI 检查，发现 68 例骨肉瘤平均直径为 18cm，最小者为 12cm，最大者为 36cm。

除髓内高分化骨肉瘤外，其余 60 例经典型骨肉瘤均接受 1 ～ 2 个周期的术前化疗，化疗药物为阿霉素、顺铂、甲氨蝶呤、异环磷酰胺（APMI 方案）。术后继续行 3 ～ 4 个疗程的化疗。其余 8 例高分化骨肉瘤只接受手术治疗，术后观察随访。

骨盆不同部位肿瘤的切除重建方式可参见第七章（骨盆环的外科手术入路）、第八章（部分半骨盆切除重建术）、第九章（半骨盆截肢术）、第十章（骶骨肿瘤切除术）及第十一章（骨盆环肿瘤切除术后的功能重建）内容介绍，在此不再赘述。

由于骨肉瘤供血丰富，尤其是累及Ⅱ、Ⅳ区的肿瘤，为减少术中出血，可在术中临时阻断髂总动脉、结扎患侧髂内动脉。有些肿瘤巨大，尤其是盆腔内软组织包块侵犯或是挤压髂血管，造成术中无法分辨或是游离髂血管较困难的情况时，可于术前行腹主动脉球囊临时植入，根据术中情况临时阻断腹主动脉，减少患侧血流。在术前增强CT或是血管造影显示存在高选择供瘤血管的情况时，亦可选择术前髂内动脉及供瘤血管栓塞。

13例患者只接受了切除术，其中4例患者为局部切除，9例患者接受半骨盆或是超半骨盆离断术。其余55例患者接受了切除重建手术。我们为13例患者进行了钉棒系统重建；35例患者进行了半骨盆置换，其中6例同时接受了股骨上段假体置换，4例接受了钉棒半骨盆置换；7例患者进行了螺钉钢板重建或是骨盆旷置、融合术。

术中平均失血1200ml（600～6500ml）。

35例患者接受广泛性切除，6例患者同时在术中接受结肠造瘘、输尿管造瘘、膀胱部分切除、子宫切除、髂血管置换等手术以获得满意的边界。由于肿瘤巨大、累及骶骨、腰椎或是其他无法切除的重要组织器官，25例患者接受边缘性切除。由于年龄过大、身体状况差或是发生了远处转移等情况，其余8位患者选择了病灶内切除以减少手术时间、降低手术风险，利于术后早期恢复，尽早接受全身治疗。

结果

术后患者的随访时间为6～90个月。术后平均随访32.3个月。

1. 局部复发情况

骨盆骨肉瘤的患者手术切除后共有14例患者出现局部复发，总的局部复发率为20.6%。广泛切除的35例患者中只有2例复发（5.7%）；边缘切除的25例患者中9例（36.0%）发现骶髂关节周围、坐骨结节周围、耻骨联合处或是皮下软组织复发；8例病灶内切除的患者在生存期内发现复发3例，其余5例患者中4例先行死于肺转移。行Ⅰ区肿瘤切除的8例患者中1例复发（12.5%），累及Ⅰ+Ⅳ区的9例患者中2例复发（22.2%）；35例行半骨盆置换的患者中，9例局部复发（25.7%）；其余2例半骨盆离断的患者出现断端软组织复发。局部复发均出现于术后10～26个月之间，中位复发时间15个月。

2. 转移情况

29例患者不同时段出现肺转移（42.6%），另有7例（10.3%）发生脑、骨及淋巴结转移。

3. 生存情况

骨盆骨肉瘤的患者中，随访期间由于疾病死亡的患者24例（35.3%），带瘤生存9例（13.2%），无病生存35例（51.5%）。根据Kaplan-Meier曲线分析总体5年生存率为44.0%（图12-3），5年无病生存率35.1%（图12-4）。24例患者中19例死于肺转移引发的呼吸衰竭，3例死于脑转移病灶出血，另外2例死于肿瘤晚期恶

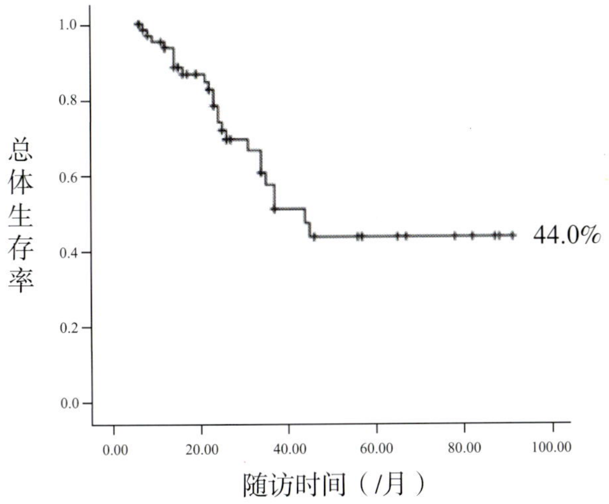

图12-3　骨盆骨肉瘤患者的总体生存情况

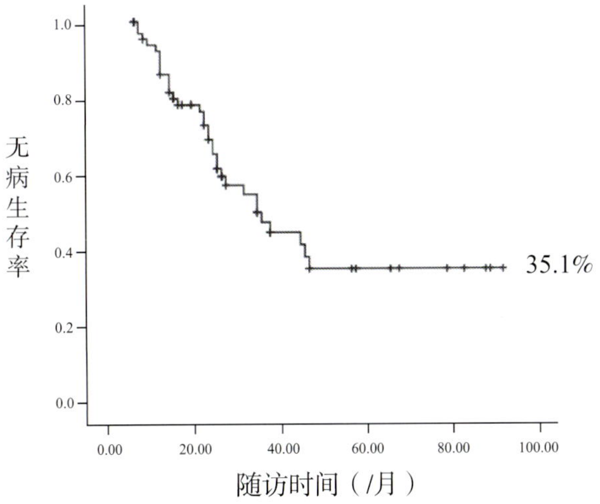

图12-4　骨盆骨肉瘤患者的无病生存情况

液质。

4. 术后功能

术后功能随访采用国际保肢学会功能（MSTS）评分系统，该评分共六项，分别是疼痛、整体功能、接受程度、支持物和手部活动及行走能力及步态（下肢）。每项0～5分，六项满分共30分。44例存活患者MSTS 93功能评分为20.6±5.4分。接受钉棒系统内固定的患者术后2周下地活动，术后功能评分为22.5±2.1分。接受标准型可调式人工半骨盆重建患者，一般于术后6周开始扶拐行走，3个月后可去拐行走，功能评分为18.7±5.5分；我们指导同时接受半骨盆+股骨上段假体置换的患者术后8周开始下床行走，建议扶单拐或是手杖行走半年以上，功能评分17.7±2.7分；接受钉棒半骨盆置换的患者需要术后佩戴人字形支具活动，3个月以上可以去拐去支具行走，功能评分18.1±2.2分。

5. 并发症

17例患者术后出现伤口并发症（25.0%），主要为伤口延迟愈合、伤口周围积液，其中10例患者接受了二次手术清创、引流及缝合伤口，其余患者定期换药、应用抗生素、卧床制动等休养后自行好转。但这些患者术后辅助化疗的时间平均延迟了18天（7～56天）。4例（5.9%）患者术后出现伤口迟发性假体排异、深部感染，最后将假体取出，考虑与术后化疗导致机体免疫力下降有关。接受半骨盆置换的患者3位（4.4%）出现了围手术期髋关节脱位，并且最终发展为习惯性脱位，主要发生在钉棒半骨盆和合并股骨上段假体置换的患者中，考虑与骨盆骨质及软组织切除范围过大、髋臼周围肌肉覆盖薄弱有关。3例（4.4%）患者出现了切口疝，由于切口范围大，腹壁缺损严重，均未行疝修补，嘱患者长期佩戴腹带以缓解症状。2例（2.9%）患者出现了假体松动及折断，但仍可无症状行走，故均未进行翻修手术。

6. 辅助治疗

60例高级别骨肉瘤患者术后均接受了辅助化疗。标准方案为术后APMI方案3～4个周期。发现远处转移的患者接受三氧化二砷、紫杉醇、VP-16等二线方案治疗。相比较四肢骨肉瘤患者，骨盆患者术后身体状况虚弱、化疗耐受力较差、伤口周围问题突出，只有34例（56.6%）患者能够坚持规范的化疗。其余患者均出现不同程度的化疗延迟、减量或中途终止化疗。

结论

在保证手术安全的前提下尽可能地采取广泛乃至根治性切除，以提高骨盆骨肉瘤患者的局部肿瘤控制率。即使骨肉瘤常发生在青少年中，也不能为了进行保肢而在切除边界上进行妥协，提高生存率、延长生存时间才是骨盆骨肉瘤的治疗的唯一目的。

根据患者病情、肿瘤位置、化疗效果等情况，合理地选择切除重建的方式方法，有利于提高患者的术后功能及生活质量。在专业团队的合作下，对骨盆骨肉瘤患者的围手术期护理及功能锻炼给予指导，减少并发症的发生，使患者尽早接受进一步的辅助治疗，提高综合治疗效果。

骨盆骨巨细胞瘤

骨巨细胞瘤好发于东方人，常见于青中年。骨盆骨巨细胞瘤非常少见，只占骨巨细胞瘤的1.5%～6.1%，在文献中少有大宗的报道。骨盆骨巨细胞瘤好发于30～40岁，略年长于长骨骨巨细胞瘤患者。

尽管作为良性肿瘤，骨巨细胞瘤的生物学行为极具侵袭性，较高的局部复发率及一定的肺转移率令它更像是一种低度恶性的肿瘤。发生在中轴骨上的骨巨细胞瘤，如骨盆及脊柱等部位，复发率为25%～50%。骨盆的特殊结构导致这个部位的肿瘤通常在发现时已经体积巨大，加之骨巨细胞瘤本身极为丰富的血供、骨盆内复杂的解剖结构及众多的重要组织器官，使得大多数骨肿瘤医生对骨盆骨巨细胞瘤的外科治疗望而却步。

不同于四肢长骨，骨盆骨巨细胞瘤在影像学上表现得更为活跃，常突破骨皮质，累及周围肌肉等软组织结构，并且显微镜下也显示侵袭性。这也解释了骨盆骨巨细胞瘤会有较高的局部复发率的原因。

骨盆骨巨细胞瘤的治疗具有挑战性及争议性。放疗曾一度被认为是一种安全有效的治疗手段，可以避免外科手术带来的严重的并发症。随着随访时间的延长，治疗效果也不尽如人意，而且更多的并发症逐渐体现，如放疗后肉瘤变等。单纯刮除术可以维持骨盆的大体结构，简化重建方式，但是近 50% 的复发率却很难被接受。一些骨肿瘤医生在进行肿瘤刮除的同时进一步对残腔进行处理以期望降低复发率，如磨钻打磨残壳、液氮、苯酚、无水酒精、高渗盐水等灭活残腔。我们对于影像学上 Campanacci 分级Ⅰ～Ⅱ级的骨巨细胞瘤，通常采用刮除并用热的高渗盐水浸泡残腔的手术方式，并且根据患者年龄、肿瘤表现及术中情况，选择自体骨、异体骨、人工骨或是骨水泥的不同材料填充残腔。对于 Campanacci Ⅲ级的骨盆骨巨细胞瘤，可选择大块切除，尽可能达到边缘甚至广泛切除，以降低局部复发率。这种选择也必定同时会带来功能的损失，以及近期或远期的并发症。这一点对于年轻患者或是对功能要求较高的患者应予以慎重考虑。但是仅仅发生在Ⅰ区或是Ⅲ区的骨巨细胞瘤，也可以行大块切除，因为这样的手术并不会繁化重建方式，或是影响术后功能，并且尽可能地降低了复发风险。

临床资料

我们回顾了近 10 年间在北京大学人民医院骨与软组织肿瘤治疗中心接受治疗的 47 例骨盆骨巨细胞瘤患者，这些患者均接受了手术治疗。其中男性 21 例，女性 26 例；平均年龄 37.2 岁（15 ～ 72 岁）。骨巨细胞瘤的诊断首先基于临床信息及影像学表现，部分肿瘤需要根据穿刺或是切开活检来明确诊断。我们不建议对于临床及影像学表现典型的骨巨细胞瘤进行术前活检，必要时可以进行术中快速冰冻检查来除外特例情况。因为骨巨细胞瘤通常血供丰富，骨盆部位活检针道不易压迫止血，常导致活检口周围软组织污染，增加了肿瘤的复发可能。

影像学显示大多数肿瘤呈溶骨性表现，骨皮质变薄、膨胀，有分隔；部分肿瘤导致骨皮质不连续，并且累及周围组织，形成软组织包块。根据术前骨盆 CT 及 MRI 对肿瘤体积进行测量，平均肿瘤直径为 11cm；Campanacci Ⅰ级的骨内骨巨细胞瘤通常体积较小，最小直径为 3cm；Campanacci Ⅲ级的肿瘤较大，最大的直径可达到 21cm。

根据 Enneking 骨盆分区，累及Ⅰ区的肿瘤 7 例，Ⅲ区 6 例，Ⅰ + Ⅳ区 3 例，髋臼周围 31 例（包括单纯Ⅱ区 4 例，Ⅰ + Ⅱ区 11 例，Ⅱ + Ⅲ区 13 例，Ⅰ + Ⅱ + Ⅲ区 3 例）。

对诊断明确的骨巨细胞瘤患者术前可输注双磷酸盐类的药物，用来抑制肿瘤生长及骨破坏程度。共有 25 例患者术前接受了伊班膦酸注射液及唑来膦酸注射液治疗，绝大多数患者出现 72h 内发热、全身酸痛、乏力等症状。

对于那些体积巨大的肿瘤，为了减少术中出血，可在外科治疗前反复进行血管栓塞以缩小肿瘤体积、减少肿瘤血供。15 例患者接受了 1 ～ 4 次的选择性血管栓塞治疗。另有 4 例患者接受了术前放疗以控制肿瘤进展、减少肿瘤血供。我们也选择术中阻断髂总动脉、结扎患侧髂内动脉等方式控制术中出血情况。部分患者可于术前行腹主动脉球囊临时植入，根据术中情况临时阻断腹主动脉，减少患侧血流。

对于单纯位于Ⅰ区、Ⅲ区，或累及Ⅱ区但体积较小的肿瘤，我们主要采取刮除、残腔灭活、填充植入物，或是单纯切除等手术方式。我们对 14 例（29.8%）患者进行肿瘤刮除术，并且应用高速磨钻打磨残壳，60℃的 20% 高渗盐水浸泡残腔 10 ～ 20 分钟；其中 10 例患者应用了自体腓骨移植、人工骨或异体骨填充残腔；另外 4 例患者由于肿瘤体积稍大，或是临近髋臼顶部，选择了骨水泥填充。13例（27.7%）患者接受了切除手术；单纯切除术的是位于Ⅲ区的2例患者；位于Ⅰ区、Ⅳ区的9例患者接受了切除、钉棒内固定手术；另有2例患者肿瘤累及Ⅱ区，术中选择了肿瘤切除、髋关节融合术。19例（40.4%）患者肿瘤侵犯髋臼，且皮质骨破坏严重，我们选择了肿瘤切除假体置换的手术方式；6例患者接受了网杯植入、髋臼成型、全髋关节置换术；另外13例患者肿瘤累及范围较广，均接受了可调式半骨盆置换术。1例（2.1%）患者外院手术后肿瘤反复复发，体积巨大且累及患侧髂外动脉，在我中心接受了半骨盆离断术。

骨巨细胞瘤血供极为丰富，术中平均失血1250ml（400～7000ml）。

骨盆不同部位肿瘤的切除重建方式可参见第七章（骨盆环的外科手术入路）、第八章（部分半骨盆切除重建术）、第九章（半骨盆截肢术）、第十章（骶骨肿瘤切除术）及第十一章（骨盆环肿瘤切除术后的功能重建）内容介绍，在此不再赘述。

我们建议术后患者继续接受每月一次的双磷酸盐类的注射治疗，至少达到6个月；并未发现下颌骨坏死等并发症。

结果

全部47例骨盆骨巨细胞瘤患者接受了随访；随访时间从13～107个月，中位随访时间为49个月。

1. 复发情况

骨盆骨巨细胞瘤的患者手术切除后共有12例患者出现局部复发，总的局部复发率为25.5%。局部复发均出现于术后12～47个月之间，中位复发时间23个月。我们对复发的12例患者进行了2次手术，其中4例（33.3%）复发病灶出现局部恶性变，恶变成分主要为骨肉瘤和未分化肉瘤（恶性纤维组织细胞瘤）。

在接受病灶内刮除术的患者中，共有6例（42.9%，6/14）患者出现复发；其中3例（30.0%，3/10）患者为骨粒填充残腔后局部复发；另有1例（25.0%，1/4）为坐骨肿瘤刮除后骨水泥填充，周围软组织复发。在边缘或是广泛切除的33例患者中，亦有6例（18.2%，6/33）患者出现复发病灶；2例（22.2%，2/9）出现在Ⅰ、Ⅳ区钉棒固定的患者中；1例（16.7%，1/6）出现在网杯植入、髋臼成型、全髋关节置换术患者中；2例（15.3%，2/13）出现在半骨盆置换的患者中，复发比例稍高考虑与术前肿瘤巨大，皮质破损严重，且多为反复复发肿瘤等因素有关；另1例患者为半骨盆离断患者，术后1年时出现盆腔软组织包块，局部切除后证实骨巨细胞瘤复发，部分肉瘤变成分为恶性纤维组织细胞瘤，随后双肺多发转移，死于二次术后3个月。

2. 转移情况

随访期内共有7例（14.9%）患者出现肺部转移病灶，高于同期四肢骨巨细胞瘤患者，考虑与骨盆肿瘤复发多见、部分恶性变等因素有关。在患者就诊时，共有3例（6.4%）患者出现多发双肺转移病灶，病灶直径均小于1cm，考虑为良性转移；其中1例患者在切除骨盆原发病灶后肺部转移灶出现体积缩小和部分消失，直至随访时为术后41个月，肺部情况稳定；另外2例患者肺部情况术前术后无明显变化。在骨盆手术后，共有4例（8.5%）患者出现肺部新发转移病灶；1例患者直至随访日期肺部情况无明显变化，考虑为骨巨细胞瘤良性肺转移；其余3例患者同时出现骨盆肿瘤复发，且复发病灶呈肉瘤变，肺部转移灶逐渐增大增多，患者均在术后2年内死于疾病恶化。

3. 生存情况

共44例（93.6%）患者在随访期间均存活；其中带瘤生存4例；无病生存40例。根据Kaplan-Meier曲线分析，5年总体生存率为93.7%（图12-5），5年无病生存率为76.1%（图12-6）。

4. 术后功能

术后功能随访采用国际保肢学会功能（MSTS）评分系统，该评分共六项，分别是疼痛、整体功能、接受程度、支持物和手部活动及行走能力及步态（下肢）。每项0～5分，六项满分共30分。随访患者MSTS 93功能评分为24.3±4.5

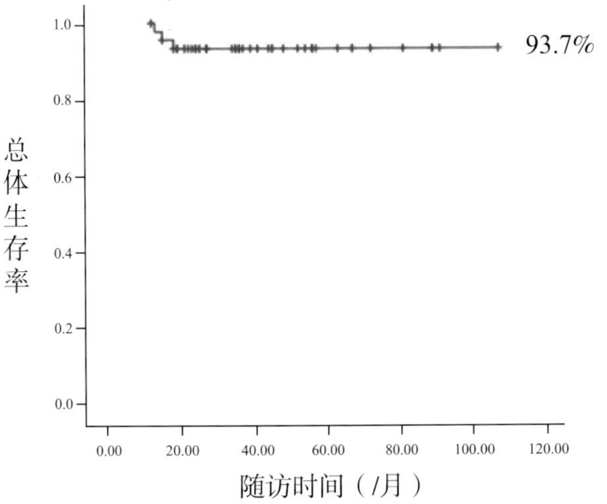

图 12-5　骨盆骨巨细胞瘤患者的总体生存情况

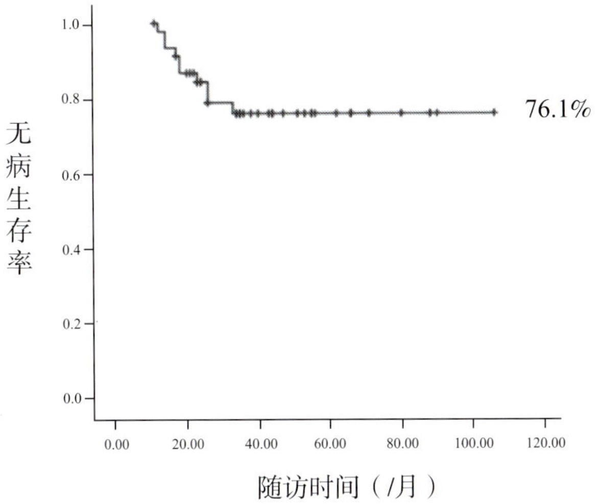

图 12-6　骨盆骨巨细胞瘤患者的无病生存情况

分（16 ~ 29 分）。单纯刮除或是切除肿瘤的患者，术后可以 3 日内下地活动，早期负重锻炼，功能接近正常水平，评分 28.0±1.5 分；肿瘤累及Ⅱ区，行病灶刮除并且填充骨水泥的患者，早期术后功能不受影响，但是部分患者在长期随访时出现髋关节退行性改变；这与刮除病灶后关节下骨缺损较多，关节软骨易受磨损有关，但较之膝关节周围骨巨细胞瘤患者，骨性关节炎改变较轻。接受钉棒系统或钢板内固定的患者术后 2 周下地活动，术后功能评分为 24.5±2.6 分。接受可调式人工半骨盆重建患者，一般于术后 6 周开始扶拐行走，3 个月后可去拐行走，功能评分为 23.1±1.5 分。这些患者功能由于接受同种手术的恶性肿瘤患者，考虑与术中切除较少软组织，保留更多的肌肉止点，且术后无需进一步全身治疗，可以更好地功能锻炼有关。

5. 并发症

患者在随访期间没有发生严重或致死性并发症。总体的并发症比例为 19.1%（9/47），包括 2 例伤口深方感染，3 例伤口裂开，1 例关节脱位，1 例半骨盆置换术后深静脉血栓，1 例异体骨移植后排异和 1 例耻骨钢板断裂。1 例骨盆假体由于深部感染控制不良，最终假体取出、骨盆旷置。另 1 例患者经过清创、冲洗引流后伤口愈合，但伤口周围仍偶有红肿。3 例伤口裂开的患者经过清创缝合或保守治疗后愈合。全髋关节脱位的患者一期闭合手法复位后，嘱其佩戴支具，随访期内再未发生脱位。半骨盆置换术后，通常伤口引流较多，部分年轻患者未行常规抗凝治疗；其中 1 例患者出院休养后自行脱去抗栓袜，术后 18 天出现患肢肿胀，行下腔静脉滤器植入后保守治疗，患肢肿胀逐渐消退，患者目前病情平稳，可正常生活。另有 1 例患者残腔植入异体骨条后发生早期排异，口服激素及抗炎药物保守治疗后伤口愈合良好。1 例患者在术后 1 年随访时发现钢板断裂，经过保守等待观察，患者并无明显症状。

结论

对于骨盆骨巨细胞瘤的患者，外科治疗方案的选择应该因人而异，需要充分考虑患者的一般情况、肿瘤的位置及大小、肿瘤的侵袭性等因素。刮除后植入物的选择或是手术边界的选择都会不同程度地影响预后情况。骨盆骨巨细胞瘤外科治疗还需面临手术中出血多的风险，术前或是术中可以采取辅助手段来减少出血量，保障患者的生命安全。我们希望通过术前详细地制订手术计划，与患者充分地沟通，平衡肿瘤预后及术后功能情况的得失，帮助患者获得较为满意的治疗结果。

相关讨论：

1．骨盆、骶骨骨巨细胞瘤的特点

骨盆、骶骨的骨巨细胞瘤诊断时，通常已生长得很大。骶腰部的神经根、髂窝、髋关节、输尿管、膀胱和直肠等结构都可能受到累及。生长在骶骨、骨盆的骨巨细胞瘤，很少有Campanacci分级Ⅰ级的病例。骶骨、骨盆的骨巨细胞瘤，尤其是骶骨的骨巨细胞瘤，Campanacci Ⅲ 级的病例明显多于四肢。Campanacci分级Ⅰ、Ⅱ和Ⅲ级，符合Enneking关于静止性，活跃性和侵袭性的骨巨细胞瘤分级，比组织学分级更有助于判断预后和治疗。Enneking的外科分期代表了临床上骨巨细胞瘤的潜伏、活跃、侵袭形式；Campanacci等提出的Ⅰ级表示静止类型，占10% ~ 15%，此类几乎无临床症状，病损灶边界清晰，四围环绕硬化带，几乎没有骨皮质的累及；Ⅱ级表示活跃类型，此类占70% ~ 80%，临床症状明显，肿瘤有明显的边界，没有骨硬化、皮质骨变薄与膨胀；Ⅲ级表示侵袭类型，数量占20%左右，病变进展快，似恶性肿瘤，肿瘤边界不清，有皮质骨穿破、软组织侵袭，多有病理骨折。Campanacci认为后一种形式的骨巨细胞瘤有恶性倾向，但是因为组织学表现是良性的，故用“侵袭性”更为合理。

骨盆和骶骨骨巨细胞瘤的最理想治疗方案是有争议的。尽管是一种良性肿瘤，在骨盆和骶骨上发生的骨巨细胞瘤的治疗起来尤为有挑战性。治疗的方法包括放疗、病灶内切除、病灶内切除联合放疗、病灶内切除辅助冷冻术，以及广泛切除。放疗主要的优点是能够避免外科治疗的并发症的发生率；缺点是局部反应和能够引发肉瘤。病灶内切除能避免伤及神经根，能够保持骨盆环的完整性，能够保全髋关节和血管结构等；缺点是肿瘤局部复发率很高。广泛切除能将复发率降到最低，但是会增加外科治疗并发症的发生率。本组病例中，骶骨骨巨细胞瘤术后局部复发为10/24（41.7%），其中复发2次的患者2例，共实施手术6次；复发1次的患者7例，共实施手术14次。骨盆骨巨细胞瘤术后局部复发为2/22（9.1%），2例坐骨骨巨细胞瘤刮除后均局部复发。行大块切除的19例骨巨细胞瘤均未复发。骨盆骨巨细胞瘤相对比较容易实施大块切除术，所以术后局部复发率较低；骶骨肿瘤的骨巨细胞瘤，由于骶神经及盆腔脏器的缘故，不易实施整块切除，因而局部复发率高。

2．骨盆、骶骨骨巨细胞瘤治疗方法的选择

骨巨细胞瘤的侵袭性非常强，不能够按照一般良性骨肿瘤的处理策略进行治疗。骨巨细胞瘤位于脊柱和骨盆等部位时手术难度更大，复发率高。对于病灶位于骶3节段及以远的骶骨骨巨细胞瘤患者，后方入路效果满意；而对于病灶涉及的骶椎节段较高的患者，为充分暴露病灶，应考虑前后联合入路。

骶骨巨细胞瘤多位于高位骶骨，目前多采用刮除术。因肿瘤血运丰富，术中出血很多，有时不易彻底刮除肿瘤，因而局部复发率较高。控制术中出血是完全切除肿瘤、降低复发率的重要措施。对于较大肿瘤，多需术前行髂内动脉栓塞，或者在术中经前路结扎髂内动脉、临时阻断腹主动脉。术中尽量保护双侧骶3以上神经根，彻底切除肿瘤。术前是否行双侧髂内动脉栓塞，要考虑到栓塞后能否满意地控制术中出血。根据我们的经验，多数情况下，栓塞后术中控制出血并不满意。对于巨大的骶骨肿瘤，建议术中行前路切口，结扎患侧髂内动脉，临时阻断腹主动脉，也可在腹主动脉内放置球囊，必要时用球囊阻断腹主动脉血流，以有效地控制术中出血。

肢体骨巨细胞瘤的推荐治疗方法是扩大刮除术。由于解剖部位的复杂性和肿瘤在诊断前通常长得很大，发生在骨盆或是骶骨上的骨巨细胞瘤的局部复发率要远高于其他部位。最近的研究表明，骶骨的骨巨细胞瘤较骨盆肿瘤的局部复发率较高，疾病的转归也差。除了对肿瘤进行广泛切除术外，其他所有方法治疗后的局部复发率都在40% ~ 50%。随着随访时限的延长，实际的局部复发率可能会更高。本研究中，进行了病灶内切除术的骶骨、骨盆骨巨细胞瘤患者的局部复发率为 41.7%，所以应该考虑选择广泛切除术以有效降低复发率。

最近的研究报告，对肿瘤进行病灶内切除联合放疗与单一方法治疗的局部复发率没有统计学差异。联合治疗增加了外科治疗并发症发生率和局部放疗后引起肉瘤变的风险，而且在统计学上并没有降低局部复发率。病灶内切除术和放疗的局部复发率没有统计学差异。大剂量的放疗也不能明显地降低局部复发率。对肿瘤实施广泛切除能明显降低局部复发率但会增加外科治疗并发症的发生率。由于接受外科治疗 + 辅助冷冻治疗的病例数量太少，尚不足以进行统计学计算。

骨盆或骶骨肿瘤的治疗应该是个体化的。发生在Ⅰ区或Ⅲ区的骨盆肿瘤，应该进行肿瘤广泛切除术，这可以减少局部复发率和放疗引起肉瘤变发生率。对于位于骶 3（包括骶 3）节段以下的骨巨细胞瘤可采用广泛切除，并注意保留排便和排尿功能。

多数学者都赞成对Ⅱ区骨盆骨巨细胞瘤进行手术治疗。除了广泛切除外，治疗后的局部复发率为 25% ～ 50%。广泛切除术和髂股重建后会增加外科治疗并发症的发生率并可能造成双下肢不等长，但这种治疗方法的局部复发率很低，所以仍值得实施。髋臼病变比单纯髂骨或是坐骨耻骨病变难于治疗，因为它累及髋关节。本组病例中髋臼肿瘤切除术后的复发率与髂骨或坐骨肿瘤没有明显差异。

放疗更倾向于治疗骶骨巨大肿瘤。目前没有证据说明骶骨肿瘤病灶内切除术联合放疗能够提高局部控制率。肿瘤广泛切除术可能会引起骶神经损害，但由于局部复发率很低，所以仍为治疗的最好手段。治疗骨盆或骶骨骨巨细胞瘤时，要考虑治疗后的局部复发率和外科治疗的并发症发生率以及患者的意愿等，权衡利弊而选择治疗方案。

3. 骶骨、骨盆切除后的重建问题

以往对大部分全骶骨或次全骶骨切除后的患者没有进行骶骨重建，患者术后须要长时间卧床，依靠手术瘢痕限制脊柱下沉。多数患者能够直立行走，但可能出现由于脊柱不稳而产生的神经根症状。近年来，随着脊柱内固定系统的迅速发展，许多医生开始对全骶骨或次全骶骨切除后的患者实施内固定，重建脊柱骶骨的稳定性。患者可以早期下床活动，不会出现由于脊柱不稳而产生的神经根症状。然而，骶骨部位的内固定手术也存在许多风险及并发症。由于骶骨肿瘤切除后，局部留有很大空腔；空腔后方缺乏肌肉层覆盖，只有一层筋膜皮瓣覆盖，因而容易出现局部积液，甚至感染。如果局部出现感染，内固定器械就可能需要取出。本组 24 例骶骨巨细胞瘤病例中，有 19 例患者行次全骶骨切除后术中实施了内固定术，其中有 2 例患者因术后伤口感染于术后两个月被迫取出了内固定物。作者认为，对于高位骶骨肿瘤切除或骶髂关节切除的患者，如果条件允许，应进行内固定，重建脊柱骶骨的稳定性，手术中注意植骨行生物重建，以期建立远期稳定性。术中尽量设法减少术后伤口并发症。对于保留骶 1，2 或双侧骶髂关节完整的患者，无须进行内固定术。

骶髂关节承担着步态周期所造成的压力负荷，以及骨盆旋转造成的张力负荷。累及髂骨及骶髂关节的骨巨细胞瘤切除术后，如果骨盆环的连续性受到影响，则必须重建骨盆环的完整性。否则患者行走的时候会产生疼痛。术前应根据病情制订详细的髂骨肿瘤切除后重建方案。为了能够重新获得骨盆环的近期及远期完整性，可考虑行钉棒系统或自体骨、异体骨移植（常用腓骨）行重建术。

本组髂骨及骶髂关节的骨巨细胞瘤切除后，应用钉棒系统重建骨缺损。将钉棒系统中的四枚椎弓根镙钉分别固定于腰骶椎的椎弓根及髋臼顶部残留骨质上（螺钉方向可指向的耻骨支及坐骨支）。然后，应用两钛棒分别连接两枚固定于腰骶骨及骨盆骨的椎弓根钉。内固定物表面可用骨水泥包裹，使之成为一个整体，维持骨盆环的完整。这可以满足将力学负荷由躯干传导至下肢的需求。随访过程中未见钉棒系统松动的病例。应用钉棒系统重建髂骨肿瘤切除后缺损的优点在于固定确实、坚强，术后可早期承重，术后一周即可下地进行功能锻炼。钉棒系统周围的骨水泥及软组织瘢痕有助于维持钉棒的长期稳定。应用自体或异体骨移植术后，早期稳定性差，患者须卧床2个月以上。移植骨吸收不愈合以及异体骨排异反应等并发症的发生率较高。

对于累及髋臼顶部的Ⅰ、Ⅱ区骨巨细胞瘤，可采取肿瘤病灶切刮、钛网杯重建髋臼顶、骨水泥填充、人工髋关节置换术，以重建髋关节功能。对于累及到整个髋臼的Ⅰ、Ⅱ区或Ⅱ、Ⅲ区骨巨细胞瘤，应考虑行广泛性肿瘤切除术，应用组合式人工半骨盆或马鞍假体行重建术。

骨盆、骶骨骨巨细胞瘤治疗的文献复习

骨盆和骶骨骨巨细胞瘤的最佳治疗方案尚存在争议。尽管是一种良性肿瘤，在骨盆和骶骨上发生的骨巨细胞瘤对外科医师来讲具有相当的挑战性。骨盆、骶骨骨巨细胞瘤常体积巨大，骶腰神经根、髂窝、骨盆环、髋关节、输尿管、膀胱和直肠等组织结构均可能受到累及。

骨盆和骶骨骨巨细胞瘤的治疗方法包括放疗、病灶内切除、病灶内切除联合放疗、病灶内切除辅助冷冻术以及广泛切除。恰当的活检后行放疗的主要优点是能够避免外科治疗并发症；缺点是局部反应和可能引发肉瘤变。病灶内切除能避免伤及神经根，能保留骨盆环的完整性，保留髋臼等重要结构；缺点是治疗后的肿瘤局部复发率较高。肿瘤广泛切除术能最大限度地降低肿瘤复发率，但会增加外科治疗并发症的发生率。

对于骨盆和骶骨骨巨细胞瘤，是放疗还是病灶内切除的复发率高？外科治疗联合放疗能否有效增加局部控制率？还是仅仅增加了并发症的发生率？骶骨病灶是否比骨盆病灶的复发率高？

复习文献中239例骨盆和骶骨骨巨细胞瘤病例，发现只进行放疗的病例的局部复发率是49%，进行病灶内切除病例的局部复发率是47%，行病灶内切除联合放疗病例的局部复发率是46%，进行广泛切除的病例没有复发。6%的病例发生肺转移，2%的病例继发恶变，2%的病例出现围手术期死亡。不到1%的病例为发生多中心病变。11%的原发或复发性骨巨细胞瘤病例放疗后发生肉瘤变。更大剂量的放疗没有降低局部复发率。手术联合放疗的局部复发率不低于单一治疗。骶骨肿瘤的局部复发率为48%，高于骨盆肿瘤的局部复发率为34%。患骶骨肿瘤的患者的身体状况（23%死亡）差于患骨盆肿瘤的患者（6%死亡）。

文献中收集了238名患者的239个骨盆和骶骨骨巨细胞瘤病灶，共进行了252次治疗。包括了73个骨盆肿瘤和166个骶骨肿瘤病灶。对73个骨盆肿瘤病灶进行了82次治疗；对166个骶骨肿瘤病灶共进行了170次治疗。将病例分为骶骨肿瘤组、骨盆肿瘤组分别进行研究。

对73个骨盆肿瘤病灶进行82次治疗，其中28（34%）次治疗后出现局部复发：接受放疗的16个病灶（16名患者）中7个（44%）出现局部复发；接受病灶内切除术的37个病灶（36名患者）中17个（46%）出现局部复发；接受肿瘤病灶内切除术联合放疗的12个肿瘤病灶（12名患者）中3个（25%）出现局部复发；接受肿瘤病灶内切除术联合冷冻术的2个肿瘤病灶（2名患者）中1个（50%）出现局部复发；接受肿瘤广泛切除术的15个肿瘤病灶（15名患者）中没有（0%）局部复发。接受放疗的患者与接受病灶内切除术患者的局部复发率没有显著差异（P=1.00）；接受放疗与接受病灶内切除术联合放疗患者的局部复发率没有显著差异（P=0.43）；接受病灶内切除术与接受病灶内切除术联合放疗患者的局部复发率没有显著差异（P=0.31）(Fisher's exact test)。行肿瘤广泛切除术患者的局部复发率要远远低于接受其他治疗的患者（P=0.002）。

随访73个骨盆骨巨细胞瘤患者（平均随访时间10.8年，n=72），其中66名患者（90%）无瘤生存，1名患者（1%）带瘤生存，4名患者（6%）因肿瘤死亡，2名患者（3%）死于其他疾病。死于肿瘤的4名患者中，3例行囊内手术后接受了放疗，另1例患者出现了良性但持续进展的肺转移。

25例原发或复发骨盆骨巨细胞瘤的患者放疗后随访时间达到5年或5年以上，其中3例出现了放疗诱导的肉瘤。73名患者中3个（4%）发生

了良性的肺转移。73名患者中没有发生继发恶变的病例（继发恶变定义为放疗后5年内出现肉瘤变或未放疗的病例出现肉瘤变）。对于骨盆肿瘤，已发表的资料中，常缺失对肿瘤进行分级的数据，因此尚无法进行这方面的统计学分析。

不同部位肿瘤的复发率：31例髂骨肿瘤中10例（31%）出现复发，18例髋臼肿瘤中6例（33%）出现复发，24例耻骨坐骨肿瘤中8例（33%）出现复发。

所有162名骶骨骨巨细胞瘤患者共接受了170次治疗，其中3例围手术期死亡。剩余的159名骶骨骨巨细胞瘤患者共接受了167次治疗，其中80次治疗后（48%）出现局部复发，包括：49例接受放疗的骶骨肿瘤（49名患者）中25例（51%）发生局部复发，31例接受肿瘤病灶内切除的骶骨肿瘤（31名患者）中15例（48%）发生局部复发，71例接受肿瘤病灶内切除术联合放疗的骶骨肿瘤（71名患者）中35例（49%）发生局部复发，8例接受肿瘤病灶内切除术联合冷冻术的骶骨肿瘤（8名患者）中5例（62%）发生局部复发，8例接受肿瘤广泛切除术的骶骨肿瘤（8名患者）中没有（0%）发生局部复发的病例。接受放疗或是病灶内切除术的局部复发率没有显著差异（P=1.00），接受放疗或是病灶内切除术联合放疗的局部复发率没有显著差异（P=1.00），接受病灶内切除术或是病灶内切除术联合放疗的局部复发率没有显著差异（P=1.00）。进行肿瘤广泛切除术的患者的局部复发率要远远低于接受其他治疗的患者（P=0.007）（Fisher's exact test）。

在对患骶骨巨细胞瘤的166名患者随访中（平均随访7.8年；n=159），104名患者（63%）无瘤生存，18名患者（11%）带瘤生存，39名患者（23%）死于肿瘤，5名患者（3%）死于无关疾病。39例死亡病例的死亡原因是：16名患者死于局部复发，9名患者死于放疗引起的肉瘤变，3名患者死于继发肉瘤，3名患者死于局部复发和良性转移；2名患者死于良性转移，2名患者围手术期出血，1名患者迟发肾动脉受累，1名患者手术后死于6个月肺动脉栓子，1名患者围手术期非特异性死亡（可能是由于心力衰竭或是肺动脉栓子），1名患者死于与神经源性膀胱相关的肾衰竭。

95名患者有骶骨骨巨细胞瘤的患者针对原发或是复发肿瘤进行放疗，放疗后随访时间5年或5年以上，10名患者（11%）发生了放疗引起的肉瘤变。166名患者中11个（7%）发生了良性的转移。166名患者中5个发生继发恶变（3%）。对于骶骨肿瘤，发表的数据常未对肿瘤进行分级，尚无法行统计学分析。

将骶骨骨巨细胞瘤按治疗方式分为2组进行分析。放疗组的局部复发率是51%（49个病例中25例复发），不幸的是，其中的3例早期治疗后引起肉瘤变而死亡。肿瘤病灶内切除组的局部复发率是48%（31个病例中15例复发）。还有3名患者围手术期死亡，以致外科治疗组的局部复发或死亡的比率达到53%（34例肿瘤中的18例）。引起围手术期死亡的原因：2名患者为手术中大出血；1名患者原因不详（心力衰竭或是肺动脉梗死）。

骶骨骨巨细胞瘤治疗后的局部复发率（167例肿瘤中80例复发；48%）明显高于骨盆骨巨细胞瘤（82例肿瘤中28例复发；34%）（P=0.04）（chi square test）。骶骨骨巨细胞瘤治疗后无瘤生存的患者数（165例肿瘤中104例；63%）要明显少于骨盆骨巨细胞瘤（73例肿瘤中66例；90%）（$P < 0.001$）（Fisher's test）。骶骨肿瘤治疗后带瘤生存的患者数（165例肿瘤中18例；11%）要明显多于骨盆肿瘤（73例肿瘤中1例；1%）（P=0.009）（Fisher's test）。骶骨肿瘤治疗后死亡的患者数（165例肿瘤中39例；23%）要明显多于骨盆肿瘤（73例肿瘤中4例；6%）（P=0.001）（Fisher's test）。

共168名患者进行了放疗（122名患者接受了有效放疗剂量，101名患者有具体的放疗剂量统计）。平均的放疗剂量是47.8Gy。35例接受小于45Gy的放疗病例中13例（37%）出现复发，48例肿瘤接受45～55Gy的放疗病例中19例（40%）出现复发，18例肿瘤接受大于55Gy的放疗病例中7例（39%）出现复发。局部复发率同放疗剂量（＜45Gy，45～55Gy，＞55Gy）无明显关联

（P=0.98）。

63 个只接受放疗治疗的患者进行了独立的分析（37 名患者有明确的放疗剂量统计）。出现局部复发的病例的平均放疗剂量为 49.3Gy（n=12），没有局部复发的病例的平均放疗剂量为 45.7Gy（n=25）。放疗的平均剂量同肿瘤是否出现局部复发没有明显差异（P=0.48）。

研究结果显示：发生在骨盆或是骶骨上的骨巨细胞瘤的局部复发率明显高于其他部位，这可能是由于解剖部位的复杂性和肿瘤在诊断前通常长得很大的缘故。发生在脊柱上的骨巨细胞瘤太少见，尚无法比较。最近的研究表明，骶骨的骨巨细胞瘤较骨盆肿瘤的局部复发率较高，疾病的转归要差一些。除了对肿瘤进行广泛切除术外，其他所有治疗后的局部复发率都近 50%。实际上随着随访时间的延长，局部复发率可能会更高。

肢体上发生的骨巨细胞瘤的推荐治疗方案是扩大刮除术。对于骨盆和骶骨肿瘤，治疗应该更具侵袭性，因为在进行了多种治疗后，238 例肿瘤中只有 71% 的患者能无瘤生存，所以应该提倡行广泛切除术以防止复发。

研究中发现，对肿瘤进行病灶内切除联合放疗与单一治疗的局部复发率没有统计学差异。联合治疗只是增加了外科治疗并发症发生率和局部放疗后肉瘤变的风险。病灶内切除术和放疗的局部复发率没有统计学差异。大剂量的放疗也不能明显地降低局部复发率。对肿瘤进行广泛切除术能明显降低局部复发率，但要增加外科治疗并发症的发生率。外科治疗中接收冷冻治疗的病例数量太少，不足以进行统计学计算。没有接受治疗的病例通常肿瘤会发生进展。术前进行动脉栓塞对于外科治疗是一种辅助的手段，因为它能减少术中出血和直接栓塞肿瘤血管。

过去的文献中对骨巨细胞瘤的大小和分级的信息缺乏完整记载，而骨巨细胞瘤的大小和分级有时能潜在地影响疾病的治疗和预后。但实际上，发生在骨盆和骶骨上的骨巨细胞瘤几乎均为 3 级（良性、侵袭性），巨大而难于切除。

尽管相对于外科治疗来说，放疗对机体的破坏要小，但仍能潜在地引起一些副反应，如上皮组织和神经组织的损害，会引起迟发的病理骨折或组织纤维化。在针对原发或是复发肿瘤实施放疗的骨盆和骶骨骨巨细胞瘤病例中，大约 11% 的患者出现了放疗引起的肉瘤变（放疗后随访 5 年或 5 年以上）。放疗后肉瘤变的潜伏期平均为 9 年，少于其他报道的 10 年、12 年或 13 年。难以确定放疗引起肉瘤变的发生率是否随着时间而降低，因为最近的统计也包括那些多年前报道的病例。另外，因为随访的时间还不足够长，对于当前患者统计的肉瘤变率可能要比实际的低。

238 名患者中 6% 发生良性肺转移，实际上随着随访时间的延长，肺转移率可能会更高。其他报道的肺转移率为 2% ～ 9%。尽管一些患者长期带瘤生存，发生良性肺转移患者的死亡率达 18% ～ 25%。最近的研究表明，43 例死亡病例中有 6 例发生组织学上的肺转移。只有 1 例病例为多中心骨巨细胞瘤，发生率为 0.42%。

对骨盆或骶骨骨巨细胞瘤，推荐个体化治疗。发生在Ⅰ区或Ⅲ区的骨盆肿瘤，应该进行Ⅰ区或Ⅲ区的广泛切除，这样可以减少局部复发率和放疗引起肉瘤变的发生率。对于较低平面的骶骨肿瘤应该进行广泛的切除，并保留直肠和膀胱功能。

髋臼病变比单纯髂骨或是坐骨耻骨病变难于治疗，因为它邻近髋关节。文献报道髋臼部位的肿瘤进行切除术后的复发率比髂骨或是坐骨的肿瘤没有明显差异。大多数作者都赞成对Ⅱ区骨盆骨巨细胞瘤实施手术治疗。除了广泛切除外，其他所有治疗方法的局部复发率为 25% ～ 50%，尽管死亡率只有 6%。虽然进行广泛切除和重建后会增加外科治疗并发症的发生率，但由于这种方法局部复发率很低，所以仍值得考虑。

研究显示放疗更倾向用于骶骨上巨大的肿瘤。分析数据不支持进行肿瘤病灶内切除术联合放疗。肿瘤广泛切除可能会引起骶神经损害，但由于局部复发率很低，所以仍为治疗肿瘤的最好手段。

治疗骨盆或骶骨骨巨细胞瘤时，要考虑治疗后的局部复发率和外科治疗的并发症发生率以及患者意愿等因素，权衡利弊而选择治疗方案。

盆腔软组织肉瘤

软组织肉瘤是异质性肿瘤，已知的组织学亚型有 50 多种，有着不同的临床、治疗方式，预后也多种多样。软组织肉瘤比较少见，只占成人恶性肿瘤的 1% 左右。盆腔并不是软组织肉瘤最好发的部位，发生率远低于四肢、胸背部等。

由于盆腔特殊的解剖学特点，且缺乏天然的筋膜屏障，生长于盆腔内的肿瘤通常发现较晚，体积较大。加之盆腔内多为重要的组织器官以及肿瘤组织学类型多样，对骨肿瘤医生来说，盆腔软组织肉瘤的治疗是一项富于挑战的任务。外科手术治疗被认为是主要的治疗手段。外科治疗的方法包括切除术、半骨盆截肢术及髂腹间切断术（全下肢切除术）。医生们尽可能选择广泛切除以获得良好的肿瘤局部控制率，从而增加疾病治愈的概率。较高的局部复发率是盆腔软组织肉瘤治疗过程中棘手的问题，即使很多患者接受了半骨盆离断术甚至是全下肢切除术，文献中报道的局部复发率也要达到 30% ~ 40%。而且肿瘤位于盆腔并且临近重要的组织器官，切除术后的并发症及功能缺失也并不少见。甚至有的医生认为对于盆腔内高度恶性的软组织肉瘤患者，应该持以保守的态度进行治疗，姑息性切除也是一种选择，可以使患者在有限的生命内获得较好的生活质量。边缘性切除后辅助放疗也是一种可以接受的治疗手段。根据其病理类型及生物学行为的不同，化疗也是部分软组织肉瘤不可或缺的辅助治疗手段。

临床资料

我们回顾了近 10 年间在北京大学人民医院骨与软组织肿瘤治疗中心接受治疗的 239 例盆腔肿瘤患者，其中 71 例（29.7%）患者罹患软组织肉瘤，并均接受了手术治疗。其中男性 35 例，女性 37 例；平均年龄 40.9 岁（5 ~ 78 岁）。

盆腔常见高度恶性软组织肉瘤为恶性外周神经鞘瘤、脂肪肉瘤、原始神经外胚瘤（PNET）等。其中恶性外周神经鞘瘤 25 例，多形性未分化肉瘤（原恶性纤维组织细胞瘤）5 例，脂肪肉瘤 6 例，原始神经外胚层瘤（PNET）11 例，淋巴瘤 6 例，其余为血管来源恶性肿瘤、平滑肌肉瘤、滑膜肉瘤等共 18 例。

就诊时为原发初治肿瘤的患者为 54 例；其余 17 例患者均在外院接受过手术治疗，影像学提示有明确肿瘤残留或是肿瘤复发情况。全部患者要接受术前系统检查（患病部位行 CT、MRI 检查以明确肿瘤位置、大小、与周围组织关系等情况，胸部、头部 CT、骨扫描或 PET/CT 检查以明确有无远处转移情况）。25 例患者接受了术前穿刺或切开活检以明确肿瘤性质。17 例患者接受术前系统治疗（部分肿瘤巨大或是累及重要器官、血管、神经，或是术前有远处转移情况，术前接受辅助放化疗以减少肿瘤负荷、缩小肿瘤范围等）。

58 例患者在我院只接受了单次手术，其余 13 例患者分别接受了 2 至 4 次手术，总体手术次数为 97 次。主要采取的是前路切除术，沿联合髂腹股沟和腹部斜切口，进入腹膜后显露肿瘤。少数肿瘤位于小骨盆内，位置较低，与骶骨关系紧密；共 14 例患者采用后侧入路，沿骶骨正中切口，切除低位骶骨，显露前方肿瘤。5 例患者由于肿瘤巨大，侵犯范围较广，接受了半骨盆离断术。其中 2 例患者为反复复发性软组织肉瘤，肿瘤占满整个盆腔；患者及家属认为行髂腹间切除术（全下肢切除术）对患者身心会产生严重影响，并不利于术后恢复及进一步治疗，只接受了半侧骨盆离断术。

具体手术入路及方法参见第七章（骨盆环的外科手术入路）、第九章（半骨盆截肢术）、第十章（骶骨肿瘤切除术）及第十一章（骨盆环肿瘤切除术后的功能重建）内容介绍，在此不再赘述。

12 例患者同时进行了淋巴结清扫；3 例患者同时接受了结直肠修补、结肠造瘘术；2 例患者修补了输尿管，其中 1 例同时接受了患侧肾盂造瘘；3 例患者切除肿瘤同时切除了受侵的髂外血管，接受了血管置换术；各有 1 例患者修补了后尿道、阴道；1 例复发恶性纤维组织细胞瘤患者腹壁缺损严重，进行了腹直肌肌瓣转移。

对于初次手术切除标本切缘进行组织病理学分析，其中 50 例（70.4%）能达到广泛切除边界（在正常组织中切除肿瘤）；14 例（19.7%）只能达到边缘性切除（在假包膜内切除肿瘤，切缘距肿瘤组织不超过 1mm）。7 例（9.9%）患者由于为反复复发肿瘤，肿瘤巨大或是存在转移情况，只能行减瘤术，以缓解患者症状。

术后病理诊断为 PNET、淋巴瘤、滑膜肉瘤、黏液型脂肪肉瘤的患者均需行术后化疗，其余患者根据肿瘤组织病理类型及切除边界情况，结合患者耐受辅助治疗能力，决定术后辅助治疗方式或等待观察。共 39 例患者接受了正规系统的术后化疗，应用药物有阿霉素、异环磷酰胺、达卡巴嗪等；13 例患者对手术部位接受了放疗（剂量总强度在 4400 ～ 6000cGy；单次剂量强度为 200cGy，每周 5 次）。

结果

全部 71 例盆腔软组织肉瘤患者随访时间 8 ～ 117 个月，中位随访时间为 49 个月。

1. 复发情况

18 例（25.4%）患者术后发生局部复发。其中恶性纤维组织细胞瘤、滑膜肉瘤患者复发率较高，手术切除边界情况直接影响局部复发率。50 例广泛切除肿瘤的患者只有 8 例（16%）出现了局部复发；4 例（28.6%，4/14）边缘性切除肿瘤的患者发现局部复发；7 例减瘤术的患者中 6 例（85.7%）出现复发，另外 1 例淋巴瘤患者术后行放疗，随访 16 个月，未出现复发。因此广泛乃至根治性切除可以显著降低复发风险。

手术入路主要根据肿瘤位置来选择，髂腹股沟入路或是骶骨后侧入路对患者的肿瘤局部控制情况无明显影响；5 例半骨盆截肢的患者其中 2 例再次复发。

另外，肿瘤局部复发次数的递增，导致手术次数增多，而复发风险也随着升高。17 例外院治疗后在我院行二次手术的患者中，10 例（58.8%）出现了复发，导致再次手术。

2. 转移情况

软组织肉瘤主要是血行转移，常见部位是肺、骨、脑和肝，其危险因素为肿瘤直径＞5cm、高度恶性、深部肿瘤、复发性病灶。本组病例中，24 例（33.8%）患者出现转移，其中 13 例患者术前即存在转移。18 例患者发现肺部转移病灶，大多数为双肺多发转移，PNET 及恶性外周神经鞘瘤患者多见；5 例患者出现淋巴转移，均为淋巴瘤及滑膜肉瘤患者；3 例患者出现骨转移，转移部位为胸椎及股骨；1 例 PNET 患者出现脑转移；还有 1 例恶性纤维组织细胞瘤患者发生肝转移，1 例滑膜患者发生腹膜、大网膜转移。

3. 生存情况

全部患者平安度过围手术期及术后系统治疗期。20 例（28.2%）患者在随访期内死亡，中位死亡时间为 21 个月（8 ～ 79 个月）；其中 7 例（1.5%）患者死于肿瘤外其他原因。至随访截止时，35 例（49.3%）患者没有转移或复发迹象，16 例（22.5%）患者为带瘤生存。通过生存曲线可以看出，71 例患者 5 年的总体生存率分别为 67.2%（图 12-7）；而无病生存率分别为 40.9%（图 12-8）。

不同的组织学类型的高度恶性软组织肉瘤的预后有统计学差异（P=0.001）。5 例（45.5%）PNET 的患者死于肿瘤，中位生存期为 14 个月，5 年生存率仅为 44.1%。25 例恶性外周神经鞘瘤患者中 8 例（32.0%）患者死亡，中位生存期为 22 个月，5 年生存率高达 63.8%。而 6 例脂肪肉瘤患者全部存活，仅有 1 例患者发生肺转移，但带瘤生存已达到 36 个月。

4. 并发症

15 例（21.1%）患者术后出现伤口并发症。5 例（7.0%）患者出现了切口疝，其中 3 例为髂腹股沟入路，另外 2 例为半骨盆离断术后；由于切口范围大，腹壁缺损严重，均未行疝修补，嘱患者长期佩戴腹带以缓解症状。6 例（8.5%）患者发生了伤口浅表感染、延迟愈合，4 例发生在选择

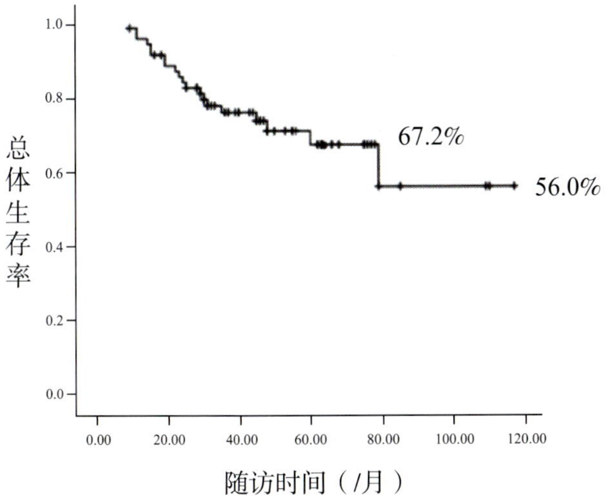

图 12-7 盆腔软组织肉瘤患者的总体生存情况

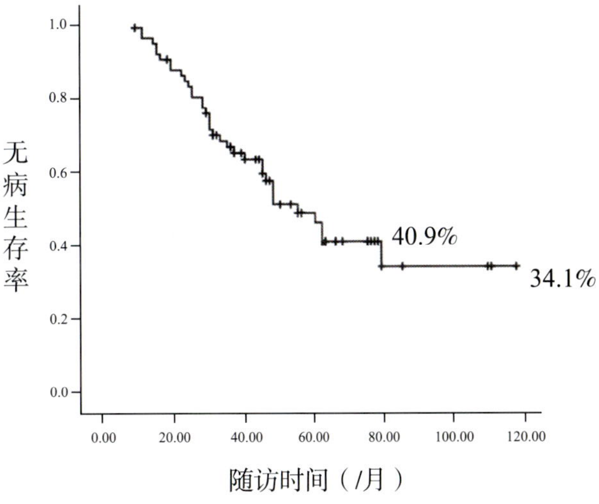

图 12-8 盆腔软组织肉瘤患者的无病生存情况

骶骨后路入路的患者中，均接受了二次手术清创、引流及缝合伤口；其余患者定期换药、应用抗生素、卧床制动等休养后自行好转。3 例（4.2%）患者术后出现淋巴瘘，通过加压包扎等保守治疗后好转。1 例患者术中行直肠修补，术后出现肠瘘，后行乙状结肠造瘘术。1 例患者术后 1 个月时出现下肢深静脉血栓，植入下腔静脉滤器后溶栓治疗后好转。

结论

高度恶性软组织肉瘤类型多样、部位多变、生物学行为不同，但均具有侵袭性，复发转移风险高。肿瘤生物学性状（大小、组织学侵袭性、肿瘤组织学分型、浸润深度）以及治疗情况（切除边缘，是否复发、转移）被认为是影响软组织肉瘤预后的重要因素。外科手术依然是软组织肉瘤主要的治疗方式，目标是尽量完整地切除肿瘤，并使切缘肿瘤残余阴性，与此同时最大限度地保留功能。但对于体积较大、累及范围较广的盆腔软组织肉瘤来说，很难达到广泛乃至根治性切除的手术边界。

可以选择对放化疗敏感的软组织肉瘤患者，术前给予新辅助治疗，以缩小肿瘤体积、减少肿瘤累及范围，增加手术可操作性，达到更好的局部控制率。我们的经验是患者首次手术很重要，要经过完整术前检查及缜密手术设计，制定合适的手术方案，尽可能降低复发风险。

我们不建议对高度恶性肿瘤行全下肢切除术。如果肿瘤庞大到一定地步，那么也不意味着接受了这种手术就能获得更好的手术边界。高度恶性的软组织肉瘤有着很高的转移率和死亡率，手术操作过大、风险过高，同时给患者造成身心巨大的伤害的治疗，是一种得不偿失的选择。

（汤小东　孙　馨）

延伸阅读

1. Pring ME, Weber KL, Unni KK, et al. Chondrosarcoma of the pelvis—A review of sixty-four cases. J Bone Joint Surg Am, 2001, 83（11）：1630-1642.
2. Cheng JC, Johnston JO. Giant-cell tumor of bone：prognosis and treatment of pulmonary metastases. Clin Orthop Relat Res, 1997, 338：205-214.
3. Guo W, Sun X, Ji T, Tang X. Outcome of surgical treatment of pelvic osteosarcoma. J Surg Oncol, 2012, 106（4）：406-410.
4. Guo W, Sun X, Zang J, Qu H. Intralesional excision versus wide resection for giant cell tumor involving the

acetabulum：which is better? Clin Orthop Relat Res，2012，470（4）：1213-1220.

5. Guo W，Li D，Tang X，Ji T. Surgical treatment of pelvic chondrosarcoma involving periacetabulum. J Surg Oncol，2010，101（2）：160-165.

6. Deloin X，Dumaine V，Biau D，Karoubi M，Babinet A，Tomeno B，Anract P. Orthop Traumatol Surg Res，2009，95（6）：393-401.

7. Mavrogenis AF，Angelini A，Drago G，Merlino B，Ruggieri P. Survival analysis of patients with chondrosarcomas of the pelvis. J Surg Oncol，2013，108（1）：19-27.

13 骨盆环转移瘤的外科治疗

骨盆、骶骨是转移瘤的好发部位。与骨的原发病灶不同，转移癌的控制主要依赖于放疗、激素治疗或化疗，多数病例通过保守治疗可以得到缓解。但对于严重影响骨盆稳定性、造成神经压迫的患者进行适当的手术治疗能够缓解疼痛、增强破损区稳定性、维护关节功能，提高患者的生活质量，甚至延长生存时间。然而，这种外科治疗比一般常规手术存在着更大的风险。骨盆和骶骨转移瘤由于其弥漫的病变范围和解剖复杂，术前评估和手术治疗更为困难。骨科医生需要根据患者的症状、身体健康状况、特别是肿瘤的位置和大小，决定治疗策略。完整而灵活的术前计划，适当的手术入路和重建方法，以及充分有效的手术技巧是非常重要的，具备了上述条件医生们就有条件取得最大的临床疗效，并把术中及术后并发症降到最低。在进行治疗前，医生们应该与病人及其家属详细交代病情，让他们对所要接受的治疗效果有一个合理的符合实际的期待，特别要强调假体重建术后的实际效果。在做出外科手术重建的决定前还应该仔细地评估机械力学需要，病人骨结构缺损的实际分级，评估手术的相关死亡率等。与病人的血液学和肿瘤学治疗相配合，与肿瘤放射学家，内科医生以及放射科医生进行小组讨论，争取取得最佳的治疗效果。

骨盆转移瘤

概述

1. 外科治疗目的及手术适应证

骨盆转移癌外科治疗目的包括：①最大可能地切除肿瘤，采用适当的方法重建骨盆的缺损，防止病理性骨折发生；②通过清除肿瘤病灶缓解疼痛，减少疼痛药物的使用；③改善患者功能，恢复一定的生活、工作，提高生活质量；④通过手术取材明确诊断，以便采用合适的放化疗等辅助性治疗。转移瘤切除是否能够延长患者的生存期目前尚未完全肯定，但对于临床预后较好的恶性肿瘤，如肾癌、乳腺癌、甲状腺癌等，病人生存期较长，应采取积极的外科手术治疗，消除症状，改善生活质量。目前，骨盆转移瘤的外科治疗仍然面临许多问题，其中最重要的问题是如何综合判断患者的手术适应证及手术时机。在对转移癌患者进行外科治疗前首先要观察患者的全身状况，其次考虑肿瘤的性质、患者可能的生存期、转移灶的数量、病损的范围以及患者的生活期望等。预期患者生存期在6个月以上，孤立性骨转移或重要部位的骨转移只有一处，全身状况良好者应考虑手术治疗。

2. 术前准备

由于骨盆转移瘤手术复杂、时间长、出血多、比一般常规手术存在着更大的风险，所以应选择身体一般情况较好、预计生存期较长的病人进行手术。需要对病人的身体状况和心理情况有一个整体的细致的评估。对病人的全面医学评估包括：心脏功能，呼吸以及代谢状态以及实验室检查（全血细胞分析、电解质、出凝血状态、白蛋白等）。另外，对于要进行动脉栓塞的病人，术前要进行肾功能评估。常规拍摄骨盆正位片和Judet位片。行常规的全身骨扫描检查也是非常重要的，尤其是可能检查出同侧股骨、对侧骨盆及下肢的病变，对于治疗非常有意义。有些病人术后需要支具辅助活动，这样就有必要对上肢进行力量评估，以及X线检查潜在的肱骨和肩部的转移病变。

骨盆转移瘤手术的失血量有时非常大，要有充分的预见性，做好充足的备血。不可以应用常规的血液回吸收滤过技术。对于体积较大，或是肾细胞癌、甲状腺癌、肝癌以及多发性骨髓瘤等血供丰富的转移瘤，建议常规应用术前动脉栓塞，以及术中临时阻断腹主动脉或髂总动脉，以减少术中出血。术前栓塞要求在术前24h内进行。术前应开放通畅的静脉通道，允许术中大量快速补液，预置Foley导管，动脉监测，这样可以在术中准确实时检测病人血流动力学的变化，保证病人术中的安全。

3. 手术方式选择

进行骨盆转移瘤的切除重建术一般采取侧卧位，患侧在上。在手术方式上，骨盆转移瘤一般不考虑半盆截肢手术，除非出现下列情况：①难以控制的感染；②肿瘤巨大导致神经血管束严重受累；③严重的周围血管疾病至下肢出现坏疽。手术入路应可根据医生的意愿进行扩大显露。包括：髂股入路，髂腹股沟入路，联合前方或者外侧髂嵴入路。还可根据骨盆前柱或后柱的受损情况选择一些改良的入路。对病人进行定位，以及应用骨盆外固定装置时可考虑术中应用X线辅助。另外，手术床应为可调式的，尤其可使患者的身体凸向术者，这样有利于术中显露患者侧下方以及位于下方的髂骨脊。尽管有人应用转子截骨协助显露，这些患者术后要接受放射治疗，应用截骨术后可能出现延迟愈合或不愈合，同时术后活动能力也将受到影响，因此，不建议对于这些病人应用转子截骨术。由于病人生存期较短，处理原则应该是姑息性手术，联合简单、稳定的方法进行重建。手术以刮除为主，刮除病灶后的骨缺损常需填塞骨水泥。但有时骨转移病灶也需要进行广泛切除。对于单发的、预后较好、放疗无法控制的骨转移病灶，可行广泛切除。例如，肾癌骨转移的患者预期生存时间较长，而肿瘤对放疗不敏感，这种情况下就需要广泛切除骨转移病灶。外科治疗的目的是要缓解疼痛，术后即刻或术后早期负重活动。重建不应采用关节融合、灭活再植、自体骨或异体骨移植等生物重建，因为上述方法复杂、骨愈合时间长、并发症多；而应考虑骨水泥、金属内固定及人工关节假体，以便快速恢复，降低感染、不愈合、以及术后进行常规放疗所可能导致的相关并发症。

4. 围手术期并发症的防治

骨盆转移瘤一般血供较丰富，活检或手术操作均可导致大出血，手术主要并发症是出血性休克所致的凝血障碍、急性肾衰竭、多器官衰竭等一连串并发症，后期的严重并发症是伤口感染。出血的主要原因是由于肿瘤刮除时瘤体暴露、创面广泛所致。在我们的病例中，对于部分较大的骨破坏，如髂骨翼和整个髋臼的骨破坏，以及肾癌、甲状腺癌、肝癌及骨髓瘤等血供丰富的转移瘤进行了术前血管造影及单侧髂内动脉栓塞和腹主动脉临时阻断的方法，明显减少了术中出血量，同时降低了患者的手术风险。手术时为了减少出血量，应尽量迅速地刮除病灶，如果病灶范围较大，可用纱布填塞、压迫止血，采用分段刮除的方法进行。当栓塞后仍然出现难以控制的大出血时，快速刮除肿瘤软组织包块并用骨水泥填充缺损有时可以起到止血效果。骨水泥聚合时的高温以及对出血骨面的挤压填塞可以起到止血的作用。如果填塞骨水泥止血的同时未能进行假体固定，可以待出血停之后取出骨水泥，进行新的骨水泥填充及假体固定。还可以应用射频、微波等技术，在切除肿瘤之前进行消融治疗，这样既可以减少术中出血，也可以减少肿瘤局部播散种植的可能(图13-1)

骨盆肿瘤切除容易发生伤口问题。特别是经过放疗和化疗的病例，由于做全髂骨切除手术剥离广泛，术前放疗使软组织受到伤害，缝合张力大；也可由于放疗后软组织血运差，适应异物、吸收反应物地能力减低，术后髂骨翼伤口边缘容易出现坏死；另外由于手术伤口大，局部渗血渗液较多，如果引流不畅，局部积血极易造成感染。骨盆肿瘤的切除应注意无创操作，尽量可能多地保留皮瓣与肌肉的血运。术后伤口中放置较粗的引流管，保持引流通畅，这对预防伤口感染是至

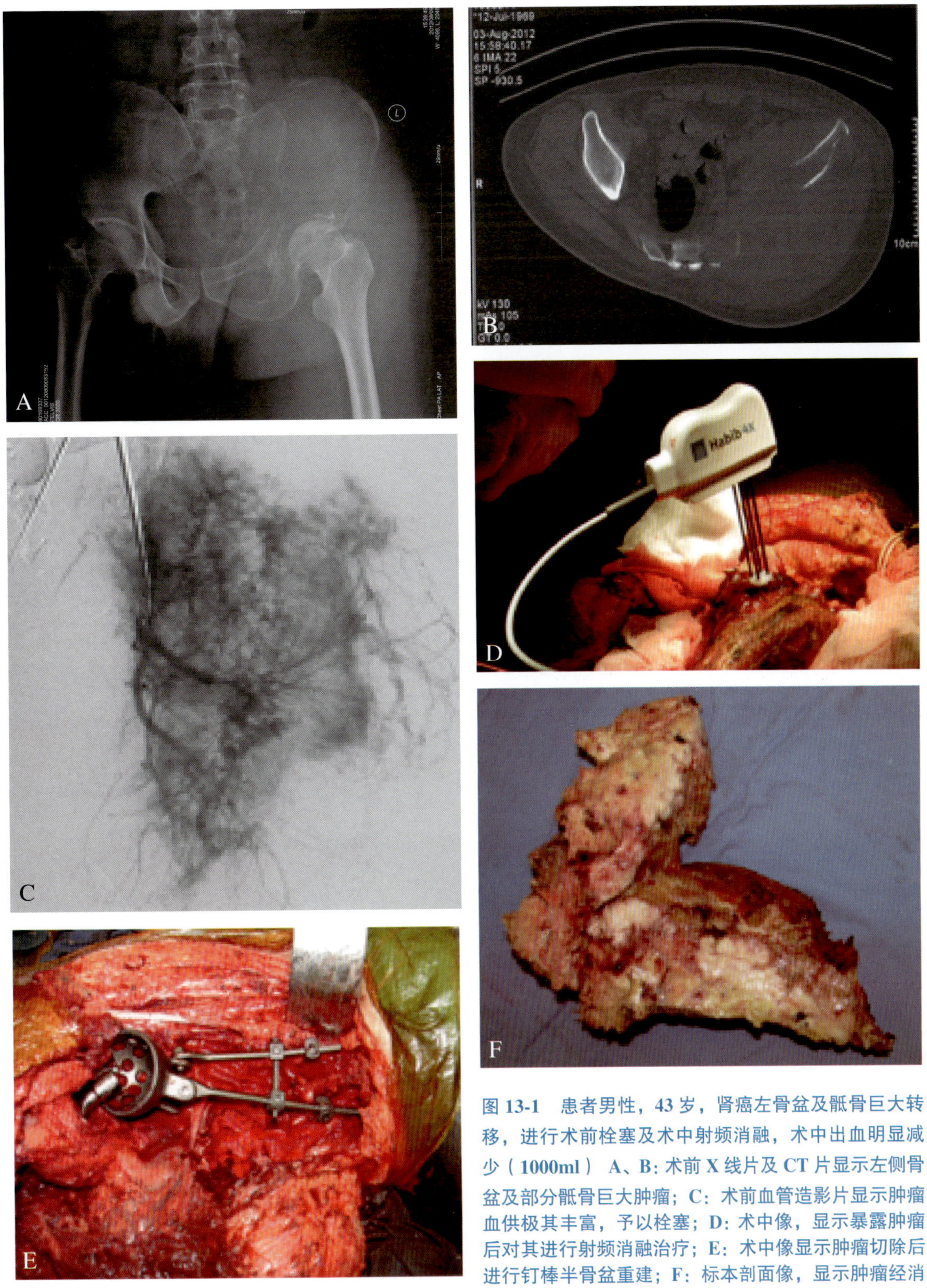

图 13-1 患者男性，43 岁，肾癌左骨盆及骶骨巨大转移，进行术前栓塞及术中射频消融，术中出血明显减少（1000ml） A、B：术前 X 线片及 CT 片显示左侧骨盆及部分骶骨巨大肿瘤；C：术前血管造影片显示肿瘤血供极其丰富，予以栓塞；D：术中像，显示暴露肿瘤后对其进行射频消融治疗；E：术中像显示肿瘤切除后进行钉棒半骨盆重建；F：标本剖面像，显示肿瘤经消融后广泛凝固坏死

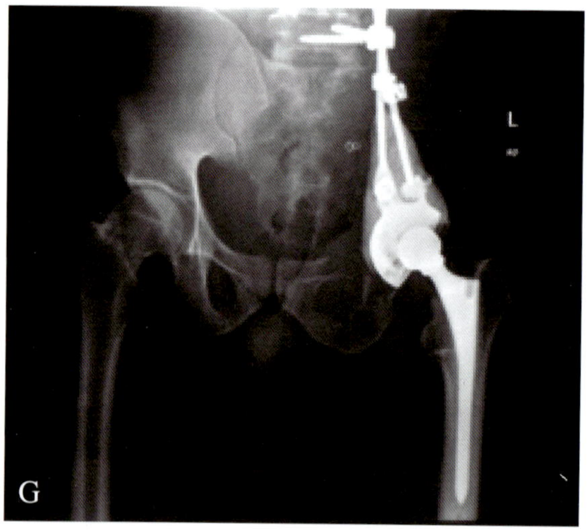

图 13-1 续　患者男性，43 岁，肾癌左骨盆及骶骨巨大转移，进行术前栓塞及术中射频消融，术中出血明显减少（1000ml） G：术后 X 线片显示骨盆假体位置良好

关重要的。手术缝合伤口时，皮瓣一定不能太紧，术中应尽量保留臀中肌及臀大肌。对化疗放疗敏感的肿瘤术前应以化疗为主，放疗在手术后进行为宜。

骨盆转移癌患者往往身体条件相对较差，加上许多患者术前放化疗的影响，患者抵抗感染的能力较低，因此抗生素的合理使用非常重要。对于髋臼周围肿瘤整块切除人工假体重建的患者来说，手术创伤较大，术后发生深部感染的机会也就较高。深部感染是骨盆肿瘤切除重建严重并发症，处理极为困难，常导致重建失败。我们常规采用术前当天使用抗生素，术后维持静脉用药 1 ~ 2 周，之后酌情改为口服用药 1 ~ 2 周。

临床病例

本节回顾总结了我们近年来对不同类型的骨盆转移瘤，特别是髋臼周围破坏的治疗经验，总结对转移性骨盆肿瘤的治疗方法选择。

1. 病例资料

1997 年 7 月至 2005 年 7 月，北京大学人民医院共收治 89 例骨盆转移瘤患者，其中男性 49 例，女性 40 例，平均年龄 53.93 岁（20 ~ 82 岁），术前 47 例患者有明确恶性肿瘤原发灶，20 例术前活检证实转移瘤，其余 22 例术后病理证实为转移瘤。其中乳腺癌 23 例，肺癌 16 例，肾癌 13 例，甲状腺癌 3 例，膀胱癌 3 例，前列腺癌 2 例，肝癌 3 例，胃肠道癌 7 例，妇科肿瘤 3 例，其他肿瘤 3 例，不明来源转移瘤 13 例；经 X 线、CT、MRI 及全身骨扫描（ECT）检查显示，89 例患者中 33 例为骨盆孤立性转移灶，56 例为多发性骨转移。根据 Enneking 骨盆分区，单纯累及Ⅰ区的 18 例，累及Ⅱ区的共 51 例（Ⅱ区 22 例，Ⅰ+Ⅱ区 15 例，Ⅱ+Ⅲ区 14 例），单纯累及Ⅲ区及Ⅳ区的各 8 例。肿瘤切除方法：采用刮除术 72 例，整块切除 17 例。重建方式包括骨水泥填充或骨水泥结合斯氏针、钉棒系统内固定重建 29 例；重建髋关节 51 例，包括骨水泥型全髋置换 23 例，带翼网杯全髋置换 13 例，斯氏针骨水泥全髋置换 8 例，可调试半骨盆假体置换 5 例，马鞍式假体置换 2 例；单纯肿瘤局部切除 5 例；4 例患者因肿瘤巨大及严重疼痛行半盆截肢。术后每 3 个月对患者进行随访至术后 1 年，其后根据患者具体情况进行随访。采用 Enneking 保肢功能评价标准进行功能评价，同时采用疼痛等级评定对术前和术后疼痛进行比较，疼痛分级按照数字分级法（NRS 法）评定。术后肺癌、乳腺癌病人均接受了全身化疗，肾癌病人进行免疫治疗及药物治疗，甲状腺癌进行放射性碘 131 治疗。22 例患者术后接受局部放疗。

2. 结果

89 例骨盆转移瘤患者中 18 例失随访，随访时间 6 ～ 63 个月，平均 13 个月。患者术前均存在不同程度的髋部或腿部疼痛，多数负重时疼痛明显加重，术前疼痛评分平均 7.2 分，手术治疗后均有不同程度疼痛缓解和行走能力恢复，术后评分 3.5 分。保肢病例 Enneking 功能评分平均 19.2 分，涉及髋臼区的平均评分 16.4 分，非髋臼区病例 23.5 分。术中平均出血量 1600ml，3 例肾癌转移出血量超过 4000ml，主要并发症包括，8 例伤口感染、2 例多器官功能衰竭、1 例严重肺栓塞、2 例假体脱位。

采用髂骨区及髋臼上缘稳定性重建的患者中，随访中局部复发 3 例，皆与髋臼上缘肿瘤残存有关。采用病灶刮除、骨水泥充填和带翼髋臼杯或钛网联合全髋置换方法进行重建 44 例中，1 年内局部复发 5 例。采用髋臼整块切除、组配式人工半骨盆假体或马鞍式关节重建骨盆和髋关节患者 7 例患者中，随访 1 年内局部复发 2 例，与切除边缘肿瘤残存有关。半骨盆截肢 4 例患者中，2 例肿瘤局部复发，系肿瘤巨大、行姑息性半骨盆截肢所致。

骨盆各部位转移瘤的手术治疗

1. 髂骨转移瘤

仅累及髂骨翼的骨转移瘤一般病灶相对较小，切除转移病灶后髋臼上方的骨质能够被保留。可根据病灶的具体位置选择恰当的切口，一般采用延长的髂腹股沟入路。病灶切除后，髂骨的后内侧部分（担负髋臼、骶骨间的应力传导功能）能否保留是决定是否需要骨重建的关键因素。如果髂骨的后内侧部分能够被保留下来，那么术中只需要切除病灶，不需要骨重建。如果这部分骨质不能保留，则骨盆环的完整性会受到严重影响，若不进行骨重建，患者在术后很可能会出现双下肢不等长、行走困难、疼痛、甚至耻骨联合分离等并发症，严重影响生活质量。因此，除非条件不允许，多数情况下需要选择恰当的方法重建骨盆环的完整性。对于骨转移瘤，重建方法可应用脊柱椎弓根内固定系统连接腰椎、骶骨与髋臼上方残余骨质，并应用骨水泥加强（图 13-2），也可用斯氏针骨水泥进行简单重建。

骶髂关节转移瘤，破坏轻者无症状，不必做内固定治疗；破坏严重者有移位、不稳定和疼痛，应行内固定治疗，过去按正常骨折方法固定，负重时有移位、疼痛而不满意；正确方法应沿负重力线方向，即由外下向内上与垂直线成 15°，通过骶髂关节钻入斯氏针，行髋臼成形术者应从髋臼内打入。髋臼完好者，在髋臼缘上方呈 45° 和通过骶髂关节打入。也有采用经皮空心钉内固定的方法来加强骶髂关节的报道，手术创伤小，病人症状缓解满意。

2. 髋臼区转移瘤

髋臼周围转移瘤破坏常导致股骨头逐渐向髋臼顶部及内侧移位，有时可发生急性髋臼骨折或塌陷。该部位转移瘤即便是进行了有效的放疗后仍可能因为放疗导致的局部骨溶解、骨坏死而发生病理骨折或关节塌陷。外科重建时需要保留髋关节修复骨缺损，以保证向脊柱方向的力量传导。外科手术重建的目标包括防止病理骨折及中心性脱位，缓解疼痛和保证快速的术后功能恢复，同时要考虑术后放疗的问题。为达到这些目标最佳的选择是采用水泥型的全髋置换，对常规全髋置换髋臼骨缺损进行植骨的方法并不适用。

当全髋关节置换用于髋臼转移瘤的手术时，需要根据骨破坏的程度、股骨头移位情况采取不同特殊技术和器械。多数情况下，髋臼部分采用骨水泥固定。如果骨破坏较小，股骨头移位不明显，应用普通骨水泥型髋臼将取得良好效果。如果髋臼周围骨质因转移瘤或放疗后骨坏死大范围破坏，在安装髋臼假体时就需要特殊技术。因为残留的骨质难以防止髋臼组件的移位和松动，所以普通的全髋置换难以成功。骨水泥可以抵抗压力，但不能抵抗剪切应力。用骨水泥来连接大范围的骨缺损并固定髋臼部件的失败率较高。如将髋臼组件安装在高于正常、直接与残存髂骨接触的位置，也容易导致重建失败。股骨部分的假体

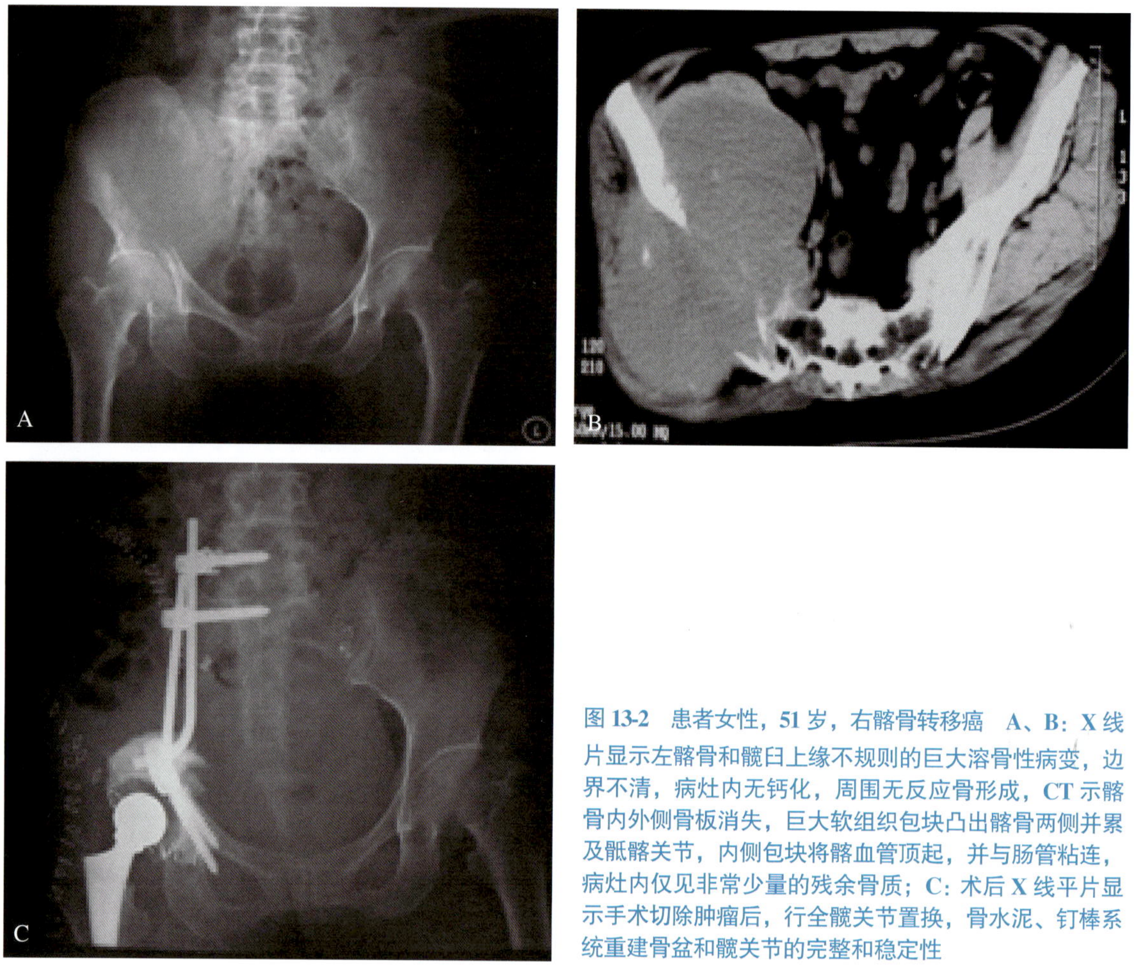

图 13-2 患者女性，51 岁，右髂骨转移癌 A、B：X 线片显示左髂骨和髋臼上缘不规则的巨大溶骨性病变，边界不清，病灶内无钙化，周围无反应骨形成，CT 示髂骨内外侧骨板消失，巨大软组织包块凸出髂骨两侧并累及骶髂关节，内侧包块将髂血管顶起，并与肠管粘连，病灶内仅见非常少量的残余骨质；C：术后 X 线平片显示手术切除肿瘤后，行全髋关节置换，骨水泥、钉棒系统重建骨盆和髋关节的完整和稳定性

可以采用常规水泥型全髋置换柄。术前应对整个股骨全长进行 X 线及骨扫描检查。如果发现同侧股骨有转移病变，应当选用长柄假体。

（1）分型

髋臼病变的分类系统对于预测预后，制订手术方案，比较治疗效果方面都非常有用。文献中对于髋臼和骨盆转移瘤，曾提出数种分类系统：①美国骨科协会制订的分类系统最初是为治疗全髋置换术后骨缺损而制订的，但它也可用于髋臼转移瘤，是各种分类系统中最全面和通用的；② Levy 及其同事报道了相似的髋臼病变分级方法，该分级系统根据 CT 所示的病变范围将髋臼病变分为：小型、大型、特大型。根据骨缺损的情况决定外科治疗的方法；③ 1981 年 Harrington 根据骨折的部位、肿瘤或放疗后骨破坏的程度，以及稳定固定的特殊技术要求对髋臼转移癌缺损进行了分类，指导髋臼转移瘤手术，其试图描述不同的解剖缺损范围，并给予相应的重建治疗。该分类如下：

Ⅰ型：髋臼外侧边缘皮质，上方及内侧壁完好，仅关节面破坏缺损。可以采用骨水泥固定的普通全髋置换术以达到长期牢固固定（图 13-3）。手术入路一般采用后外侧入路，不需要大转子截骨，可在髋臼深部放置金属网以加强骨水泥的固定效果，阻挡股骨头向内移位。术后第一天病人即可在耐受范围内下地活动并完全负重。

Ⅱ型：髋臼内侧壁缺损，而外侧缘周边骨质完好。采用普通髋臼会导致假体及骨水泥早期

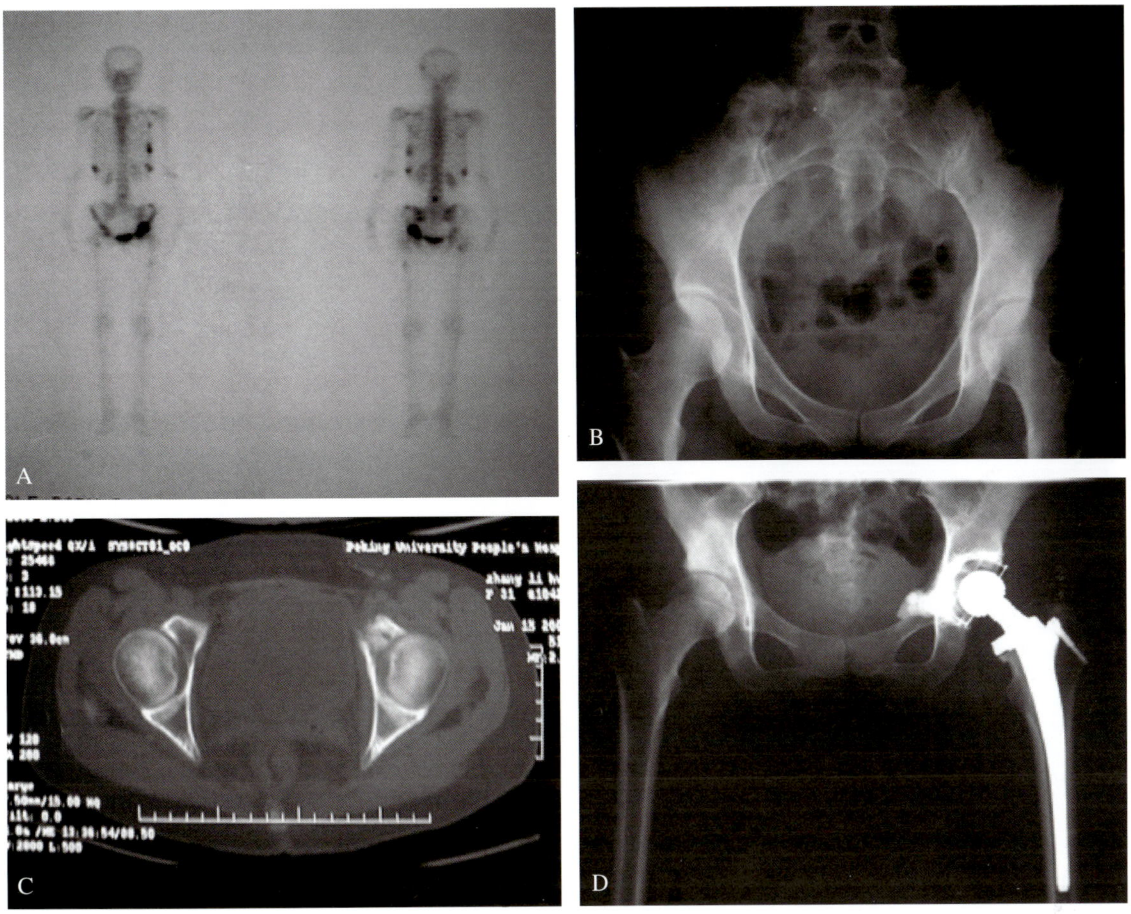

图 13-3 患者女性，31 岁，肺癌左侧髋臼转移，行左侧全髋置换术 A：骨扫描检查显示全身多发核素浓聚；B、C：X 线平片及 CT 显示左髋臼前方皮质溶骨性破坏，Harrington Ⅰ型；D：行骨水泥全髋置换术后 X 线片

向内侧移位。对于这种情况，应采用特殊设计的带翼防突出髋臼加强杯将应力引至髋臼缘（图 13-4）。安装时在保持髋臼假体正确解剖位置的同时需注意将网杯的翼放置在完整的髋臼缘，因为部分髋臼边缘可能存在破坏。可以采用后外侧入路，通常无需大转子截骨，尽量使用长颈人工头，以防止粗隆部撞击网杯延伸缘。股骨粗隆部，股骨干有潜在骨折时，应使用长柄髓内针的人工股骨头。术后第一天病人即可下地负重活动。

Ⅲ型：髋臼内壁、顶部及边缘均存在破坏，仅使用带侧翼的防突出髋臼加强杯是不够的。在这种情况下，还需要数根丝氏针置于残存髂骨和耻坐骨之间，以便于将位于解剖位置的髋臼假体所承受的应力传导至脊柱。近年来，有研究者对经典的 Harrington 方法进行了改进，用多根粗大的空心钉代替斯氏针，可以起到更好的固定作用（图 13-5）。也有采用马鞍式假体置换的报道，Benevenia 等对 20 例髋臼Ⅲ型转移瘤患者进行了马鞍假体置换，术后 MSTS 93 评分平均 16.6 分，多数病人可以扶拐行走。

Ⅳ型：对孤立性的髋臼转移灶进行“为了治愈”的切除。尽管孤立的骨盆转移瘤切除很少取得疗效，但是有一些病例还是取得了长期的生存，尤其是那些孤立转移的肾癌和甲状腺癌。对于部分单一髋臼转移的病例，以及髋臼周围骨质破坏范围较大的病变，在广泛切除肿瘤后，重建

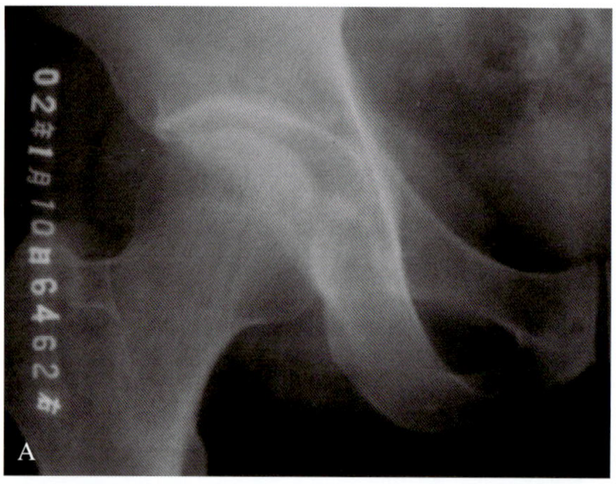

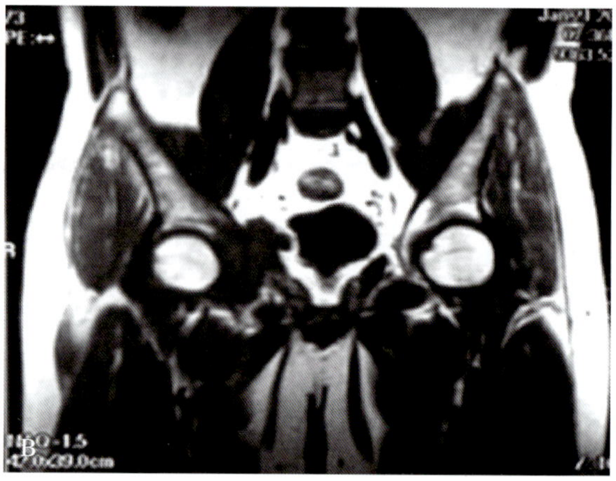

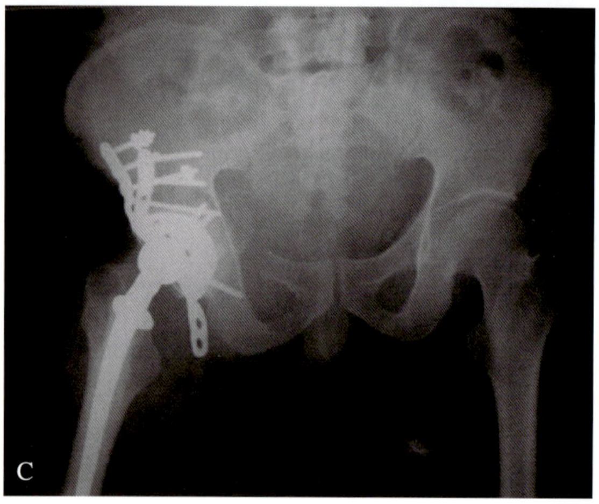

图 13-4　患者男性，40 岁，右髋臼转移瘤　A：X 线平片显示右侧髋臼溶骨性破坏，关节面骨质破坏；B：MRI 冠状位 T1 加权像可见右侧髋臼内侧壁骨质破坏及软组织包块，Harrington Ⅱ型；C：术后 X 线片显示行肿瘤刮除，骨水泥填充，带翼髋臼加强杯修补髋臼缺损，骨水泥全髋关节置换术，术中应用螺丝钉加固髋臼

髋关节（内半盆切除）有时较为困难。在这些病例，以及可以选择马鞍式假体。这种方法最开始用于全髋关节置换术后的骨缺损，后来也用于原发或转移性髋臼肿瘤的治疗。也可以选用带有固定翼，能固定于残存髂骨和耻骨支的定制型髋臼假体。这种假体制作前通常需要进行 CT 模拟重建设计。固定方式常用螺丝钉和骨水泥。有时想要应用定制型假体达到理想的固定位置较为困难。对于骨盆环的完整性重建，纵向稳定是极其重要的，同时要考虑人工假体在术中的可操作性。定制型骨盆假体为非组配式，其髂骨固定螺钉是单轴向的，不能根据术中截骨情况调整假体，固定也不够牢固。目前，我们设计使用的可调式半骨盆假体，其髂骨固定钉改为双轴向或多轴向固定，增加了稳定性，同时可以根据髂骨截骨的高度选择颈长的臼杯，利于安装和保持骨盆平衡。组配式骨盆假体还考虑到骨盆纵向和侧方的稳定因素，尽量达到恢复骨盆环连续性和稳定性的目的（图 13-6）。对于累及髂骨的髋臼转移瘤，可以应用脊柱钉棒系统简单重建，易于操作，但固定钉在骨内的应力较大，容易在负重的情况下对骨质产生切割，尤其骨质疏松的病人固定更加不稳，因此需用骨水泥加强。

（2）手术方法

以 Harrington Ⅲ型破坏为例，一般选择髋臼后外侧切口入路，不行大转子截骨，可以很好地显露股骨头，扩大显露可到达髋臼和髂骨侧方。在大多数破坏广泛的病例，常需要扩大的髂股骨切口入路，以便探查骨盆内外侧区域。术中进行髋关节脱位前最好行股骨颈截骨，避免脱位可能

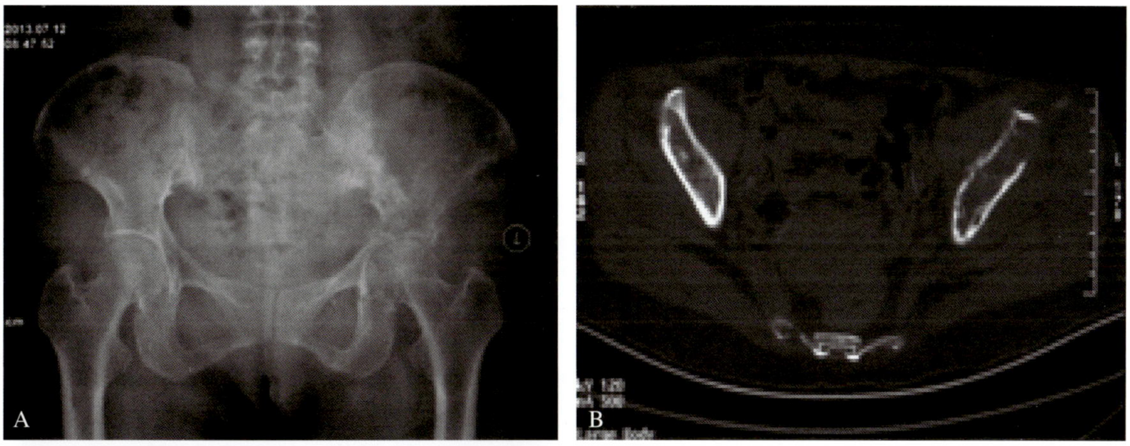

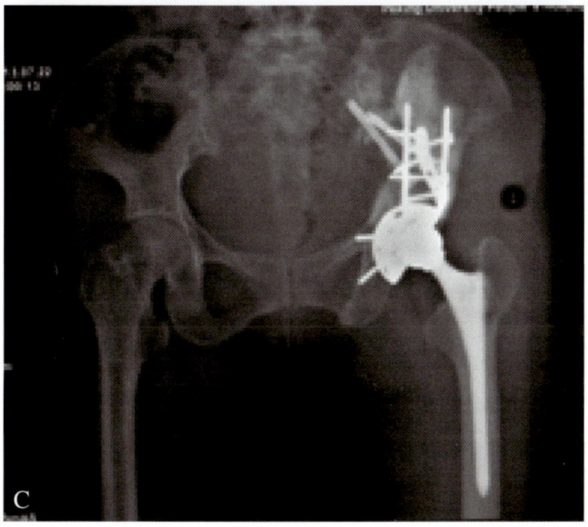

图 13-5　女性，49 岁，乳腺癌骨转移左髋臼转移

A、B：术前 X 线片及 CT 显示左髋臼内外侧壁及上方髂骨大范围破坏，Harrington Ⅲ型；C：术后 X 线片显示肿瘤切除后、空心钉、带翼髋臼加强杯螺钉固定、全髋关节置换

造成的后壁碎裂。可采用深拉钩或自动牵开器，帮助广泛显露髂骨后方及侧方，坐骨切迹，坐骨体。在显露清楚后，自髋臼缺损处沿残留的正常髂骨向骶髂关节方向钻入 2 ~ 3 根斯氏针，并越过关节达到骶骨。应采用较粗的斯氏针，术中还需要 X 线监测以保证斯氏针的位置。在钻入斯氏针的同时，应用手指触摸坐骨切迹，以保证斯氏针的方向，防止其穿入骨盆内壁。当髋臼缺损较大时，还可以自前部髂嵴向前柱的耻骨及后柱的坐骨钻入更多的斯氏针做进一步的加强。在髋臼假体顶部切断斯氏针，并安装带翼髋臼加强杯，在髋臼深部可以用金属钛网加强骨水泥固定。一些学者提出可以两阶段骨水泥固定，首先修复髋臼以外骨盆的缺损，尽管这增加了一个操作步骤，但可以弥补单纯的缺损，并可以调整臼杯至更佳的位置。绝大多数骨盆重建的网笼最终处于相对垂直的位置，增加了髋臼外展角。无论是全聚乙烯还是金属与聚乙烯组成的混合重建假体，都应该细心地将其放置于恰当的方向与位置，避免造成术后不稳定及脱位。当发生同侧股骨远端病变时，应采用长柄的股骨假体。在灌注骨水泥前，可适当地经皮穿透皮质打孔，制造通道减压，防止骨水泥灌注相关的栓塞并发症。术后将患肢置于轻度的外展位，并且应用全髋置换术后的改良屈伸锻炼，但在术后 3 周以内患髋屈曲不要超过 75°。术后 1 天可以立即负重下地活动，但需要佩带外展肢具约 4 周时间以防止脱位。

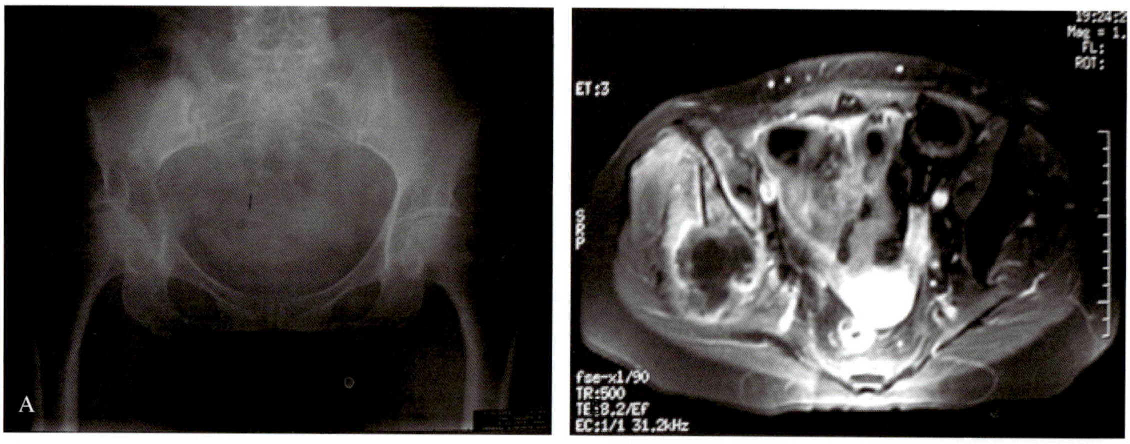

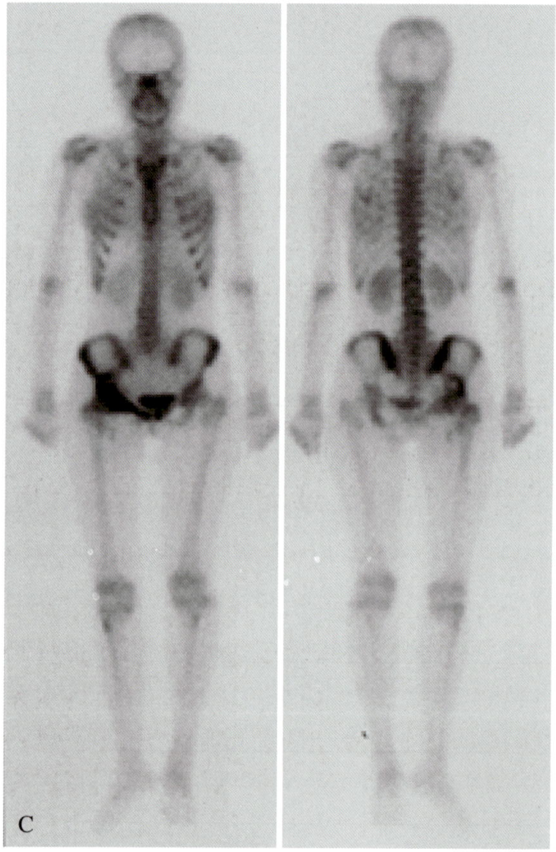

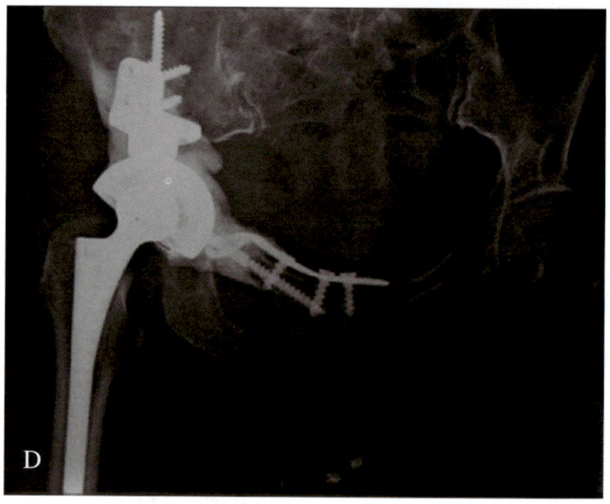

图 13-6　患者女性，57 岁，右髂臼转移癌　A、B：X 片示右髋臼溶骨性破坏，边界不清，瘤内无钙化，MRIT2 加权像示髋臼周围巨大软组织肿块，瘤内信号不均，中央有低信号区；C：骨扫描显示患者为单发骨转移病灶；D：术后 X 线平片，显示手术完整切除髋臼和耻坐骨区，行组装式半骨盆置换及全髋关节置换，重建骨盆和髋关节的完整性和稳定性

(3) 微创治疗

应注意的是，髋臼转移癌的病人进行全髋置换和髋臼重建可以显著缓解疼痛、提高功能，但有时由于患者一般情况较差、手术过程复杂、创面较大，可以有较高的围手术期并发症发生率。并发症包括术中大出血、打入斯氏针时发生的神经血管损伤及脏器损伤、血栓形成、髋关节脱位、伤口皮缘坏死感染等。为了减少这类并发症或用于体弱的患者，有研究者将经皮穿刺骨成形术应用于髋臼周围溶骨性转移瘤（图 13-7）。其机理与经皮椎体成形术相似，不仅能够通过骨水泥的填充作用加强髋臼骨质强度，还有热效应杀伤肿瘤、损毁神经末梢，减轻疼痛的效用。文献报道该方法具有良好的止痛效果，多数患者在术后 6 个月

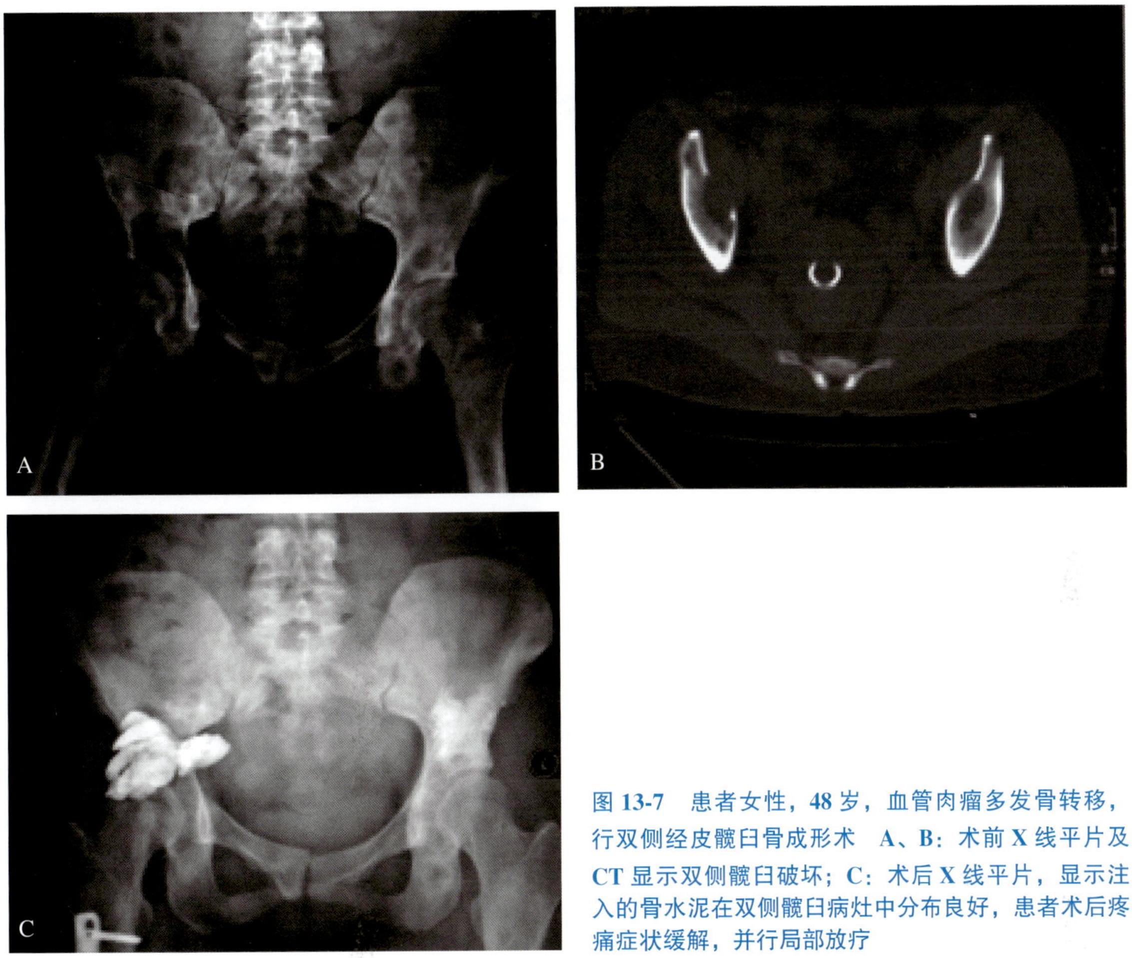

图 13-7 患者女性，48 岁，血管肉瘤多发骨转移，行双侧经皮髋臼骨成形术 A、B：术前 X 线平片及 CT 显示双侧髋臼破坏；C：术后 X 线平片，显示注入的骨水泥在双侧髋臼病灶中分布良好，患者术后疼痛症状缓解，并行局部放疗

内均获得疼痛缓解。手术方法如下：患者可接受全身、半身或局部麻醉；在 X 线透视下，将 2 根 10G 粗细穿刺针穿入髋臼周围病灶，通过 1 根穿刺针向病灶内打入适量的骨水泥，注意从正位和斜位观察有无骨水泥渗漏；如有明显渗漏，应立即停止骨水泥注射，更换穿刺针方向后继续注射，如有关节腔内渗漏，应在骨水泥聚合硬化之前，各个方向活动髋关节，以便骨水泥均匀地分布于关节表面，减少后期症状。

3. 耻坐骨转移瘤

由于是骨盆非负重部分，多数不需要手术治疗，可以通过放疗等获得症状缓解。对于对其他治疗不敏感，或体积较大，症状明显的耻坐骨支转移瘤可行切除术。由于股骨、骶骨间的力学传导机制依然存在，多数作者认为单纯Ⅲ区切除术后无需行骨重建，手术后基本上不影响下肢的功能。但由于盆底结构受到了破坏，盆腔内的脏器可能会向大腿上部移位，因此手术中要仔细行软组织重建。重建软组织时，注意不要卡压股神经、血管鞘及精索。

骶骨转移瘤

概述

骨骼是除了肺和肝以外最常见的肿瘤转移部

位，其中以脊柱转移瘤最为常见。脊柱转移瘤中，胸椎最为多见，其次为腰椎，再次为骶骨。骶骨转移瘤病变位置特殊，周围毗邻重要的脏器、血管和神经，处理比较困难。骶骨转移瘤的原发病灶以乳腺癌、肺癌、肾癌、甲状腺癌、前列腺癌、肝癌最为常见，其他包括直肠癌、淋巴瘤、恶性黑色素瘤等。

骶骨转移瘤最常见的来源途径为血行转移，包括远隔部位肿瘤的血行播撒及盆腔周围静脉丛的局部血行转移。其他转移途径包括肿瘤局部侵犯，如直肠癌局部复发累及骶骨。随着近年治疗手段的提高及治疗技术的发展，转移癌患者的生存时间延长，骶骨转移瘤患者有增多趋势，这为临床上治疗骶骨转移瘤增加了新的挑战。骶骨转移瘤多为肿瘤突破骨质压迫神经出现症状或影响骶髂关节导致不稳定时患者才就诊，通常肿瘤体积已经很大，同时有原发病变对全身影响的叠加，为骶骨转移瘤的治疗增加了难度。

骶骨转移瘤的诊断

1. 骶骨转移瘤的临床表现及实验室检查

骶骨转移瘤较骶骨原发肿瘤更为常见。虽然多数转移癌发展非常迅速，但是骶骨转移瘤缺乏明确的早期症状，因此诊断困难。早期诊断困难和骶管空间比较大，骶前间隙缺乏限制肿瘤发展的能力，导致肿瘤常生长到很大的时候才出现症状有关。患者骶尾部不适时通常只进行 X 线检查，而 X 线检查对骶骨肿瘤的发现率比较低，这可能进一步延迟了骶骨转移瘤的诊断。

骶骨转移瘤的最早期症状多为疼痛。局部疼痛和肿瘤生长、骨膜受牵拉所致。部分肿瘤细胞可以分泌炎性因子而加重疼痛。肿瘤生长压迫神经根时可以引起剧烈的神经根性疼痛。神经根性疼痛根据肿瘤累及的部位及影响的神经根，可以放射至单侧或者双侧臀部，下肢的后侧，外生殖器及会阴部。神经根性症状的发展过程早期一般为感觉的异常包括剧烈的疼痛，逐渐发展为该神经所支配的肌肉的运动功能的丧失，直至大小便及性功能障碍。骶骨转移瘤累及腰骶段或者骶髂关节，导致腰骶椎或者骶髂关节不稳定，患者负重后可能出现活动后的机械性疼痛。

骶骨转移瘤多有明确的肿瘤病史，不难与原发性肿瘤相鉴别。有肿瘤病史的患者，出现骶尾部疼痛或活动后腰骶部或骶髂部疼痛，要详细检查以排除转移癌。有肿瘤病史的患者发现骶骨病变，首先要考虑骶骨转移瘤。骶骨病变伴多处骨破坏的老年患者，首先也应该考虑转移癌。骶骨转移瘤实验室检查可以出现 CRP、血沉升高；有肿瘤标志物的患者可以出现肿瘤标志物水平的升高，如肺腺癌 CEA 水平升高，前列腺癌 PSA 水平升高，肝癌 AFP 水平升高等。

2. 骶骨转移瘤的影像学检查

（1）X线检查

虽然 X 线检查不能够非常清晰地显示骶骨内部细微结构的变化，但是骶骨正侧位 X 线检查仍然是骶骨转移瘤最基本的影像学检查。骶骨神经根孔周围骨质改变、骶髂关节面周围骨皮质的破坏以及骶骨内骨质密度的变化是骶骨肿瘤的重要 X 线表现，出现上述表现的患者要进一步检查以排除骶骨肿瘤。

（2）CT检查

可以明确骶骨的骨性结构有无破坏，肿瘤内部的情况包括肿瘤的破坏形式，有无骨化或者钙化等。同时 CT 可以明确骶骨的破坏程度，据此可以决定有无必要进行重建及重建方式。对于需要进行活检明确诊断的患者 CT 可以确定活检的位置，为活检提供必要的引导定位。

（3）MRI检查

是明确骶骨病变最有效的检查方法。通过 MRI 检查，可以明确肿瘤的骨内界限，肿瘤和硬膜囊及神经和脏器的关系，并通过肿瘤代谢情况判断其内部血供情况。有助于协助进行术前准备及制订手术计划。

（4）骨扫描检查

骨扫描的最主要目的为评估有无多发骨病变。临床上发现骶骨病变时需要加做骨扫描检查以评估患者其他骨的情况。但是骨扫描检查不具备特异性，因此，需要进行其他辅助检查以明确病变的范围和性质。骨扫描检查发现多发骨病变要考虑转移癌、多发性骨髓瘤、Paget 病，感染性疾病及脉管系统肿瘤。

（5）PET/CT检查

PET/CT 检查是目前转移癌检查的最佳方法，但是其昂贵的费用限制了其使用。PET/CT 对恶性肿瘤病灶筛查有较高的敏感性和特异性，对转移瘤原发灶的查找除了有很高的发现率外，还具有一次扫描获得全身信息、避免其他转移灶漏诊的优点，因此对病人全身状况评估有较高应用价值。同时可以根据 PET/CT 检查对肿瘤的良恶性进行初步判断。

3. 骶骨转移瘤的鉴别诊断

单发的骶骨病变要和骶骨的原发肿瘤如骶骨脊索瘤、骨巨细胞瘤、神经源性肿瘤相鉴别。多发骨病变患者注意和多发性骨髓瘤、甲状旁腺功能亢进，淋巴瘤等疾病鉴别。病史是鉴别诊断的重要依据，患者的年龄和肿瘤在骶骨的位置也非常重要。不同来源的肿瘤其影像学表现有一定的差别，例如肺癌、肾癌、肝癌以溶骨性病变为主，而前列腺癌、乳腺癌通常以成骨性病变为主要表现。转移癌和原发骶骨肿瘤之间的影像学表现有相似之处，但是其各自影像学特征仍有一定差异。肿瘤位于骶骨中央或者呈偏心性，位于高位骶骨或者低位骶骨，肿瘤内基质的情况及肿瘤的软组织侵犯方式均为骶骨肿瘤非常重要的鉴别诊断要点。常见的骶骨原发肿瘤有多种，其鉴别要点如下。

①骶骨最常见的原发肿瘤为脊索瘤。脊索瘤好发于 50 ~ 70 岁的患者，多为中央性，自低位骶骨及尾骨开始，向近端侵犯。多数脊索瘤为溶骨性病变，向前方突出，形成比较大的软组织肿块。部分病例软组织肿块内可以有不定形的、周边部分的钙化。

②巨细胞瘤常见于 20 ~ 40 岁的成年人，多为偏心性溶骨性病变，好发于高位骶骨，病变内没有钙化成分。病变边缘比较清楚，部分患者出现肿瘤边缘骨质硬化。

③骨肉瘤好发于青少年，高位骶骨比较常见，表现为混合性骨质破坏，骨基质内可以见不定形的致密块状、絮状骨化影。

④神经源性肿瘤好发于成年人，表现为围绕骶神经根孔生长的哑铃样肿块，部分病例可以表现为单纯的椎管内肿瘤或者单纯的骶前肿瘤。X 线检查上出现神经根孔的扩大，同时伴有周围骨质硬化。

骶骨转移瘤的治疗

骶骨转移瘤的治疗以姑息治疗为主，包括缓解疼痛及挽救神经功能。针对肿瘤局部的治疗包括放疗及手术。放疗是放射治疗敏感肿瘤骶骨转移瘤局部治疗的重要手段；而肿瘤累及腰骶关节及骶髂关节、肿瘤压迫神经造成严重神经性疼痛的患者，应该选择手术。以往研究表明单纯放疗疗效和手术结合放疗相类似，但是最近研究表明，手术联合放疗在控制肿瘤局部发展及缓解患者症状方面更有优势。放疗敏感性取决于肿瘤的类型。前列腺癌、小细胞肺癌、淋巴瘤放疗敏感性较高，大多数乳腺癌放疗也比较敏感。这些患者如果没有严重的临床症状者，可以先进行放疗。非小细胞肺癌，胃肠道肿瘤，肾癌放疗的效果不佳，通常需要进行手术干预。如果患者出现神经压迫症状、脊柱骨盆环不稳定以及机械性疼痛等严重影像患者生活质量的情况，应积极手术处理。

1. 骶骨转移瘤患者的综合评估

骶骨转移瘤的手术方式比较复杂，并且周围丰富的血供和肿瘤异常增生的血管使手术的风险比其他位置肿瘤的手术风险要高得多，术后对患者的严密观察以及护理需要丰富的经验。手术之前要对患者的全身状况进行充分的评估，掌握好适应证。骶骨转移瘤的类型有多种。部分仅有骨转移，部分骨转移同时伴内脏转移，孤立性骨转移伴内脏转移，多发骨转移伴内脏转移等。肺癌患者多无内脏转移，但多发骨转移常见，预后较差；肝癌患者多同时出现内脏及骨转移，预后很差；乳腺癌、肾癌、甲状腺癌患者，较少出现内脏转移。临床上应该根据患者的情况采取不同的措施。对于孤立性骶骨转移的乳腺癌、肾癌、甲状腺癌患者，应采取积极的外科手术治疗，术后辅以放疗，预后较好。比较特殊的直肠癌复发累及骶骨，可以进行大块切除以争取治愈患者。

2. 手术适应证

骶骨转移瘤患者病情多数比较复杂，手术的选择应从患者年龄、肿瘤性质、单发或多发转移、肿瘤位置及病变的范围等情况综合考虑。对适应证以及手术方式的选择首先要在明确外科治疗目的的情况下做到个体化。总结我中心对骶骨转移瘤治疗的经验结合文献，总结骶骨转移瘤外科治疗适应证如下：①严重疼痛的患者，为解除剧烈疼痛，提高生存质量，减少镇痛药物的使用；②肿瘤对神经以硬膜囊压迫，手术为恢复神经功能；③放疗后疼痛症状缓解不满意；④肿瘤累及腰骶椎导致腰骶或骶髂关节不稳定；⑤累及骶3以下的单发骨转移。

3. 骶骨转移瘤患者的术前准备

多数转移癌患者的一般情况相对较差，术前要对患者的心肺功能、肝肾功能、电解质情况等进行多方面的检查，纠正负氮平衡，纠正贫血等不利手术恢复因素。骶骨周围局部解剖关系复杂，毗邻的重要组织和结构较多，并且肿瘤血供比较丰富，术前一定要充分认识到手术的风险。术前的周密准备对手术成功至关重要。除了常规的术前准备之外，术前要进行肠道准备和控制出血的准备。骶骨转移瘤的手术治疗出血量一般在1000 ~ 5000ml，对血供丰富的肿瘤以及体积比较大的肿瘤甚至出血量可以达到10000ml以上。根据临床经验，出血量大于4000 ~ 5000ml时，术中可以明显出现凝血功能的异常，主要表现为创面大量渗血，血液明显稀释，凝血速度减慢。因为骶骨周围的血管比较多，并且骶骨前方为比较疏松的组织，没有能力将血肿局限于切口的周围，渗出的血液可能沿腹膜后的间隙向周围延伸，如果不及时补充血浆以及凝血因子，术后可能会出现致命性的出血。因此术前要准备充足的血源包括血浆、血小板以及相应的凝血因子。除了术前准备充足的血源以外，术前进行肿瘤血管栓塞是控制出血的有效手段。术前栓塞可以减少手术当中的出血，提高手术当中肿瘤切除的彻底性，并且栓塞可以引起延缓肿瘤的发展、缓解患者的症状及缩短患者的住院时间。术前栓塞的时间选择非常重要，手术和栓塞之间的时间越短效果越好。一般认为，栓塞后24 ~ 48h之内完成手术可获得比较好的效果。栓塞后最常见的并发症是术后发热以及供血区域的疼痛，无需特殊处理。对预计出血较多的患者，可以术前放置腹主动脉球囊阻断血流，以减少手术当中出血。前侧手术入路也可以使用粗棉线于术中临时阻断腹主动脉并同时进行髂内动脉结扎，以减少手术当中出血。

4. 骶骨转移瘤的手术方式

多数骶骨转移瘤累及高位骶骨，因此进行整块切除的手术方式通常会损失重要的神经功能，所以大部分骶骨转移瘤适合进行病灶内肿瘤刮除，以尽可能保留神经功能（图13-8）。单发的低位骶骨转移瘤可以完整切除以期治愈或长期控制（图13-9）。手术目的是缓解症状，最大可能地清除肿瘤病灶，减少局部复发。骶骨肿瘤手术入路包括单纯前方入路、单纯后方入路和前后方联合入路。因为转移癌的治疗以刮除为主，因此对转移癌而言，最常用的手术方式是后侧入路。有时候进行后侧入路的同时辅助进行前方入路以控制出血。现在由于栓塞技术和腹主动脉阻断技术比较成熟，已经取代了前侧入路的血管阻断术。

手术中的重要步骤之一是控制出血。控制出血可以使手术野清晰，有利于比较彻底地清除肿瘤及保护神经根。腹主动脉阻断的时机应该选择在将骶骨后方的软组织分开之后，进入肿瘤之前。在分离骶骨后侧的软组织过程中要注意沿组织的解剖间隙进行，尽量避免出血。清除骶骨肿瘤过程要快速有效，避免不必要的重复步骤。手术中要和麻醉医师相互协作，避免出现血容量的快速降低。肿瘤清除后，可以采用适当的填充物填塞肿瘤切除后形成的残腔，一方面可以填充肿瘤切除术后形成的残腔，另一方面能够有效地控制出血。缝合过程要快速，同时对切除肿瘤的部位进行加压止血。

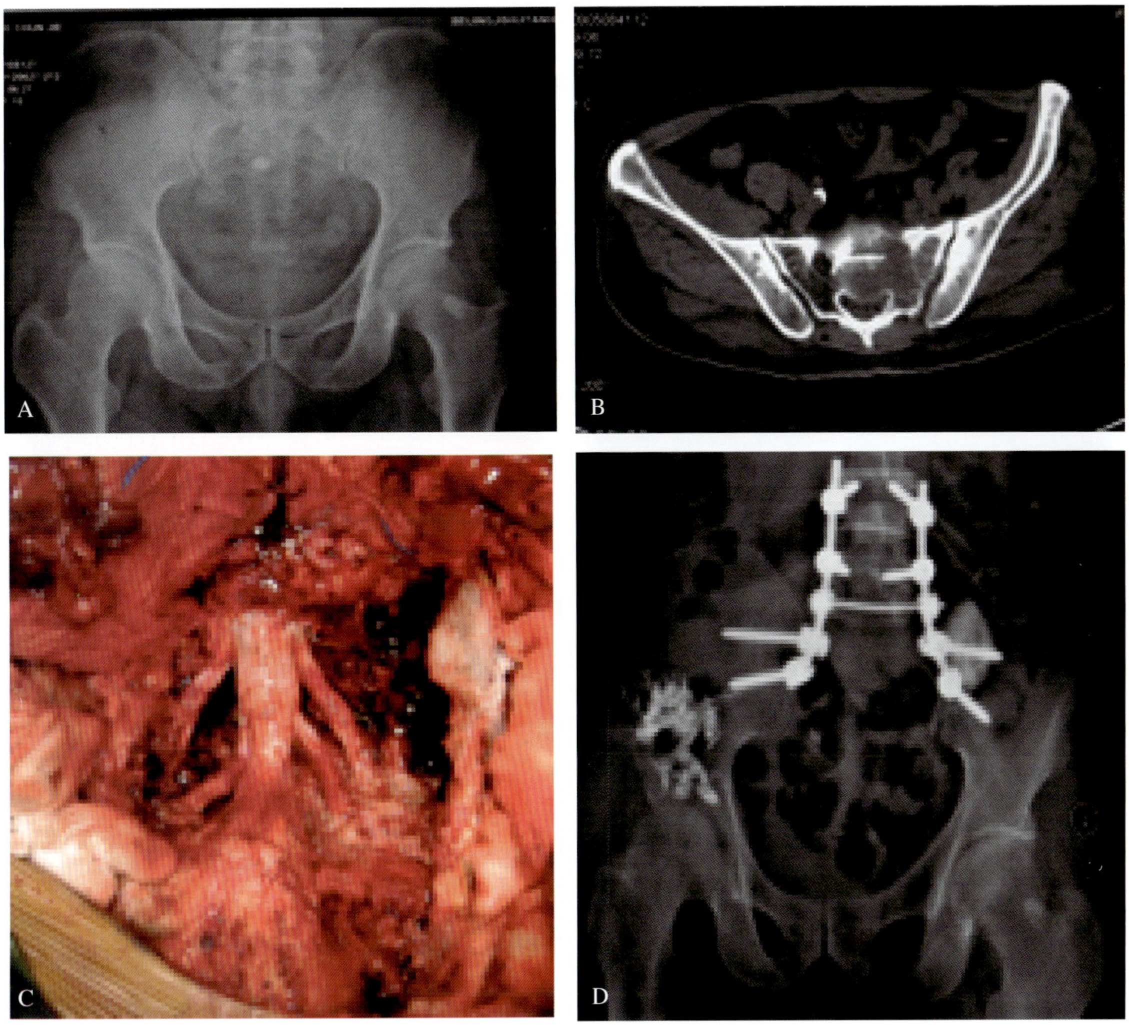

图 13-8 肺癌多发骨转移、骶骨破坏，行骶骨肿瘤刮除、右髋臼骨成形术 A：术前 X 线片显示骶 2 水平及周围可见骨质密度减低，同时右侧髋臼上缘可见密度减低区；B：CT 片显示骶骨溶骨性病灶；C：术中像显示行骶骨肿瘤病灶刮除，双侧神经根均被保留；D：术后 X 线片显示内固定及骨水泥填充位置良好，重建骨盆环稳定性

5. 神经功能的保护

骶骨转移瘤可以累及坐骨神经及阴部内神经造成下肢功能障碍或大小便及性功能障碍。因为多数骶骨转移瘤预期寿命短，因此术中应尽量保护神经功能，提高患者生活质量。骶 1 神经根支配小腿后群肌，骶 2 神经主要支配大腿后群肌。骶 2 ～骶 4 神经组成阴部内神经，和加入的交感、副交感神经纤维共同支配膀胱和直肠括约肌功能和性功能。骶 1 神经保留可保持正常步态；保留双侧骶 1、骶 2 神经，40% 患者有正常肠道功能，25% 有正常膀胱功能；保留双侧骶 1、骶 2 神经及单侧骶 3 神经的，有上述两项功能者分别为 67% 和 60%；保留双侧骶 1 ～骶 3 神经，有正常肠道功能和正常膀胱功能的分别达到 100% 和 69%；保留单侧骶 1 ～骶 5 神经，87% 患者有正常肠道功能，89% 有正常膀胱功能；单侧骶 1 ～骶 5 神经切除后同侧会阴部感觉麻木，但不影响性功能。大多数骶骨转移瘤都会累及骶 1 和骶 2，神经根

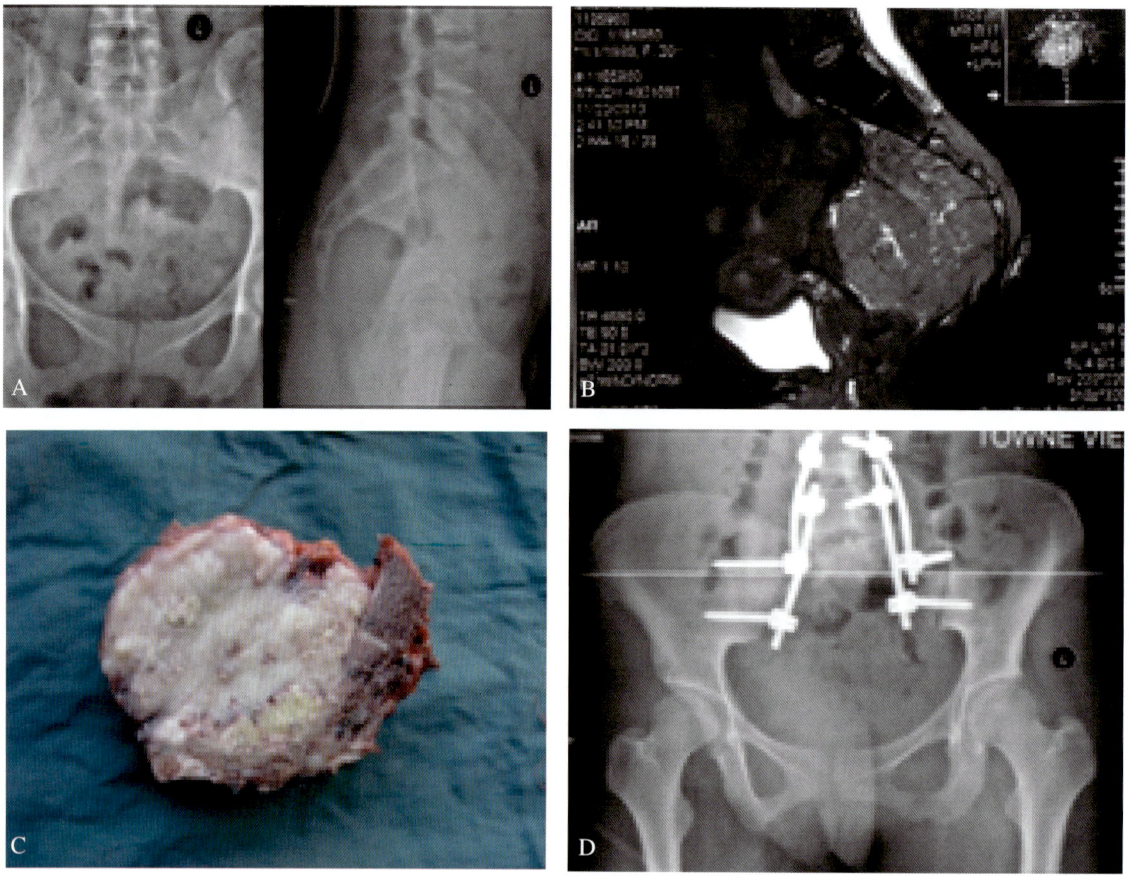

图 13-9　卵巢无性细胞瘤骶骨转移　A、B：术前 X 线片及 MRI 显示肿瘤位于骶 2 以下，肿瘤浸润性生长，侵入骶管内，向前突出形成软组织肿块；C：标本像显示完整切除肿瘤；D：术后 X 线片显示内固定重建骶髂关节稳定性

保留的情况应根据病情、患者的预期寿命等综合考虑。一般而言，手术当中应尽量保留双侧骶 1 ～ 3 神经根的完整性，以保留患者的大小便功能及下肢功能。

6. 骨盆的稳定性重建

骶骨参与构成骶髂关节，负责将躯体重量向下肢传导，因此骶髂关节受到损伤后将对脊柱的稳定性造成重要影响。不同节段骶骨肿瘤切除后对骶髂关节的稳定性影响也不相同。Wuisman 等认为是否行重建术取决于髂骨翼切除范围及患者的情况，对骶髂关节受损的患者必要时使用内固定可以使病人能够得到更快的康复。全骶骨或次全骶骨切除后如果不进行骶骨重建，患者术后需要长时间的卧床，依靠骶骨和骨盆之间、骶骨和脊柱之间的韧带组织和残留的关节以及术后形成的瘢痕组织维持稳定性，因此患者需要长时间卧床，并且术后对脊柱的稳定性有一定的影响。近年来，脊柱内固定器械发展很快，许多医生对于全骶骨或次全骶骨切除后的患者进行了内固定手术，重建脊柱骶骨的稳定性。骶 2 是参与构成骶髂关节的大部分关节面，因此我们对切除范围在骶 2 及以上的患者常规进行内固定以加强骨盆环的稳定性（图 13-10）。转移癌患者的情况和原发肿瘤患者不同，治疗目的也不相同。对于转移癌患者而言，减轻症状、恢复患者一定的生活自理能力是最终的手术目的，因此加强骶髂关节的稳

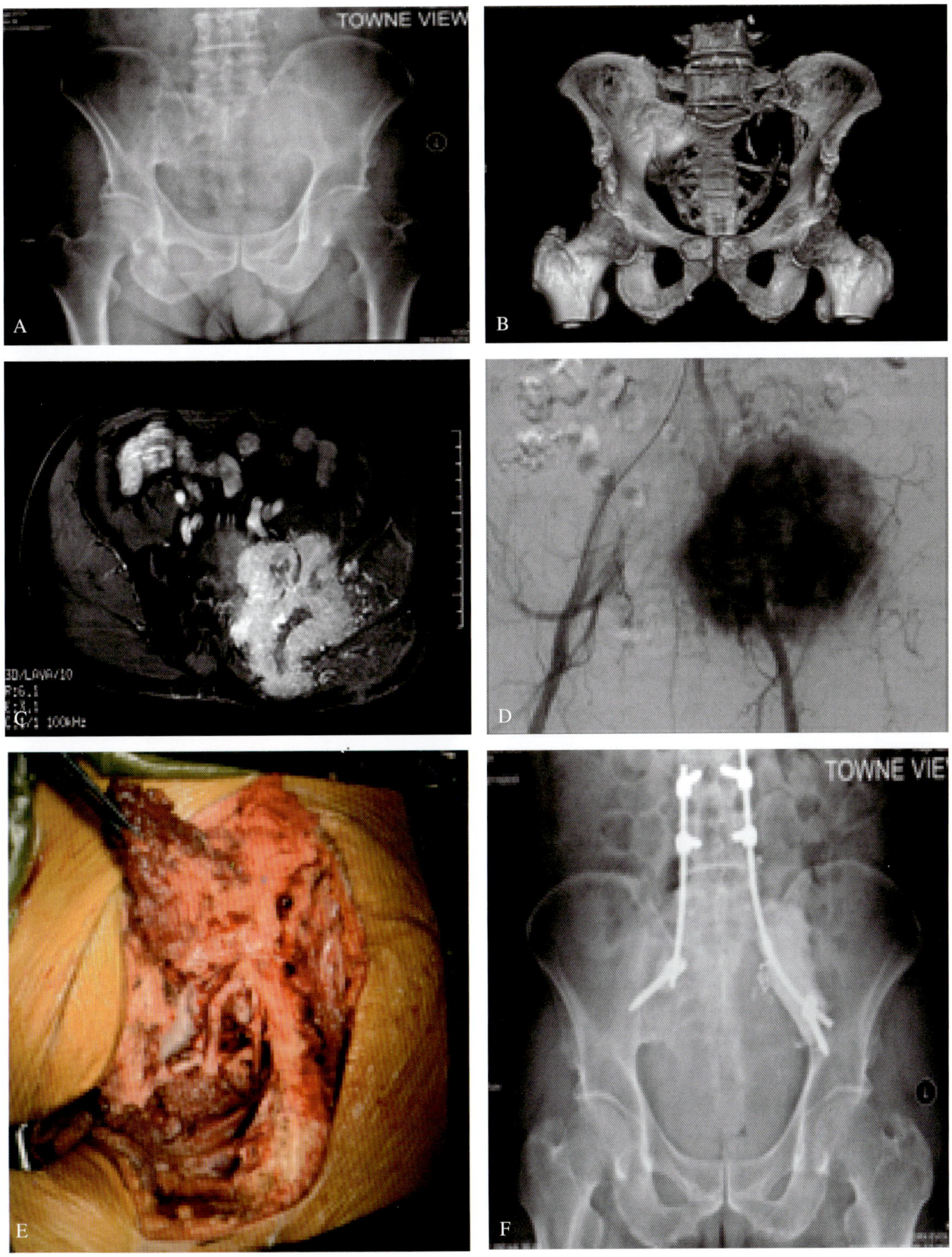

图 13-10 肾癌骶骨转移 A、B、C:术前 X 线、CT、MRI 片显示骶骨左侧巨大溶骨性破坏，累及部分髂骨，严重影响骨盆稳定性；D：血管造影检查可见左侧骶髂关节处明显的浓聚病灶；E：术中像显示进行病灶内肿瘤清除，保留骶神经根；F：术后 X 线片显示肿瘤切除后进行钉棒后路内固定，同时进行骨水泥填充进行左侧骶髂关节重建

定性使患者早期下地活动，减少患者的卧床时间及并发症的发生，对转移癌患者更有意义。

骶骨成形术可以用于没有神经功能损伤及腰骶部和骶髂部不稳定的患者。骶骨成形术作为一种微创的手术方式，和开放性手术相比，在治疗该部分患者方面更有优势。骶骨成形术后，患者可以出现有效的活动能力改善及疼痛症状的缓解，但应注意骨水泥渗漏后造成神经根压迫等并发症的发生。

骶骨转移瘤术后并发症的处理

骶骨转移瘤手术的主要并发症包括大出血、神经损伤、切口感染不愈合、直肠损伤等。骶骨转移瘤血供较丰富，容易造成大出血。我们对血供丰富的转移瘤以及肿瘤体积较大的患者常规进行术前栓塞和腹主动脉临时阻断的方法，可以明显减少术中出血量，降低大出血引起的一系列并发症。术后要注意检查电解质、血常规、凝血功能等，及时纠正贫血以及凝血功能的异常。手术后皮瓣血运明显减少，同时手术肿瘤切除后造成局部较大的残腔形成，容易出现术后皮瓣的缺血坏死。肿瘤切除的彻底性和肿瘤的显露密切相关，但是同时对皮瓣的血运有很大影响，手术时要在两者之间进行权衡。手术中尽量保留双侧的竖棘肌，尽管在剥离过程中竖棘肌会出现低血运状态，但依然可以作为填充肿瘤刮除后残腔的肌瓣。术后骶尾部后侧伤口用大量的敷料包扎，以尽量缩小肿瘤形成的残腔。转移癌患者一般处于免疫抑制状态，术中无菌操作要求更严格，术后抗生素合理使用非常重要。直肠的损伤往往会导致伤口的严重感染，通常需要进行结肠造瘘处理，并进行伤口的清创手术。脑脊液漏的患者通过伤口加压包扎、抬高床尾即可以治愈。对长期不愈合的患者可以采用高位腰大池引流以促进远端硬膜囊瘘口的愈合。

（汤小东　曲华毅）

延伸阅读

1. Enneking WF，Dunham WK. Resection and reconstruction for primary neoplasms involving the innominate bone. J Bone Joint Surg Am，1978，60：731.
2. Harrington KD. The management of acetabular deficiency secondary to metastatic malignant disease. J Bone Joint Surg Am，1981，63：653-664.
3. Benevenia J，Cyran FP，Biermann JS，et al. Treatment of advanced metastatic lesions of the acetabulum using the saddle prosthesis. Clin Orthop，2004，426：23-31.
4. Ebraheim NA，Biyani A. Percutaneous computed tomographic stabilization of the pathologic sacroiliac joint. Clin Orthop，2003，252-255.
5. Aboulafia AJ，Buch R. Mathews J，Li W，Malawer MM. Reconstruction utilizing the saddle prosthesis following excision of primary and metastatic periacetabular tumors. Clin Orthop，1995，314：203-213.
6. Allan DG，Bell RS，Davis A，et al. Complex acetabular reconstructions for metastatic tumor. J Arthroplasty，1995，10：301-306.
7. Marco RA，Sheth DS，Boland PJ，Wunder JS，Siegel JA，Healey JH. Functional and oncological outcome of acetabular reconstruction for the treatment of metastatic disease. J Bone Joint Surg Am，2000，82：642-651.
8. Patterson FR，Peabody TD. Operative management of metastases to the pelvis and acetabulum. Orthop Clin North Am，2000，31：623-631.
9. Vena VE，Hsu J，Rosier RN. O'Keefe RJ. Pelvic reconstruction for severe periacetabular metastatic disease. Clin Orthop，1999，362：171-180.
10. Weill A，Kobaiter H，Chiras J. Acetabulum malignancies：technique and impact on pain of percutaneous injection of acrylic surgical cement. Eur Radiol，1998，8：123-129.
11. Wuisman P，Lieshout O，Sugihara S，Van Dijk M. Total sacrectomy and reconstruction：oncologic and functional outcome. Clin Orthop Relat Res，2000，381：192-203.
12. Patchell RA，Tibbs PA，Regine WF，Payne R，Saris S，Kryscio RJ et al. Direct decompressive surgical resection in the treatment of spinal cord compression caused by metastatic cancer：a randomized trial. Lancet，2005，366：643-648.
13. Iman Feiz-Erfan，Benjamin DF，Remi Nader，et al. Surgical treatment of sacral metastases：indications and results. J Neurosurg Spine，17：285-291，2012.

14. Quraishi NA，Gokaslan ZL，Boriani S. Current concepts in the surgical management of metastatic epidural spinal cord compression. J Bone Joint Surg，2010，92B（8）：1054–1060.

15. Simpson AH，Porter A，et al. Cephalad sacral resection with a combined extended illioinguinal and posterior approach. J Bone Joint Surg（Am），1995，77-A：405.

16. Wuisman P，Lieshout O，Sugihara S，et al. Total sacrectomy and reconstruction：oncological and functional outcome. Clin Orthop，2000，381（6）：192.

17. 郭卫，徐万鹏，杨荣利，等 . 骶骨肿瘤的手术治疗 . 中华外科杂志，2003，41（11）：827-831.

18. Masala S，Konda D，Massari F，et al.Sacroplasty and iliac osteoplasty under combined CT and fluoroscopic guidance. Spine，2006，31（18）：E667–E669.

19. Nebreda C，Vallejo R，Aliaga L，Benyamin R. Percutaneous sacroplasty and sacroiliac joint cementation under fluoroscopic guidance for lower back pain related to sacral metastatic tumors with sacroiliac joint invasion. Pain Pract，2011，11（6）：564–569.

20. Li D，Guo W，Qu H，et al. Experience with wound complications after surgery for sacral tumors. Eur Spine J，2013，22（9）：2069-2076.

14 骶骨原发肿瘤的外科治疗

脊索瘤

脊索瘤是骶骨最常见的恶性肿瘤。脊柱部位的脊索瘤中大约50%的病例起源于骶骨。Muller1858年最先发现该肿瘤来源于脊索细胞，Ribbert 1894年最先命名该肿瘤为脊索瘤。发病率约为0.5/百万，占所有骨肿瘤的1%～4%，占脊柱原发恶性骨肿瘤的17.5%。男性较女性多见，发生率约为2：1，肿瘤好发于50至80岁。脊索瘤通常发生于脊柱的头尾两端，约50%的脊索瘤发生于骶尾部，颅底占35%，脊柱其他部位仅占15%。骶骨脊索瘤在就诊时一般较大，大多需要整块广泛切除方可得到较高的局部控制和远期生存。文献报道，手术切缘对于局部复发和远处转移都有着十分重要意义。但对于骶骨这一特殊部位，广泛切除十分困难，特别是为保留直肠、膀胱和骶神经功能而无法得到满意的外科边界，不可避免地造成术后复发率高，再次手术极为困难。

在确诊前，患者往往已存在症状几个月甚至时间更长。90%的患者存在骶尾部疼痛，部分疼痛放射至臀部。部分患者可触及骶尾部或臀部肿物。半数以上患者有坐骨神经症状，易误诊为腰椎间盘突出症。部分患者出现骶部疼痛伴便秘或（和）尿潴留。所有患者均能通过直肠指诊触及骶前肿瘤，位于直肠外。初诊病人多数均根据肿瘤部位、影像学特点及发病年龄做出初步诊断，术后经病理确诊。

外科治疗结果

北京大学人民医院在1998—2012年期间，共为157例脊索瘤患者进行了外科切除手术，占同期骶骨原发肿瘤患者的29.4%。其中男性98例，女性59例，平均年龄56.7岁（21～75岁）。首次在我院接受治疗的骶骨脊索瘤患者115例，其余42例在外院首次手术，术后出现局部复发转来我院再次手术。4例患者病灶累及腰椎。71例累

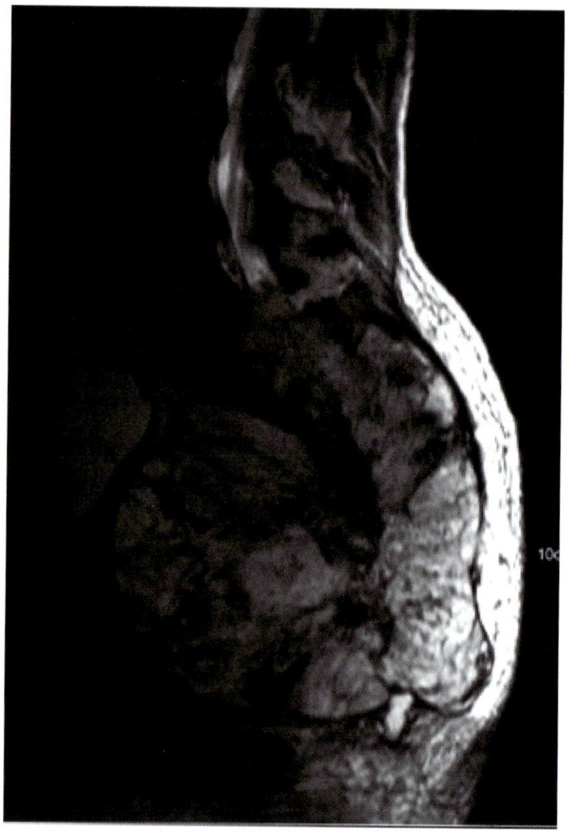

图14-1　典型的骶尾骨脊索瘤MRI T2表现

及骶3以下的脊索瘤患者均接受了广泛或边缘性切除；59例累及骶2以下的脊索瘤患者均接受了整块切除，但其中有18例整块切除后肿瘤上缘骶骨有残留，进行了补充切除；27例肿瘤累及全骶骨的患者中，9例患者接受了全骶骨整块切除手术，其余患者均行分块切除术。

157例患者平均随访时间为3年半（最长108个月，最短15个月）。肺转移9例（5.7%），骨转移5例；肝转移3例。115例第一次手术的患者中，49例出现局部复发（42.7%）；局部复发再次手术的42例（外院初次手术）患者中，再次复发者29例（69%）。外科边界与复发相关，接受广泛或边缘切除病例的复发率为23.5%，低于病灶内切除的60%（*P*=0.01）。术后五年无病生存率45.1%，五年总生存率为87.7%。

相关讨论

骶骨脊索瘤治疗的难点

骶骨脊索瘤早期诊断比较困难，发现时往往肿瘤体积较大，累及骶骨节段广泛。有报道在脊索瘤诊断之前有最长10年不适的病史患者，本组病例从有症状到确诊时间为3个月到3年。另外一般骨科医生对于骶骨瘤的认识不足，没有及时指导患者进行正确的检查也是延误诊断和治疗的原因之一。骶骨部位解剖结构复杂，骶神经从骶孔穿出，肿瘤切除不可避免地要牺牲骶神经，损伤患者的大小便和性功能，甚至行走功能。脊索瘤虽然生长缓慢，但局部侵袭性较强，它可以向头端方向延伸到腰椎管中，也可以破坏骶骨循解剖学间隙延伸到邻近臀大肌、骶脊肌和梨状肌或周围软组织中，甚至可以破坏骶髂关节的膜性部分侵及髂骨。向前方，虽然直肠前筋膜与骨膜，是阻止肿瘤侵犯的坚强屏障，肿瘤极少侵犯直肠壁，但巨大的肿瘤可严重挤压直肠移位，并与直肠壁粘连，造成手术分离困难。部分病例肿瘤侵及周围的肌肉或骶髂关节。Hanna报道从1998年到2005年手术治疗的18例骶骨脊索瘤中，14例肿瘤累及梨状肌和臀大肌，12例（85%）术后复发，10例骶髂关节受侵犯的病例中，9例（90%）术后复发，作者认为，巨大脊索瘤即使采取广泛切除，术后复发率也很高，肿瘤累及梨状肌、臀大肌和骶髂关节是预测术后复发的重要因素。脊索瘤低度恶性，对放化疗敏感性差，主要依赖手术切除，但不合适的瘤内刮除造成周围组织的污染造成复发后再次广泛切除几乎是不可能的。

骶骨脊索瘤治疗的手术入路选择

一般认为S3以下脊索瘤单纯采取后路即可达到广泛切除的目的，存在争议的是S3以上肿瘤的

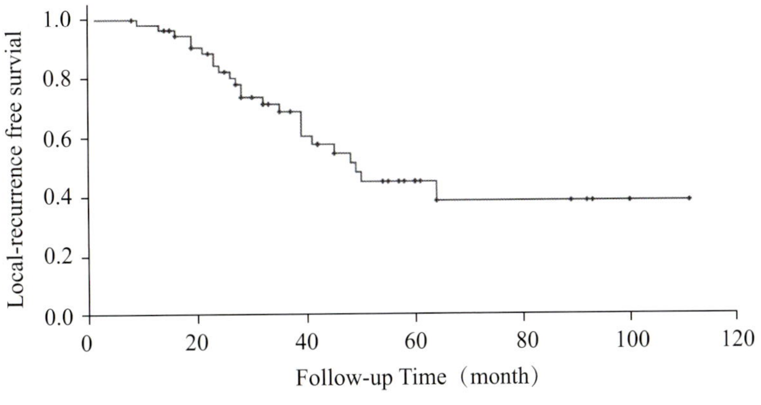

图14-2　本组患者5年无瘤生存曲线，5年无瘤生存率为45.1%

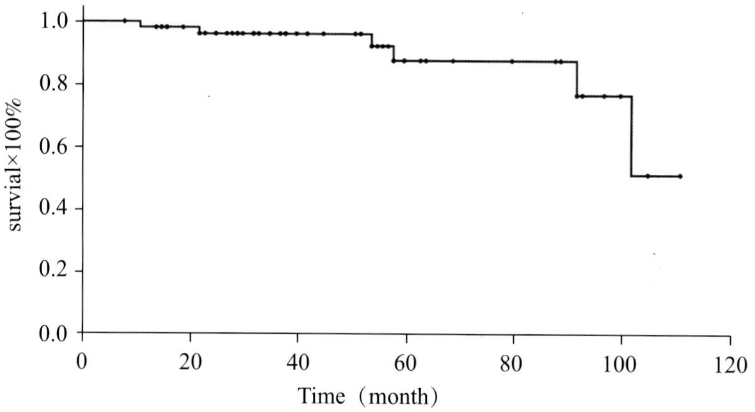

图 14-3　本组 56 例患者 5 年生存率为 87.7%

切除方式，大部分术者提倡前后路联合入路。前路开放手术或使用腹腔镜游离髂血管和乙状结肠、直肠后，再进行后路手术。前后路手术可一次手术完成，也可完成前路手术后隔日再进行后路手术。骶骨肿瘤的最佳治疗为彻底的手术切除，应根据骶骨肿瘤累及骶骨的区域不同，选择最佳的手术入路切除肿瘤。

对于仅累及骶 3 以下的骶骨脊索瘤，可行经单纯后路边缘或广泛切除肿瘤。尽可能保留单侧 S3 神经根。患者基本上可以保留正常的大小便功能。

对于累及骶 2 以下的骶骨脊索瘤，为了降低局部复发率，应行边缘或广泛性切除。可以经单纯后路（前方肿块较小）或前后联合入路整块切除肿瘤。如果单纯经后路整块切除，骶骨近端可能有肿瘤残存，进一步切除后建议用电刀等处理残存骨壁，有助于去除残留肿瘤组织，但不损伤骶神经。即使是肿瘤较大的患者，切除范围要达到骶 1 下缘或骶 2 水平，单纯后方入路仍能完成手术，而且能够降低术后并发症的发生率。如果经腹腔切除肿瘤，一方面由于空间小、手术操作困难，另一方面术中需变换体位、增加手术时间及风险。另外有肿瘤腹腔内种植的危险。

对于累及全骶骨的脊索瘤，需经前、后联合入路一期或分期完成全骶骨切除手术。文献报告的全骶骨切除术均采用分二期进行。首先经腹部做前路手术，游离双侧髂内动、静脉，结扎髂内动、静脉分支。分离显露肿瘤前方及双侧骶髂关节。切除腰 5 ～骶 1 椎间盘，骨凿凿断两侧骶髂关节。游离一侧腹直肌肌皮瓣，放入腹腔，以备做后路手术时用来修复伤口。由于大部分经腹腔手术后会有不同程度的肠梗阻，因而一般来讲，前路手术一周后再行后路手术。我们设计了前后路联合入路一期完成全骶骨切除手术。患者术中须变换三次体位。两次侧卧体位行倒“八”字切口，经腹膜外间隙游离血管、输尿管、肿瘤前方等。减少了腹部并发症。最后采用俯卧位，经后路切除骶骨。我们在国际上首次报告采用一种全新的线锯导入方法，行双侧髂骨锯断，整块切除全骶骨。本手术方法大大优于经前路用骨凿凿断骶髂关节的方法。骨凿凿断髂骨极易将肿瘤弄碎，经后路行髂骨截骨亦容易损伤血管。经前路置入塑料管导入线锯，安全、准确、操作方便，截面平整。

对于巨大的骶骨肿瘤或行上位骶骨切除，建议行术前髂内动脉栓塞，腹主动脉内放置球囊，术中将球囊充满，阻断腹主动脉血流。或术中行前路切口，结扎一侧或双侧髂内动脉，临时阻断腹主动脉。这样，可以有效地控制术中出血。

骶骨脊索瘤切除术后的局部复发、转移和预后情况

脊索瘤为低度恶性肿瘤，对放化疗不敏感，

彻底切除肿瘤对于控制局部复发，延长生存期是非常必要的，肿瘤局部复发与肿瘤切除的边界显著相关（P=0.0001）。经病灶内刮除术后，局部复发率高达83%（Gunterberg，1976），本组病例中外院首次病灶刮除的11例患者全部复发。但即使是广泛切除，术后复发率仍在30%～60%。1999年York报道27例骶骨脊索瘤，平均随访3.6年，广泛切除的15例患者有8例复发（53%），2000年Bergh报道平均随访8.1年的30例脊索瘤，广泛切除的16例有6例复发（37%），2003年Baratti，2005年Fuchs，2006年Hulen和2008年Hanna分别报道28、52、16和18例骶骨脊索瘤，平均随访分别为5.9、7.8、5.5和4.4年，广泛切除后局部复发率分别为54%、5%、56%和60%。广泛切除后复发率仍较高，可能的原因为肿瘤切除过程中的肌肉被污染或肿瘤在正常组织内存在卫星灶，另外也可能是与术前侵犯肌肉或骶髂关节的肿瘤侵袭性强、恶性程度较高有关。Fuch 2005年报道的21例广泛切除患者只有1例复发（5%）是至今报道最好的结果，然而切除边界不足的31例患者中有22例复发（71%）。肿瘤复发主要与肿瘤的切除边缘有关。在第一次手术后出现多次肿瘤局部复发的患者，病灶呈多结节状分散于臀大肌内，为此多次行手术治疗。

脊索瘤是低度恶性肿瘤，但可以发生转移，发生远处转移的几率并不是很高，可能在10%～20%。但转移发生时间可能较晚，转移距离确诊的时间从1年到10年不等。局部复发会增加转移率。女性患者发生局部复发或远处转移较少，原因不甚清楚。Baratti在2003年报道骶骨脊索瘤的5年和10年无瘤生存率和总生存率分别为60.6%、87.8%和48.9、24.2%。Fuchs在2005年报道5年和10年的无瘤生存率分别为59%和46%，5年和10年的总生存率分别为74%、52%。我们的病例中，5年无瘤生存率为45.1%，5年总生存率为87.7%，10年总生存率为51.1%。

术后放疗的作用

术后放疗是否可弥补瘤内刮除的缺陷，减低局部复发率，文献报道结果差异较大。多数作者都认为没有效果，然而Bratti报道对16例切除边界不足的骶骨脊索瘤，10例给予术后放疗，结果只有5例出现复发（占50%），而另外6例未给予放疗，结果全部复发（100%），由于病例数过少，作者没有给出肯定的结论，但作者仍推荐对于非广泛切除的患者给予术后放疗以降低复发率。本组病例中，外院瘤内刮除的患者中，12例曾行术后放疗，复发再手术。说明局部放疗并没有有效地抑制肿瘤的生长。我们认为肿瘤内手术造成的术后高复发率不能依赖术后放疗来弥补，不提倡进行术后放疗，骶骨脊索瘤应进行肿瘤的广泛切除来减低复发率，提高生存率。临床上例外的情况是，如果患者肿瘤复发后无法再手术或患者拒绝再次手术治疗，可推荐患者进行放疗，但具体疗效尚不清楚。

骨巨细胞瘤

骨巨细胞瘤（giant cell tumors，GCT）占原发骨肿瘤的5%～8%。约5%的GCT发生于扁骨，以骨盆为最多见。椎骨之中最常发生于骶骨，是继脊索瘤之后骶骨第二好发肿瘤。骶骨GCT常发生在上位骶骨，局部侵袭性较高。骶骨骨巨细胞瘤富于血运，生长隐匿，就诊时往往肿瘤已生长成巨大瘤。常见的症状为坐骨神经痛，有时出现大小便的异常。影像学检查表现为上位骶骨的偏心性溶骨型骨破坏，CT检查可见肿瘤边界较清楚，肿瘤多数都有突破骨皮质形成软组织包块。MRI检查T2加权像上可见不均质的高信号，肿瘤实体中掺杂着出血造成的含铁血黄素低信号。由于骨巨细胞瘤属于良性肿瘤，因而手术中要尽量保留神经，常采用切刮除术，具体方法是尽量整块切除骶3以远部分，刮除近侧部分，最大可能地降低复发率。骶骨骨巨细胞瘤术中常出血汹涌，术中还要注意保护骶神经，因而治疗非常困难。由于发病率较低，至今对骶骨GCT的治疗仍没有确定的理想方案。

一般资料

自2000年7月至2013年7月我院共收治骶骨巨细胞瘤119例，其中，初次在我院手术者102例，外院第一次手术后局部复发转来我院17例。男性49例，女性70例。年龄最小16岁，最大61岁，平均年龄约34.2岁。所有患者术前常规拍摄病变部位正侧位X线片、CT或（和）MRI检查，确定肿瘤的影像学分级。

病变部位：发生在S1～S5的有21例，发生在S1～S4的GCT有31例，发生在S1～S3的GCT有37个病人，发生在S1～S2的有13例，发生在S2～S5的GCT有4例；发生在S3～S5的GCT有1例；发生在L5～S2的GCT有3例。

手术方法

骶骨GCT患者的主要手术方式为病灶内边缘切除（切刮）术，其中115例患者接受切刮术，3例患者接受了整块切除术。由于骶骨GCT血供丰富，手术中出血较多，对80例骶骨GCT采用了术中腹主动脉临时阻断术，其中9例采用了前路手术腹膜后分离腹主动脉，用鞋带临时阻断腹主动脉血流；71例采用了术前X线介入下腹主动脉植入球囊，术中临时阻断腹主动脉血流的方法。未行术前血管阻断36例。

术中注意保护双侧骶3以上神经根，彻底刮除或分块切除肿瘤。对于累及S1～S5、S1～S4或S2～S5的GCT，均采用边缘切除S2以远部分，刮除肿瘤的近端部分，这样既可以有效降低肿瘤的局部复发率，同时可以最大程度地避免骶神经受损。切除肿瘤后，使用高压冲洗枪或“水刀”处理残腔及手术创面。

腹主动脉血流临时阻断方法

1. 髂内动脉栓塞及腹主动脉球囊留置术方法

在手术前一天或手术当天术前，采用Seldinger穿刺法，穿刺股动脉，逆行将导管经股动脉向近心端插入，经腹主动脉造影后插入两侧或单侧髂内动脉造影了解肿瘤部位、性质、范围及血供情况，采用明胶海绵及弹簧栓子为栓塞物，将双侧或单侧髂内动脉（一般为肿瘤侵犯较重的一侧）及其他可栓塞的靶血管栓塞。腹主动脉再造影确定栓塞效果，于肾动脉在腹主动脉分叉1cm以下留置球囊，进行阻断实验并复查造影，以造影剂不向远端流动且不阻断双侧肾动脉血流为佳，全部病例在DSA机上施行。

2. 单侧髂内动脉结扎及腹主动脉临时阻断技术

患者取右侧卧位，采用左侧大麦氏切口，切开三层腹肌，将腹膜向内侧推开，显露同侧髂总血管及髂内动脉、髂外动脉。分辨髂内动脉分离并予以结扎，向上游离显露腹主动脉，以纱条套橡胶管于肾动脉分叉以下临时阻断。

治疗结果

随访时间12个月至12年，平均随访时间57个月。1例恶性骶骨骨巨细胞瘤死于术后15个月。3例骶骨骨巨细胞瘤术后发生恶性变，二次手术后给予局部放疗。3例骶骨巨细胞瘤患者术后出现肺转移，均给予阿霉素、顺伯、异环磷酰胺化疗3周期以上。随访期间肺部病灶无明显增大。

■ 术中出血

由于骶骨GCT血供丰富，手术中出血较多，骶骨骨巨细胞瘤患者术中平均出血量为3223.3ml（500～12000ml）。共有80例患者应用了术中腹主动脉临时阻断技术，其中9例采用了前路手术腹膜后分离腹主动脉，用鞋带临时阻断腹主动脉血流；71 例采用了术前 X 线介入下腹主动脉植入球囊，术中临时阻断腹主动脉血流的方法。其余 36 例患者术中未进行腹主动脉临时阻断。应用术中腹主动脉临时阻断的患者术中平均出血量为 2546.3ml，未应用该技术的患者术中平均出血量为 4727.8ml。应用独立样本 t 检验对两者进行比较，结果显示应用术中腹主动脉球囊临时阻断的患者术中出血量明显少于未应用的患者（t=-5.678，$P < 0.001$）。考虑术中出血量是由多因素共同作用的结果，我们就影响出血量的相关因素进行多元回归分析，比较患者的性别、年龄、肿瘤大小以及血管阻断对于术中出血量的影响，发现肿瘤大小和血管阻断是影响出血量多少的主要影响因素。

■ 局部复发

骶骨骨巨细胞瘤患者术后共有 22 例（18.5%）患者发生复发，其中应用腹主动脉球囊临时阻断的患者中有 11 例（13.8%）发生复发，未应用该技术的患者中亦有 11 例（30.6%）发生复发，应用 χ^2 检验分析两者之间的差异，结果显示应用该技术的患者的术后复发率显著低于未应用的患者（χ^2=4.563，$P < 0.05$）。绝大多数复发都发生在术后 1 年以内。

相关讨论

■ 骶骨骨巨细胞瘤的特点

骶骨骨巨细胞瘤少见，文献中报告的病例很少，最大宗的病例总结为 Mayo Clinic 的 Turcotte 医生报告的 26 例（CORR 1993）。本组 35 例骶骨骨巨细胞瘤是目前国际上报告的最大宗病例。骶骨的骨巨细胞瘤早期不易发现，生长到较大压迫骶神经时出现坐骨神经痛，严重时出现大小便异常。生长在骶骨的骨巨细胞瘤，很少有 Campanacci 分级Ⅰ级的病例。骶骨的骨巨细胞瘤 Campanacci Ⅲ 级的病例明显多于四肢 Campanacci Ⅲ 级的病例。文献报告骨巨细胞瘤女性多见，Turcotte 报告的 26 例骶骨 GCT 中，女性患者占 70%。本组病例中，女性患者为 70/119 例，约占总数的 58.8%。本病女性多见，与文献报告的类同。

尽管骶骨 GCT 是一种良性肿瘤，但在骶骨骨巨细胞瘤的治疗上十分具有挑战性。一方面是因为解剖部位的原因，另一方面是因为骶骨的巨细胞瘤往往长得很大才被发现，因而术中出血很多。治疗的方法包括放疗、病灶内边缘切除、病灶内边缘切除联合放疗、病灶内边缘切除辅助冷冻术和广泛边缘切除。放疗的明显的优点是避免外科治疗的并发症的发生率。放疗的主要缺点是控制肿瘤的生长效果不佳和引发约 10% 的病例肉瘤变。本组患者中，术前均未接受过放疗，有 3 例局部复发患者出现了肉瘤变。病灶内边缘切除能避免伤及神经根、骨盆环的完整、髋关节和血管结构等。但这种手术的缺点是肿瘤的局部复发率较高。广泛边缘切除能将复发率降到最低，但是会增加外科治疗的并发症发生率。本组病例中，骶骨骨巨细胞瘤术后局部复发为 22/119（18.5%）。远低于 Turcotte 报告的局部复发率（33%），且他们的病例术后多数接受过 55Gy 的放疗。本组病例整体复发率较低的原因是有效地控制了术中大量出血。位于骶骨的骨巨细胞瘤，由于骶神经及盆腔脏器的缘故，不易实施整块切除，因而局部复发率高。

■ 骶骨骨巨细胞瘤手术方式的选择

骨巨细胞瘤的局部侵袭性强，不能按照一般良性肿瘤的处理方法进行治疗，位于骶骨部位的骨巨细胞瘤手术难度更大，复发率高。对于病灶位于骶 3 节段及以远的患者，应采用广泛边缘切除；而对于病灶涉及的骶椎节段较高（S1 ～ 2）的患者，由于需要尽量保留骶神经，所以采用切刮术较多。但对于肿瘤累及整个骶骨的骨巨细胞瘤病例，则采取广泛边沿切除骶 2 以远部分，切刮近端（S1 ～ 2）部分。

发生在骶骨的骨巨细胞瘤的局部复发率要远

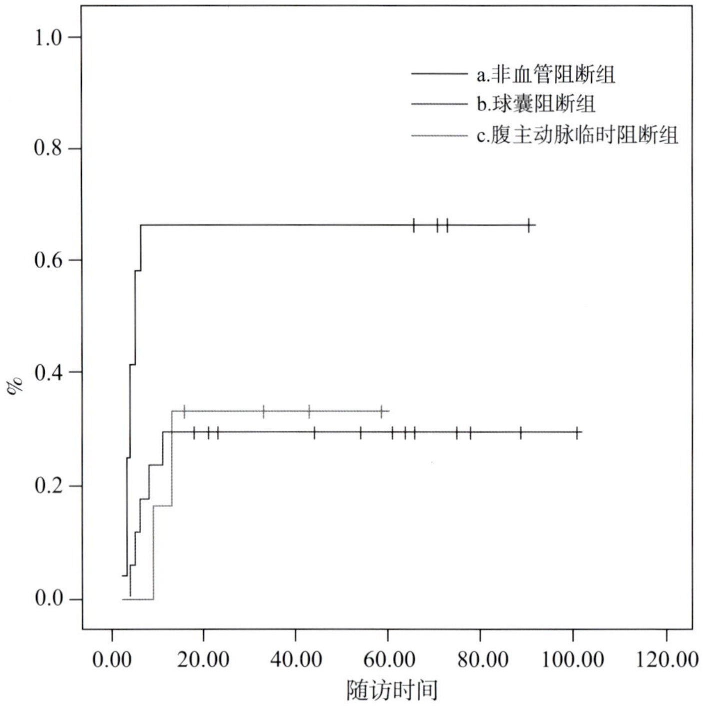

图 14-4　血管阻断技术对于骨巨细胞瘤局部复发的影响　比较非血管阻断组，a：腹主动脉球囊组；b：及术中腹主动脉临时阻断组；c：术后局部复发率的差异，可见应用血管阻断组（b+c）较非血管阻断组（a）复发率显著降低（*P*=0.0304），而血管阻断组中术中腹主动脉临时阻断组（蓝）与腹主动脉球囊组（红）骨巨细胞瘤复发率无明显差异

高于发生在其他部位的 GCT，主要是由于肿瘤在诊断前通常长得很大、解剖部位的复杂性、术中出血量大导致手术野不清楚等原因。骶骨的骨巨细胞瘤局部复发率高，疾病的转归也差。除了对肿瘤进行广泛边缘切除术外，其他所有治疗后的局部复发率都在 40% ～ 50%。实际的局部复发率可能会更高，因为更长时间后也可能发生复发。

最近的研究报告，对肿瘤进行病灶内边缘切除联合放疗治疗的优势与之进行单独一种治疗没有统计学差异。 这种联合治疗增加了外科治疗并发症发生率和局部放疗后引起肉瘤变的风险，而且在统计学上并没有降低局部复发率。病灶内边缘切除术和放疗后的局部复发率没有统计学差异。大剂量的放疗也不能明显地降低局部复发率。对肿瘤进行广泛边缘切除术能明显降低局部复发率但要增加外科治疗并发症的发生率。 目前没有证据支持对骶骨骨巨细胞瘤进行肿瘤病灶内边缘切除术联合放疗。肿瘤广泛边缘切除术会引起骶神经损害，但由于局部复发率明显降低，所以仍为可选择的治疗手段。在对骶骨骨巨细胞瘤的治疗选择方面，要考虑治疗后的局部复发率和外科治疗的并发症发生率等可能发生的情况，权衡利弊而选择治疗方案。

■ 骶骨骨巨细胞瘤术中出血控制

骶骨骨巨细胞瘤患者术中平均出血量为 3223.3ml（500 ～ 12000ml）。比较两组术中平均失血量，血管阻断组平均失血量为 2546.3ml，未应用该技术的患者术中平均出血量为 4727.8ml，两组比较有显著的统计学差异（*P*=0.001）。表明对于骶骨巨细胞瘤术前行血管阻断确实是十分必要的，可以显著减少术中的出血量，增加手术的安全性。

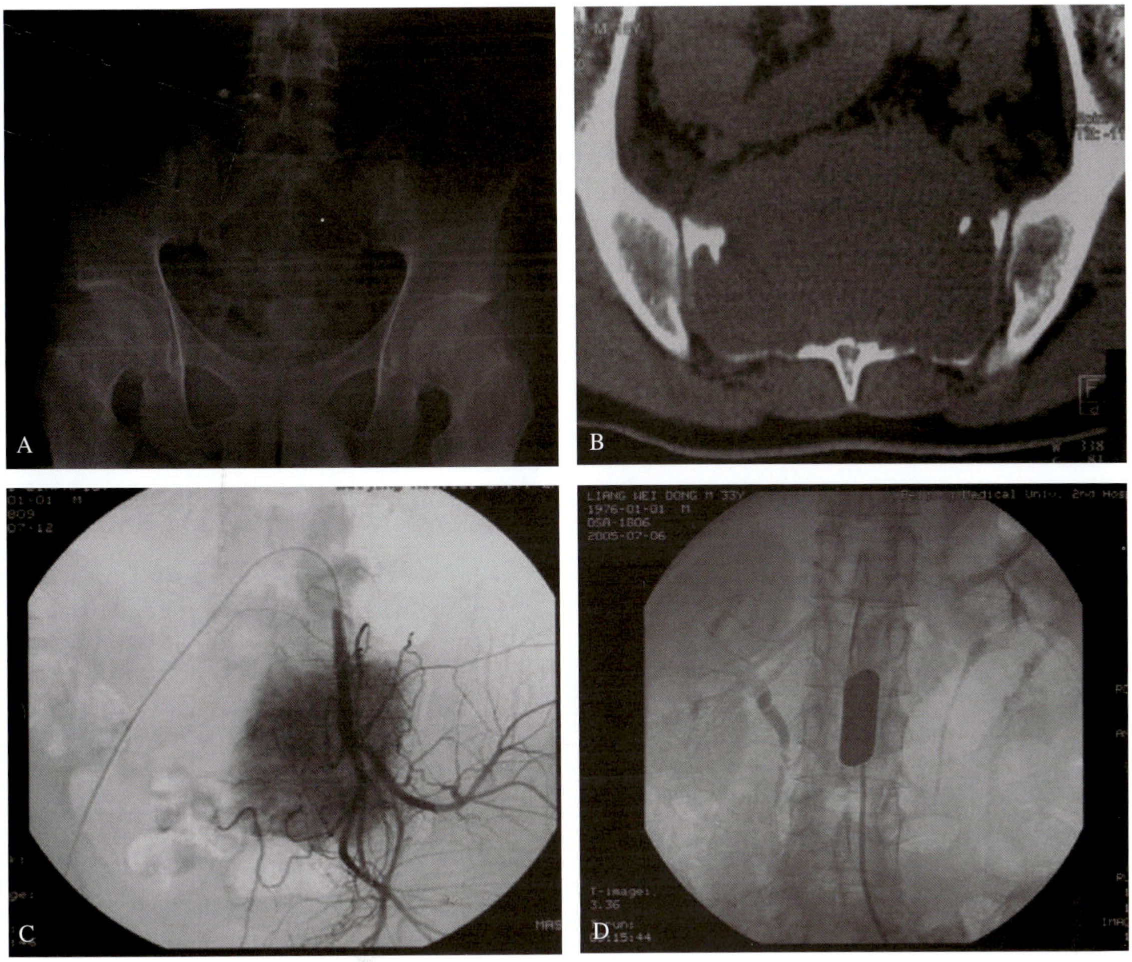

图 14-5 男性患者，31 岁，骶骨巨细胞瘤 A：骨盆 X 线片显示骶骨骨质破坏，膨胀性改变；B：骨盆 CT 显示骶骨巨大肿瘤，呈溶骨性破坏；C：血管造影显示骶骨区浓聚，血运丰富；D：显示腹主动脉球囊位置，在肾血管分叉以下

对于各组进行复发率的比较，血管阻断组复发率明显低于非血管阻断组，两组相比较复发率有显著性差异（$P < 0.05$）。这可能与血管阻断组术中失血量少，手术视野显露清楚，有利于肿瘤的彻底切除有关。此外，骶骨巨细胞瘤多位于高位骶骨，术中为尽量保护双侧骶 3 以上神经根，故采用切刮术较多。因为肿瘤血运丰富，术中出血很多，造成手术局部显露不清，不易彻底刮除肿瘤。Turcotte 报告的 26 个 GCT 病例中，平均术中失血量为 7500ml，局部复发率 53.8%（14/26）。血管阻断后术中失血量少，手术视野显露清楚，有利于肿瘤的彻底切除。临床证据表明控制术中出血是完全切除肿瘤、降低复发率的重要措施。根据我们的临床资料，通过对不同手术方式复发率的分析发现，骶骨巨细胞瘤的复发绝大多数在术后 1 年以内，这就提示肿瘤的复发与术中残留病灶有关，降低术中出血量有助于提高手术彻底性，提高治愈率。

目前传统上的控制术中出血的方法主要有两类，一类是术中行前路切口，结扎患侧髂内动脉，临时阻断腹主动脉，这样可以有效地控制术中出血。第二类是术前行血管造影，选择性单侧或双侧髂内动脉及肿瘤供血血管栓塞。根据我们的经验，多数情况下，单纯栓塞后术中控制出血效果不满意。可以应用血管造影技术，在行髂内动脉栓塞的同时，在腹主动脉预先留置球囊，当术中出血较多时，通过向球囊内注入生理盐水打起球囊临时阻断腹主动脉，可以起到与前路手术阻断腹主动脉同样的控制出血效果，同时显著缩短了手术时间。并且由于避免了前路手术分离阻断血管造成的相应并发症，提高了手术的安全性。对于骶骨肿瘤应用腹主动脉球囊行术中临时阻断作为一种新技术是有效减少术中出血的新的尝试。

神经源性肿瘤

骶骨神经纤维瘤或神经鞘瘤起源于骶神经，沿神经孔向骶管内外生长，呈哑铃形，向骶管内生长由于空间的限制，肿瘤一般不大；但向骶管外生长可在骶前形成巨大肿块。X线平片上常显示一侧神经孔扩大，CT检查可见肿瘤周边骨质锐利，有硬化，神经根孔处可见骶管内外肿瘤连接、呈哑铃状，骶管内肿瘤较小，骶前肿瘤巨大。MRI检查可见T2加权像上肿瘤呈高信号，肿瘤内可见明显的囊性变。对于骶部神经源性肿瘤，由于肿瘤常形成骶前巨大肿块，经常以腹膜后肿瘤收入普通外科或妇产科治疗。由于发病率低，很难在一个医院内积累足够多的病例。骶骨部位解剖结构复杂，手术比较困难，有时难以确定手术入路，手术后的局部复发率较高，手术方法有待探讨。

一般资料

2000年7月到2013年7月期间，共有151例骶骨神经源性肿瘤患者在北京大学人民医院骨肿瘤科接受治疗。手术时年龄为17～67岁，平均43岁；男性74例，女性77例。神经鞘瘤51例、神经纤维瘤79例、神经纤维肉瘤2例、恶性神经鞘瘤19例。本组骶骨部位的神经源性肿瘤病例中，最初多无临床症状，因坐骨神经痛、会阴区麻木、便秘或小便异常行影像学检查发现肿瘤的患者87例，因发现腹部隆起、触及无痛肿块到医院就诊的患者18例，查体无意中发现46例。典型病例X线平片检查可发现骶骨某一神经孔扩大，CT或MRI检查可以发现骶管扩大、骶管内肿瘤沿神经孔向外生长、骶前巨大软组织肿瘤。MRI检查良性神经源性肿瘤多数为均匀一致的信号改变，但部分病例可见囊性变。T1加权相为低信号、T2加权相为高信号。肿瘤最长径平均在12cm，最大者肿瘤长径为31cm，而且向上生长达L3～4水平。因良性神经源性肿瘤影像学上非常有特点，因而术前均未做穿刺活检，术后均经病理证实。恶性神经源性肿瘤影像学上特点性不强，因而21例恶性神经源性肿瘤术前均做了穿刺活检。

分型方法

我们根据骶骨部位神经源性肿瘤生长方式将其分为四种类型：Ⅰ型，肿瘤生长只限于骶管内、骶管膨胀扩大（见图9-20A）；Ⅱ型，肿瘤出骶神经孔向前生长，形成巨大骶前肿块（见图9-20B）；Ⅲ型，肿瘤向前、向后均生长，骶骨前后均形成肿块（见图9-20C）；Ⅳ型，肿瘤生长只限于骶前，骶管内没有肿瘤（见图19-20D）。本组病例中，Ⅰ型12例；Ⅱ型58例；Ⅲ型29例；Ⅳ型52例。

手术方法

对于Ⅰ型、肿瘤向前突出低于S1平面（图14-6、图14-7）的Ⅱ、Ⅲ型病例可采用单纯后方入路，切除肿瘤。通过切除骶结节韧带和尾骨，进入骶前间隙，自肿瘤钝性分离直肠，于直肠及骶骨间隙处填塞纱布，将直肠推向前方，向上分离直肠达骶1水平，侧方于骶髂关节外肿瘤外缘处截断髂骨，后方凿除椎板显露骶管，小心分离骶神经，扩大肿瘤处神经根孔，将肿瘤连同部分骶骨整块从后方切除。对于肿瘤向前突出高于S1平面（图14-8、图14-9）的Ⅱ、Ⅲ型病例需要采用前后方联合入路，切除肿瘤。后方切除骶管内肿瘤、扩大神经孔，将肿瘤主体从前方切除。Ⅳ型病例可采用单纯前方入路切除肿瘤。部分较大的骶骨神经源性肿瘤可能需经前路结扎髂内动脉，临时阻断腹主动脉或术前置入腹主动脉球囊。采用前方或前后路联合入路的患者可采用鞋带临时阻断腹主动脉，采用单纯后方入路的患者需术前置入腹主动脉球囊术中阻断腹主动脉。采用前方入路7例，后方入路22例，前后路联合入路19例。

治疗结果

手术平均时间2.5小时，出血量300～5000ml，平均1200ml。随访时间为20～156个月。平均67个月。130例良性神经系统肿瘤，均行边缘整块或分块切除，只有11例术后复发。21例恶

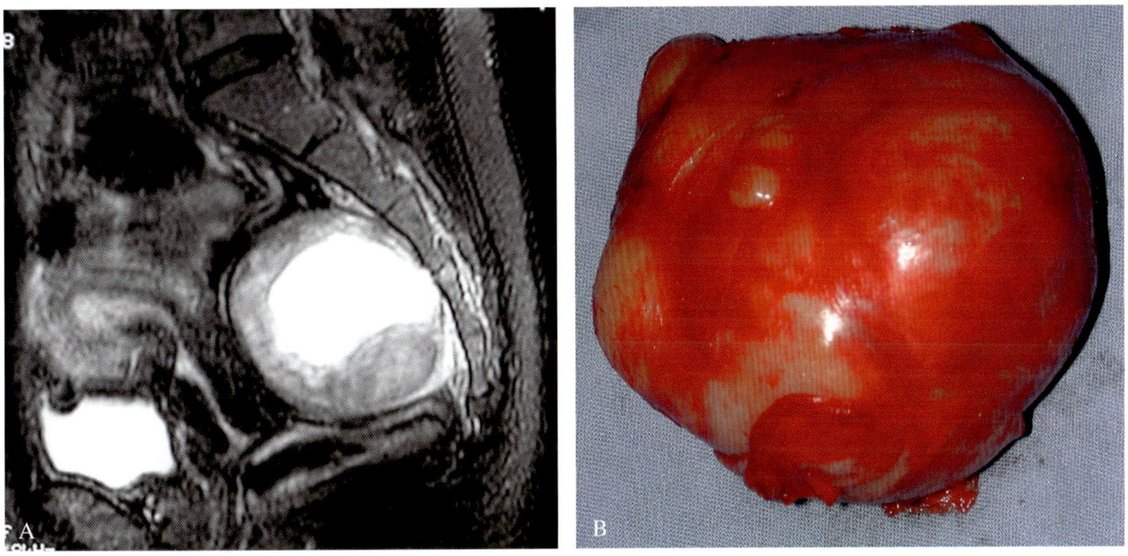

图14-6 A：MRI显示神经纤维瘤位于骶前（Ⅳ型）骶骨未见受累；B：单纯后方入路切除肿瘤，肿瘤大体像

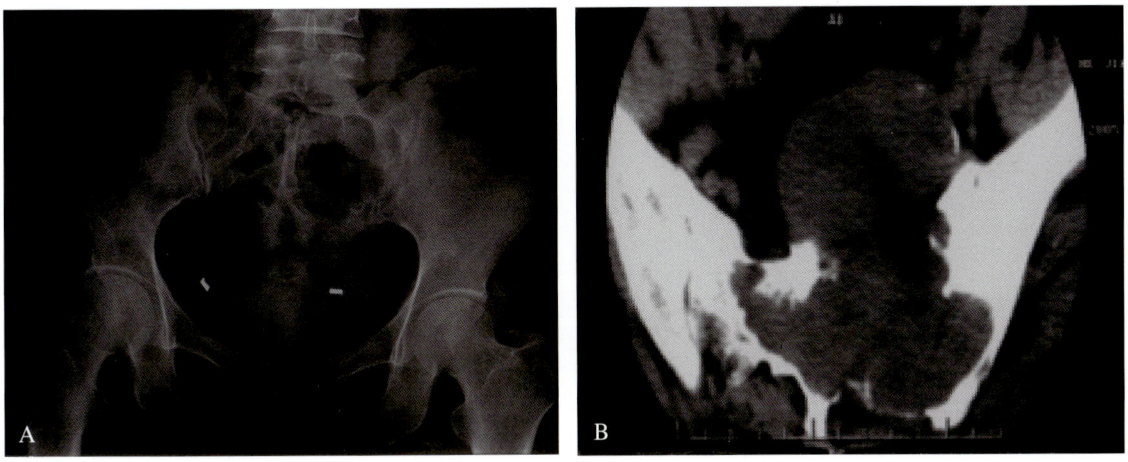

图14-7 A：X线平片显示左侧骶1神经孔扩大（A）；B：CT及MRI检查显示巨大神经鞘瘤

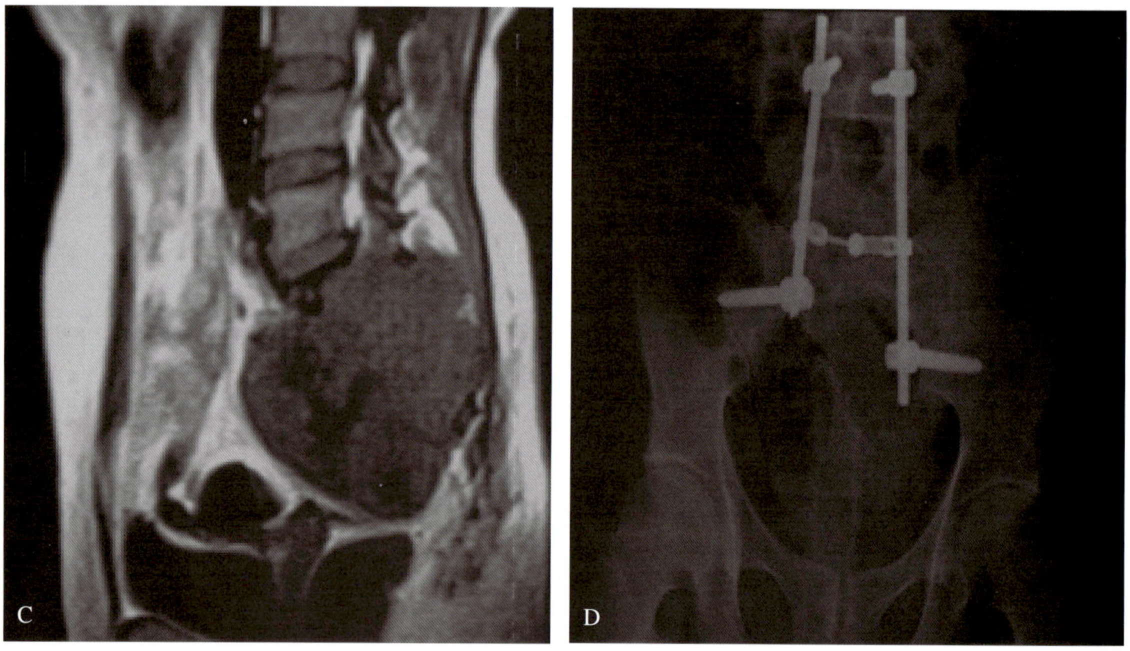

图 14-7 续　C：CT 及 MRI 检查显示巨大神经鞘瘤；D：从骶 1 神经孔长出，肿瘤向前后均生长（Ⅲ型），肿瘤上界达骶 1 水平。右下图 X 线平片显示用钉棒系统行腰骶部稳定性重建

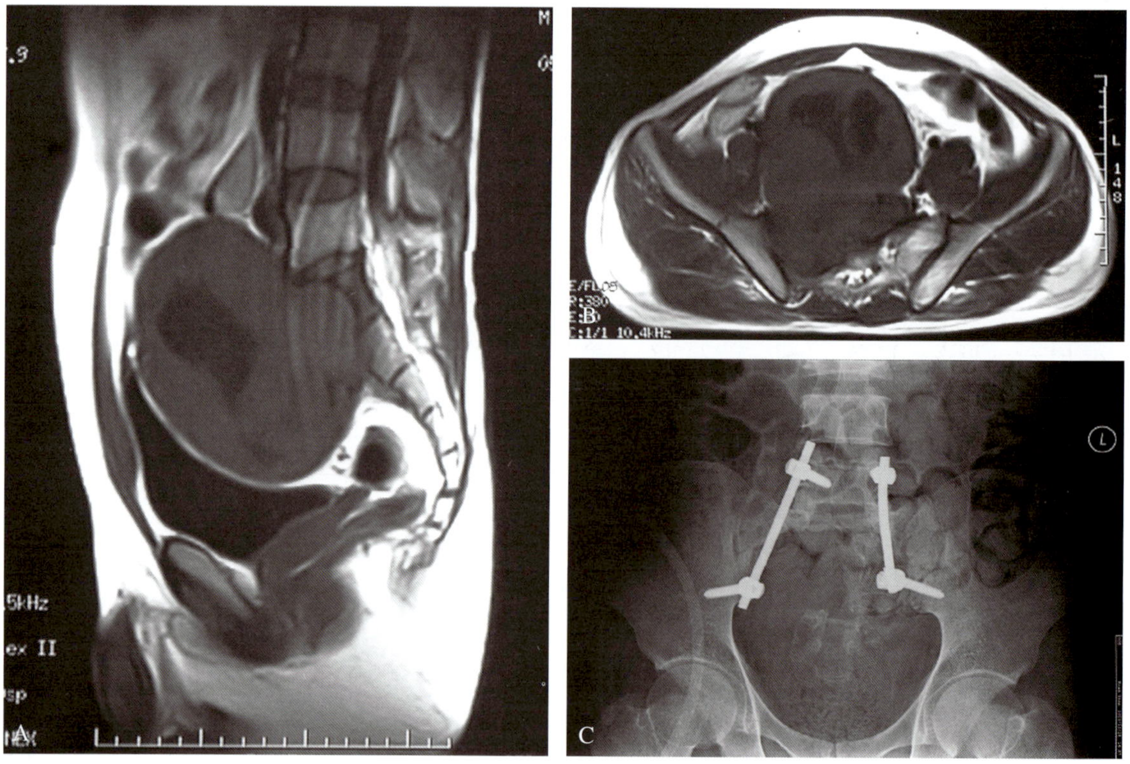

图 14-8　MRI 检查显示巨大神经鞘瘤（Ⅱ型）位于骶前、累及骶 1 椎体，肿瘤上缘达腰 5 上缘（A：矢状位和 B：冠状位）；X 线平片显示肿瘤切除后行腰骶部稳定性重建（C）

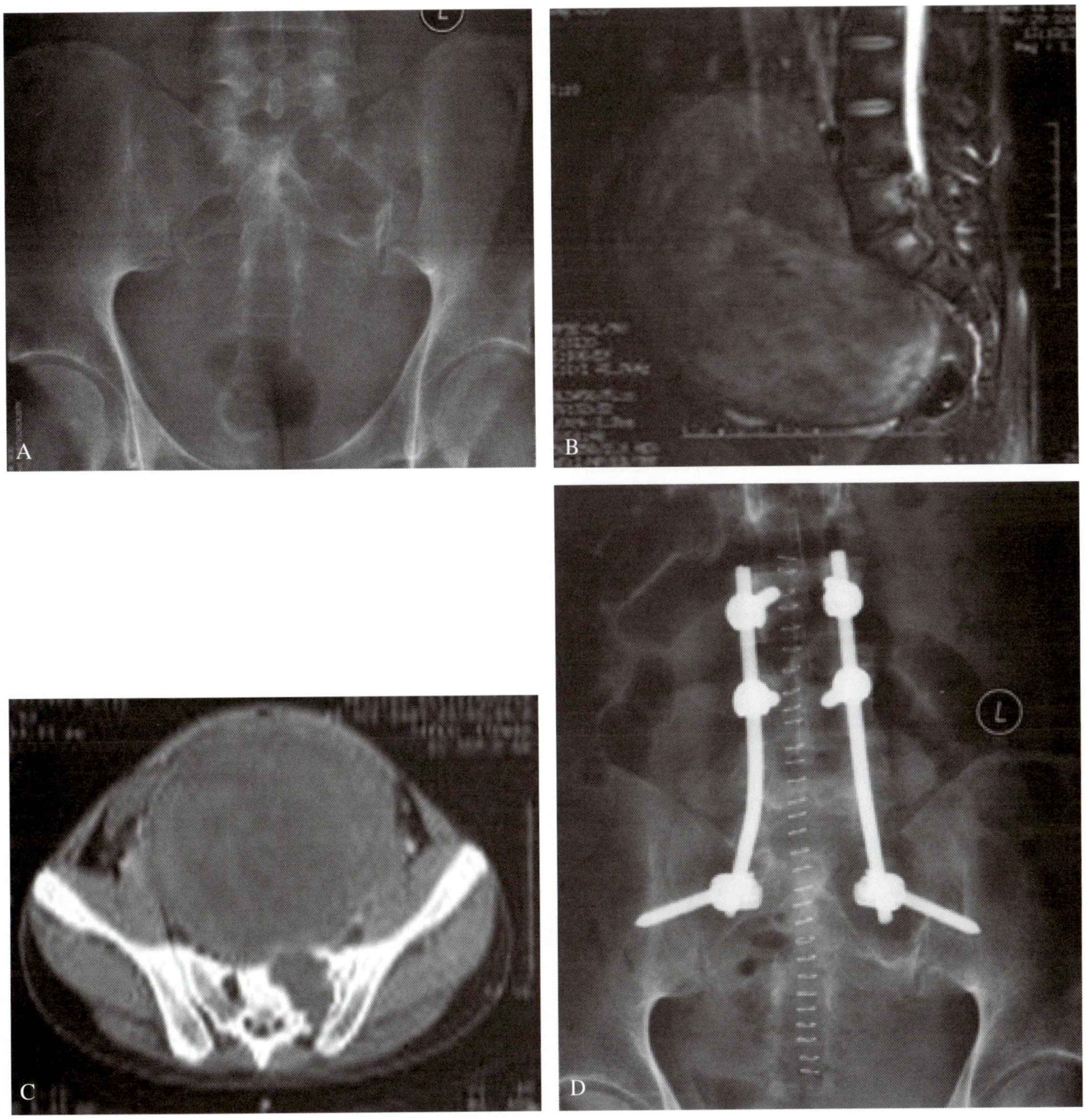

图 14-9 X 线平片显示左侧骶 1 神经孔扩大（A），MRI 及 CT 检查显示巨大神经鞘瘤从骶 1 神经孔长出向前生长（Ⅱ型），肿瘤上界达骶 3 下缘水平（B 和 C）。右下图 X 线平片显示用钉棒系统行腰骶部稳定性重建（D）

性神经源性肿瘤因骶骨破坏范围大，肿瘤无明显包膜，病灶内手术 13 例，手术方法为边缘性整块切除骶 2 以远部分，分块切出近端骶骨部分，其中 11 例局部复发。整块切除 8 例，局部复发 2 例。9 例术后出现肺转移。7 例行术前化疗的患者中，3 例肿瘤有部分缩小；8 例接受术后放疗的患者，都有局部复发。

130 例良性神经系统肿瘤中除 1 例死于围手术期外，127 例均保留了至少一侧的骶神经，多数只切除了 S3 以下神经根；21 例恶性神经源性肿瘤术中未能保留 S2 以下神经根；术后大小便失禁，但均未做膀胱、直肠造瘘。

相关讨论

骶骨部位神经源性肿瘤的诊断与生长特点

良性外周神经源性肿瘤包括施万细胞瘤（外周神经鞘瘤）及神经纤维瘤，神经纤维瘤的发生率高于施万细胞瘤。恶性外周神经源性肿瘤包括恶性施万细胞瘤（恶性外周神经鞘瘤）及神经纤维肉瘤。发生于骶骨部位神经源性肿瘤非常少见，据文献报告仅约7%的椎管内神经源性肿瘤累及骶骨，文献中有关骶骨部位神经源性肿瘤多为病例报告。该部位的神经源性肿瘤包括施万细胞瘤（外周神经鞘瘤）及神经纤维瘤。位于骶骨部位的神经源性肿瘤最初多无临床症状，只有肿瘤生长到很大时才会有腰痛、坐骨神经痛等症状。许多患者是因为发现腹部隆起，触及无痛肿块才到医院就诊或查体是无意发现。文献报告女性多见，好发于20～50岁。良性神经源性肿瘤生长缓慢、包膜完整且厚，完整切除后局部复发率低。骶骨的神经源性肿瘤往往向骶前生长很大，直径多数在10cm以上，文献报告最大直径达28cm。本组48例骶骨部神经源性肿瘤病例，是目前国际上报告的最大宗病例。本组中，肿瘤最长径平均在12cm，最大者肿瘤最长径为31cm，而且向上生长可达L3～4水平。X线检查可发现骶神经孔扩大，但在恶性神经源性肿瘤中骶神经孔扩大特征不明显。MRI检查多数良性神经源性肿瘤为均匀一致的信号改变，约6%的患者可出现囊性变；但在恶性神经源性肿瘤中，MRI检查多数肿瘤为不均匀的信号改变，约75%的肿瘤会出现囊性变。因而巨大的神经源性肿瘤中出现信号不均匀、囊性变，可能会提示恶性变可能。

肿瘤特点与手术方式选择的关系

对于肿瘤局限在骶管内（Ⅰ型）的病例，单纯采用后方入路可完成肿瘤切除手术。对于肿瘤单纯位于骶前（Ⅳ型）的病例，如果肿瘤位于骶髂部，可采用前方入路切除肿瘤；如果肿瘤位于小骨盆内，则建议采用后方入路，切除骶3或骶4以下骶骨，显露并切除肿瘤。对于哑铃型（Ⅱ、Ⅲ型）型肿瘤，需视肿瘤大小及位置高低来决定是否需要前后路联合手术切除肿瘤。对于高位（S1水平以上）、直径很大（直径大于10cm）的骶骨部神经源性肿瘤需经前后路联合切口，经后路完整切除肿瘤骶管内部分，分离、保护骶神经，充分扩大骶神经孔，经前路分离切除骶前的巨大肿瘤。经前路切除肿瘤主体后，必须仔细止血，常需要压迫半小时以上，术后由于缺少骶前筋膜的压迫，瘤腔渗血可进入腹膜后腔，不易控制。对于肿瘤向前、向上突出不是太大的病例（低于S1平面）可采用单纯后方入路，后方凿除椎板显露骶管，小心分离骶神经，扩大肿瘤处神经根孔，将肿瘤连同部分骶骨整块从后方切除。

如果肿瘤需从前路或需前后路联合切除肿瘤，常规经前路结扎患侧髂内动脉，临时阻断腹主动脉或术前置入腹主动脉球囊。如果单纯经后路能够切除肿瘤，但肿瘤体积较大（直径大于10cm），建议术前置入腹主动脉球囊。降低骶骨肿瘤术后复发的根本措施是控制术中出血，这样才能看清术中肿瘤边界，彻底切除肿瘤。

良性神经源性肿瘤，应尽量采用边缘性切除，一般经手术切除后，预后良好，局部复发率很低。恶性神经系统肿瘤由于包膜不完整或没有包膜，骨内破坏范围大，且多位于高位骶骨，行边缘或病灶内手术有时不易彻底清除肿瘤，因而术后复发率极高。对于恶性神经源性肿瘤，建议经前后联合入路行肿瘤整块切除，包括骶神经一并切除，方能降低局部复发率，提高生存率。对于恶性神经源性肿瘤可以给予手术前、后化疗，术后可加用辅助放疗。一般来讲，恶性神经源性肿瘤对于放、化疗不是很敏感，手术彻底切除是治疗的根本。

骶部神经源性肿瘤的切除，必须根据肿瘤生长的部位及大小来决定手术入路。巨大的骶前神经源性肿瘤适合经前路腹膜后切除，但椎管内的肿瘤部分必须从后路取出。因而，对于巨大的骶部神经源性肿瘤，需经前后路联合入路手术切除。

骶骨神经源性肿瘤切除后的重建问题

对于骶骨肿瘤切除后是否进行腰骶部稳定性重建存在争论。以往对大部分全骶骨或次全骶骨切除后的患者没有进行腰骶部重建，患者术后需较长时间的卧床，依靠手术瘢痕限制脊柱的下沉。多数患者能够直立行走，对脊柱的稳定性没有很大影响。近年来，由于脊柱内固定器械的发展，许多医生对于全骶骨或次全骶骨切除后的患者进行了内固定手术，重建腰骶部的稳定性。患者可以早期下床活动，没有由于脊柱不稳而产生的神经根症状。但是，骶骨部位的内固定手术也存在许多并发症，由于骶骨切除后，局部留有很大空腔，背侧没有肌肉层，只留有一层皮瓣覆盖，因而，容易出现局部积液，甚至感染。如果局部出现感染，内固定器械就必须取出。原则上对于单或双侧骶髂关节切除的患者，如果条件允许，应进行了内固定，重建腰骶部的稳定性。但一定要考虑到伤口感染的可能性。对于保留骶 1 ~ 2 或骶髂关节完整的患者，无需进行骶骨重建。

原发高度恶性肿瘤

骶骨肿瘤原发恶性肿瘤少见。软骨肉瘤是最常见的骨的原发恶性肿瘤之一，骶骨软骨肉瘤在所有软骨肉瘤中仅占 5% 左右，但在骶骨肿瘤中，软骨肉瘤为常见的肿瘤类型之一。骶骨原发高度恶性肿瘤的治疗以手术为主，放疗、化疗为辅。由于骶骨及其周围解剖结构复杂，手术难度大，围手术期死亡率高，即使安全度过手术期，局部复发率也很高。因而许多医生认为该部位的手术基本上属于不治之症。同时，由于骶骨肿瘤发病率低，很难在一个治疗中心内积累足够多的病例，国际上很少医生会在这方面有很多的经验。对于发生于骶骨的高度恶性肿瘤的治疗方式及效果国内外尚无确切结论。虽然近年来国内外研究提出了许多新的手术技术，骶骨恶性肿瘤术后局部复发率仍相对较高，况且，全骶骨切除术后，牺牲了全部的骶神经，术后导致大小便的功能失控，有时还会出现行走功能的问题。

一般资料

2000 年 7 月到 2012 年 7 月期间，共有 162 例骶骨高度恶性肿瘤患者在北京大学人民医院骨肿瘤科接受手术治疗。经病理证实骨的恶性巨细胞瘤 11 例，恶性神经鞘瘤 14 例，骨髓瘤 32 例，骨肉瘤 21 例，软骨肉瘤 38 例，尤文肉瘤 /PNET 23 例，恶性纤维组织细胞瘤 6 例，脂肪肉瘤 2 例，恶性黑色素瘤 2 例，血管肉瘤 6 例，淋巴瘤 7 例。

骶骨恶性肿瘤的分区方法

我们以 S1/2 及 S2/3 椎间盘为界，将骶骨分为上位骶椎（Ⅰ）、中位（Ⅱ）及下位骶椎（Ⅲ）三个区；骶骨肿瘤累及到髂骨定义为Ⅳ区，骶骨肿瘤累及到腰椎骨定义为Ⅴ区。（见图 9-15）骶骨肿瘤矢状位上又可分为两型。矢状位上肿瘤累及半侧骶骨及一侧骶髂关节的称谓Ⅰ型，矢状位上肿瘤累及超半侧骶骨及一侧骶髂关节的称谓Ⅱ型。（图 14-10）根据肿瘤累及骶骨的范围，采取不同的手术入路。

手术方式及治疗结果

骨肉瘤

骨肉瘤共 21 例，占骶骨原发肿瘤的 4%。其中男性 12 例，女性 9 例，平均年龄 25.8 岁（12 ~ 58 岁）。3 例患者病变累及腰椎，6 例患者病变累及骨盆。所有骶骨骨肉瘤患者均接受了术前穿刺活检，其中 11 例患者接受了术前化疗，16 例患者接受了术后化疗。5 例患者术前已存在转移。病理诊断中骨母细胞型骨肉瘤占 12 例，软骨母细胞型 4 例，小细胞型 2 例，高分化骨肉瘤 2 例。全部骶骨骨肉瘤患者中 2 例患者为外院术后复发病

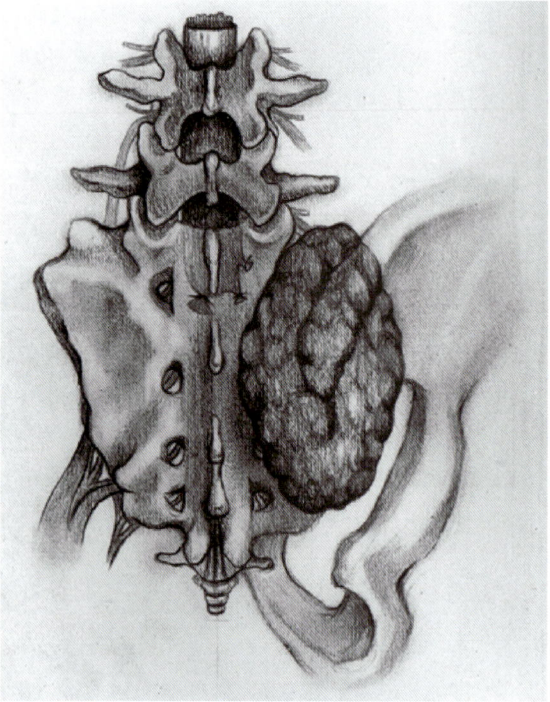

Ⅰ型

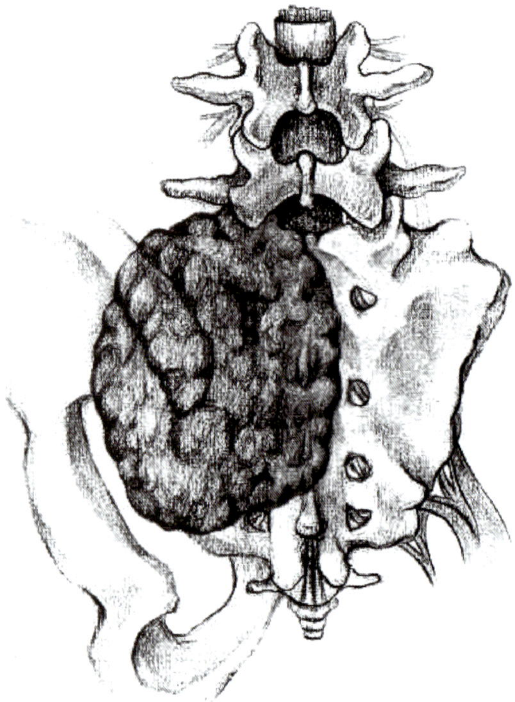

Ⅱ型

图 14-10　矢状位部分骶骨及一侧骶髂关节切除分型：Ⅰ型为半侧骶骨切除；Ⅱ型为超半侧骶骨切除

例，余患者均于我院初治。7 例患者接受整块切除术或全骶骨切除术，13 例患者接受分块切除术。12 例（60%）手术后复发。术后 1 年生存率 77.4%，3 年生存率 43.5%，5 年生存率 21.8%（图 14-11）。

■ 尤文肉瘤/PNET

尤文肉瘤 /PNET 共 23 例，占骶骨原发肿瘤的 4.3%。其中男性 10 例，女性 13 例，平均年龄 22.3 岁（5 ~ 50 岁）。1 例患者病变累及腰椎，6 例患者病变累及骨盆。所有骶骨尤文肉瘤 /PNET 患者在术前均接受了穿刺活检，其中 16 例患者接受了术前化疗，21 例患者接受了术后放化疗。4 例患者术前已存在转移。全部骶骨尤文肉瘤 /PNET 患者中 1 例患者为外院术后复发病例，余患者均于我院初治。9 例患者接受整块切除术或全骶骨切除术，14 例患者接受了分块切除术。13 例（56.5%）手术后复发。术后 1 年生存率 58.7%，3 年生存率 39.1%，5 年生存率 19.6%（图 14-12）。

■ 软骨肉瘤

软骨肉瘤共 38 例，占骶骨原发肿瘤的 7.1%。其中男性 20 例，女性 18 例，平均年龄 42.5 岁（17 ~ 69 岁）。5 例患者病变累及腰椎，11 例患者病变累及骨盆。全部骶骨软骨肉瘤患者均在术前接受了穿刺活检，20 例患者为于我院初治，余 18 例患者为外院术后复发病例。病理诊断中Ⅰ - Ⅱ级软骨肉瘤 22 例，Ⅲ级软骨肉瘤 2 例，间叶型软骨肉瘤 8 例，去分化软骨肉瘤 4 例，透明细胞、黏液型软骨肉瘤各 1 例。

38 例接受外科治疗的骶骨软骨肉瘤患者中共 35 例具有完整的随访资料，随访时间平均为 21.9 个月（0 ~ 125 个月），至随访截止时间共 13 例死亡（37.1%），18 例发生复发（51.4%），1 例发生转移（2.86%）。应用 Kaplan-Meier 法测算术后总生存期平均为 66.6 ± 11.8 个月，术后 1 年、2 年、5 年总生存率分别为 76.7%、58.7% 和 47.0%；无病生存期平均为 48.9 ± 11.8 个月，术后 1 年、2 年、

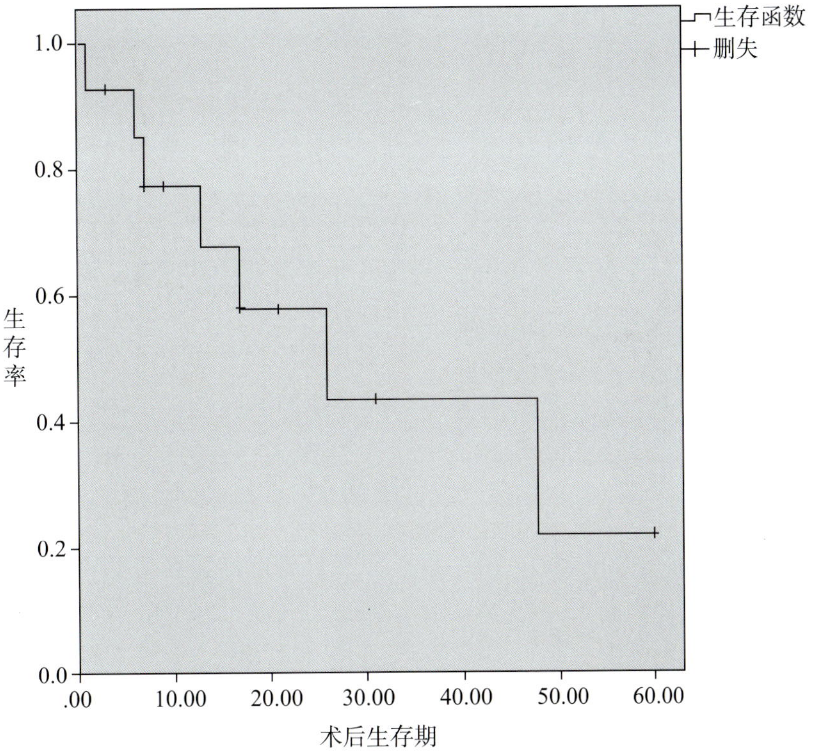

图 14-11　骶骨骨肉瘤术后生存情况

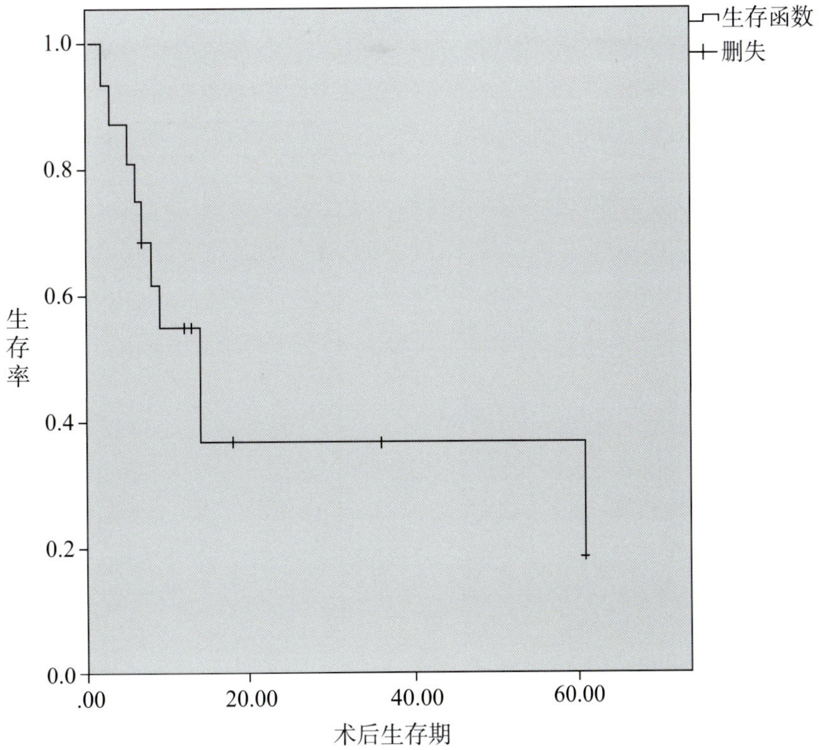

图 14-12　骶骨尤文肉瘤术后生存情况

5年无病生存率为73.1%、42.3%和31.8%。应用Kaplan-Meier生存曲线显示35例患者总体生存情况和无病生存情况（图14-13）。

应用Kaplan-Meier法对手术方式与术后生存期、无病生存期的关系进行分析，结果显示，接受整块切除术或全骶骨切除术的患者其生存预后优于接受分块切除术的患者，但无统计学差异（*P*=0.25）（图14-14）；接受整块切除或全骶骨切除术的患者无病生存率显著优于接受分块切除术的患者（*P*=0.041）（图14-15）。

骨髓瘤

骨髓瘤共32例，占骶骨原发肿瘤的6%。其中孤立性骨髓瘤19例，多发性骨髓瘤13例。男性23例，女性9例，平均年龄55.8岁（26～78岁）。3例患者病变累及腰椎，4例患者病灶累及骨盆。所有患者均为我科初治患者，均于术前明确骨髓瘤诊断。患者症状程度严重，需先行手术治疗以改善生活质量，故所有患者均接受了切刮术。术后全部患者均接受了化疗。1例手术后复发。

淋巴瘤

淋巴瘤共16例，占骶骨原发肿瘤的3%。其中男性8例，女性8例，平均年龄47.7岁（24～68岁）。1例患者病变累及腰椎，4例患者病变累及骨盆。所有患者病理类型均为B细胞源性的非霍奇金性淋巴瘤，术前均已接受相应化疗，但症状严重，为改善其生活质量，故予手术治疗，所有患者均接受切刮术。术后全部患者均行化疗，无患者术后复发。

恶性骨巨细胞瘤

恶性骨巨细胞瘤共11例，占骶骨原发肿瘤的2.2%。其中男性6例，女性5例，平均年龄32.4岁（16～55岁）。1例患者病变累及腰椎，3例患者病变累及骨盆。原发恶性骨巨细胞瘤4例，余7例为继发性恶性骨巨细胞瘤。恶性成分为恶性纤维组织细胞瘤的有4例，骨肉瘤的有2例，纤维肉瘤有2例，梭形细胞肉瘤有3例。术后5例患者发生复发。

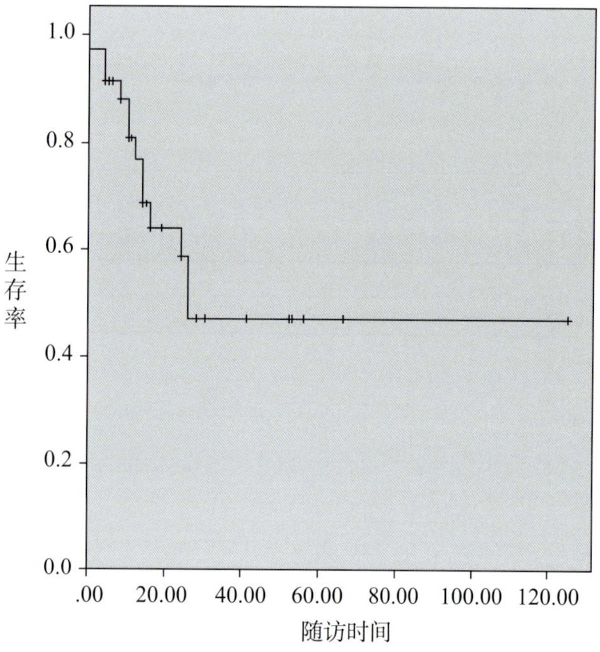

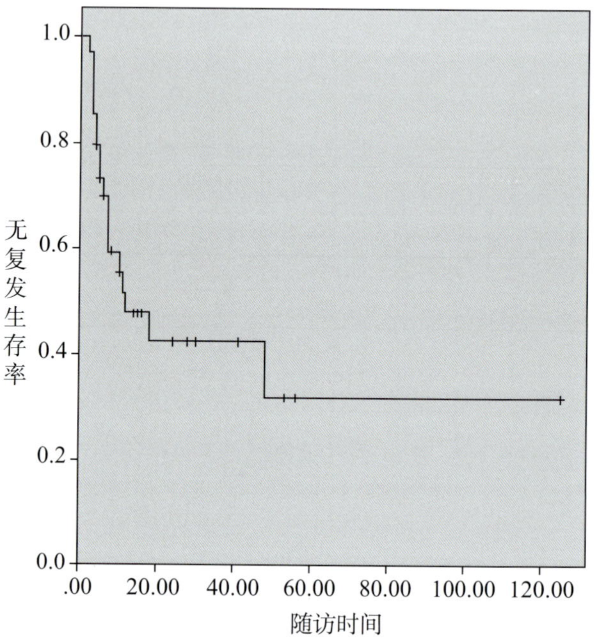

图14-13　Kaplan-Meier生存曲线显示术后生存情况及无病生存情况

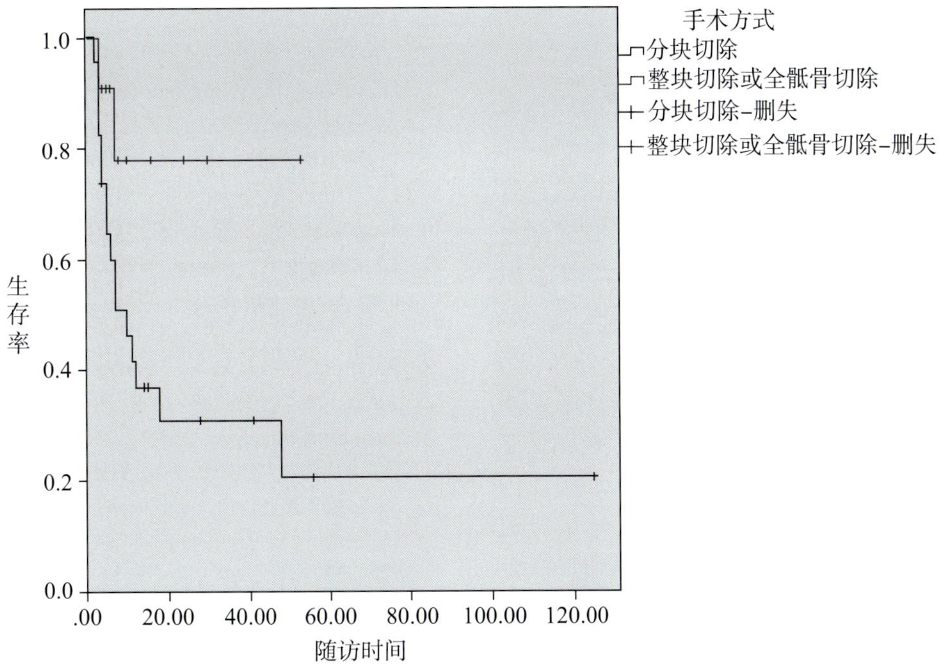

图 14-14　Kaplan-Meier 生存曲线显示手术方式对术后生存期之间的关系

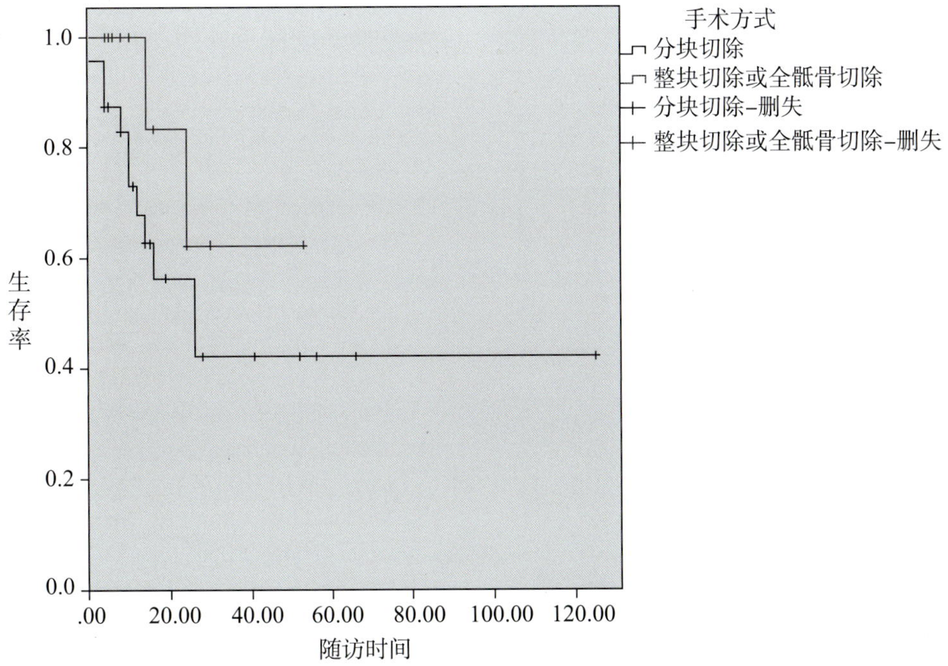

图 14-15　Kaplan-Meier 生存曲线显示手术方式对术后无复发生存期之间的关系

骶骨高度恶性肿瘤的治疗策略

骶骨高度恶性肿瘤如骨肉瘤、尤文肉瘤、软骨肉瘤、恶性神经系统肿瘤等，边缘或病灶内手术后复发率极高，预后不良，因而建议行广泛性手术切除，将骶神经一并切除，方能降低局部复发率。本组原发恶性骶骨肿瘤中包括骨肉瘤21例、软骨肉瘤38例、尤文肉瘤/PNET23例、恶性神经鞘瘤14例、骨的恶性巨细胞瘤11例、恶性纤维组织细胞瘤6例、脂肪肉瘤2例、黑色素瘤2例、血管肉瘤3例等，由于早年技术及观念上的原因，对骶骨高度恶性肿瘤多采取了病灶内分块切除手术，术中尽量保留骶神经，结果导致约80%以上的局部复发率。近年来对8例骨肉瘤、12例软骨肉瘤、6例尤文肉瘤及4例恶性神经鞘瘤采取了经前后路联合手术入路行全骶骨切除术。术后明显降低了局部复发率，但复发率仍然较高，整体上约占40%左右。对于化疗敏感的肿瘤，如骨肉瘤、尤文肉瘤等，手术前后应采取化疗，术后可加用辅助放疗。虽然目前国际上尚没有证据，放化疗能够增加骨肉瘤、尤文肉瘤等其他高度恶性骶骨肿瘤的生存率，但理论上讲，既然新辅助化疗能够增加肢体骨肉瘤、尤文肉瘤患者的生存率，也应该能够增加骶骨骨肉瘤、尤文肉瘤患者的生存率。本组软骨肉瘤病例中8例患者于我院就诊前接受过放化疗治疗，肿瘤均未得到有效控制，这说明了骶骨软骨肉瘤对放化疗反应较差。因此，对于骶骨软骨肉瘤诊断明确后，对于无转移、无去分化证据的骶骨软骨肉瘤患者，均应行病灶的整块切除；对于存在远处转移或已去分化的骶骨软骨肉瘤患者，亦应在患者可耐受范围内对骶骨肿瘤进行尽可能彻底的手术切除。

（郭　卫　臧　杰）

延伸阅读

1. Lovett R. Sacral tumor. J Kans Med Soc，1966，67（11）：553-555.
2. York JE，Kaczaraj A，Abi-Said D，et al. Sacral chordoma：40-year experience at a major cancer center. Neurosurgery，1999，44（1）：74-79.
3. Fuchs B，Dickey ID，Yaszemski MJ，Inwards CY，Sim FH. Operative management of sacral chordoma. J Bone Joint Surg Am，2005，87（10）：2211-2216.
4. Gunterberg B，Romanus B，Stener B. Pelvic strength after major amputation of the sacrum. An experimental study. Acta Orthop Scand，1976，47（6）：635-642.
5. Baratti D，Gronchi A，Pennacchioli E，et al. Chordoma：Natural history and results in 28 patients treated at a single institution. Ann Surg Oncol，2003，10（3）：291-296.
6. Hanna SA，Aston WJ，Briggs TW，Cannon SR，Saifuddin A. Sacral chordoma：can local recurrence after sacrectomy be predicted? Clin Orthop，2008，466（9）：2217-2223.
7. Fletcher CDM，Unni KK，and Mertens F. Pathology and genetics of tumors of soft tissue and bone. WHO，2002：309-313.
8. Unni KK. Dahlin's Bone Tumors. 5th ed. Lippincott-Raven，1996：263-289.
9. Guo W. Tang X，Yang Y，et al. Outcome of conservative surgery for giant cell tumor of the sacrum. Spine，2009，34（10）：1025-1031.
10. Turcotte RE，Sim FH，and Unni KK. Giant cell tumor of the sacrum. Clin Orthop，1993，291：215-221.
11. Cheng JC，Johnston JO. Giant-cell tumor of bone：prognosis and treatment of pulmonary metastases. Clin Orthop，1997，338：205-214.
12. Campanacci M. Bone and Soft Tissue Tumors. 2nd ed. Springer-Verlag，1999，p99-136.
13. Smith J，Wixon D，and Watson RC. Giant-cell tumor of the sacrum：clinical and radiologic features in 13 patients. J Can Assoc Radiol，1979，30：34.
14. Rock MG，Sim FH，Unni KK，et al. Secondary malignant giant-cell tumor of bone：clinicopathological assessment of nineteen patients. J Bone Joint Surg，1986，68A：1073.
15. McDonald DJ，Sim FH，Mcleod RA，et al. Giant-cell tumor of bone. J Bone Joint Surg，1986，68A：235.
16. Leggon RE，Zlotecki R，Reith J，et al. Giant cell tumor of the pelvis and sacrum. Clin Orthop，2004，423：196-207.
17. Doita M，Harada T，Iguchi T，et al. Total Sacrectomy and reconstruction for sacral tumors. Spine，2003，28：

E296-E301.
18. Marcove RC, Sheth DS, Brien EW, et al. Conservative surgery for giant cell tumors of the sacrum: the role of cryosurgery as a supplement to curettage and partial excision. Cancer, 1994, 74: 1253-1260.
19. Guo W, Tang X, Yang Y, et al. Strategy of Surgical treatment of sacral neurogenic tumors. Spine, 2009, 34 (23): 2587-2592.
20. 郭卫，杨毅，杨荣利. 骶骨区神经源性肿瘤的手术治疗策略. 中国脊柱脊髓杂志，2008，18（10）：761-765.
21. Kim DH, Murovic JA, Tiel RL, et al. A series of 397 peripheral neural sheath tumors: 30-year experience at Louisiana State Universith Health Sciences Center. J Neurosurg, 2005, 102: 246-255.
22. Klimo P, Ganesh Rao MPH, Schmidt RH, et al. Nerve sheath tumors involving the sacrum. Case report and classification scheme. Neurosurg Focus, 2003, 15 (2): 1-6.
23. Santi MD, Mitsunaga MM, and Lockett JL. Total sacrectomy for a giant sacral Schwannoma. A case report. Clin Orthop, 1993, 294: 285-289.
24. Schindler OS and Dixon JH. Retroperitoneal giant Schwannomas: Report on two saces and review of the literature. J Orhtop Surg, 2002, 10 (1): 77-84.
25. Ogose A, Hotta T, Sato S, et al. Presacral Schwannoma with purely cystic form. Spine, 2001, 26 (16): 1817-1819.
26. Ozdemir MH, Gurkan I, Yildiz Y, et al. Surgical treatment of malignant tumors of the sacrum. Eur Surg Oncol, 1999, 25: 44-49.
27. Wuisman P, Lieshout O, Sugihara S, et al. Total sacrectomy and reconstruction. Clin Orthop, 2000, 381: 192-203.

15 骨盆转移癌的综合治疗

骨盆是转移性肿瘤的好发部位之一，当病变累及髋臼周围时，常导致严重的疼痛和功能丧失。骨盆转移癌的治疗是一个非常复杂的过程，治疗手段主要包括放疗、化疗、激素治疗、二磷酸盐类药物以及外科手术等。在临床上，根据患者症状严重程度、骨转移灶数量、一般状态以及预期生存期等因素，医生通常联合应用若干种治疗方法，以期达到最佳效果。

外科手术是重要的姑息治疗手段，旨在改善患者生存质量、缓解疼痛、恢复肢体运动功能、缩短住院时间，同时便于家属护理。外科手术的选择需要充分考虑骨转移灶部位、大小以及原发肿瘤的病理学类型。放射治疗是缓解骨转移疼痛症状的最佳手段之一，在一定程度上还可以预防病理性骨折等严重并发症的发生。近年来出现的放射性核素治疗更适用于全身弥漫骨转移病例，但其骨髓抑制程度相对严重。骨转移癌的全身系统治疗主要包括化疗、二膦酸盐类药物、激素治疗、免疫治疗等。在选择应用全身系统治疗前，肿瘤科医生首先应除外病理性骨折等严重并发症的风险，而后根据肿瘤起源采取相应的治疗策略。

化学治疗

常见的骨盆转移性肿瘤中，对姑息挽救性化疗敏感的恶性肿瘤包括小细胞肺癌、睾丸癌、骨髓瘤、霍奇金及非霍奇金淋巴瘤等；化疗部分敏感的肿瘤包括乳腺癌和卵巢癌等。

乳腺癌

乳腺癌的骨转移发生率高达 49% ~ 84%，其中 15% 的病例同时伴有内脏器官的转移。有学者曾对 367 例乳腺癌骨转移患者进行对照研究，结果显示伴有内脏转移的患者中位生存期为 1.6 年，而单纯骨转移患者为 2.1 年，两者存在显著性差异（$P < 0.001$）。

单纯骨转移多发生在绝经后老年患者，小叶癌常见，最初的分期多为 N0 或 N1 期。另有研究显示，单纯骨转移患者雌激素受体大多阳性，85% 以上的患者需接受激素治疗，这一类患者联合应用化疗可明显提高疗效，但同时全身副反应也随之增加。

对于伴发肝、肺和中枢神经系统等内脏转移的患者来说，必须采用综合的药物治疗。预期生存期大于 3 个月的乳腺癌骨转移患者，首先应接受二膦酸盐治疗，辅以维生素 D 和钙剂，同时配合应用全身化疗和激素治疗。

曾经接受过抗雌激素治疗（如他莫昔芬）的绝经后女性或过去 1 年内接受抗雌激素治疗的患者，一旦发现骨转移灶，推荐应用芳香化酶抑制剂作为一线药物。未曾接受过抗雌激素治疗的绝经后女性或接受抗雌激素治疗一年以上的患者，亦可应用芳香化酶抑制剂治疗，但疗效与他莫昔芬无显著性差异。绝经前女性未接受过抗雌激素治疗的患者，建议首先应用抗雌激素治疗，同时可选择黄体生成素释放激素（luteinizing hormone releasing hormone，LHRH）的抑制剂。

乳腺癌通常被认为是化疗中度敏感性肿瘤，文献报道显示，常用乳腺癌联合化疗方案治疗骨转移灶的总体有效率为 56% ~ 87%，单药化疗的有效率在 18% ～ 42% 之间，其中环磷酰胺为 23% ～ 31%，5-FU 为 18% ～ 37%，阿霉素的有效率则在 19% 左右，最近的研究结果显示，紫杉醇和多西紫杉醇的有效率为 30% ～ 67%。另有文献报道长春新碱与紫杉醇联合用药可以在一定程度上控制骨和内脏转移灶的进展。

另一组大规模随机对照研究旨在评估乳腺癌骨转移患者接受化疗和帕米膦酸二钠治疗后的疗效。化疗药物包括 5-FU（66%）、环磷酰胺（51%）、阿霉素（38%）、氨甲蝶呤（38%）、米托蒽醌（24%）以及长春新碱（28%）。117 例单纯骨转移患者的化疗部分有效率为 18%，32% 的病例在化疗期间病灶无改变，患者 24 个月内新增病灶数平均为 2.5 个，病理性骨折等并发症的中位发生期为 7 个月。

M.D. Anderson 肿瘤中心曾评估 FAC 方案（5-FU、阿霉素和环磷酰胺）治疗乳腺癌单纯骨转移的有效性，结果显示，195 例患者中完全有效 7%，部分有效 52%，病情稳定 32%。在这一组病例中，绝大多数患者通过化疗受益，且疗效相当持久，肿瘤中位无进展期达到 14 个月。确诊骨转移后整体中位生存期为 35 个月，FAC 化疗后中位生存期为 28 个月。

前列腺癌

前列腺癌的生长高度依赖血液循环中的雄激素，特别是睾酮水平。转移性前列腺癌的标准方案为激素阻断治疗，其中包括手术去势（睾丸切除术）和药物去势（LHRH 阻断及抗雄激素治疗）。应用激素治疗可以有效控制前列腺癌骨转移患者的临床症状，然而绝大多数病例最终会进展成为激素非依赖型前列腺癌（hormone resistant prostate cancer，HRPC），5 年生存率不足 50%。

过去的研究显示，化疗可以控制一部分激素非依赖型前列腺癌。Tannock 等人曾报道，联合应用米托蒽醌和强的松可有效缓解 29% 患者的临床症状，而强的松的单药有效率约为 12%。另一项研究显示，米托蒽醌联合氢化可的松可延长无进展期并有效改善生活质量。但上述两项研究均提示联合化疗并未提高总体生存率。

最新的Ⅲ期临床研究结果证实多西紫杉醇是有效控制前列腺癌的药物，与传统的米托蒽醌方案比较，75mg/m^2 3 周的紫杉醇方案可有效提高 HRPC 患者生存率（$P = 0.0009$），中位生存期 18.9 个月。进一步的研究比较了多西紫杉醇 +VP16 与米托蒽醌 + 强的松的疗效，中位生存期分别为 18.9 个月和 15.6 个月，总体生存率结果同样显示多西紫杉醇 +VP16 组优于米托蒽醌 + 强的松组（$P = 0.02$）。上述研究结果发表后，以多西紫杉醇为基础的化疗方案已经成为 HRPC 的首选。尽管如此，米托蒽醌联合强的松方案仍在部分患者中应用，这是因为其在缓解疼痛方面具有多西紫杉醇无法比拟的优势。对于多西紫杉醇方案耐药病例是否继续应用米托蒽醌方案目前仍存在争议。此外，尚有部分研究结果显示长春新碱可使 HRPC 患者受益。其他前列腺癌化疗药物包括沙铂，作为第三代可通过口服生物吸收的铂剂，其结构在顺铂基础上加以修饰，抗癌作用机制类似于泰索帝。

传统治疗策略还包括糖皮质激素联合外照射放疗，可有效缓解前列腺癌骨转移患者的疼痛症状，并在一定程度上预防病理性骨折的发生。^{89}锶和 ^{153}钐可以作为化疗无效且全身弥漫骨痛患者的姑息治疗方案，但与化疗叠加的骨髓抑制具有相当风险。

研究显示，内皮素传导通路在前列腺癌骨转移过程中发挥重要作用，Atrasentan 是一种内皮素 A 受体（endothelin-A receptor，ETAR）拮抗剂，一项 1002 例患者的荟萃分析显示，接受 Atrasentan 治疗的 HRPC 患者缓解期明显延长，且疼痛缓解率明显优于安慰剂组。

血管生成同样在前列腺癌的生长和转移过程中起着至关重要的作用，血浆 VEGF 水平与 HRPC 患者预后密切相关。VEGF 抑制剂 bevacizumab 与多西紫杉醇联合应用，可以使 81%（61/75）的病例 PSA 水平显著下降，肿瘤中位无进展期 9.7 个月，总体生存率 21 个月。

肺癌

非小细胞肺癌（non-small cell lung cancer，NSCLC）患者初诊时骨转移发生率仅为2.3%，但最终约有30%～40%的患者出现骨转移。NSCLC骨转移灶多为溶骨性破坏，脊柱、骨盆、肋骨及肢体长骨最常受累。NSCLS患者出现骨转移通常提示预后不良。40%的小细胞肺癌（small cell lung cancer，SCLC）初诊病例行骨扫描检查即可发现骨转移灶，因此，及时发现SCLC患者脊柱和长骨的转移灶可有效预防脊髓压迫和病理性骨折等严重并发症的发生。

无症状的肺癌骨转移是理想的全身系统性化疗的适应证，但其疗效很难通过常规检查加以评估，因此截至目前这方面的数据相当有限。有报道显示NSCLC骨转移患者接受顺铂和吉西他滨化疗后疼痛缓解率为30%～61%。

很多化疗药物都可以有效控制Ⅳ期NSCLC，因此只要患者身体状况允许，均应接受包括铂类药物在内的化疗，此外，紫杉醇、多西紫杉醇、长春新碱以及伊立替康等药物均在临床试验中证实有效。多药联合化疗的疗效优于单药化疗，患者一年生存率约为30%～40%，常用的药物组合包括卡铂+紫杉醇、顺铂+长春新碱、吉西他滨+顺铂、多西紫杉醇+顺铂等。近年来，很多靶向治疗药物应用于进展期NSCLC患者并证实有效，其中尤以表皮生长因子受体（epidermal growth factor receptor，EGFR）的小分子酪氨酸激酶抑制剂（特罗凯和易瑞沙）最为成功。

50%～80%的小细胞肺癌骨转移患者可以通过联合化疗减轻骨痛症状，但由于患者生存期很短，因此很难通过影像学评估受累骨的修复情况。

总结

骨骼是常见的肿瘤转移部位，临床上通常采用放疗、手术和镇痛药物等方法缓解症状，化疗是目前为止最为有效的全身系统性治疗手段，多药联合化疗可以显著延长乳腺癌、前列腺癌以及小细胞肺癌患者生存期。对于相对化疗耐药的非小细胞肺癌和黑色素瘤来说，首先应采用局部放疗或手术控制局部病变，但化疗同样可以延长肿瘤无进展期并缓解症状。

骨转移病变的化疗有效性评估非常困难，疼痛症状的缓解和影像学检查是最重要的指标，但其明显缺乏客观性和可重复性，因此在临床上全身化疗的作用往往被低估。目前，一系列涉及骨代谢的生化标记物逐渐引起学者的关注，这些指标将更加客观地反映各种治疗方法的效果。此外，肿瘤的靶向药物仍旧是将来最有前景的治疗领域。

骨转移癌的激素治疗

在临床上，绝大多数激素依赖型肿瘤都具有强烈的骨转移倾向，这其中最为常见的类型包括前列腺癌和雌激素受体阳性的乳腺癌以及部分甲状腺癌。前列腺癌初诊时骨转移发生率约为30%，死亡病例的骨转移灶检出率几乎为100%；进展期乳腺癌的骨转移发生率高达50%～70%。

由于肿瘤组织中破骨细胞和成骨细胞活跃程度不同，骨转移病变骨可以呈现出成骨（如前列腺癌）和溶骨（如甲状腺癌）两种截然不同的表现，但无论哪种类型的病变均进展缓慢，在接受激素和手术等治疗后，预后远远优于激素非依赖型肿瘤，前列腺癌和乳腺癌的骨转移患者的中位生存期约为4～6年。临床上，激素治疗通常采用阻断激素受体（抗雄激素药物治疗前列腺癌）或抑制激素的生物合成（芳香化酶抑制剂治疗乳腺癌）两种策略。激素依赖型肿瘤的骨转移病灶往往在很长时间内对激素治疗保持高度敏感，激素治疗的患者受益率通常优于化疗。因此，在乳腺癌、前列腺癌和甲状腺癌等激素依赖型肿瘤的骨转移癌治疗策略中，激素治疗应属于一线治疗方案。

骨转移癌激素治疗的疗效评估指标包括疼痛缓解率、生活质量评分、病变范围的影像学改变以及核素扫描中的“热区”数量等。而对于前列腺癌而言，PSA是目前公认的判断激素治疗疗效的金标准。

1889年，英国外科医生Stephen Paget对735例乳腺癌死亡病例进行尸检分析后在《柳叶刀》杂志上首次报道了骨转移癌概念，同时提出了著名的“土壤-种子转移假说”。鉴于大多数骨转移病灶均来源于激素依赖型肿瘤，很多研究者提出激素可能在骨转移的发生过程中起着至关重要的作用，更加深入的分子生物学研究将有助于我们选择有效的药物和靶点，从而达到更好的激素治疗效果。

乳腺癌

早期研究

1896年，Beatson最早报道了通过切除患者卵巢治疗乳腺癌的内分泌治疗方法，双侧卵巢切除术也是最为原始的降低雌激素水平的手段。Pearson和Ray报道53例乳腺癌骨转移患者行卵巢切除术后有效率为28%，Fracchia等人报道141例相同方法的有效率为33%。此外Fracchia等人还报道了同时实施肾上腺切除术的有效率为36%。

此后直至20世纪中叶，很多肿瘤学家发现，与卵巢切除术一样，通过药物也可以有效降低血中雌激素水平。Nemoto等人报道他莫昔芬的有效率为42%。大规模的随机对照研究显示，药物与手术内分泌治疗的效果之间没有显著性差异。值得一提的是，在上世纪80年代之前，肿瘤细胞表面的激素受体检查并未推广，因此上述数据可能存在偏差。

初始激素治疗

目前，雌激素受体阳性的乳腺癌骨转移患者均建议接受激素治疗。他莫昔芬作为选择性雌激素受体调节剂可竞争性结合雌激素受体，从而达到阻断雌激素信号的目的。他莫昔芬已经应用于临床近40年，至今仍然是ER阳性绝经后乳腺癌患者的首选药物。但关于他莫昔芬治疗乳腺癌骨转移的效果未见大宗报道。Lerner等人曾报道18例乳腺癌骨转移患者接受他莫昔芬治疗后7例有效。

继他莫昔芬之后，黄体酮同样被证实可以有效控制转移性乳腺癌，但应用黄体酮作为初始激素治疗的临床试验还在进行中。Hortobagyi等人报道18例骨转移患者接受甲孕酮（Medroxyprogesterone acetate，MPA）治疗后9例有效。van Veelen等人报道MPA有效率为40%，优于三苯氧胺的23%。Muss等人报道MPA治疗乳腺癌骨转移的有效率为33%，同样优于他莫昔芬的13%。

芳香化酶抑制剂通过抑制芳香化酶从而阻断雌激素合成的最后步骤，它在有效抑制卵巢雌激素合成的同时，还可以阻断绝经后女性卵巢外雌激素的合成。目前，第三代芳香化酶抑制剂（aromatase inhibitors/inactivators，AI）已经取代他莫昔芬成为ER阳性绝经后患者的一线激素治疗药物。与他莫昔芬相比，第三代AI的优势通过一些大规模临床试验中得到证实（907例患者，18个月随访，肿瘤无进展期分别为9.4个月和6.0个月，$P=0.0001$）。

乳腺癌骨转移的二线激素治疗

在选择二线激素治疗药物的时候，应充分考虑一线药物的有效性。黄体酮作为二线药物多年来应用于他莫昔芬治疗后复发的病例。黄体酮对乳腺癌骨转移的有效性报道较少。Smith等人曾报道192例乳腺癌骨转移接受黄体酮后40例有效。

乳腺癌骨转移一线内分泌治疗（尤其是他莫昔芬）失败后，应用第一代芳香化酶抑制剂作为挽救方案的临床试验研究已见诸报道，Lipton和Smith等人分别报道氨鲁米特（aminoglutethimide）治疗乳腺癌骨转移疗效优于他莫昔芬。新一代芳香化酶抑制剂作为二线药物已经应用于他莫昔芬治疗失败的患者，Thurlimann等人报道，在治疗骨转移方面，阿那曲唑（anastrozole）和法罗唑（fadrozole）的疗效优于醋酸甲羟孕酮（MGA）。

作为新型雌激素受体拮抗剂，氟维司群（fulvestrant）逐渐成为转移性乳腺癌的三线治疗方案，对于曾接受 AI 和他莫昔芬治疗的 ER 阳性患者，fulvestrant 通过下调雌激素受体和封闭信号传导通路达到治疗效果。临床试验显示，在 693 例受体阳性的绝经后进展期患者中，fulvestrant 药效和耐受性与非甾体芳香化酶抑制剂 examestane 类似。

乳腺癌单纯骨转移的激素治疗

乳腺癌患者出现骨转移后 24 个月内未见其他脏器受累者称为乳腺癌单纯骨转移，研究显示这组病例对激素治疗保持高度敏感性，80% 以上的患者对他莫昔芬等一线激素治疗有效，对二线药物（醋酸甲羟孕酮，芳香化酶抑制剂，曲普瑞林（triptorelin）以及促性腺激素释放激素拮抗剂）的有效率高达 44% ~ 67%，而对三线药物的有效率仍在 60% 左右。乳腺癌单纯骨转移患者的预后明显优于其他乳腺癌患者，应用二膦酸盐类药物可明显改善生活质量。

激素治疗的联合用药

糖皮质激素可有效增加内分泌治疗的效果，Rubens 等人曾报道，在服用他莫昔芬的同时加用泼尼松不但可以提高反应率，还可以延长生存期和肿瘤无进展期。大量临床研究证实，除糖皮质激素外，其他激素治疗联合用药的疗效均不理想。一系列 Ⅱ 期临床试验提示，表皮生长因子和胰岛素样生长因子的抑制剂可能在将来的乳腺癌治疗领域发挥重要作用。

二膦酸盐类药物是乳腺癌骨转移治疗中的重要环节，最新研究显示，唑来膦酸不但可以缓解骨痛和降低并发症，同时还可抑制肿瘤生长。针对 371 例乳腺癌骨转移患者的长期研究显示，连续两年每月注射 90mg 帕米膦酸二钠可明显降低骨转移并发症的发生率。此外，二膦酸盐类药物还可以在一定程度上抵消芳香化酶抑制剂造成的骨流失。（图 15-1）

前列腺癌

前列腺癌是发达国家男性第二常见肿瘤类型，同时也是导致男性死亡的第三位肿瘤类型。雄激素依赖和成骨性转移是前列腺癌最重要的两大特点。与其他实体性肿瘤不同，骨转移的发生对前列腺癌的预后和生活质量并不造成巨大影响。前列腺癌骨转移的治疗目的主要是缓解疼痛症状，并预防脊髓压迫和病理性骨折等严重并发症的发生。而实际上，无论在缓解症状方面，还是患者延长生存期，激素治疗都是最为有效的手段。

1. 初始激素治疗

前列腺癌的生长和转移都依赖于雄激素受体信号传导通路的活化。Huggins 和 Hodges 在 60 多年前首次报道了这一现象，并以此获得诺贝尔奖。此后，激素治疗已经成为转移性前列腺癌全身系统性治疗的重要组成部分。实验研究显示抗雄激

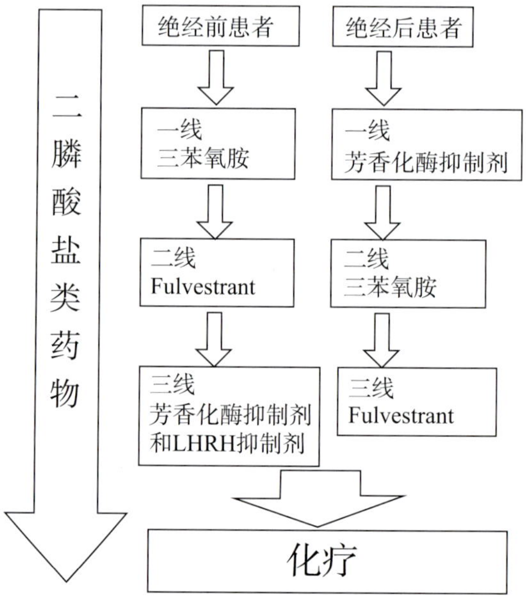

图 15-1　乳腺癌全身治疗流程图

素治疗可以有效诱导前列腺癌细胞的凋亡，但从临床角度出发，并不是每一个转移性前列腺癌患者都需要即刻接受抗雄激素治疗，尤其是一些老年患者可能在很长的一段时间内肿瘤都不会进展。美国临床肿瘤学会（American Society of Clinical Oncology，ASCO）建议对于那些没有症状的低危转移性前列腺癌患者来说，可以暂时不应用抗雄激素治疗，直至出现症状为止。

2. 去势治疗

长期研究证实，去势是转移性前列腺癌的首选方案，所谓去势就是通过临床手段将男性体内睾酮水平控制在50ng/ml以下，这一阈值最近被修订为20ng/ml。去势方法包括双侧睾丸切除术（永久去势）和药物去势（可逆性去势）。雌激素可以通过抑制下丘脑分泌促黄体激素（luteinizing hormone，LH）从而降低睾丸间质细胞的睾酮分泌量。但是因为严重的血栓和心血管并发症，临床上很少应用雌激素治疗转移性前列腺癌。

ASCO目前建议将双侧睾丸切除术作为一线方案。但大多数男性患者更愿意选择应用促黄体激素释放激素（luteinizing hormone–releasing hormone，LHRH）拮抗剂的药物去势。LHRH拮抗剂与受体结合的能力高于正常LHRH的100倍，每3周用药一次，最新的研究结果显示，只有5%的患者无法将睾酮水平控制在50ng/ml以下。值得注意的是，首次应用LHRH拮抗剂可能会导致瞬间的LH分泌增加，从而导致短期内肿瘤的迅速增大，血浆睾酮水平往往也会持续升高1～2周。因此首次接受LHRH治疗的患者应事先被告知可能会出现骨痛加剧的现象，同时应密切关注脊髓压迫和泌尿系梗阻的发生风险。为解决上述问题，患者可同时接受手术去势或至少提前5天开始服用抗雄激素药物。新一代的LHRH拮抗剂已经可以有效避免这一副反应的发生，大规模的临床试验正在进行中。

目前临床上可供选择的LHRH拮抗剂有很多种，包括goserelin，leuprorelin，buserelin和triptorelin等，不同药物治疗前列腺癌骨转移的疗效比较尚未见报道。

3. 抗雄激素治疗

抗雄激素药物或雄激素拮抗剂是指竞争性结合雄激素受体，从而抑制体内内源性雄激素生物学活性的非类固醇药物。雄激素拮抗剂可以部分替代去势治疗，尤其适用于那些希望保留性功能的患者。临床试验证实，Bicalutamide与去势治疗所获得的中位生存期无显著性差异。类固醇类抗雄激素药物由于副反应太大目前已很少应用。

4. 雄激素的联合阻断

在过去很长一段时间内，转移性前列腺癌大多单纯采用手术去势，直到20世纪80年代，有学者发现在手术或药物去势后，前列腺组织中仍有约50%的雄激素残留，这主要是因为肾上腺仍旧保持雄激素的合成能力。为了解决这一问题，肿瘤学专家提出了雄激素联合阻断的概念，所谓雄激素联合阻断是指同时封闭睾丸和肾上腺的雄激素分泌，并阻断雄激素的下游生物学活性。近期的临床随机对照研究和荟萃分析均提示抗雄激素治疗可进一步提高药物或手术去势患者的生存率，美中不足的是患者的生活质量将受到一定影响。

5. 间断性雄激素阻断治疗策略

大量实验证实，长期接受抗雄激素治疗反而会促进前列腺癌的生长并诱导激素耐受的发生，因而间断性雄激素阻断（intermittent blockade of androgen，IAB）的治疗策略逐渐引起肿瘤学家的关注。此外，IAB还可以明显提高患者的生活质量。但截至目前IAB仍仅是一种试验性的治疗策略，尚缺乏长期大宗随诊结果。

6. 二线激素治疗

转移性前列腺癌很难达到治愈，因此治疗策略往往都是姑息性的。应用抗雄激素治疗可以大大延长前列腺癌患者的生存期，甚至可以使10%的患者在10年以上无症状生存，但绝大多数患者最终仍会出现广泛的肿瘤进展。前列腺癌进展为激素非依赖型的中位时间一般认为在18个月左右，但研究显示，前列腺癌细胞可能通过细胞间信号传导继续对抗雄激素治疗保持一定程度的敏感性。

前列腺癌发生激素耐受的机制可能涉及以

下几方面：首先，组织内的残留雄激素可以重新活化雄激素受体的功能；其次，肾上腺分泌的DHEA水平可以超过睾酮分泌100倍以上，DEHA和雄烯二酮（4-dione）通过循环在外周组织继续发挥雄激素的作用；最后，更加微妙的是部分前列腺癌细胞自身也具备了雄激素合成功能，这些细胞通过自分泌和旁分泌的方式重新激活肿瘤。因此对于激素耐受型前列腺癌来说，只有通过重新阻断全身血液循环和肿瘤细胞微环境内的雄激素活性才能达到根本的治疗目的。

7. 与其他药物的联合治疗

与乳腺癌骨转移类似，糖皮质激素是抗雄激素治疗最好的辅助手段。研究证实糖皮质激素单药即可抑制前列腺癌进展，其作用机制主要是通过降低VEGF和IL-8的活性抑制肿瘤新生血管生成。二膦酸盐类药物在转移性前列腺癌治疗中的作用还存在争议。研究显示，在接受抗雄激素治疗的最初一年中，患者的骨流失量约为0.6%～9.6%，此外，小鼠动物模型也证实抗雄激素治疗引起的骨吸收会促进骨转移灶的进展。由于缺乏大宗随访结果，二膦酸盐尚未成为转移性前列腺癌的推荐用药，但临床资料显示，其在缓解顽固性骨痛和预防并发症方面的作用是不容忽视的。在所有二膦酸盐类药物中，唑来膦酸治疗去势后骨流失的效果最为确切。

分化型甲状腺癌

分化型甲状腺癌（differentiated thyroid cancer，DTC）是最常见的内分泌系统恶性肿瘤，下丘脑分泌的甲状腺激素刺激激素（TSH，thyroid-stimulating hormone）在甲状腺癌的发生发展过程中发挥着重要作用。甲状腺癌的发病率在过去20年间逐年递增，其中分化型甲状腺癌中的腺泡状癌具有很高的转移倾向，肺和骨是最常见的转移部位。部分DTC患者以骨转移为首发症状。

鉴于DTC对TSH的高度依赖，通过服用甲状腺素片抑制TSH分泌仍然是DTC的终生治疗策略。DTC骨转移患者的治疗往往并非根治而是姑息性的。

一般情况下，患者在接受术后放射性碘治疗后即开始服用甲状腺素。甲状腺癌骨转移患者接受^{131}I治疗前应首先使用人重组TSH（rhTSH），以恢复肿瘤细胞的碘摄取。

骨转移灶巨大的腺泡状甲状腺癌应用甲状腺素治疗需格外谨慎，肿瘤细胞可以提高甲状腺素到T_3的转化效率，从而加剧甲状腺素的全身毒性。

二膦酸盐类药物

骨骼是实体瘤常见的转移部位之一，骨转移灶也是造成癌痛最常见的原因。除了疼痛之外，骨转移癌还会引发高钙血症、病理性骨折以及脊髓压迫等严重并发症。上述并发症往往严重影响患者的生活质量，并与不良预后密切相关。

骨骼是人体内重要的支撑结构，同时还担负着造血和储存矿物质的生理功能。骨骼约占人体重量的10%（不计水和脂肪），是除皮肤以外表面积最大的器官。骨骼内含有大量Ⅰ型胶原，骨细胞和生长因子附着其中。骨基质通过矿化保持其生理强度。

在骨的表面，成骨细胞和破骨细胞调节着成骨和破骨的平衡，这些基本多细胞单位（basic multicellular units，BMUs），最终实现骨的重塑过程。破骨细胞起源于巨噬细胞系统，表达降钙素（calcitonin）受体，活化后分泌碳酸酐酶，通过质子泵调节骨表面和破骨细胞周围的pH值。在破骨细胞创造的酸性环境下，骨内矿物质溶解加速，同时蛋白酶介导的有机成分降解也被启动，分解的骨基质释放大量生长因子。这些生长因子参与启动成骨细胞的活化，促进新骨的合成，从而完成了一次骨重塑的过程。成骨细起源于间充质干细胞，表达甲状旁腺激素和1，25（OH）$_2$ Vit D受体，在体内，成骨细胞和破骨细胞存在一种平衡，但转移癌细胞会彻底打乱这一平衡系统。

Sir Stephen Paget在一个多世纪前提出的种

子土壤假说至今仍然占据主导地位，所谓土壤就是指转移癌细胞周围的骨内微环境，而种子就是转移癌细胞。骨骼独特的生物学特性使其非常有助于转移癌的发展。骨的重塑部位高度血管化，微环境内富含骨髓细胞、成骨细胞以及大量的激酶和生长因子，这些成分为转移癌的形成提供了非常有利的条件。一旦循环中的肿瘤细胞在骨内停留，便会分泌生长因子加速破骨过程，破骨产生大量骨髓生长因子反过来刺激转移癌细胞，从而形成一个正反馈循环。这些骨髓生长因子包括转化生长因子（transforming growth factor beta，TGF-β），血小板衍化生长因子（platelet-derived growth factor，PDGF），胰岛素样生长因子（insulin-like growth factors，IGF）和骨形态发生蛋白（bone morphogenetic proteins，BMPs）等，破骨细胞的活化是这一过程中的重要环节。一些肿瘤（特别是前列腺癌）会分泌某种因子活化成骨细胞，从而形成在影像学上形成高密度成骨性转移，但成骨性转移灶不会像正常骨组织一样增加骨强度。

肿瘤发生骨转移时会产生特殊的标记物。TGF-β 刺激肿瘤细胞分泌甲状旁腺激素相关蛋白（parathyroid hormone-related protein，PTHrP），诱导骨母细胞表达 RANK 的配体（RANKL）与破骨细胞表面的 RANK 结合并导致破骨活化。其他肿瘤相关破骨因子包括 IL-11、吞噬炎性蛋白 -1α（macrophage inflammatory protein 1-alpha，MIP-1α）、IL-6 及肿瘤坏死因子（tumor necrosis factor，TNF）等。

1. 溶骨性破坏

溶骨性破坏在影像学上表现为骨结构缺失的透亮区，在溶骨过程中破骨细胞活化起着决定性作用，一些病例中还同时伴有成骨细胞抑制。

TNF 家族中的 RANK、RANKL 和护骨素（osteoprotegerin，OPG）是诱导溶骨的重要介质。RANKL 和 OPG 都是由成骨细胞和骨髓间质细胞分泌的，RANKL 与破骨细胞上的 RANK 受体结合后使其活化。相反，OPG 与 RANKL 竞争结合 RANK 受体，可以降低破骨细胞活性。骨髓瘤等肿瘤细胞与间质细胞接触后自身即可表达 RANKL 诱导破骨并抑制成骨。此外，骨髓瘤还可干扰 Wnt 信号传导通路。Wnt 生长因子是成骨细胞分化过程中的重要环节，其结合的受体包括：Wnt 受体和脂蛋白受体相关蛋白（lipoprotein receptor-related protein，LRP）。骨髓瘤细胞分泌 dickkopf 1（DKK1）与 LRP5 结合可阻断 Wnt 信号，从而抑制成骨细胞的分化成熟。因此在临床上，多发性骨髓瘤（multiple myeloma，MM）造成的骨破坏往往是纯溶骨性的。

2. 成骨性病变

成骨性病变在影像学上表现为局部骨质矿化的增加。与溶骨性转移不同，目前对于包括前列腺癌在内的成骨性转移机制尚不明确。一些生长因子和蛋白酶如内皮素 endothelin-1（ET-1）、PSA 等可能直接或间接地诱导了成骨细胞的活化。研究发现一些前列腺癌细胞系表达骨母细胞特异性转录因子 Runx2（Cbfa1）。在适宜的条件下，前列腺癌细胞甚至可以直接完成骨的矿化。

无论成骨性还是溶骨性转移，都存在一个潜在的过度溶骨的过程，最终骨骼的完整性都将受损。即使在前列腺癌成骨转移病灶内，溶骨的速度仍旧是显著增加。大量溶骨产生的骨胶原降解产物会通过尿液排出，在溶骨性转移患者尿中，这些产物的水平只是轻度增高，而成骨性转移患者可达到 3 ～ 4 倍。因此，成骨性转移也可以被理解为在特定条件下成骨的速度超过了溶骨的速度。尿中骨胶原降解产物的水平可以作为判断不良预后及病理性骨折风险的指标。

二膦酸盐的作用机制

二膦酸盐类药物是一种小分子化合物，可以沉积在代谢旺盛的骨表面，在溶骨过程中被破骨细胞吸收后抑制其生物学活性，有些药物甚至可以诱导破骨细胞凋亡，从而达到抑制破骨的目的。二膦酸盐类药物在结构上都具有相似的 P-C-P 骨架，与磷酸根（P-O-P）相比，碳原子代替了氧原子，从而使其不会被内源性磷酸酶降解并起到竞争抑制作用。R1 和 R2 两个与碳原子相连的侧链决定了不同药物之间的活性差异。大多数二膦酸盐类药物中 R1 位置都连接一个羟基（-OH）（例外情况包括：氯磷酸盐 clodronate 在 R1 位置上是一个氯原子，tiludronate 是一个氢原子）。磷酸根是一个酸性基团，因此二膦酸盐类药物对富含钙的矿化骨有着高度的亲和性，而当 R1 位置上是羟基时，这种结合更加紧密。（图 15-2）

第一代二膦酸盐类药物仅简单模仿了膦酸结构，而二代药物中含氮 R2 基团的引入使其可以特异性结合法尼基二磷酸（farnesyl diphosphate，FPP）合成酶。FPP 合成酶是甲羟戊酸通路（胆固醇和类异戊二烯等甾体合成通路）上最重要的环节。类异戊二烯（isoprenoids）是小 G 蛋白（如 ras 家族）翻译后修饰（异戊二烯化）的必需物质。G 蛋白只有在异戊二烯化后才具备肿瘤生物学活性。含氮 R2 基团对 FPP 合成酶的抑制能力较第一代增加 10000 倍，FPP 合成酶失活后 ras 和 rho 的异戊二烯化无法完成，最终导致肿瘤细胞的多种跨膜信号被阻断。

临床应用二膦酸盐的主要目的是抑制各种病理性的溶骨破坏，包括骨质疏松、Paget 病及骨转移癌等。既往大剂量的二膦酸盐有可能引起严重的骨矿化障碍，但新一代的二膦酸盐更为高效，很小的治疗剂量即可抑制破骨细胞介导的骨破坏。

近期的体内和体外研究显示，二膦酸盐类药物除了可以抑制破骨外，还有很多重要的临床药物学活性。例如新一代含氮二膦酸盐类药物（唑来膦酸）可以诱导骨髓瘤、乳腺癌、前列腺癌等肿瘤凋亡，并具有一定细胞毒作用（阻断 G1 和 S 期细胞），与化疗药物（铂类、紫杉醇）联合应用有叠加效果。

二膦酸盐类药物还可以抑制肿瘤细胞在骨表面的贴附，从而抑制转移的发生。螯合锌（chelating zinc）是基质金属蛋白酶（matrix metalloproteinases，MMPs）活化的重要因素，二膦酸盐类药物可大大降低这些酶的活性，抑制细胞外基质的降解，从而抑制肿瘤的骨侵犯。

此外，二膦酸盐类药物还具有抑制血管生成的作用，早期研究显示，唑来膦酸和帕米膦酸二钠可以通过抑制血管内皮生长因子（vascular endothelial growth factor，VEGF）阻断血管内皮细

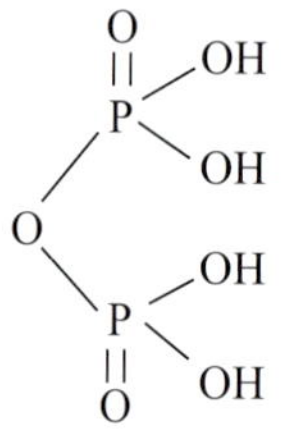

Pyrophosphoric acid

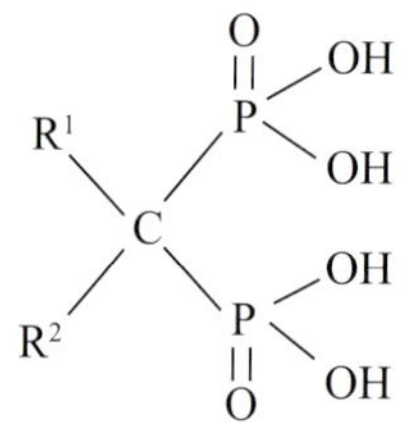

Bisphosphonic acid

Bisphosphonate	R1	R2	Relative activity
Etidronate	OH	CH_3	=1
Clodronate	C	CI	~10
Pamidronate	OH	$CH_2CH_2NH_2$	~100
Alendronate	OH	$(CH_2)_3NH_2$	100-1,000
Risedronate	OH	CH_2-3-pyridine	1,000-10,000
Tiludronate	H	CH_2-S-phenyl-Cl	~10
Ibandronate	OH	$CH_2CH_2N(CH_3)$(pentyl)	1,000-10,000
Zoledronic acid	OH	CH_2-（imidazole）	＞10,000

图 15-2　常见二膦酸盐的化学结构式

胞的增殖、黏附以及新生血管化的过程。

更加深入的研究显示，含氮二膦酸盐类药物（唑来膦酸）还可以激活杀伤T细胞并促进抗原呈递细胞的功能。

有学者提出，二膦酸盐类药物抑制溶骨以外的功能大多需要毫摩尔或微摩尔级浓度，因此这些附属功能很难在临床上发挥作用。但也有专家认为二膦酸盐对骨的高度亲和性可使其在骨表面微环境局部形成任意高浓度。

二膦酸盐类药物的临床应用

二膦酸盐类药物目前广泛应用于骨转移癌的临床治疗，同时还用于治疗绝经后女性骨质疏松以及一些代谢性骨病（Paget病），一系列治疗进展期肿瘤的早期临床试验也正在进行中。

骨转移癌诱发的一系列客观可评估事件被定义为骨相关事件（skeletal-related events，SREs），主要包括病理性骨折、脊髓压迫、必要的内固定手术、为缓解疼痛和减少并发症而进行的放疗、高钙血症等。前列腺癌患者为了缓解骨痛而更换治疗方案也属于骨相关事件范畴。无论原发肿瘤类型如何，绝大多数骨转移癌患者都会经历SRE过程，很多患者在疾病进展期内还会遭遇多次SRE的打击。统计结果显示，SRE不但严重影响患者生活质量，同时也给家庭和社会带来巨大医疗负担。因此，骨转移癌的首要治疗策略就是预防SRE的发生。在评估二膦酸盐类药物及其他治疗的效果时经常应用SRE的最初发生时间和次数作为研究指标。

1. 高钙血症（hypercalcemia，HCM）

高钙血症是发生于进展期肿瘤患者的一种严重致命并发症。HCM在早期肿瘤患者中相对少见，但终末期实体瘤患者中发生率高达40%以上，尤以MM患者最为常见和严重。HCM的发生与肾功能不全以及肿瘤代谢情况存在一定联系，但其根本原因还是破骨细胞的过度活化。大多数HCM患者都有明确的肿瘤侵犯骨骼的证据，但有时HCM也可以发生在没有任何临床和影像学表现的患者，这往往是因为肿瘤细胞分泌的可溶性因子（PTHrP和cytokines）释放入血后激活破骨细胞所致。MM是引发HCM最常见的血液系统恶性肿瘤，而在实体肿瘤中以肺癌和乳腺癌常见。由于前列腺癌在成骨性转移过程中耗费了大量的钙质，因而HCM相对罕见。

除静脉水化外，二膦酸盐类药物是HCM最重要的处理措施。与一代药物etidronate和clodronate相比，帕米膦酸二钠可以更高效地降低血清钙水平，同时成骨不全等并发症的发生率也很低。最新的双盲临床试验显示，唑来膦酸降低血清钙的时间更短且疗效更为持久。鉴于上述结果，FDA已批准唑来膦酸用于治疗HCM，推荐用法为4mg或8mg，静脉输注15min以上，一般认为最短用药间隔在7天以上。

2. 二膦酸盐类药物对不同来源肿瘤的疗效

MM是最常累及骨骼的血液系统恶性肿瘤，实体肿瘤中乳腺癌和前列腺癌占到所有骨转移癌的80%。二膦酸盐类药物对不同起源肿瘤的疗效亦不尽相同。

（1）多发性骨髓瘤

口服Etidronate对MM患者无显著疗效，clodronate（每日2 400mg，持续2年）与化疗联合应用可以降低骨破坏的的程度，但无法预防HCM，也不能减少止痛药的用量。Clodronate预防MM患者病理性骨折的疗效还存在争议。

含氮R2基团的二膦酸盐类药物在预防MM患者发生SRE方面疗效显著，一项关于帕米膦酸二钠的随机对照临床试验显示，与一线和二线化疗药物联合应用，可以显著降低SRE的发生数量，同时还可以延长部分患者的生存期。FDA已经批准帕米膦酸二钠作为Ⅳ期MM的临床用药。推荐用法为90 mg，4h以上，每4周用药一次。近期临床试验显示，对于MM患者来说唑来膦酸的疗效与帕米膦酸二钠相当。

（2）乳腺癌

很多第一和第二代二膦酸盐类药物均在乳腺癌骨转移患者中进行了临床试验。服用clodronate

1600mg/d，可以将进展期乳腺癌患者SRE的年发生率从3.05降低至2.19（$P < 0.001$），但目前clodronate仅在欧盟国家被批准应用于乳腺癌骨转移，而美国FDA尚未批准。帕米膦酸二钠与化疗或激素治疗联用，对于控制乳腺癌骨转移SRE的效果相当显著，因此，帕米膦酸二钠已成为乳腺癌骨转移的常规治疗方案。另一项研究比较了唑来膦酸（4mg，15min以上）和帕米膦酸二钠（90mg，2h以上）的疗效，在12个月内，两种药物在预防SRE等指标上无显著差异，而在24个月后，唑来膦酸降低SRE风险的能力优于帕米膦酸二钠20%左右，对于接受激素治疗的患者来说，唑来膦酸的优势更为明显。日本的研究显示，唑来膦酸不但可以预防SRE，还能更有效地缓解骨痛。

与安慰剂相比，伊班膦酸（6mg，1～2h以上，3～4周每次）可显著降低SRE的年发生率，但对于已经发生SRE的患者来说，伊班膦酸的疗效并不理想。口服伊班膦酸的疗效观察试验正在进行中。

总体而言，绝大多数乳腺癌骨转移患者都可以通过二膦酸盐治疗而获益，其中唑来膦酸预防SRE的疗效最为突出。

（3）前列腺癌

早期的二膦酸盐类药物对于前列腺癌的疗效存在争议，但最新的统计资料显示，唑来膦酸在预防前列腺癌患者SRE方面的疗效毋庸置疑。因此，唑来膦酸已经成为世界范围内唯一批准应用于前列腺癌骨转移的药物。值得一提的是，在美国，这一适应证局限于激素非依赖型患者，但从病生理的角度出发，二膦酸盐类药物控制骨破坏的疗效应与激素治疗的敏感性无关。

（4）其他实体肿瘤

数据显示，唑来膦酸是唯一可以有效预防其他实体肿瘤（除乳腺癌和前列腺癌以外）患者出现SRE的二膦酸盐类药物。一项733例受试者参加的临床随机对照研究显示，各种实体肿瘤患者接受每三周一次的唑来膦酸治疗后，可以有效延缓首次SRE的发生时间，并降低包括HCM在内的SRE发生率。在这组病例中，非小细胞肺癌患者超过50%，由于生存期很短，因而很多研究无法达到试验终点。10%左右的肾透明细胞癌患者接受唑来膦酸治疗后效果最为确凿。

二膦酸盐类药物的安全性和耐受性

二膦酸盐类药物的副反应与给药途径有关。口服二膦酸盐主要表现为胃肠道毒性，由于严重的胃肠道不适症状，部分剂型甚至要求患者在服药后保持站立或端坐的姿态，为了保证药物的充分吸收，药物必须严格以水送服，这也限制了其在吞咽困难的老年肿瘤患者中的应用。静脉用二膦酸盐类药物的给药剂量和输注速度应根据患者的肾功能做出相应的调整。静脉给药的优势在于药物进入体内后迅速被骨组织摄取，其余部分很快在24h内经肾排泄，体内其他器官接触药物的时间甚短。肾小球和肾小管均参与二膦酸盐的代谢，因此在用药过程中应监测肌酐清除率。

初次用药时的感冒样症状（包括发热、寒战、关节痛等）相对常见，但以后会逐渐消失。静脉用药后24～72小时内血清细胞因子（TNF-α、IL-6等）会出现升高，这些因子升高的意义尚不明确。低钙血症和低磷血症是用药后常见的代谢异常。临床试验证实，应用钙剂和维生素D可以有效预防低钙血症的发生。

下颌骨坏死是进展期肿瘤患者接受二膦酸盐类药物后最严重的并发症，有报道可能与最近6周内接受口腔治疗有关。这一方面内容将在专门章节做详尽说明。

初始治疗和维持治疗

明确诊断的骨转移癌患者应立即开始接受二膦酸盐类药物治疗，而无需等到出现临床症状。实际上，越来越多的证据显示早期接受二膦酸盐类药物治疗可以使患者受益。新的临床观察显示，对于未出现任何症状的患者而言，唑来膦酸降低SRE发生率的效果更好。此外，二膦酸盐类药物可以显著推迟首次SRE（如病理性骨折）的发生时间，因此早期用药能够使患者维持独立生活能力。

二膦酸盐的维持治疗时间还没有形成共识，在临床上，患者一旦开始应用，通常持续整个疾病周期。经验证实，2年左右的长期用药是相对安全的。但理论上，骨内二膦酸盐很难降解，长期的沉积可能会造成骨强度的下降。唑来膦酸对骨矿化的长期影响尚不清楚，一些小规模的单一肿瘤研究显示，唑来膦酸对骨强度影响不大。

骨代谢标记物的研究

骨的重塑过程中，大量骨胶原的降解片段和酶释放入血清。血液和尿中这些生化标记物的变化可以作为判断肿瘤侵犯骨表面速度的重要指标，一些因子还与预后密切相关。

溶骨标记物Ⅰ型胶原N端肽（N-telopeptide of type Ⅰ collagen，NTX）和成骨标记物骨特异性碱性磷酸酶（bone-specific alkaline phosphatase，BALP）是最重要的骨骼重塑指标。NTX和BALP的升高与SRE风险密切相关，而NTX的意义更为显著和持久。

二膦酸盐的其他功效

抑制骨转移和预防骨质疏松是最近发现的二膦酸盐类药物的新价值。

前期临床研究显示，早期应用二膦酸盐类药物可以预防骨转移的发生，这一作用在一代二膦酸盐类药物中较弱，而唑来膦酸相对显著。在一组针对乳腺癌患者的研究中，唑来膦酸与AI合用可以延缓肿瘤复发和转移的时间，并显著提高无病生存率和整体生存率。

癌症患者的骨质流失正在逐渐引起肿瘤医生的重视，这一现象在高度依赖于激素治疗的乳腺癌和前列腺癌患者中尤为显著。老年肿瘤患者骨矿化密度（bone mineral density，BMD）降低的速度也相当惊人，很多患者在接受抗癌治疗前已经成为骨质疏松性骨折的高危人群。

绝经后乳腺癌患者应用AI等药物后雌激素水平进一步下降，骨质疏松的情况也会更加严重。口服clodronate和risedronate可以降低乳腺癌化疗相关的BMD流失。而唑来膦酸治疗绝经后低BMD妇女的研究显示，每年一次4mg唑来膦酸静脉注射的治疗效果基本等同于每日口服一代二膦酸盐类药物。每6个月一次4mg唑来膦酸静脉注射可以完全控制AI和他莫昔芬造成的骨丢失。

前列腺癌患者接受去势治疗后BMD丢失严重。数据显示口服alendronate可以有效控制不同原因造成的男性骨质疏松，但其在预防男性前列腺癌骨丢失方面的数据尚未明确。静脉注射帕米磷酸二钠或唑来膦酸均可有效改善雄激素阻断治疗造成的男性骨质疏松，相比之下，唑来膦酸的疗效略优于帕米磷酸二钠。

放疗与二膦酸盐类药物的联合应用

放疗与二膦酸盐类药物联合应用的优点包括：①叠加和超级叠加效应；②部分疗效协同；③正常组织良好的耐受性。

骨转移癌造成溶骨破坏大致经历以下环节：①转移癌细胞释放多种溶骨介质；②破骨细胞活化后骨溶解范围增加；③骨破坏造成大量生长因子释放；④生长因子进一步诱导转移癌细胞增殖。众所周知，放疗具有相当高的肿瘤杀伤率，降低局部转移癌细胞的数量可以有效阻断上述溶骨正反馈过程。二膦酸盐类药物同样选择性作用于破骨细胞，在临床上与放疗联合应用可以产生叠加效应，有效溶骨破坏，促进骨再生，增加骨密度。在放疗后继续二膦酸盐类药物可有效抑制骨痛，两者产生协同效应。此外，二膦酸盐类药物可以降低全身放疗的剂量。

二膦酸盐类药物相关的骨坏死（bisphosphonate osteonecrosis，BON）

骨坏死是应用二膦酸盐类药物最严重的并发症，出现于10%的静脉用药（帕米磷酸二钠和唑来膦酸）患者，口服剂型（alendronate， risedronate，ibandronate）偶见报道。BON 被定义为应用二膦酸盐类药物后出现的口腔内骨坏死，同时患者未接受头颈部其他治疗，坏死骨暴露于口腔内至少 6 ~ 8 周，70% 的患者有严重的疼痛，30% 的患者可无症状。BON 的病因尚不清楚，有报道认为口腔内骨骼担负咀嚼和语言功能，长期的碰撞和应力使其成为微骨折的高发区域，而二膦酸盐类药物在骨内的长期沉积最终会造成骨强度的下降，同时破骨细胞的抑制使骨表面重塑的停滞，最终造成骨坏死。BON 常见诱因包括近期口腔内操作（拔牙）、全身系统性疾病（糖尿病）及免疫抑制（应用糖皮质激素）等。BON 的预防方法包括：①用药前全面的口腔及周围组织的影像学检查；②牙周处理（洗牙等）；③预先处理牙齿疾病（处理龋齿和拔牙等）；④保持口腔清洁。在接受二膦酸盐类药物治疗期间，尽量避免口腔操作，但当龋齿出现严重感染时，拔出病变牙齿仍是最好的措施，在拔牙后可应用数日青霉素或克林霉素。一般认为，一旦出现 BON，停用二膦酸盐类药物数月后症状会自行好转。超高压氧疗和抗生素治疗对 BON 有一定疗效。

放射治疗

放射性同位素

通过中到高能量 β 射线的破坏作用，可以产生有效的抗肿瘤作用，且不对正常组织产生伤害。基于这一基本原理，治疗骨病的放射性同位素在临床上得以发展。应用于临床的放射性同位素有碘 131（^{131}I）、^{131}I 标记的间位碘代苄胍（^{131}I MIBG）、锶 89（^{89}Sr）、钐 153（^{153}Sm）标记的乙二胺四甲撑膦酸（^{153}Sm EDTMP）和镭 186 1- 羟亚乙基二磷酸。这些药物对成骨性转移瘤的治疗已经达到了很好的结果。当然，放射性核素的使用在一定程度上也受到了其骨髓抑制毒性的限制。

甲状腺滤泡状癌常转移到骨，用 ^{131}I 治疗甲状腺骨转移瘤收到了很好的效果。据报道，如果患者的骨转移瘤对 ^{131}I 有很好的摄取，长期症状缓解的可能性非常大，10 年和 15 年生存率分别为 25% 和 10%，相反，转移瘤对 ^{131}I 摄取不好的患者，10 年生存率不足 8%，15 年生存率几乎为零。治疗通常具有较好的耐受性，一些患者可能会发生唾液腺放射性反应。此外，更重要并发症是放射线诱导的白血病。

一般而言，神经母细胞瘤和神经外胚层肿瘤容易转移到骨骼系统。90% 的病例应结合放射性药物，目前同位素 ^{131}I MIBG 已经用于许多发生骨转移的神经母细胞瘤儿童的治疗。5% 的患者可以得到完全缓解，40% 的患者部分缓解，只有 10% 的患者疾病仍在进展。骨髓抑制经常会很严重，比较理想的处理方法是，作为一种预防措施，对于多发骨转移的患者可以提前采集好供移植用的骨髓。^{131}I MIBG 也已经用来治疗骨转移瘤，这些转移瘤主要来自恶性嗜铬细胞瘤、甲状腺髓样癌、类癌样肿瘤，不过疗效有限，大约有 1/3 到 1/2 的患者有短期症状改善，不过还没有长期缓解的报道。

^{89}Sr 可以发射 β 射线，同时可以模拟钙离子在新骨形成部位优先被摄取，目前它已经被用于前列腺癌和乳腺癌的姑息性治疗。对单一椎体的转移瘤，单独使用 ^{89}Sr 的照射剂量从 ^{9}Gy（戈瑞）到 ^{92}Gy 不等。选择性的 β 射线照射可以缓解疼痛，缓解率达 80%，其中有 10% ~ 20% 的患者疼痛消失。这种反应平均可以持续 6 个月，并且只有轻微的骨髓毒性。

放射线的外照射

放射治疗是对独立疼痛部位的选择性治疗。坐耻骨和髂骨翼等非负重部位的转移性病变如果未影响骨盆环连续性，可选用外照射治疗。

通过尸检发现，放射线使骨转移灶发生如下改变：最初肿瘤细胞发生变性和坏死，随后发生胶原的增殖，接着一个血运丰富的纤维基质形成，在里面有极其活跃的成骨细胞形成编织骨，这些编织骨逐渐被板层骨取代，并且有骨髓组织重新长入。放射学上，溶骨区的再钙化在放疗后 3 ~ 6 周就可以看到，2 ~ 3 个月可以达到最大程度。

在实施放射疗法之前，应考虑许多因素，如治疗剂量、持续时间、放射范围以及是否联合放射性同位素治疗等。治疗剂量和持续时间（分次治疗）的选择取决于许多因素，包括病人的预期寿命、功能状态（多次到治疗中心就诊的能力）、转移瘤（骨和内脏）的数目、需要治疗脏器的定位和范围。

一般来说，对骨转移瘤实行的姑息性治疗采用单一或平行相对的照射野，这样简单的治疗方案已经足够。然而，对预期寿命很长的患者多照射野和预备封固的复杂方案是有必要的，这可以防止正常组织的晚期毒性反应。

治疗技术和治疗剂量在不同的医疗单位差别很大，没有一个方案在疼痛缓解方面显得更加高级。一个对 1000 多名骨转移瘤骨痛患者的前瞻性随机研究结果报道：使用不同的照射次数和剂量，从 5 次照射 15Gy 到 15 次照射 40.5Gy，总反应率是 85%，其中 50% 的患者疼痛完全缓解，另 35% 的患者部分缓解，疼痛缓解的中位持续时间为 12 ~ 15 周。15 次照射 40.5Gy 后完全缓解率为 35%，而 5 次照射 25Gy 后完全缓解率仅为 28%（P=0.0003）。另外两个前瞻性随机研究结果则表明，单次短程放疗与在 2 ~ 3 周内分次放疗的反应率没有显著性差异。

在临床实践当中，短程放射多被人们接受，如 1 周照射 20Gy 分 5 次完成，或者 2 周照射 30Gy 分 10 次完成。对于多发转移瘤患者，这种方案非常适用，因为它可以很好地被耐受，不浪费患者的时间，且与长时程的方案效果相当。50% 的患者在 1 ~ 2 周内就有明显的疼痛缓解。如果疼痛在 6 周或更长时间里还没有缓解，治疗基本上就是失败了。较大病变放疗过程中或放疗后，对其实施内固定以预防骨折是很有必要的。

再次治疗通常不如初始治疗成功，但是仍然可能明显缓解疼痛。仔细回顾以前治疗的范围、剂量和分次情况是必要的，这可以保证一些正常组织的耐受性，特别是脊髓。如果进一步的体外放射治疗对身体有害，可以考虑使用放射性同位素靶向治疗。

（杨　毅　尉　然）

延伸阅读

1. Finkelstein J，Zaveri G，Wai E，et al. A population-based study of surgery for spinal metastases：survival rates and complications. J Bone Joint Surg Br，2003，85：1045-1050.
2. Savage P，Ward W. Medical management of metastatic skeletal disease. Orthop Clin North Am，2000，31：545-555.
3. Bhardwaj S，Holland JF. Chemotherapy of metastatic cancer in bone. Clin Orthop，1982，169：28-37.
4. Harvey HA. Issues concerning the role of chemotherapy and hormonal therapy of bone metastases from breast carcinoma. Cancer，1997，80：1646-1651.
5. Sherry MM，Greco FA，Johnson DH，et al. Metastatic breast cancer confined to the skeletal system. An indolent disease. Am J Med，1986，81：381-386.
6. Buzdar A，Douma J，Davidson N，et al. Phase Ⅲ，multicenter，double-blind，randomized study of letrozole，an aromatase inhibitor，for advanced breast cancer versus megestrol acetate. J Clin Oncol，2001，19：3357-3366.
7. Mouridsen H，Gershanovich M，Sun Y，et al. Superior efficacy of letrozole versus tamoxifen as first-line therapy for postmenopausal women with advanced breast cancer：results of a phase Ⅲ study of the International Letrozole Breast Cancer Group. J Clin Oncol，2001，19：2596-2606.
8. Cadman E，and Bertino JR. Chemotherapy of skeletal metastases. Int J Radiat Oncol Biol Phys，1976，1：1211-1215.
9. Tannock IF，Osoba D，Stockler MR，et al. Chemotherapy with mitoxantrone plus prednisone or prednisone alone for symptomatic hormone-resistant prostate cancer：a Canadian randomized trial with palliative end points. J Clin Oncol，1996，14：1756-1764.
10. Kantoff PW，Halabi S，ConawayM，et al. Hydrocortisone with or without mitoxantrone in men with hormone-refractory prostate cancer：results of the cancer and leukemia group B 9182 study. J Clin Oncol，1999，17：

2506-2513.
11. Tannock IF, de Wit R, Berry WR, et al. Docetaxel plus prednisone or mitoxantrone plus prednisone for advanced prostate cancer. N Engl J Med, 2004, 351: 1502-1512.
12. Petrylak DP, Witjes F, Ferrero J, et al. A Phase Ⅲ, Randomized, double-blind trial of satraplatin and prednisone versus placebo and prednisone for patients with Hormone Refractory Prostate Cancer (HRPC). Orlando: Prostate Cancer Symposium, 2007.
13. Quint LE, Tummala S, Bressin LJ, et al. Distribution of distant metastases from newly diagnosed non-small cell lung cancer. Ann Thorac Surg, 1996, 62: 246-250.
14. Kagohashi K, Satoh H, Ishikawa H, et al. Bone metastasis as the first manifestation of lung cancer. Int J Clin Pract, 2003, 57: 184-186.
15. Kimura M, Tominaga T. Outstanding problems with response evaluation criteria in solid tumors (RECIST) in breast cancer. Breast Cancer, 2002, 9: 153-159.
16. Shepherd FA, Rodrigues Pereira J, Ciuleanu T, et al. Erlotinib in previously treated non-small-cell lung cancer. N Engl J Med, 2005, 353: 123-132.
17. Bosetti C, Bertuccio P, Levi F, et al. Cancer mortality in the European Union, 1970-2003, with a joinpoint analysis. Ann Oncol, 2008, 19: 631-640.
18. Hess KR, Pusztai L, Buzdar AU, et al. Estrogen receptors and distinct patterns of breast cancer relapse. Breast Cancer Res Treat, 2003, 78: 105-118.
19. Hortobagyi GN, Libshitz HI, Seabold JE. Osseous metastases of breast cancer. Clinical, biochemical, radiographic, and scintigraphic evaluation of response to therapy. Cancer, 1984, 53: 577-582.
20. Kinsey T, Jemal A, Liff J, et al. Secular trends in mortality from common cancers in the United States by educational attainment, 1993-2001. J Natl Cancer Inst, 2008, 100: 1003-1012.
21. Loberg RD, Logothetis CJ, Keller ET, et al. Pathogenesis and treatment of prostate cancer bone metastases: targeting the lethal phenotype. J Clin Oncol, 2005, 23: 8232-8241.
22. Pittas AG, Adler M, Fazzari M, et al. Bone metastases from thyroid carcinoma: clinical characteristics and prognostic variables in one hundred forty-six patients. Thyroid, 2000, 10: 261-268.
23. Paget S. The distribution of secondary growths in cancer of the breasts. Lancet, 1889, 133: 571-573.
24. Fidler IJ. Understanding bone metastases: the key to the effective treatment of prostate cancer. Clin Adv Hematol Oncol, 2003, 1: 278-279.
25. Hofbauer LC, Rachner T, Singh SK. Fatal attraction: Why breast cancer cells home to bone. Breast Cancer Res, 2008, 10: 101.
26. Logothetis CJ, Navone NM, Lin SH. Understanding the biology of bone metastases: key to the effective treatment of prostate cancer. Clin Cancer Res, 2008, 14: 1599-1602.
27. Muss HB. Endocrine therapy for advanced breast cancer: areview. Breast Cancer Res Treat, 1992, 21: 15-26.
28. Ryan CJ, Elkin EP, Cowan J, et al. Initial treatment patterns and outcome of contemporary prostate cancer patients with bone metastases at initial presentation: data from CaPSURE. Cancer, 2007, 110: 81-86.
29. Clezardin P, Teti A. Bone metastasis: pathogenesis and therapeutic implications. Clin Exp Metastasis, 2007, 24: 599-608.
30. Kakonen SM, Mundy GR. Mechanisms of osteolytic bone metastases in breast carcinoma. Cancer, 2003, 97: 834-839.
31. Keller ET, Zhang J, Cooper CR, et al. Prostate carcinoma skeletal metastases: crosstalk between tumor and bone. Cancer Metastasis Rev, 2001, 20: 333-349.
32. Parfitt AM. Bone remodeling, normal and abnormal: a biological basis for the understanding of cancer-related bone disease and its treatment. Can J Oncol, 1995, 5(Suppl 1): 1-10.
33. Guise TA, Mundy GR. Cancer and bone. Endocr Rev, 1998, 19: 18-54.
34. Mundy GR. Mechanisms of bone metastasis. Cancer, 1997, 80: 1546-1556.
35. Mercadante S. Malignant bone pain: pathophysiology and treatment. Pain, 1997, 69: 1-18.
36. Goblirsch MJ, Zwolak PP, Clohisy DR. Biology of bone cancer pain. Clin Cancer Res, 2006, 12: 6231s-6235s.
37. Aapro M, Abrahamsson PA, Body JJ, et al. Guidance on the use of bisphosphonates in solid tumours: recommendations of an international expert panel. Ann Oncol, 2008, 19: 420-432.
38. Coleman RE. Metastatic bone disease: clinical features, pathophysiology and treatment strategies. Cancer Treat Rev, 2001, 27: 165-176.
39. Costa L. Bisphosphonates: reducing the risk of skeletal complications from bone metastasis. Breast, 2007, 16:

S16-S20.
40. Weinfurt KP, Li Y, Castel LD, et al. The significance of skeletal-related events for the health-related quality of life of patients with metastatic prostate cancer. Ann Oncol, 2005, 16: 579-584.
41. DePuy V, Anstrom KJ, Castel LD, et al. Effects of skeletal morbidities on longitudinal patient-reported outcomes and survival in patients with metastatic prostate cancer. Support Care Cancer, 2007, 15: 869-876.
45. Saad F, Lipton A, Cook R, et al. Pathologic fractures correlate with reduced survival in patients with malignant bone disease. Cancer, 2007, 110: 1860-1867.
43. Lipton A. Bisphosphonate therapy for patients with osteolytic and osteoblastic bone metastases from breast or prostate cancer. //Yao AP, ed. Trends in breast cancer research. New York: Nova Science Publishers, Inc. 2005: 157-180.
44. Brown SA, Clines GA, Guise TA. Local effects of malignancy on bone. Curr Opin Endocrinol Diabetes Obes, 2007, 14: 436-441.
45. Psaila B, Kaplan RN, Port ER, et al. Priming the "soil" for breast cancer metastasis: the pre-metastatic niche. Breast Dis, 2006, 26: 65-74.
46. Han JH, Choi SJ, Kurihara N, et al. Macrophage inflammatory protein-1alpha is an osteoclastogenic factor in myeloma that is independent of receptor activator of nuclear factor kappa B ligand. Blood, 2001, 97: 3349-3353.
47. Lipton A, Costa L, Ali SM, et al. Use of markers of bone turn over for monitoring bone metastases and the response to therapy. Semin Oncol, 2001, 28: 54-59.
48. Blitzer P. Reanalysis of the RTOG study of the palliation of symptomatic osseous metastases. Cancer, 1985, 55: 1468-1472.
49. Chow E, Wu JS, Hoskin P, et al. International consensus on palliative radiotherapy endpoints for future clinical trials in bone metastases. Radiother Oncol, 2002, 64 (3): 275-280.
50. Van den Hout WB, van der Linden YM, Steenland E, et al. Single- versus multiple-fraction radiotherapy in patients with painful bone metastases: cost-utility analysis based on a randomized trial. J Natl Cancer Inst, 2003, 95 (3): 222-229.
51. Wu J, Wong R, Johnston M, et al. Meta-analysis of dose-fractionation radiotherapy trials for the palliation of painful bone metastases. Int J Radiat Oncol Biol Phys, 2002, 55 (3): 594-605.
52. Hartsell WF, Scott C, Bruner DW, et al. Phase Ⅲ randomized trial of 8 Gy in 1 fraction vs 30 Gy in 10 fractions for palliation of painful bone metastases: preliminary results of RTOG 97-14. Int J Radiat Onocol Biol Phys, 2003, 57 (Suppl): S124.
53. Chow E, Danjoux C, Wong R, et al. Palliation of bone metastases: a survey of patterns of practice among Canadian radiation oncologists. Radiother Oncol, 2000, 56: 305-314.
54. Roos D. Continuing reluctance to use single fractions of radiotherapy for metastatic bone pain: an Australian and New Zealand practice survey and literature review. Radiother Oncol, 2000, 56: 315-322.
55. Barton MB, Dawson R, Jacob S, et al. Palliative radiotherapy of bone metastases: an evaluation of outcome measures. J Eval Clin Pract, 2001, 7 (1): 47-64.
56. Shakespeare TP, Lu JJ, Back MF, et al. Patient preference for radiotherapy fractionation schedule in the palliation of painful bone metastases. J Clin Oncol, 2003, 21 (11): 2156-2162.
57. Salazar OM, Sandhu T, da Motta NW, et al. Fractionated half-body irradiation (HBI) for the rapid palliation of widespread, symptomatic, metastatic bone disease: a randomized Phase Ⅲ trial of the International Atomic Energy Agency (IAEA). Int J Radiat Oncol Biol Phys, 2001, 50 (3): 765-775.
58. Jeremic B, Shibamoto Y, Igrutinovic I. Second single 4 Gy reirradiation for painful bone metastasis. J Pain Symptom Manage, 2002, 23: 26-30.
59. van der Linden Y, Lok J, Steenland E, et al. Re-irradiation of painful bone metastases: a further analysis of the Dutch Bone Metastasis Study. Int J Radiat Oncol Biol Phys, 2003, 57 (Suppl): S222.
60. Van der Linden YM, Kroon HM, Dijkstra SPDS, et al. Simple radiographic parameter predicts fracturing in metastatic femoral bone lesions: results from a randomized trial. Radiother Oncol, 2003, 69 (1): 21-31.
61. Loblaw DA, Laperriere NJ, Mackillop WJ. A population-based study of malignant spinal cord compression in Ontario. Clin Oncol (R Coll Radiol), 2003, 15: 211-217.
62. Hoskin PJ, Grover A, Bhana R. Metastatic spinal cord compression: radiotherapy outcome and dose

fractionation. Radiother Oncol，2003，68：175-180.

63. Fourney DR，Schomer DF，Nader R，et al. Percutaneous vertebroplasty and kyphoplasty for painful vertebral body fractures in cancer patients. J Neurosurg，2003，98（1 Suppl）：21-30.

64. Callstrom MR，Charboneau JW，Goetz MP，et al. Painful metastases involving bone：feasibility of percutaneous CT- and US-guided radio-frequency ablation. Radiology，2002，224（1）：87-97.

16 骨盆环肿瘤的围手术期护理

骨盆肿瘤患者的围手术期护理

骨盆肿瘤约占原发骨肿瘤的3% ～ 4%。其中，软骨系统肿瘤最多，其次为骨巨细胞瘤，造血系统肿瘤和骨转移癌也较常见。由于骨盆肿瘤内有人体至关重要的脏器、血管、神经等，而骨盆肿瘤往往又具有生长体积大、侵袭范围广的特点，此部位的手术难度大、技术要求高，术后并发症也较多。目前，除体积巨大、侵犯重要血管神经的骨盆高度恶性肿瘤选择半骨盆截肢外，多数病例接受保肢治疗。保肢手术的种类有关节融合、异体半骨盆移植、人工半骨盆置换、瘤骨灭活再植等方法。

手术前的护理

1. 心理护理

骨盆肿瘤手术复杂、难度高、危险性大，患者常担心手术效果、功能恢复程度、肿瘤复发等问题，加上疾病本身带来的剧烈疼痛、躯体活动障碍等症状，患者通常较为紧张、烦躁、恐惧而极度痛苦。护士应从入院起，就用充满关爱的话语、体贴细致的服务，消除患者对陌生环境及医院的恐惧感，增加患者对医务人员的信任。护士应用通俗易懂的语言，耐心向患者介绍病房情况、手术目的、方法、必要性、术前准备及配合方法等。由于肿瘤患者非常需要亲属的陪伴和关心，在患者住院期间应让家属来院陪伴，并通过与其家人的沟通，取得配合和支持，共同消除患者的不良情绪，使其能够保持乐观向上情绪，积极配合我们的治疗和护理，顺利渡过围手术期。

2. 术前常规护理

（1）身体准备

入院后协助完成各项术前检查，全面了解患者一般身体情况；有针对性地进行饮食指导，增加营养；配合医生对疼痛进行正确评估，指导患者使用镇痛药物，有效缓解疼痛。对由于肿瘤压迫而引起排便困难的患者，应鼓励其进食粗纤维的食物，同时还可以给予缓泻剂，必要时给予灌肠，对于尿潴留或尿失禁的患者应及时留置尿管。部分患者术前留置输尿管插管，应妥善固定预防滑脱，并观察尿量及尿色等变化。

（2）术前准备

包括皮肤准备、配血及胃肠道准备。备皮后应沐浴，不能沐浴者，可进行擦浴。手术前1天，进行手术区域的备皮，注意不可损伤皮肤，保持手术野的皮肤完整无破损，以免引起感染，影响手术的进行。术晨，换上洁净的衣裤，以保持手术野皮肤的清洁。骨盆肿瘤术中出血量大，配血要充分，以利于失血时进行加压快速输血及术后输血，维持正常的循环血量。术前3天开始给予红霉素、甲硝唑口服，并摄入少渣半流食，术前1天流食，给予20% 甘露醇 +5 倍水或其他药物口服导泻。术前12h禁食、6h禁水。术前晚及术晨清洁洗肠。术晨留置尿管，切皮前半小时静脉输入预防用抗生素，减少术后感染的机会。

（3）健康教育

1）卧位练习　由于骨盆肿瘤术后，尤其是髋臼周围肿瘤的手术患者，为预防关节脱位必须保持患肢处于外展中立位。术前卧位及翻身的指导和练习至关重要。可协助患者进行平卧位和健侧卧位的交替练习。

2）深呼吸及咳嗽咳痰练习　术后卧床时间通常为4～6周，为预防术后肺部感染术前应指导患者进行深呼吸练习：用口快速呼气数次，闭嘴用鼻深吸气，吸至不能吸时稍屏气2～3s，再用口呼气。呼气时口唇拢缩呈鱼口状缓慢呼气。如此反复练习，每小时4次。有效咳嗽练习：先嘱患者轻轻叩拍胸部，深吸一口气，屏气1～2s，用力咳嗽。可在每次深呼吸练习后进行。

3）床上排尿排便练习　骨盆肿瘤术后，因卧床时间长，绝大多数患者不习惯卧位排便，怕污染床单或碍于室内人员过多，致使术后容易发生尿潴留和便秘，因此入院后，应指导患者进行床上排尿排便的适应性练习，并注意排尿排便姿势。

4）下肢深静脉血栓的预防　骨盆肿瘤由于体积大、解剖复杂、手术时间长、创伤大、术后长期卧床等，导致血液高凝状态、血流缓慢，容易引起下肢深静脉血栓形成，继而有发生栓子脱落并发肺栓塞的危险。入院后应根据病情进行有效的血栓风险评估，对高危患者，遵医嘱采取积极有效的预防措施，对于骨盆肿瘤手术巨大者，术前一般不常规应用药物抗凝治疗，但可给予抗血栓梯度压力带（抗栓袜），同时指导患者进行下肢关节活动及肌力训练。

手术后的护理

1. 术后常规护理

①床单位的准备：铺好麻醉床，床旁备好氧气，心电监测仪，输液架，别针，矫正鞋等，并将所有仪器调试好备用。②密切观察病情变化：生命体征的观察，给予心电监测，吸氧，根据血氧饱和度来调节氧流量，使血氧饱和度保持在98%以上。③体位：术后平卧6h，头偏向一侧，保持呼吸道通畅。对于麻醉尚未完全清醒表现为躁动的患者，给予床挡保护，防止坠床，适当束缚患者的手脚，以免将引流管或输液管路拔掉。必要时遵医嘱给予镇静剂。④保暖：由于术中失血量大，术中大量输血、补液，患者在回病房时多表现为寒战，应立即给予保暖，防止休克的发生。

2. 严密监测生命体征的变化

给予心电监护，持续监测血压、心律/心率、呼吸、SpO_2、尿量、尿色等，每15～30min观察记录1次至病情平稳。持续吸氧，每分钟3L，如氧分压低于80mmHg、SaO_2低于90%，应改为面罩吸氧提高氧流量为每分钟5L以上，及时正确输血补液治疗，保证每小时尿量大于30ml。及时发现休克的早期症状，患者如出现烦躁口渴、打哈欠、大汗、脉细速、引流液超过200ml/h，立即报告医生处理。

3. 伤口及引流的护理

护士应密切注意观察手术伤口渗血及引流情况，妥善固定各种引流管，防止打折、受压、扭曲及脱出，保持引流管始终置于低位，可经常用手向下挤压引流管，防止堵塞，保证引流通畅；并准确记录引流的颜色、量及性质。护士还要注意观察会阴部肿胀情况，帮助医生判断患者有无腹膜后大量血肿及髂血管损伤。如渗血较多且引流量超过200ml/h，引流液颜色呈鲜红色，应立即输血并加快输液速度，通知医生，必要时再次手术止血。如引流袋内是大量清亮液体，应通知医生，判断有无膀胱瘘等。

4. 体位护理

单纯骨盆Ⅰ区（即髂骨肿瘤）、Ⅲ区（即耻骨、坐骨肿瘤）及Ⅳ区（即骶髂关节区肿瘤）的患者，通常未进行髋关节切除重建，术后平卧6h后可协助患者翻身侧卧。而肿瘤侵及骨盆Ⅱ区（即髋臼周围肿瘤）的患者，术后患侧下肢应抬高15°～30°，这样有利于减轻手术切口的张力、减轻疼痛，利于引流及减轻下肢肿胀。患肢还应穿特制的矫正鞋保持外展中立位，防止过度内收及外旋；侧卧时还应防止患肢后伸，从而有效预防关节脱位的发生。术后遵医嘱协助患者健侧卧位翻身。翻身时，可先在两腿中间加垫软枕，保持下肢与躯干、骨盆平行（仍维持外展中立位），轴向翻动。健侧卧位与平卧位可交替进行。翻身后，背部及膝下垫以软枕，保持体位舒适。

5. 肢体的观察及护理

骨盆的解剖非常复杂，盆腔内有许多重要的

脏器、血管、神经，如髂动脉、股神经、直肠、膀胱及输尿管等。骨盆肿瘤往往侵及的范围广泛，多数患者术前就有不同程度的压迫症状。如患侧肢体感觉麻木、神经反射减弱、行走困难，甚至压迫直肠或膀胱还可出现排便困难或尿潴留等。术后护士应注意观察受压神经功能情况，并且还应观察有无其他脏器、神经、血管的损伤。护士要仔细观察患肢末梢血运情况，如皮肤的颜色、温度、甲床血管再充盈反应、足背动脉的搏动等，以及患侧肢体的感觉、足趾和踝关节背伸跖屈运动的情况，应与健侧肢体及术前对比。

6. 饮食的护理

骨盆手术常会牵拉腹膜并且对盆腔内的脏器影响较大，而且由于全麻手术时间长、术后大量应用镇痛药物等，术后易发生腹胀、便秘等肠道功能紊乱的症状。如手术未累及胃肠道，术后6h后无腹胀、呕吐，可让患者少量饮水，听诊肠鸣音，待患者自行排气（一般为术后24～48h），说明肠功能已恢复后方能开始进食。开始可让患者进少量无渣免奶流食，如无不适，可逐渐改为半流食，以少渣、无刺激、易消化为原则并保证足够的热量摄入。如患者腹胀，应先禁食再给予肛管排气，必要时给予胃肠减压。要积极预防便秘的发生，可鼓励多食用富含粗纤维的蔬菜和水果，必要时遵医嘱给予缓泻药物，如排便费力可使用甘油栓剂灌肠；同时应告知患者避免剧烈咳嗽等增加腹压的动作，以免影响伤口的愈合。如肿瘤侵犯广泛，手术涉及胃肠道，术后应予以禁食，持续胃肠减压并给予胃肠外营养治疗。

7. 尿管的护理

由于骨盆肿瘤手术切口大都距离会阴部很近（尤其是女患者），排尿时易污染伤口。术后留置尿管时间应适当延长至7～10天，保持尿管通畅，同时护士应注意观察尿液的颜色、量、性质。长期留置导尿管的患者，术后第1天开始夹闭尿管，按需开放，若肿瘤已侵犯膀胱，术后留置尿管时间还应再延长，且不应夹闭尿管。嘱患者多饮水，每日清洁尿道口，遵医嘱定期膀胱冲洗，定时更换尿袋及尿管，避免泌尿系感染等。若尿中带有大量白色絮状物、伴有腹痛或尿道口疼痛时，应查尿常规，必要时给予有效抗生素治疗。膀胱造瘘者，术后应注意观察造瘘口有无尿液渗漏，保持局部切口干燥；妥善固定造瘘管，保持引流通畅，如有异常，立即通知医生。

术后并发症的预防及护理

1. 出血

骨盆肿瘤患者手术范围大、涉及面广、组织损伤严重，术中出血量较多。大量失血，血小板的丧失及各种凝血因子的耗竭，库存血及大量液体的输入都可使机体内环境发生剧烈变化，术后容易发生失血性休克。术前必须备足血源，以保证术中的血液供应。术后密切观察生命体征、伤口渗血及引流情况，若患者引流持续或突然增多，颜色转为鲜红色，面色苍白、心率增快，尿量减少，进而血压降低；或腹胀严重，膈肌上移而呼吸急促等，均提示有活动性出血的可能。护士应立即通知医生，遵医嘱快速输血补液，监测血常规及凝血功能等变化，配合医生做好血管栓塞或再次手术的准备。

2. 脱位

肿瘤侵及骨盆Ⅱ区（即髋臼周围肿瘤）的患者，因肿瘤巨大，手术切除范围广泛，假体周围缺乏正常肌肉组织包裹固定，术后更易发生关节脱位。术后患侧下肢抬高15°～30°，穿矫正鞋保持外展中立位，防止过度内收及外旋，协助患者健侧翻身时，两腿中间必须加垫棉枕，保持下肢与躯干、骨盆平行，轴向翻动。指导患者正确下床站立的方法，先站后坐；禁止坐卧过低过软的床椅，避免过度屈髋、内收、外旋的动作，如：跷二郎腿，提鞋等。如患者出现髋部剧烈疼痛，应立即通知医生，协助患者拍X线片，配合医生做好应急处理，必要时再次手术复位。

3. 下肢静脉血栓及肺栓塞

骨盆手术为重建缺损或增加关节稳定性，术中会注入大量的骨水泥，造成髓腔内压力增大，加之手术切除组织范围较大，充填的骨水泥单体颗粒、脂肪颗粒入血，有可能会造成术中肺阻塞。术后，患者卧床时间长、躯体活动受限、血流缓慢，加之肿瘤患者血液高凝状态，更易发生下肢深静脉血栓形成。一旦血栓脱落，有发生肺栓塞的危险，危及患者生命。术后，除将患肢抬高，护士还应鼓励患者早期活动，合理进行功能锻炼，并给予气压式血运循环驱动器（通常称为下肢循环泵、抗栓泵等），每日 2 ~ 3 次，每次 30min，并鼓励患者作足趾、踝关节的屈伸运动；也可穿抗血栓梯度压力带，又称抗栓袜预防。如有血栓形成，应适度制动，防止栓子脱落。及时发现栓塞的早期症状，如患者主诉心悸、胸闷、憋气、烦躁、大汗及刺激性咳嗽、抽搐等。有时既往无心肺功能异常的患者更要警惕。一旦发生，及时配合医生就地抢救，立即行气管插管，机械辅助通气等。

4. 切口感染、延迟愈合

肿瘤患者营养状况差，多数接受过放疗或化疗，手术切口比一般手术愈合慢，容易感染。护士要注意观察伤口局部有无红、肿、热、痛，伤口渗液和引流情况，注意保持引流管通畅，如过早堵塞，易造成局部血肿，而导致局部感染或伤口延迟愈合。如局部肿胀、伤口渗液多、有异味，体温持续升高，应及时报告医生进行处理。

5. 褥疮、肺部感染

骨盆肿瘤患者术后卧床通常 4 ~ 6 周，特别是有吸烟史及呼吸道疾病的老年患者，应鼓励患者做深呼吸，有效咳嗽、咳痰，术后 24h 开始，协助患者翻身、每 2h 拍背 1 次。如患者痰液较多，黏稠，不宜咳出时，应鼓励患者多饮水，同时给予雾化吸入或化痰药物治疗，以促进痰液的排出。由于患者卧床时间长，给予防褥疮气垫床或骨骼突出易受压的部位垫以棉垫等，定时按摩，经常用温水擦身以防止褥疮的发生。

康复训练

1. 指导患者进行非伤关节的主动活动和下肢肌力训练

护士应与医生沟通，观察评估患者术后肢体感觉、运动及肌力的恢复情况，制订详细的康复训练计划。手术当日，患者麻醉清醒后，护士可开始指导患者进行双下肢踝关节的背伸、跖屈运动，50 次为一组，每天 3 ~ 4 组，以促进下肢的血液循环，防止静脉血栓形成。但对于术中损伤坐骨神经造成垂足的患者，应将患肢踝关节固定于功能位，并及时佩戴支具。术后 1 ~ 2 日，若患者生命体征平稳，出血及引流量减少，疼痛可以耐受，护士可开始指导患者进行患肢股四头肌的等长收缩训练，即当患者大腿绷紧时看到大腿肌肉条块状隆起或髌骨上移。特别需要注意的是：肿瘤侵及骨盆Ⅱ区（即髋臼周围肿瘤）的患者，术后需穿矫正鞋，这部分患者若脱去矫正鞋，进行肢体活动时，也必须使用体位垫等在患肢两侧加以保护，使肢体维持外展中立位，预防关节脱位的发生。同时，还可以鼓励患者，进行健侧肢体及上肢各关节的主动活动，如屈膝、屈髋运动、直腿抬高，扩胸运动等，增强肌力，促进日常活动能力的恢复。

2. 出院康复指导

术后 2 ~ 3 周，伤口愈合良好，可遵医嘱出院，告知患者因骨盆肿瘤分区不同，手术切除及重建的方式不同，术后康复也是有区别的，应定期复查，听从医生的建议。骨盆假体置换术后，因周围缺乏肌肉组织包裹固定，通常术后卧床需 4 ~ 6 周，卧床期间仍需继续进行下肢肌肉力量锻炼以及下肢关节活动练习。鼓励患者积极进行功能锻炼，并告知其功能锻炼的积极程度会影响其功能恢复。术后 6 周可遵医嘱扶拐非负重行走；术后 3 个月可半负重行走；术后 6 个月复查后无明显异常可弃拐负重行走。有效的功能锻炼必须循序渐进并坚持不懈，因而可在康复过程中遵医嘱加用适量的镇痛药物，以改善康复训练所导致的相关症状并增强患者的信心，从而达到理想的康复效果。

出院后应继续穿戴抗血栓梯度压力带，以避免因长时间卧床所导致的下肢深静脉血栓形成（DVT）等不良事件的发生，但由于患者出院后康复训练等时间相对较长，故可于夜间除去抗血栓梯度压力带以改善患者的不良体验。同时，由于骨盆肿瘤术后患者卧床时间较长，部分患者应用镇痛药物，这些都会导致患者出现便秘等相关症状。因此，出院后应建议患者注意饮食，每天保证足够的饮水量，同时，粗纤维饮食更适合此时的患者。

骶骨肿瘤患者的围手术期护理

骶骨肿瘤的手术切除包括部分切除、大部切除、次全切除和全切除，手术复杂。同时，为减少术中出血，腹主动脉远端球囊置入术及靶血管栓塞术也被引入骶骨肿瘤患者的治疗中。这都造成了骶骨肿瘤手术围手术期并发症多，对护理工作有很高的要求。

手术前的护理

1. 心理护理

由于患者的年龄、性别、文化程度、生活经历、社会背景的不同，其对疾病的认识程度，对手术、治疗承受能力存在很大差异。他们既希望早日手术以尽快消除疾病所带来的痛苦，又担心手术效果、功能恢复、肿瘤复发等因素而顾虑重重。因此，从入院起，护理人员应与其多交流，了解患者的心理状态，协助医生向患者和家属详细介绍手术方案，手术的目的，手术的必要性，手术前的注意事项，使患者和家属做好充分的心理准备，以良好的心态接受手术，积极配合治疗。

2. 术前常规护理

（1）身体准备

入院后向患者讲解术前检查的必要性，并协助患者完成常规化验检查，以便了解患者的全身状况；鼓励患者进食高蛋白、高热量、易消化的食物，以提高机体对手术的耐受能力并促进术后伤口的愈合；对术前排便异常的患者给予针对性的护理，对于便秘患者，鼓励患者进食粗纤维的食物，给予缓泻剂，如杜密克、通便灵等，必要时给予灌肠；对尿潴留的患者应及时给予留置导尿，以减轻患者的痛苦；有吸烟嗜好者，向其讲解吸烟的危害性，鼓励患者尽早戒烟，以减少术后肺部感染的机会；了解患者是否使用镇痛药物、镇痛的效果等以进行疼痛评估，指导患者正确地使用镇痛安眠药物以确保患者有充足的睡眠。

（2）术前准备

包括：①皮肤的准备：要保持手术区域皮肤完整无破损，尤其是对大便失禁的患者，应指导患者排便后用温水毛巾清洗干净，并涂以皮肤保护膜，保护肛周皮肤。手术前 1 天，进行备皮，刮除毛发，重点是会阴部及肛周，注意不要划破皮肤。备皮后洗澡，或擦浴，更换干净衣裤。②配血：术前抽取血样、配血要充足。③胃肠道准备：术前 3 天摄入少渣半流食，遵医嘱给予红霉素、甲硝唑口服，并每晚甘油灌肠 1 次；术前 1 天改进流食，并给予 20% 甘露醇 +5 倍水稀释或福净清口服导泻。术前 12 小时禁食、6 小时禁水。术前晚清洁灌肠，动作要轻柔，避免因肿瘤浸润肠壁粘连而导致肠破裂出血；对于高龄体质较弱的患者，注意排便次数多容易引起患者虚脱或体位性低血压，排便时应有家属陪同，避免患者跌倒，必要时遵医嘱补液治疗；对于控便能力差的患者，应提早开始清洁灌肠，避免患者手术时仍持续排便而污染手术台，灌肠后立即清洁肛周皮肤，预防术后感染的发生。

（3）抗炎治疗

手术切皮前 30min 静脉输入预防用抗生素，减少术后感染的发生概率。

手术后的护理

1. 床单位的准备

病室应安静、整齐，温湿度适宜。铺好麻醉床，床旁备好氧气、心电监测仪、输液架、别针等，并将所有仪器调试好备用。

2. 密切观察病情变化

1）生命体征的观察给予心电监测，吸氧，根据血氧饱和度来调节氧流量，使血氧饱和度保持在98%以上。

2）及时了解术中患者的出血量及输液输血情况 急查血常规、急诊八项及DIC全项，协助医生及时了解血红蛋白、血细胞压积、电解质及凝血状况。

3）观察伤口渗血、肢体肿胀（包括会阴区）情况，保持引流通畅，注意观察引流量、色、性质等。如引流袋内出现气体、浑浊液体，应通知医生，判断有无肠瘘等。

4）注意观察双下肢的感觉、运动、皮温、血运，足背动脉搏动情况，了解有无神经功能受损及血运障碍等。

3. 体位

术后去枕平卧6h，待生命体征平稳后给予侧卧位，每2h轴向翻身1次，以后可采取侧卧位及俯卧位交替进行，避免长时间平卧，以防伤口边缘坏死及褥疮的发生。

4. 安全措施

对于麻醉尚未完全清醒表现为躁动的患者，给予床挡保护，防止坠床，必要时给予保护性约束。

5. 保暖

由于术中失血量大，术中大量输血、补液，患者在回病房时多表现为寒战，应立即给予保暖。

6. 镇痛

保持PCA镇痛泵通畅，指导患者及家属正确的使用方法。对于疼痛难以耐受的患者，应遵医嘱给予镇痛药物。

7. 止吐

对于呕吐的患者，嘱其呕吐时头偏一侧，并及时清除口腔内的分泌物，保持呼吸道通畅。对于呕吐严重者遵医嘱给予止吐药物。

8. 拔除股动脉插管后的护理

拔管后，股动脉穿刺点用纱布及弹性绷带加压包扎，并用砂袋（1kg）压迫8h，将砂袋用宽胶布或腹带妥善固定，防止滑脱。患肢制动24h，保持髋部伸直位，注意观察伤口有无渗血，患肢末梢的感觉、运动、皮温、血运、颜色，足背动脉搏动，有无疼痛、血运障碍等情况。

9. 饮食护理

术后遵医嘱禁食，次日如无恶心呕吐，可开始少量进水。待患者自行排气，腹胀消除，肠鸣音恢复，可予免奶半流食；前路手术患者应从流食开始，逐步过渡到半流食、普食。对于术中肠壁破裂修补者，术后应遵医嘱严格禁食水，给予静脉营养治疗，至肠道功能完全恢复再逐步恢复饮食。进食后如有腹胀等不适，应暂停进食。协助患者按摩腹部，翻身侧卧等以促进排气，减轻腹胀。腹胀严重停止排气排便时，可遵医嘱给予肛管排气、肥皂水低压灌肠、胃肠减压等。

10. 排泄护理

①长期留置尿管的患者，嘱患者多饮水，每日会阴/尿道口冲擦洗1～2次或遵医嘱给予膀胱冲洗；术后1天夹闭尿管，按需或每2～3h开放1次；每周更换抗反流尿袋，同时复查尿常规，每4周更换尿管。②若患者尿管中带有大量白色絮状物，伴有腹痛或尿道口疼痛时，应查尿常规，遵医嘱给予抗生素治疗。③便秘的患者，应鼓励患者多吃粗纤维的食物，给予缓泻剂，必要时给予灌肠。④大便失禁患者，指导患者正确姿势排便，防止粪便污染伤口，同时做好肛周皮肤护理。

术后并发症的预防和护理

1. 出血

骶骨肿瘤症状隐匿，发现时往往体积巨大，加之骶骨部位解剖复杂，手术创伤大，出血量常高达3000ml以上，围手术期并发症多，死亡率高。随着近年来靶血管栓塞及术中腹主动脉球囊置入术的开展，术中出血量已大大降低，但仍非常凶险。术前必须备足血源，以保证术中的血液供应。术后密切观察生命体征、伤口渗血及引流情况，若患者引流持续或突然增多，颜色转为鲜红色，面色苍白、心率增快，尿量减少，进而血压降低等，均提示有活动性出血的可能。护士应立即通知医生，遵医嘱快速输血补液，监测血常规及凝血功能等变化，配合医生做好血管栓塞或再次手术的准备。

2. 脑脊液漏

观察引流液的颜色、性质及量，如引流液颜色呈淡红色或淡黄清亮、不凝且量持续增多，患者主诉头晕头痛、恶心呕吐等，应考虑脑脊液漏。护士应及时与医生沟通，了解硬膜缺口位置，遵医嘱采取平卧头低脚高位（床尾抬高 10° ~ 15°）；也可采取俯卧位，伤口给予 1kg 砂袋局部加压；将伤口负压吸引器改为引流袋，必要时将引流袋提高固定于床平面或床头水平，以避免硬膜缺口处局部的脑脊液压力增高，减少脑脊液引流量。同时护士还应观察伤口有无渗出以及引流液颜色、性质及量；如发现引流液持续增多或伤口敷料潮湿，及时询问患者是否出现头晕、头痛、恶心呕吐等症状，有异常应通知医生及时处理，嘱患者多饮水，必要时静脉补液、应用抗生素治疗。同时注意观察体温变化，配合医生进行血常规及引流液培养等检查，若患者出现高热、颈项强直、剧烈头晕呕吐等，还应警惕中枢神经系统感染。

3. 下肢深静脉血栓形成

术后第 1 天可指导患者在床上进行踝关节主动屈伸运动，同时穿抗血栓梯度压力带（抗栓袜），给予双下肢气压式血液循环驱动器（抗栓泵）治疗，促进下肢静脉血液回流；术后 2 ~ 3 天，患者情况逐渐稳定，疼痛减轻，引流减少，可鼓励患者进行双下肢关节的屈伸活动及肌力训练，由被动到主动，逐渐增加活动量；教会患者术后轴向翻身的方法，鼓励患者早期床上活动；对血栓高危患者，遵医嘱给予低分子肝素钠等抗凝药物，防止血栓的形成。对于下肢肿胀并主诉疼痛的患者，行 B 超检查，确诊为深静脉血栓形成者，患肢适度制动，可遵医嘱继续穿抗栓袜，但避免按摩及应用抗栓泵治疗，以防栓子脱落。注意患者有无胸闷不适、憋气胸痛等症状，警惕肺栓塞的发生。

4. 膀胱破裂

对于带有输尿管插管以及术中膀胱修补者，术后禁止夹闭尿管，并注意观察尿液颜色、性质和量，对于出血严重者可遵医嘱给予止血药物治疗；保持尿管通畅，避免血块堵塞，引起排尿不畅导致膀胱破裂、伤口内尿瘘。护士应注意观察伤口有无液体渗出，如患者出现腹痛，引流色淡、清亮，引流量持续增多等，协助医生留取引流液常规及行 B 超检查，以判断其性质。

5. 尿潴留

护士应及时与医生沟通，了解患者术中双侧骶 3 以上神经根是否受累，协助患者完成直肠压力测定和尿流率检查，了解术后排尿、排便功能可能恢复的情况。由于术中神经损伤，术后患者常出现膀胱收缩无力，易造成尿潴留，并发泌尿系感染。对于这些患者，应遵医嘱定期膀胱冲洗，及时导尿或口服利复星等抗生素药物加以预防。如患者单次排尿量过少（小于 50 ~ 100ml），并有排尿不尽感，护士应指导患者排尿时，双手按压下腹部，以增加腹压，使患者尽可能排尽残余尿液，避免尿潴留的发生。同时继续指导患者进行会阴肛周括约肌收缩训练，促进控便能力的恢复。

6. 切口感染、延迟愈合

骶骨肿瘤术后，伤口并发症是个主要问题，由于术后残腔大，局部软组织条件差，皮瓣下容易形成大的血肿，极易并发术后感染。护士应监测体温变化，每日 3 次，超过 38.5℃每日测体温 4 次。合理及时应用抗生素。必要时复查血常规。避免长时间平卧，可协助患者侧卧或俯卧，以免骶尾部伤口长期受压引起切缘坏死；保持伤口引流通畅，注意观察引流液的颜色、性质和量，记录 24 h 引流量，每日更换负压吸引器或引流袋 1 次。保持伤口敷料的清洁干燥，伤口敷料下缘应与皮肤黏贴紧密，还应指导患者侧卧位排便，如不慎被粪便、经血污染敷料时，应及时通知医生给予换药。

7. 肺部感染

有吸烟史及呼吸道疾病的老年患者，应鼓励患者做深呼吸，有效咳嗽、咳痰，术后 6 h 开始，协助患者翻身、拍背。如患者痰液较多，黏稠，不宜咳出时，应鼓励患者多饮水，同时给予雾化吸入、化痰药物及排痰仪治疗，以促进痰液的排出。

康复训练

1. 增强肌力，提高日常活动能力，改善全身功能状态

术后护士应观察评估肢体肌力以及感觉、运动功能的恢复情况，及时与医生沟通，制订切实可行的功能锻炼计划。手术当日，麻醉清醒后，可指导患者做双下肢踝关节背伸、跖屈活动；次日根据患者状况，若生命体征平稳，出血、引流减少，疼痛可以耐受，护士可鼓励患者进行双下肢屈膝、屈髋运动及股四头肌收缩训练，10 次 1 组，每天 3 ~ 4 组，由被动到主动；术后 3 ~ 5 天，可指导患者做交替直腿抬高锻炼，每天 4 ~ 5 次，每次坚持 10 ~ 15s；以后循序渐进，逐渐增加活动量。同时，鼓励患者在床上做双上肢扩胸运动及上肢各关节主动活动。1 周后指导患者做双下肢空中踩自行车练习，每天 3 ~ 4 次，每次 30min，以加强股四头肌肌力。2 周后，可遵医嘱指导患者扶拐或助行器下地行走练习，但应注意预防跌倒，应先于床边坐位，无头晕等不适感觉，可床边站立 5 ~ 10min，再行走并逐渐延长时间及活动范围。

2. 会阴部括约肌收缩康复训练

由于骶骨肿瘤巨大，压迫骶神经可造成患者会阴部感觉及下肢运动功能减退，排便控制能力下降。为保证肿瘤切除的彻底性，术中可能会切除骶神经，术后常遗留有鞍区感觉及排泄异常，因此，术前应指导患者做肛门会阴括约肌收缩训练，增强盆底肌肉力量，增加尿道筋膜张力，以提高患者术后控制大小便的能力。方法：嘱患者反复进行下腹部、会阴及肛门的收缩运动，先用力收缩，持续 20s，放松 5s，每日练习 3 次，每次 15min。同时指导患者在床上练习侧卧位排便姿势，以避免术后由于体位及习惯的改变而造成排尿、排便困难。

3. 出院康复指导

术后 2 ~ 3 周，伤口愈合良好，可遵医嘱出院。指导患者出院后继续进行下肢各关节的主动活动及肌力训练，鼓励患者完成力所能及的日常生活活动。加强腰背肌、腹肌的功能锻炼及会阴括约肌收缩和扩展训练，同时指导患者定时饮食饮水，逐渐养成定时排尿排便的习惯。出院后 3 个月内禁止搬重物（超过 10kg），必要时佩戴腰围，避免久坐、久立、久行，出院后 1、3、6 个月定期复查。部分需带尿管出院的患者，留置尿管期间需注意：①每日摄取足够水分，保证尿量大于 2000ml。②每日用清水或护理液清洗会阴，保持会阴部干燥。③下地活动时将尿管妥善固定，避免反流，避免扭曲。④根据尿袋种类定时更换尿袋。⑤每 4 周更换尿管一次。⑥出现发热、下腹胀痛、尿液混浊、尿少、尿管脱出时及时就医。

告知患者出院后关注局部伤口情况，如出现伤口裂开或大量渗液、渗血，以及体温升高等情况，应及时就医后采取相应处理措施。

（曹培春　韩　丽　黄　怡）

延伸阅读

1. Satcher RL，O' Donnell RJ，Johnston JO. Reconstruction of the pelvis after resection of tumors about the acetabulum. Clin Orthop Relat Res，2003，409：209-217.
2. 郭卫，徐万鹏，李南，等 . 骨盆原发恶性骨肿瘤的手术治疗 . 中华骨科杂志，2005，25（5）：276-279.
3. Fuchs B，O' Connor MI，Kaufman KR，et al. Iliofemoral arthrodesis and pseudarthrosis：a long-term functional outcome evaluation. Clin Orthop Relat Res，2002，397：29-35.
4. 王桂玲，闫国章 . 半骨盆切除术的临床护理 . 中国矫形外科杂志 . 1999，6（8）：636.
5. 任英，汪四花，张丹群 . 髋臼恶性肿瘤保肢术患者的术后护理 . 中华护理杂志，2005，40（1）：26-27.
6. 徐万鹏，冯传汉 . 骨科肿瘤学 . 北京：人民军医出版社，2001：578-579.
7. 袁彩根，任英，应海珍 . 手术治疗 38 例原发性骶骨肿瘤的围手术期护理. 中华护理杂志，2005，41（5）：409-410.

17 典型病例

病例1

骨盆肿瘤Ⅱ区＋Ⅲ区肿瘤切除，人工半骨盆假体置换术。

病史

女性患者，24 岁，1 个月前无明显诱因出现右侧臀部及髋部疼痛，疼痛呈间断性钝痛，无明显规律性，髋关节屈曲及外展可诱发疼痛，不伴有下肢放射痛。查体：患者呈现明显跛行步态，

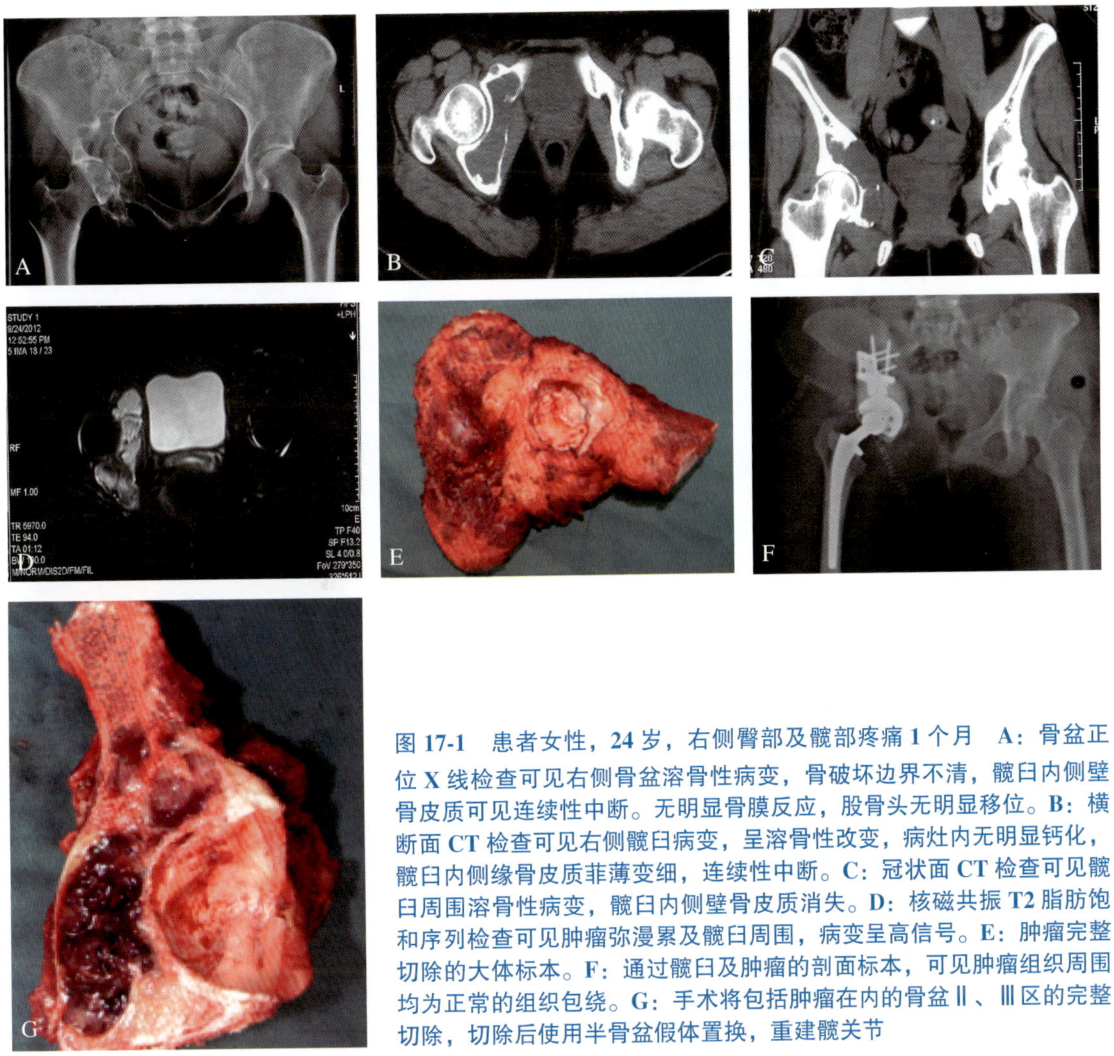

图 17-1　患者女性，24 岁，右侧臀部及髋部疼痛 1 个月　A：骨盆正位 X 线检查可见右侧骨盆溶骨性病变，骨破坏边界不清，髋臼内侧壁骨皮质可见连续性中断。无明显骨膜反应，股骨头无明显移位。**B：**横断面 CT 检查可见右侧髋臼病变，呈溶骨性改变，病灶内无明显钙化，髋臼内侧缘骨皮质菲薄变细，连续性中断。**C：**冠状面 CT 检查可见髋臼周围溶骨性病变，髋臼内侧壁骨皮质消失。**D：**核磁共振 T2 脂肪饱和序列检查可见肿瘤弥漫累及髋臼周围，病变呈高信号。**E：**肿瘤完整切除的大体标本。**F：**通过髋臼及肿瘤的剖面标本，可见肿瘤组织周围均为正常的组织包绕。**G：**手术将包括肿瘤在内的骨盆Ⅱ、Ⅲ区的完整切除，切除后使用半骨盆假体置换，重建髋关节

右下肢纵向叩击痛阳性，右髋关节活动受限，髋关节屈曲及外展均可诱发右侧臀部、股部疼痛。

病理诊断

（右骨盆）穿刺标本：送检梭形细胞肿瘤，部分间质伴黏液样变性，部分区域肿瘤细胞胞浆透亮，送检组织中未见明确肿瘤性成骨及成软骨，结合临床及影像学表现，符合间叶组织来源恶性肿瘤。肿瘤组织进一步行免疫组化染色结果：S-100（个别+），CD56（++），PGP9.5（+），Vimentin（++），CD34（-），Desmin（-），CK（-），EMA（局灶+），Ki-67（30%+），考虑为恶性外周神经鞘肿瘤。

手术进行肿瘤整块切除方式，髂骨处切缘距肿瘤边缘2cm，切除标本包括髋臼、耻坐骨，切缘远端自耻骨联合切开，标本周缘均为正常组织覆盖。肿瘤切除后使用半骨盆假体进行置换。术后病理诊断为恶性外周神经鞘瘤。

病例2

骨盆肿瘤Ⅰ区+Ⅱ区+Ⅳ区肿瘤切除，灭活再植，钉棒+钢板螺钉内固定，全髋关节置换术

病史

男性患者，18岁。4个月前无明显诱因出现左髂腰部疼痛，活动时加重，口服止痛药物可缓解。此后疼痛逐渐加剧。查体：左侧髂腰部饱满，左下腹可触及拳头大小肿物，质硬，压痛（+），不可推动，界限不清，皮温稍高，患肢肌力正常，直腿抬高试验（+）。

病理诊断

左侧骨盆穿刺活检组织中见小圆形肿瘤细胞

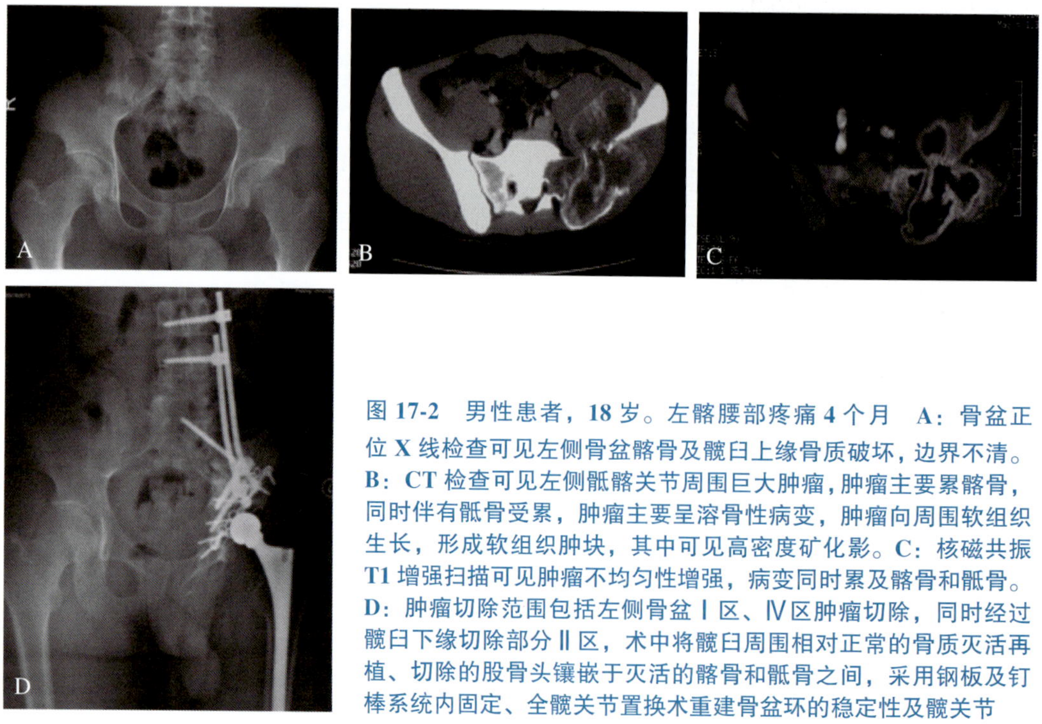

图17-2　男性患者，18岁。左髂腰部疼痛4个月　A：骨盆正位X线检查可见左侧骨盆髂骨及髋臼上缘骨质破坏，边界不清。B：CT检查可见左侧骶髂关节周围巨大肿瘤，肿瘤主要累髂骨，同时伴有骶骨受累，肿瘤主要呈溶骨性病变，肿瘤向周围软组织生长，形成软组织肿块，其中可见高密度矿化影。C：核磁共振T1增强扫描可见肿瘤不均匀性增强，病变同时累及髂骨和骶骨。D：肿瘤切除范围包括左侧骨盆Ⅰ区、Ⅳ区肿瘤切除，同时经过髋臼下缘切除部分Ⅱ区，术中将髋臼周围相对正常的骨质灭活再植、切除的股骨头镶嵌于灭活的髂骨和骶骨之间，采用钢板及钉棒系统内固定、全髋关节置换术重建骨盆环的稳定性及髋关节

浸润，考虑为骨的小圆细胞恶性肿瘤。术前进行两个疗程的化疗，化疗方案 VAC+IE（长春新碱、阿霉素、环磷酰胺＋异环磷酰胺、VP16）。化疗后进行手术切除左侧Ⅰ区＋Ⅱ区＋Ⅳ区肿瘤，灭活再植、股骨头回植及钢板、钉棒系统内固定、全髋关节置换术。术后继续进行 VAC+IE 化疗 4 个疗程。术后患者恢复良好，功能评分 28 分，现患者无病生存 11 年。

病例3

累及骶骨及股骨上段的骨盆肿瘤的切除，全骶骨＋全部半骨盆＋股骨上段肿瘤切除，钉棒半骨盆关节置换术。

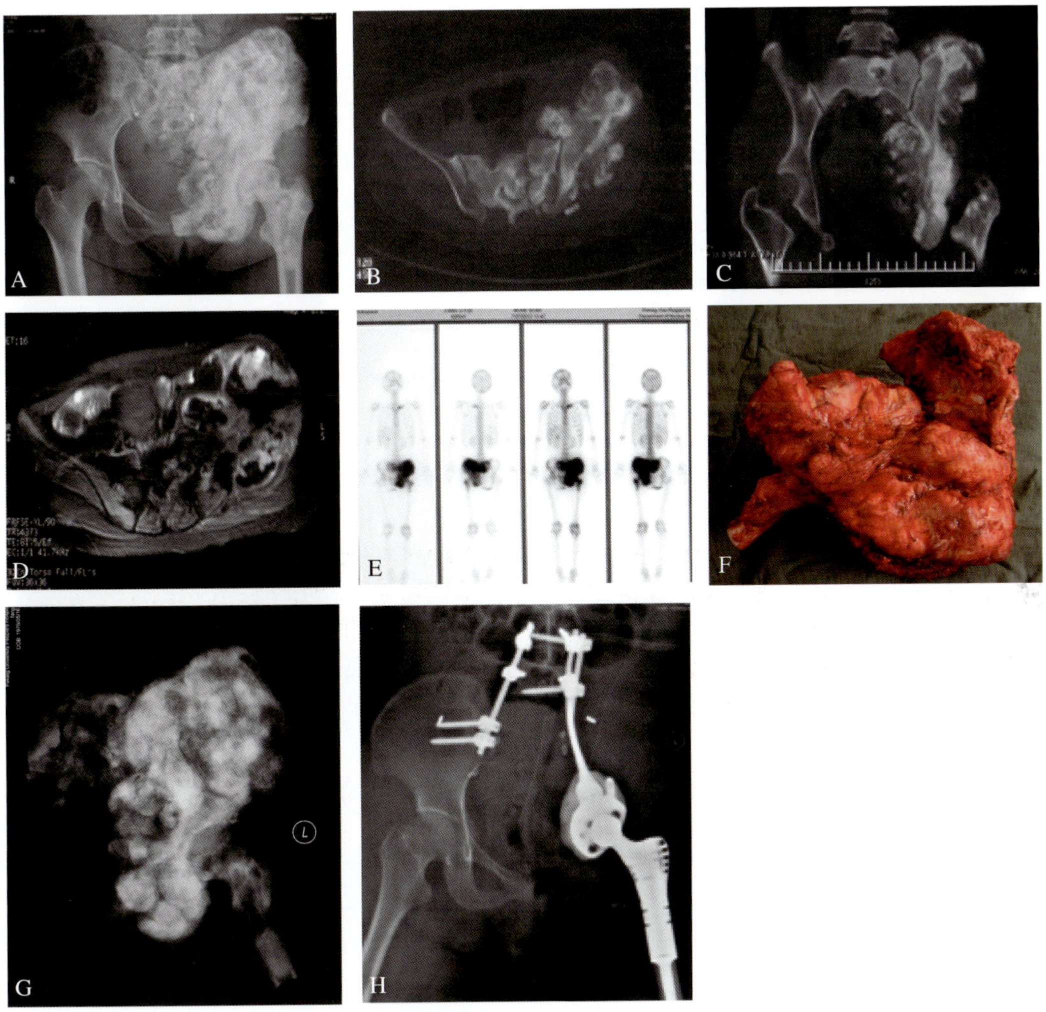

图 17-3 女性，32 岁，左髋及左下肢疼痛半年，加重 1 个月 **A**：骨盆正位 X 线检查可见左侧骨盆、骶骨及左侧股骨近端巨大成骨性病变，肿瘤呈弥漫性生长，形成巨大的肿块，左侧坐骨大孔处被肿瘤组织占据。**B**：CT 检查可见肿瘤组织累及骶骨和髂骨，同时向骨外呈结节状生长，向骨外突起，形成软组织肿块。**C**：冠状位 CT 显示左侧骨盆成骨性病变，同时可见骶骨及左侧股骨近端内肿瘤结节。**D**：核磁共振 T2 脂肪饱和序列可见肿瘤以低信号为主的混杂信号病变。**E**：骨扫描检查显示左半骨盆组成骨、骶骨及左股骨上段血运代谢异常。**F**：完整切除的肿瘤标本，肿瘤切除范围包括骶骨完整的左侧髂骨及左侧股骨近端；**G**：肿瘤切除标本 X 线摄片，切除的肿瘤标本包括骶骨及左侧股骨近端。**H**：肿瘤切除后采用钉棒系统及异形半骨盆假体重建髋关节功能。钉棒系统右侧固定于腰椎及骨盆，左侧固定于腰椎和半骨盆假体

病史

女性患者，32岁，主因“左髋及左下肢疼痛半年，加重1个月”收入院，半年前因左髋疼痛于当地医院治疗，诊断为腰椎间盘突出。1个月前疼痛加重，伴左下肢疼痛、麻木，行骨盆平片检查，发现左骨盆及股骨上段病变。查体：骨盆及下肢未见畸形，左侧髋部局部皮肤无红肿，皮温正常。局部隆起包块约8cm×6cm，左侧髋部轻压痛，左髋关节活动正常，4字试验（-）。左小腿内侧、左足底及会阴区感觉麻木。二便功能轻度障碍。患者影像学资料如图所示。

穿刺活检示成骨肉瘤。术前进行两个周期的化疗，化疗方案：阿霉素+顺铂+甲氨蝶呤+异环磷酰胺。化疗后进行手术治疗，手术整块切除包括病变侧骨盆，整个骶骨及部分右侧髂后骨质，左侧股骨近端肿瘤。手术后标本及X线摄像检查如上图。术后规范化疗4个周期。术后病理诊断为骨肉瘤。

病例4

骨盆肿瘤Ⅱ区+Ⅲ区肿瘤切除，人工半骨盆关节置换术。

女性患者，20岁，右髋部间断疼痛6个月，加重2周。查体：骨盆及双下肢未见明显畸形。双侧髋关节活动无明显受限。右髋关节轴向叩击痛阴性。化验检查未见明显异常。患者影像学资料如图所示。

病理结果

（右髋臼）穿刺标本诊断为梭形细胞肿瘤，细胞轻度异型，偶见核分裂，肿瘤侵犯周围组织，

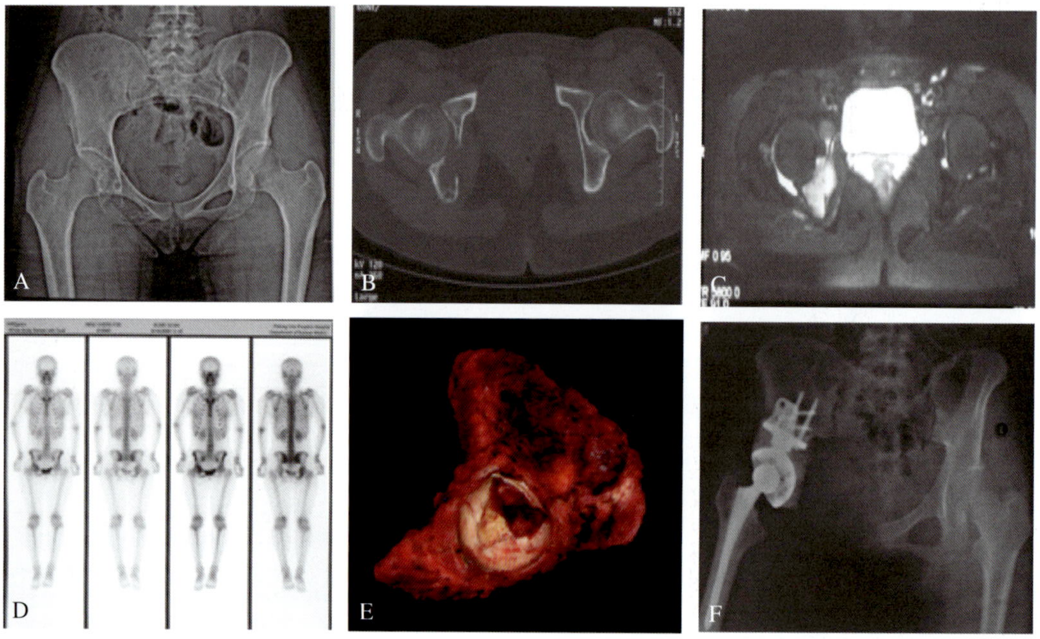

图17-4　女性患者，20岁，右髋部间断疼痛6个月，加重2周　A：骨盆正位X线示肿瘤主要累及髋臼和坐骨，病变为溶骨性，可见多处骨皮质不连续。B：CT检查可见髋臼后缘的溶骨性病变，骨皮质中断，周围无明显软组织肿块。C：核磁共振T2像可见髋臼后缘高信号病变，病变累及髋关节，髋关节内可见积液。D：骨扫描提示右侧髋关节周围放射性浓聚病变。E：包括髋臼和耻坐骨完全切除的肿瘤标本。F：肿瘤切除后，采用半骨盆假体重建髋关节功能

未见坏死。免疫组化染色结果：CD34（-），CD99（++），S-100（-），caldesmon（-），特殊染色结果：网织纤维染色（-），符合低度恶性外周神经鞘瘤。考虑患者肿瘤对化疗不敏感，明确诊断后采取经过坐骨大孔截骨、切开耻骨联合，完整切除骨盆Ⅱ＋Ⅲ区肿瘤的手术方式，肿瘤切除后进行人工半骨盆关节置换术。术后病理同术前。

病例5

骨盆肿瘤Ⅰ区＋Ⅱ区肿瘤切除，人工半骨盆关节置换术

病史

男性患者，26岁，间断性右腹股沟疼痛1个月余。查体：右侧髋关节活动轻度受限。患侧骨盆轻度压痛，局部无肿胀。化验检查未见异常。患者的影像学资料如图。

穿刺活检标本病理检查可见小块皮质骨及骨骼肌组织，另可见玻璃样变的致密纤维结缔组织，诊断为骨的韧带样纤维瘤。考虑患者病变累及广泛，进行病灶刮除容易出现局部复发，并且髋臼顶部骨质缺损严重，手术采取整块切除的方式，切除髋臼周围病灶，髂骨骨内病变进行刮除处理后，将股骨头移植及半骨盆假体置换重建髋关节。术后病理诊断同术前。

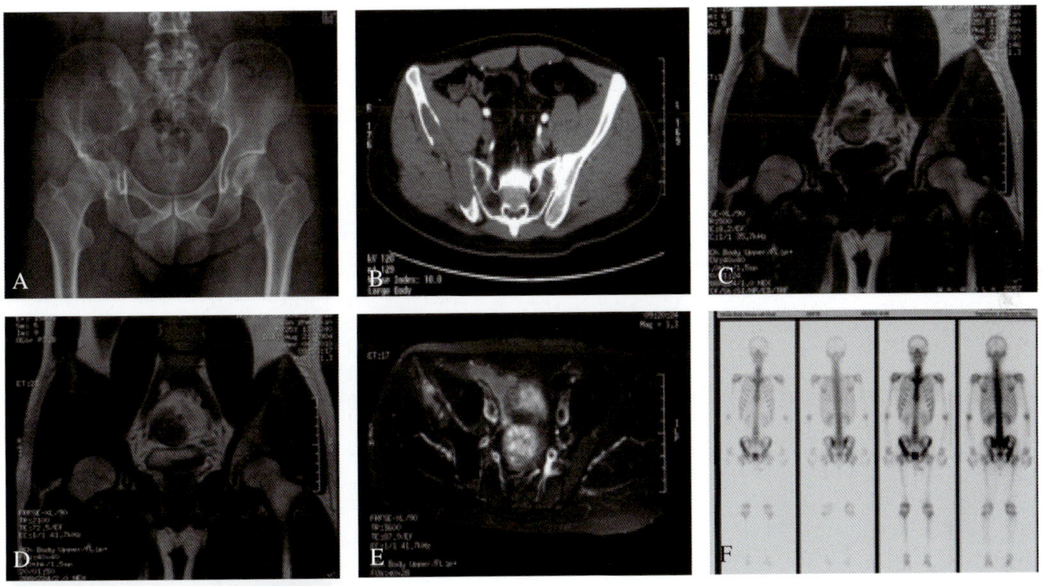

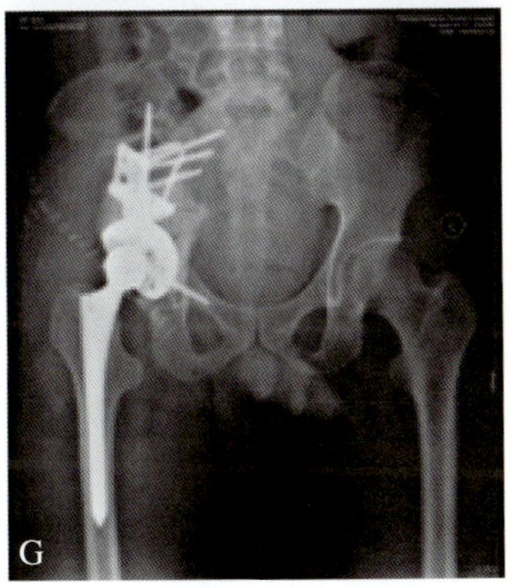

图17-5　男性患者，26岁，间断性右腹股沟疼痛1个月余　A：骨盆正位X线显示右侧骨盆巨大地图状溶骨性病变，病变累及髋臼及右侧髂骨，病变边缘清楚，髋臼顶部骨皮质变薄，髋臼内侧壁骨质连续性消失。**B：**CT检查可见右侧髂骨等密度病灶，病变无明显膨胀，边界清楚。增强扫描未见明显强化。**C：**核磁共振T1像检查病变呈低信号。**D：**核磁共振T2像可见病变呈低信号。**E：**核磁共振增强扫描检查病变无明显强化。**F：**骨扫描检查显示右侧骨盆呈放射性稀疏缺损区，病灶周边骨质可见反应性浓聚。**G：**手术将髋臼周围病变彻底切除，保留骶髂关节周围髂骨，将半骨盆假体固定于髂骨下缘，骨水泥填充肿瘤切除形成的残腔，重建髋关节功能

病例6

前后路联合全骶骨切除术

男性，22 岁，腰骶部及双下肢疼痛 10 个月余，加重 2 个月。查体：双下肢肌力减退，肛周感觉减退，左侧直腿抬高 30 度（+），右侧直腿抬高 50 度（+）。化验检查：血沉 52mm，乳酸脱氢酶 324U/L（114-240U/L），余无明显异常。影像学资料如图所示。

骶骨穿刺活检病理诊断为小圆细胞恶性肿瘤。考虑为原始神经外胚层肿瘤（PNET）。术前采取尤文肉瘤标准化疗方案 VAC+IE 化疗两个疗程，患者症状明显减轻，影像学检查提示患者病变明显缩小。手术采用前后路联合入路，行全骶骨肿瘤切除术。前路预先放置腹主动脉球囊，然后采用双侧髂腹股沟切口，分离显露双侧骶髂关节。经坐骨大孔及骶髂关节上缘向后经穿刺，引导出空心橡皮管后固定于臀部后，准备进行后侧线锯置入，经骶髂关节截断骨盆环。后侧采用常规的后侧“人”形切口，显露骨质后自橡皮管中导入线锯，截断骶髂关节，切断腰 5 骶 1 之间的椎间盘，将骶骨完整切除。切除后采用钉棒系统内固定。术后病理诊断为尤文肉瘤。

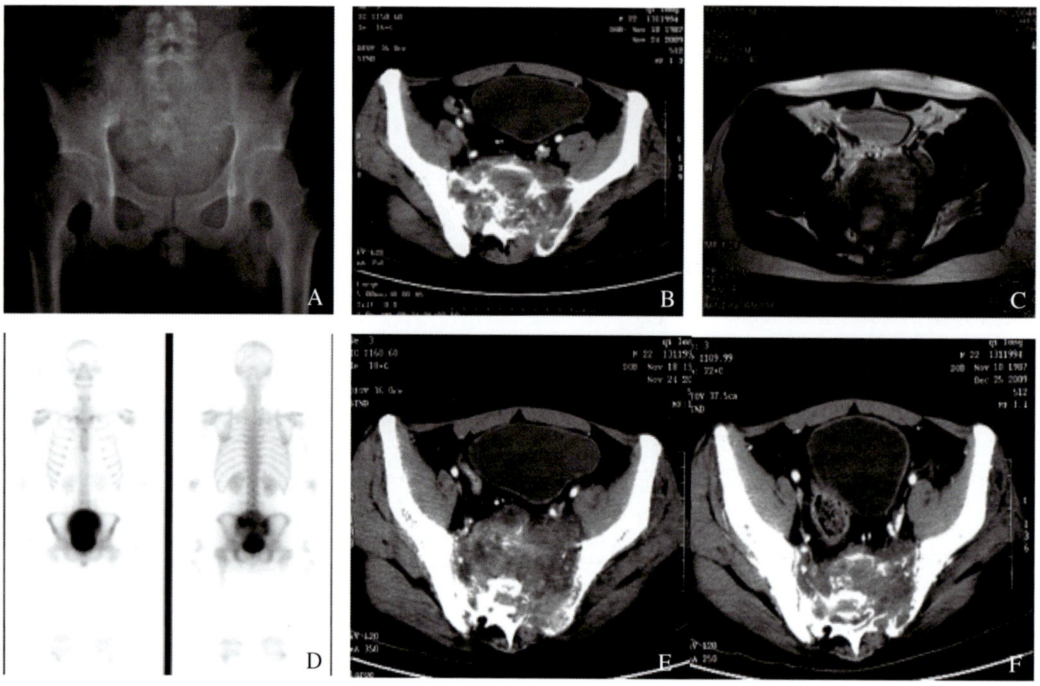

图 17-6　男，22 岁。腰骶部及双下肢疼痛 10 个月余，加重 2 个月　A：骨盆 X 线检查可见骶骨左侧溶骨性病变，骶孔消失；B：CT 检查可见骶骨广泛溶骨性病变，病变累及整个骶骨和左侧髂骨，边界不清，向骶骨前方突出形成软组织肿块，增强扫描病变弥漫性强化；C：核磁共振 T2 像检查肿瘤为以中高信号为主的混杂信号，病变向骶前突出，形成软组织肿块，软组织肿块和髂内血管紧密相邻；D：骨扫描检查骶骨呈轻度浓聚，伴放射性稀疏缺损区；E：化疗前后对比。右侧 CT 断面为化疗前表现，可见肿瘤明显向前突出形成软组织肿块。左侧 CT 检查为同一层面化疗后表现，可见软组织肿块明显缩小；F：前侧手术切口采用双侧大麦氏切口，分离骶骨前方的重要血管和其他器官

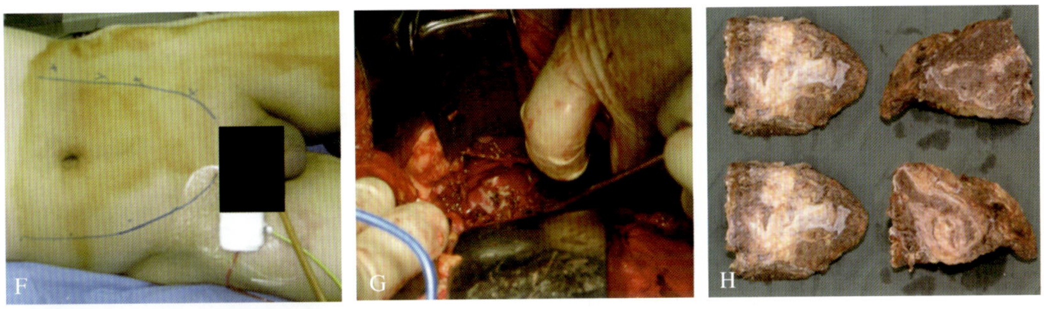

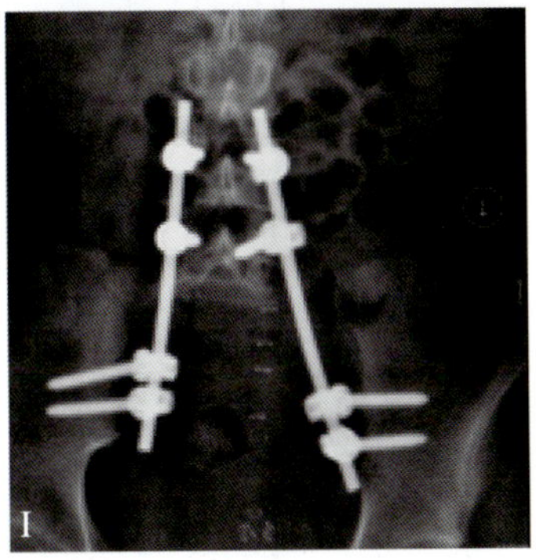

图 17-6 续　男，22 岁。腰骶部及双下肢疼痛 10 个月余，加重 2 个月
G：术中图像显示分离前侧的骶髂关节周围血管和神经；H：完整切除的肿瘤标本。骶骨侧位显示同时切除的部分髂骨；I：肿瘤切除术后采用钉棒系统重建腰骶部及骨盆环的稳定性。内固定螺钉分别固定于腰椎和骨盆，以恢复力线的传导

病例7

累及骶髂关节肿瘤的整块切除

男性患者，30 岁。主因右下肢疼痛半年，加重伴右下肢麻木无力一个月收入院。查体：右小腿外侧及足背、足底感觉迟钝、麻木，双大腿感觉正常；右侧足拇背伸、跖曲及踝关节背伸、跖曲肌力轻度减退，股四头肌肌力及大腿后群肌肌力正常。肛门括约肌肌力正常。实验室化验检查未见明显异常。

穿刺活检病理提示为右侧骶髂关节骨肉瘤，术前行骨肉瘤全身化疗 2 个疗程。化疗结束患者白细胞恢复正常后进行手术治疗。患者进行侧卧位，后正中切口显露骶骨及硬膜囊，然后沿髂嵴向前后做切口，后侧垂直于后正中切口，前侧至髂前上棘，分离显露骶髂关节前方的神经和血管，经坐骨大切迹导入线锯截断髂骨，骶骨自正中截断，将病变同侧的神经根连同半侧骶骨、髂骨及周围的软组织肿块一同切除。术后采用钉棒内固定。术后病理同术前。

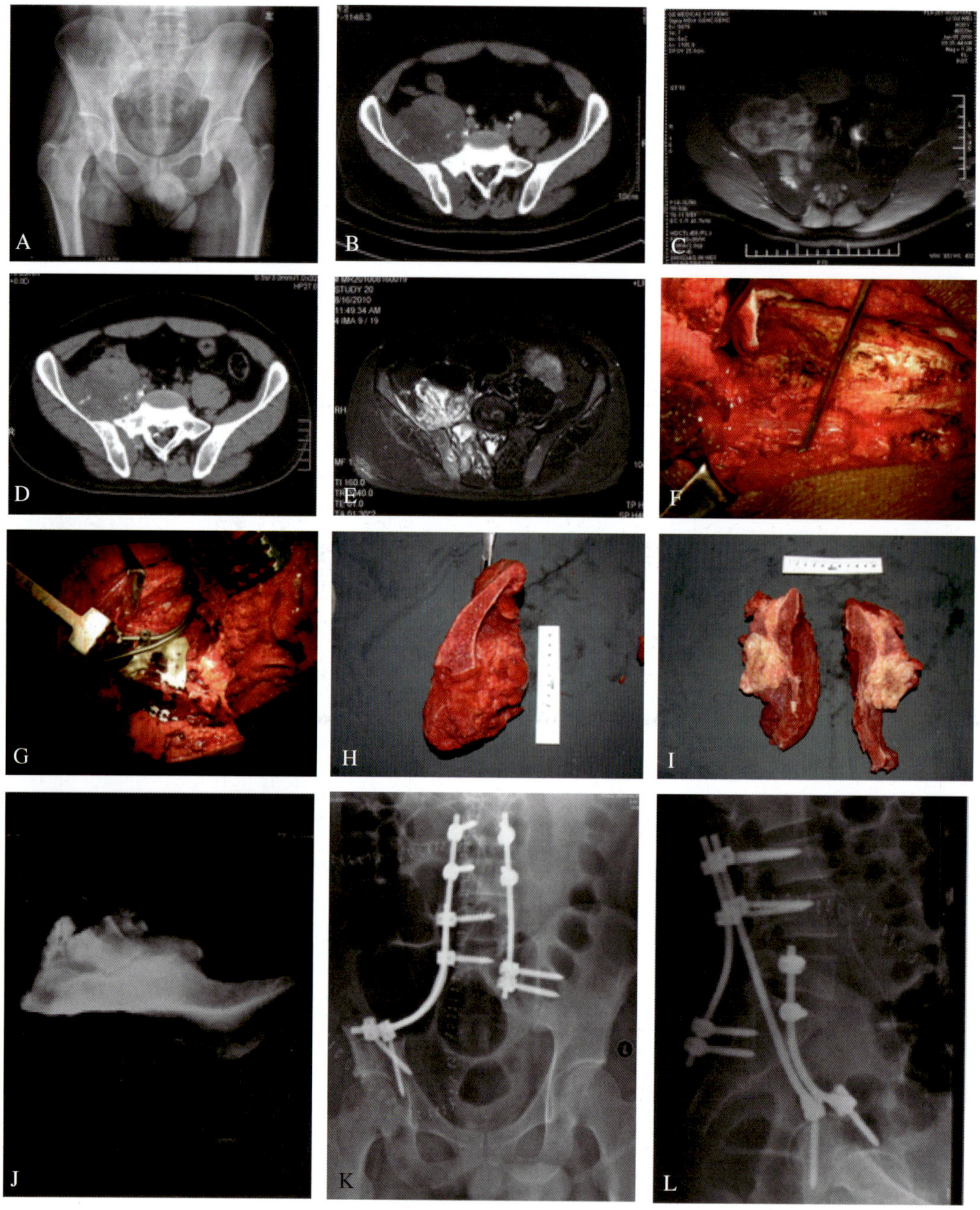

图 17-7 男性患者，30 岁。主因右下肢疼痛半年，加重伴右下肢麻木无力一个月 A：骨盆正位 X 线检查可见右侧骶髂关节周围骨质小梁影模糊不清，骨质密度较对侧增高。B：CT 扫描可见右侧髂窝肿块，其中可见明显矿化影，软组织肿块相邻的髂骨及骶骨可见高密度病变。C：核磁共振 T1 增强扫描可见肿瘤明显增强，相邻部位骶髂关节周围骨质受累及。D：化疗后 CT 检查可见肿瘤组织较化疗前略有缩小。E：化疗后 MRI 检查，肿瘤软组织包块较化疗前缩小。F：术中分离硬膜囊及右侧骶神经，避免损伤。G：术中肿瘤切除后采用钉棒系统重建。H：髂骨连同部分骶骨的肿瘤完整切除标本。I：标本剖面图。J：肿瘤切除后行 X 线检查肿瘤切除范围。K：肿瘤切除、重建后骨盆正位片。左侧使用单棒固定骶髂关节，右侧使用双棒重建骶髂关节连续性。L：重建后侧位片。近端螺钉固定于腰椎，远端螺钉分别通过髋臼前缘和后缘进入耻骨和坐骨

病例8

骶骨原发肿瘤的一期后路全骶骨切除

宋某某，男，28 岁，腰骶尾部疼痛不适 1 年，发现骶骨占位 1 个月。腰骶尾部间断隐痛，无明显大小便不适。既往体健。查体：双侧骶髂关节处未见饱满及肿块，左骶髂关节处压痛阳性，皮温不高。无双下肢放射痛，无会阴区麻木，双下肢肌力及肌张力正常，双侧直腿抬高及加强试验阴性，肛周反射及提睾反射正常引出。实验室检查：未见异常。影像学检查如图 17-8。

穿刺病理诊断为软骨肉瘤，手术采取后侧入路，自骶 1 以下将肿瘤连同其中的神经一同切除，术后采用钉棒系统内固定。术后病理诊断为软骨肉瘤。

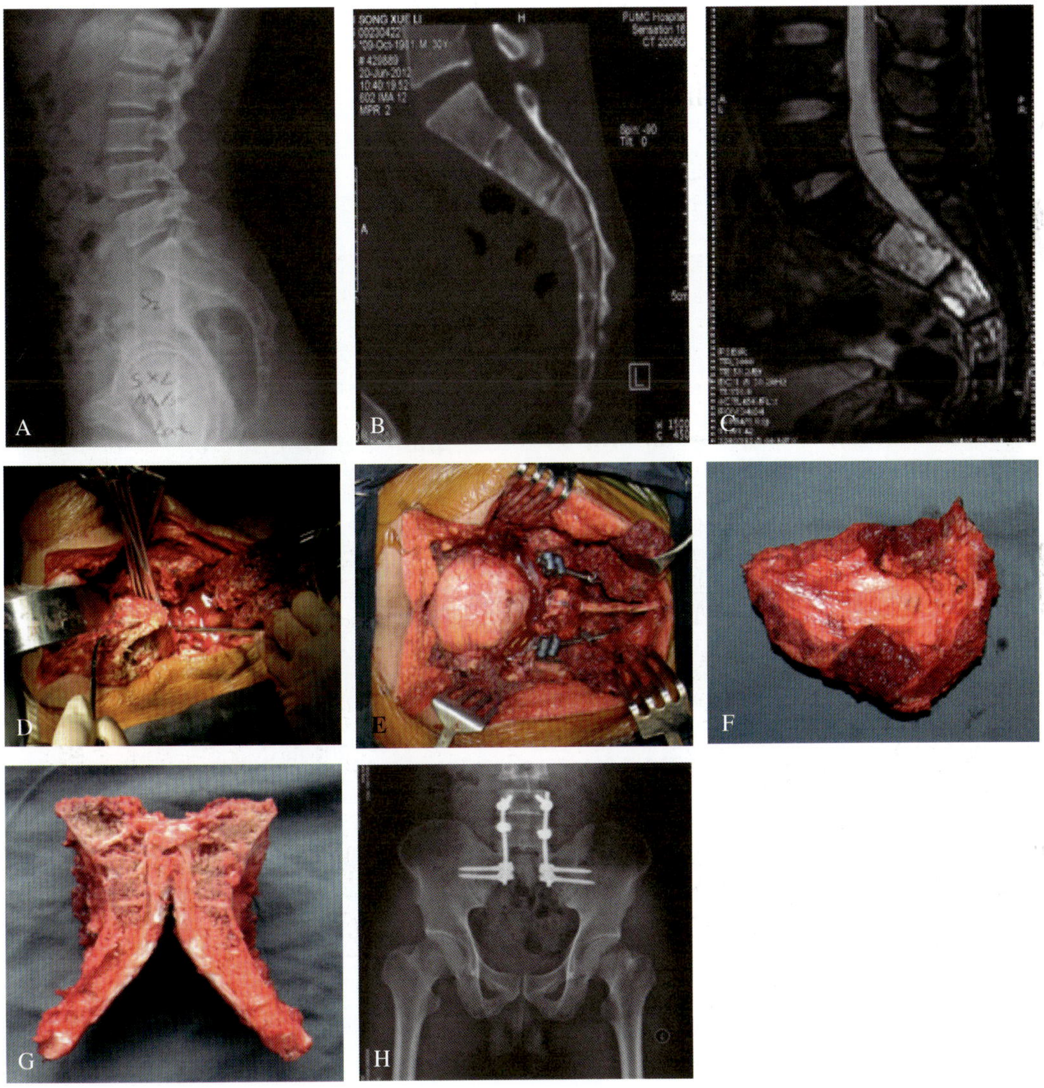

图 17-8　男性，28 岁。腰骶尾部疼痛不适 1 年　A：骶骨侧位片见骶骨小梁结消失，皮质毛糙。B：CT 检查可见骶 2 以下成骨和溶骨混合性病变，骶骨皮质毛糙不规则，无明显软组织肿块形成。C：核磁共振 T2 像显示肿瘤弥漫累及骶 2 以下骶骨，呈高信号为主的混杂信号。D：术中切开骶骨远端周缘附着的肌肉韧带，游离骶骨远端。E:肿瘤切除、内固定重建后图像。图片中可见骶骨肿瘤切除后直肠向后侧突出。F：完整切除的肿瘤标本。G：完整切除的肿瘤标本剖面。H：完整切除肿瘤后，采用后路钉棒系统重建

病例9

保留一侧骶神经的骶骨肿瘤整块切除

女性患者，38 岁。1 个月前骶尾部疼痛，加重 1 周，伴大腿后侧麻木，夜间加重。骶后部及左侧骶髂关节处压痛较明显，可触及一约 3cm 包块，活动度差，无分叶，局部皮温不高。双髋关节过屈时引发骶髂关节疼痛，左侧坐骨神经走行区有压痛。直肠指诊可触及直肠后壁左侧质韧肿物。实验室检查未见明显异常。

穿刺病理组织可见分叶状软骨成分，软骨细胞轻度异型，局灶黏液变性，符合软骨肉瘤。手术采取单纯后侧入路，切除范围包括骶骨远端全部、骶骨近端左侧，保留右侧骶 1 ~ 3 神经根以保留患者大小便功能。术后采用后路的钉棒系统内固定。术后病理：软骨肉瘤（Ⅱ级）。

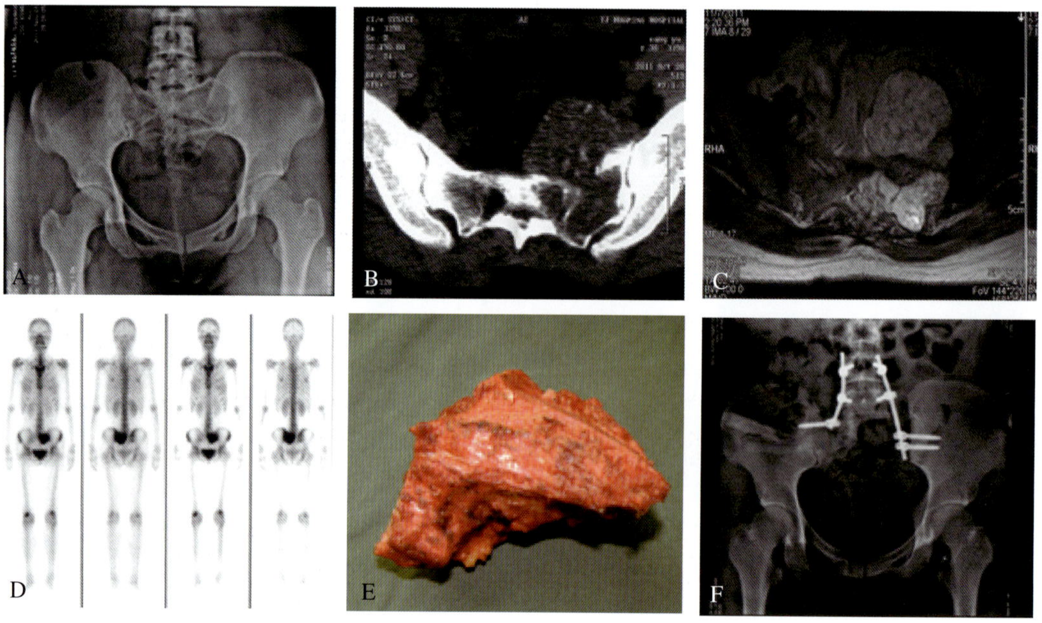

图 17-9　女性患者，38 岁。骶尾部疼痛 1 个月，加重 1 周　A：骨盆正位片可见骶骨左侧小梁结消失，密度增加，左侧第 2 骶孔边界不清。B：CT 检查可见骶骨左侧溶骨性病变，向骶骨前方突出形成软组织肿块。肿瘤内可见多发纤细的斑点状钙化影。C：核磁共振 T2 像显示肿瘤呈高信号为主的混杂信号。肿瘤边界比较清楚，周围无明显反应带。D：骨扫描显示骶骨左侧可见明显浓聚病灶。E：完整切除的肿瘤标本。术中分离保留右侧的骶 1 ~ 4 神经根，将远端骶骨、近端骶骨左侧完整切除。F：肿瘤切除后采用后路钉棒系统重建